国家卫生和计划生育委员会"十二五"规划教材
全国高等医药教材建设研究会"十二五"规划教材

全国高等学校教材
供医学检验技术专业用

临床检验医学

主　编　郑铁生　倪培华

副主编　涂建成　王书奎　刘新光　应斌武

人民卫生出版社

图书在版编目（CIP）数据

临床检验医学 / 郑铁生，倪培华主编. —北京：人民卫生出版社，2017

ISBN 978-7-117-24742-9

Ⅰ．①临… Ⅱ．①郑…②倪… Ⅲ．①临床医学－医学检验－医学院校－教材 Ⅳ．①R446.1

中国版本图书馆 CIP 数据核字（2017）第 158006 号

| 人卫智网 | www.ipmph.com | 医学教育、学术、考试、健康，购书智慧智能综合服务平台 |
| 人卫官网 | www.pmph.com | 人卫官方资讯发布平台 |

版权所有，侵权必究！

临床检验医学

主　　编：郑铁生　倪培华

出版发行：人民卫生出版社（中继线 010-59780011）

地　　址：北京市朝阳区潘家园南里 19 号

邮　　编：100021

E - mail：pmph @ pmph.com

购书热线：010-59787592　010-59787584　010-65264830

印　　刷：北京铭成印刷有限公司

经　　销：新华书店

开　　本：850×1168　1/16　印张：27　插页：2

字　　数：799 千字

版　　次：2017 年 8 月第 1 版　2024 年 1 月第 1 版第 3 次印刷

标准书号：ISBN 978-7-117-24742-9/R · 24743

定　　价：69.00 元

打击盗版举报电话：010-59787491　E-mail：WQ @ pmph.com
（凡属印装质量问题请与本社市场营销中心联系退换）

编　者

（以姓氏笔画为序）

丁淑琴　宁夏医科大学临床医学院
马雅静　石河子大学医学院
王书奎　南京医科大学附属南京医院
王玉明　昆明医科大学第二附属医院
王晓春　中南大学湘雅医学院
王海河　哈尔滨医科大学大庆校区
邢　艳　川北医学院医学检验系
权志博　陕西中医药大学医学技术学院
伦永志　莆田学院药学与医学技术学院
刘　辉　大连医科大学检验医学院
刘永华　包头医学院医学技术学院
刘新光　广东医科大学医学检验学院
江新泉　泰山医学院公共卫生学院
孙连桃　包头医学院医学技术学院
孙艳虹　中山大学附属第一医院
孙续国　天津医科大学医学检验学院
杜晶春　广州医科大学金域检验学院
李　山　广西医科大学医学检验系
李　艳　吉林医药学院检验学院
李玉云　蚌埠医学院医学检验系
李志勇　厦门大学附属第一医院
李贵星　四川大学华西临床医学院
李海燕　西安医学院医学技术系
杨明珍　第三军医大学第一附属医院
邹炳德　宁波美康盛德医学检验所
应斌武　四川大学华西临床医学院
沈　昕　湖北中医药大学检验学院

沈财成　温州医科大学检验医学院
张　彦　重庆医科大学检验医学院
张　琼　新疆医科大学第一临床医学院
张　瑾　台州学院医学院
张忠英　厦门大学公共卫生学院
张朝霞　新疆医科大学第一临床医学院
陈　茶　广州中医药大学第二附属医院
武文娟　蚌埠医学院医学检验系
岳保红　郑州大学第一附属医院
郑　芳　天津医科大学医学检验学院
郑晓群　温州医科大学检验医学院
郑铁生　厦门大学公共卫生学院
胡正军　浙江中医药大学医学技术学院
贾天军　河北北方学院医学检验学院
倪培华　上海交通大学医学院
徐广贤　宁夏医科大学临床医学院
唐　敏　重庆医科大学检验医学院
涂建成　武汉大学中南医院
黄慧芳　福建医科大学附属协和医院
常晓彤　河北北方学院医学检验学院
董青生　成都中医药大学医学技术学院
董素芳　海南医学院热带医学与检验医学院
蒋显勇　湘南学院医学影像与检验学院
程　凯　山西医科大学汾阳学院
谢小兵　湖南中医药大学第一附属医院
廖　璞　重庆市临床检验中心
潘　卫　贵州医科大学检验学院

编写秘书　高　菲（厦门大学附属成功医院）
　　　　　陈　宁（上海交通大学医学院）

前　言

　　临床检验医学（clinical laboratory medicine）是一门连接医学检验与临床医学的桥梁学科，是一门以医学检验为基础，与临床各学科相互渗透、交叉结合的综合性应用学科，作为医学检验技术专业主干专业课程之一。

　　编写《临床检验医学》教材，是五年制"医学检验专业"改为四年制"医学检验技术专业"后，对课程设置与课程体系改革的新的尝试，希望能达到"临床理论"够用，"检验技术"突出，培养"技能型人才"的目标。

　　本书共分二十八章。除第一章绪论和第二、三章主要介绍医学检验指标应用于临床疾病的参数和思路外，其余各章均以疾病为主线，主要讨论了两个方面的问题：首先，在介绍疾病的发病机制的同时，着重阐述了疾病病程中医学检验指标与疾病发生、发展、转归和预后之间的关系，侧重于探讨疾病检验指标的来龙去脉，为临床应用提供依据。其次，以各类疾病的诊断标准为依据，重点讨论各项检验指标在疾病诊断、病情观察、疗效监测、预后判断和疾病预防等方面的应用与评价，以拓展和提高临床的应用价值。此外，本书还配套编写了《临床检验医学案例分析》和《临床检验医学学习指导与习题集》，以及网络增值服务 PPT 等，可供参考与应用。本书的特色是：①自成体系，能独立形成一门应用性学科，并可持续发展；②作为教材适用性强，教师好教，学生好学，能受到师生的欢迎；③应用广泛，能提高检验与临床的应用价值。

　　本书主要供医学检验技术专业的本、专科高年级学生作为教材使用，也可作为临床医生在疾病诊断和治疗中的参考书，还可为临床检验医师和技师提供学习参考。

　　本书编排原则上以人体各器官 - 系统疾病为中心，结合各学科组织编写。在本书的编写过程中，主编除遵循"三基"、"五性"的总体要求外，在内容、编排和体例格式等方面都做了许多新的尝试和努力，而各科发展深广而迅速，专业性强，内容的科学性和知识性的把控则采用编者互审、责任副主编初审把关的方法进行反复修订，最后由主编审定。

　　本书在编写过程中得到了人民卫生出版社和各编者所在单位的大力支持；特别是厦门大学公共卫生学院和昆明医科大学第二附属医院为本教材的编写会与定稿会的顺利召开付出了努力；江苏大学医学院赵杨静博士对本书插图进行了整理修改；在此，一并深表谢意。

　　由于学科精深，首版编写，缺乏经验与参考，又限于编者水平和时间仓促，书中难免会有不足甚至错误，希望广大师生与读者给予指正，以便再版时修正。

郑铁生

2017 年 3 月

4

目　录

第一章

绪　论

01章

学习目标与要求

掌握　临床检验医学的定义与任务。
熟悉　临床检验医学在临床医学中的作用。
了解　临床检验医学的发展,本书的主要内容与学习方法。

第一节　临床检验医学的概念

一、临床检验医学的性质

知识点 1-1　临床检验医学的定义

临床检验医学(clinical laboratory medicine)是医学检验与临床医学之间的桥梁学科,是一门以医学检验的各类指标与临床多学科相互渗透、交叉结合的综合性应用学科,用以拓展和提高临床的医疗水平。是高等医学检验技术专业的一门主干学科之一。

医学检验的根本目的是为临床疾病诊断和治疗提供依据;临床医学是研究诊断和治疗疾病的学科群;临床检验医学作为医学检验与临床医学之间的桥梁学科,是以临床疾病为主线,梳理整合医学检验中的各种检测技术与临床知识,成为一门系统化、综合性的应用学科,在现代医学中发挥作用,拓展和提高临床的医疗水平和医疗质量。

二、临床检验医学的作用

临床检验医学在现代医学中的作用主要有以下几点:

(1)用于疾病的诊断和早期诊断:如我国普遍开展的甲胎蛋白检查有助于早期发现小肝癌,并采取早期治疗,明显提高了肝癌患者的生存率。

(2)观察疾病的严重程度,以便采取适宜的治疗:如血清中门冬氨酸氨基转移酶线粒体同工酶(ASTm)活力测定有助于对肝细胞破坏的评估,可作为反映肝组织坏死程度的指标。

(3)评价治疗效果,适时调整个体化治疗方案,提高治疗效果:例如当败血症血培养阳性时,既可明确疾病的病原诊断,而进一步的药敏试验又为患者的治疗提出明确的治疗方案,能够更有针对性地进行药物治疗。这就避免了医生根据自己的用药习惯,对患同一种疾病的不同患者,使用同样的医疗方法和药品问题。

(4)判断预后:例如上述 mAST,由于其在血清中半衰期短,当细胞不再坏死时,血清中mAST 很快降低,所以 mAST 又可作为肝脏疾病预后的指标。

(5)预防疾病,以争取不得病,少得病:如 WHO 推行的新生儿筛查工作,通过促甲状腺激素(TSH)和苯丙酮尿症的检查显著降低了甲状腺功能低下和苯丙酮尿症的发病率。

笔记

随着临床医学检验的不断发展，它在现代医学中的角色已经悄然发生了变化，它不仅与病人、医生息息相关，还与提高整体医疗水平密切相关，已经成为现代临床医学中的重要组成部分。因此，临床检验医学与临床医学的关系密不可分，双方紧密结合、加强交流与沟通是十分重要和必要的。

知识点 1-2 临床检验医学的作用

临床检验医学的作用主要有：①用于疾病的诊断和早期诊断；②观察疾病的严重程度，以便采取适宜的治疗；③评价治疗效果，适时调整个体化治疗方案，提高治疗效果；④判断预后；⑤疾病预防，以争取不得病，少得病。

第二节 临床检验医学的任务

临床检验医学的主要任务是在学习基础医学和临床医学基本理论的基础上，着重研究解决以下两方面的问题：①研究疾病时医学检验指标与临床疾病的发生、发展、转归和预后之间的关系，设计和选择有临床价值的各类检验指标，为临床应用提供依据；②拓展各类检验指标，不断提高医疗水平和医疗质量。

这两方面的任务内容虽然各有侧重，但又密切相关，如果没有弄清医学检验指标与疾病发生、发展、转归和预后之间的关系，临床医学对检验项目（指标）的选择与应用就会陷入盲目性。如果不知道临床在疾病诊断、病情观察、疗效监测、预后判断和疾病预防等方面的需求，临床医学检验就失去了它应有的价值与生命力。

知识点 1-3 临床检验医学的任务

临床检验医学的任务：①研究疾病时医学检验指标与临床疾病的发生、发展、转归和预后之间的关系，设计和选择有临床价值的各类检验指标：这部分内容侧重于研究疾病检测指标的来龙去脉，为临床应用提供依据；②拓展各类检验指标，在疾病诊断、病情观察、疗效监测、预后判断和疾病预防等方面的临床应用与评价，不断提高医疗水平和医疗质量。

第三节 临床检验医学的发展

纵观医学的发展历史，无论是西方的希波克拉底或者是东方的神医扁鹊，均身兼临床检验师和临床医师两种职务，他们对疾病的诊治过程，都需对人体的分泌物进行检查和分析，可见临床与检验的关系自古以来就十分密切，可以说医学临床与医学检验是同步诞生的。

早在三千年前就有人发现了疾病可引起体液成分的变化，最早注意到的是尿液中的蛋白质和糖。1846 年发现的 Bence-Jones 蛋白被应用于多发骨髓瘤的诊断使其成为第一个被报道的肿瘤标志物。1903 年，美国宾夕法尼亚州立医院成立了第一个专门的临床实验室，成为临床检验历史上的标志性事件。1908 年 Wohlgemuth 首先提出测定尿淀粉酶作为急性胰腺炎的诊断指标，以后又开展了碱性磷酸酶和脂酶的测定。20 世纪初，许多生化学家就开始对人体的化学组成如蛋白质、氨基酸和糖类等以及体液相关成分含量的病理变化进行了系统研究。1919 年，北京协和医学院吴宪教授在美国哈佛大学 Otto Folin 教授指导下，完成的"一个血液分析系统"的博士论文，奠定了我国血液化学分析的基础。1920 年开始了对体液酶的分析，但由于当时方法学存在的困难，应用进展缓慢。1926 年，Waiter Cannon 提出了内环境相对稳定(homeostasis)一词，取代和发展了 Claude Bernard 关于"细胞内环境恒定"的概念，这对医学检验的发展起到了深远的影响，成为当时实验性研究的指导思想。由 Van Slyke 等开创的体液、电解质和酸碱平衡这一领域中的理论与实践，以及在临床诊断和治疗中所发挥的作用是一个具有代表性的范例。1954 年 Ladue、Worblewski、Karmen 等先后发现乳酸脱氢酶及转氨酶在许多疾病中增高,随后血清酶在临床诊断上的研究与应用十分活跃。近十多年来,床旁检验(point-of-care testing,POCT)研究成为热点,这一概念的提出是基于特异性底物技术(substrate-specific technology)的广泛应用。如高敏 C 反应蛋白、心肌标志物等以及一些干片试剂。随着免疫学、光学、生物传感器等的应用,POCT 的发展将大大提高检测速度,为抢救赢得时间,使诊断更加准确直观,缩短住院时间等。此外,医学检验相关检测技术也面临着新的挑战,尤其在面对突发性公共卫生事件时。比如在 2003 年 SARS 病毒的研究、2005 年人猪链球菌感染的研究以及 1997 年开始的人感染禽流感病毒的研究等。

随着检验技术的不断发展完善和检验专业人才的不断涌现,科研能力、实验室管理、检验技术都得到了质的飞跃。20 世纪 80 年代医学检验即开始作为一门独立的学科快速发展。医学检验在发展现代高、精、尖检验技术的同时,检验与临床相互结合渗透,成果十分显著。医学检验的临床化就是要将检验数据转化为对临床诊疗有益的高效信息。在 2002 年,检验界就提出了"检验医师"这一称谓,并成立了专业协会,目前,国内检验医师队伍已成一定规模,参与到临床诊疗的方方面面,提升了医学检验的地位,也正逐渐改变传统意义上人们对医学检验的认知。通过获得国际检验师的最高标准"检验师黄金证书"的美国临床病理学会(American Society for Clinical Pathology,ASCP)的资格,检验医师已经可以与国际接轨。目前,医学检验在临床医学中所起的作用和地位已日益受到重视,已成为临床医学中必不可缺的重要组成部分。

现代医学重大理论的建立和重要技术的诞生都是必须建立在大量的实验基础之上,尤其是在循证医学理论提出来以后,现代医学已经逐步从经验模式向循证模式转变,临床证据或者实验室依据在医学发展方面起着越来越重要的作用。正是由于临床检验医学处于医学检验理论与临床诊断治疗相结合的一个桥梁地位,所以在临床诊疗或者在基础医学理论方面,都可以做有许多积极意义的尝试和研究。可以预见,临床检验医学将有不可限量的发展前景。

第四节　本书主要内容与使用方法

一、本书的主要内容

全书共分 28 章。除第 1 章绪论和第 2~3 章主要介绍医学检验指标在临床疾病中的应用参数和应用思路外,其余 25 章都以疾病为主线,着重讨论两方面问题:首先,在阐述疾病发生机制的同时,着重研究疾病时医学检验指标与疾病发生、发展、转归和预后之间的关系,侧重于研究疾病检验指标的来龙去脉,为临床应用提供依据。其次,以临床疾病各类诊断标准为依据,重点讨论各项检验指标在疾病诊断、病情观察、疗效监测、预后判断和疾病预防等方面的临床应用与评价,以拓展和提高临床的应用价值。通过学习应具备以下几方面的能力:①诊断思维能力;②综合判断能力;③临床沟通能力;④研究开发能力;⑤运用循证检验医学的能力等。

二、本书的使用方法

临床检验医学是医学检验技术专业的主干课程之一,在明确学科性质和主要任务的基础上,要善于利用与本教材配套的案例分析、学习指导与习题集以及数字化与网络增值服务 PPT 等拓展知识面,提高学习效率,注重在接受知识的同时,学习获取知识和创造知识的能力。本书章前有"学习目标与要求",章后有"小结",以便抓住重点教与学。书后附有附录、参考文献和英文索引,以便查用。

小 结

　　临床检验医学是建立在医学检验与临床医学之间的桥梁学科,是一门以医学检验的各类指标与临床多学科相互渗透、交叉结合的综合性应用学科。它的主要作用是:①用于疾病的诊断和早期诊断;②观察疾病的严重程度;③评价治疗效果;④判断疾病预后;⑤疾病预防。临床检验医学已经成为现代临床医学中的重要组成部分。主要任务是:①研究疾病时医学检验指标与临床疾病的发生、发展、转归和预后之间的关系,设计和选择有临床价值的各类检验指标;②拓展各类检验指标,在疾病诊断、病情观察、疗效监测、预后判断和疾病预防等方面的临床应用,不断提高医疗水平和医疗质量。通过学习应提高:①诊断思维能力;②综合判断能力;③临床沟通能力;④研究开发能力;⑤运用循证检验医学的能力等。

（郑铁生）

第二章
检验与临床的相关概念和诊断思路

02章

学习目标与要求

掌握 参考区间、医学决定水平、临界值、危急值、生物学变异的概念,参考区间的验证,报告周转时间,诊断思维方法,生物学变异的来源。

熟悉 临床检验项目及其分类和组合,参考区间的建立,危急值报告制度,分析前变异的主要来源。

了解 法定计量单位,临界值的选择,危急值项目的选择,检查结果的影响因素。

随着现代科学技术飞速发展,大量新技术、新方法引入医学领域,检验项目、检验方法不断更新。如此繁多的检验项目,怎样进行分类,哪些作为危急值,用何种标准评判检验结果是否正常,异常的检验结果是否就意味着存在某种疾病,如何应用医学检验诊断学思维对疾病进行诊断和预后判断等,是临床检验医学重要的基本内容。

第一节 临床检验项目

原卫生部 2013 年印发了《医疗机构临床检验项目目录》,包括检验项目 1462 项。根据性质不同分为常规检验项目、急诊检验项目、特殊检验项目及床旁检验项目。

一、常规检验项目

在实际工作中常按检测个数把检验项目分为单个检验和组合检验。单个检验就是根据需要单独进行某项目的检测,具有针对性强、目的明确、经济、快速等特点。许多单个检验对临床诊断和治疗具有非常重要的价值。组合检验就是将相关联的项目、反映代谢或脏器功能不同方面的项目组合起来一同检测,可提供比较全面的检验信息,提高诊疗效率。实验室应充分征求临床意见,合理设计"固定组合"。不同级别的医院或不同性质的专科医院,固定组合可有差别。

知识点 2-1 报告周转时间

报告周转时间(turnaround time,TAT)又称为回报时间,是衡量临床实验室报告及时性的重要质量指标。临床医生开出申请单后希望能尽快得到报告,往往以开出申请单的时间为起点;而实验室考虑的是开出申请单、医嘱传递、标本采集和运输过程都不在其管辖范围内,常以接收时间为起点。

卫生部办公厅 2011 年"三好一满意"活动建议血、尿、便常规检验自检查开始到出具结果≤30 分钟;生化、凝血、免疫等检验项目自检查开始到出具结果≤6 小时;细菌学等检验项目自检查开始到出具结果≤4 天。

患者更换医院可能会面临检验项目的重复检查,既浪费医疗资源,又增加病人经济负担。因此应加强医疗质量控制,推进同级医疗机构检验结果互认,促进合理检查,降低患者就诊费用。互认的临床检验项目主要包括部分稳定性较好、费用较高的检验项目,出具临床检验报告时必须注明检测方法学和参考区间。

二、特殊检验项目

特殊检验项目尚无统一定义,一般存在一些特殊的原因:

(一)标本原因

1. 较难获得的标本或对标本有特殊要求,如脑脊液、浆膜腔积液、羊水等标本的有关检验。

2. 发病率较低疾病的检验项目,由于标本数量少,实验室在人员安排、报告时间及质量保证等方面面临困难。

(二)技术原因

1. 检测系统本身的缺陷导致检测结果不稳定。

2. 由于检测系统手工操作环节较多,对检验人员的理论和技能要求高。

(三)管理原因

检验结果可能对患者或社会造成重大影响,应加强或特别管理,如:人类免疫缺陷病毒等有关检验和与司法鉴定有关的检验。

特殊检验项目的结果报告应符合相关要求,如当 HIV 抗体筛查试验呈阳性反应时,应报告"HIV 抗体待复检";当 HIV 抗体确证试验呈现不是阴性反应,但又不满足阳性判断标准时,应报告"HIV 抗体不确定(±)",并在备注中注明进一步检测的建议,如"4 周复查"。

实验室应建立一套切实可行的特殊检验管理办法:有严格的技术标准和监督、验证制度;详细的作业指导书;合适的质量控制方法;相关人员理论、技术培训并经授权,以确保特殊检验符合质量要求。

三、急诊检验项目

"急诊检验"是实验室为了配合临床危急诊、重症患者的诊断和抢救而进行的特需检验,处于医院的第一线,是抢救急、危、重病人的一个重要环节。检验人员在接到急诊检验标本后必须快速、准确地发出报告。

卫生部检验科三甲评审标准要求:能提供 24 小时急诊检验服务;急诊项目设置充分征求临床科室意见,既能满足危急情况下诊断治疗的需求,又不浪费急诊资源,开展必需的常规检查;明确急诊检验报告时间,在规定时间内报告,临检项目≤30 分钟,生化、免疫项目≤2 小时。

一般需开展的急诊检验项目有:血液常规检验,尿液检验,粪便检验,体液检验,部分临床化学检验,急诊标本的细菌涂片镜检,血型鉴定、交叉配血试验,肌红蛋白、肌钙蛋白、输血前传染项目的金标法检测等。急诊检验项目及报告时间由实验室和临床科室根据临床需求共同商定。

四、床旁检验项目

知识点 2-2　床旁检验

医学实验室质量和能力认可准则(ISO15189:2012,IDT)定义:床旁检验(point of care testing,POCT):在患者附近或其所在地进行的,其结果可能导致患者的处理发生改变的检验。美国国家临床生物化学科学院(National Academy of Clinical Biochemistry,NACB)将

POCT 定义为：在接近病人治疗处，由未接受临床实验室学科训练的临床人员或者病人（自我检测）进行的临床实验室检验，即在传统、核心或中心实验室以外进行的一切检验。

POCT 产品的应用已极为广泛，目前已用于内分泌疾病（糖尿病），心、脑血管疾病，感染性疾病，发热性疾病，优生优育，血液相关疾病等的筛查。在医院床旁、急救灾害、食品安全领域等都有 POCT 的身影。POCT 在临床获得了越来越多的应用和好评，但也存在一些问题。

临床医疗机构有必要设立 POCT 应用管理组织：重视影响检验结果的分析前影响因素；制定完善的 POCT 操作规程，保证操作过程准确规范；应用人员应接受必要的培训并确认其检测能力；应有必要的质量保证制度和方式。

（胡正军）

第二节　生物参考区间

在进行医疗诊断、确定治疗方案或其他生理学评估时，通常需要将某个体的检测结果与参考区间进行比较。

一、生物参考区间的概念与法定计量单位

（一）生物参考区间的概念

ISO 15189 定义生物参考区间（biological reference interval）、参考区间（reference interval）：取自生物参考人群的值分布的规定区间。注：①参考区间一般定义为中间 95% 区间，特定情况下，其他宽度或非对称定位的参考区间可能更为适宜；②参考区间可能会取决于原始样品种类和所用的检验程序；③某些情况下，只有一个生物参考限才是重要的，如上限 X，此时相应的参考区间即是小于或等于 X；④"正常范围"、"正常值"及"临床范围"等术语意义不清，因此不建议使用。

知识点 2-3　参考区间

参考区间就是介于参考上限和参考下限之间的值。依据参考区间的分布特性和临床使用要求，选择合适的统计方法进行归纳分析，确定参考分布中的一部分为参考区间。通常确定的百分范围在 2.5%～97.5% 之间，在某些情况下，只有 1 个参考限具有医学意义，通常为上限，例如 97.5%。

（二）法定计量单位

随着科学技术的发展，在初期米制的基础上形成了一种科学实用的新单位制。1960 年第 11 届国际计量大会（CGPM）将这种新的单位制命名为"国际单位制"，并用符号"SI"表示。有 7 个基本量的量制，见表 2-1。

表 2-1　国际单位制的基本单位

量的名称	单位	单位符号
长度（l）	米	m
质量（m）	千克（公斤）	kg
时间（t）	秒	s
电流（I）	安[培]	A
热力学温度（T）	开[尔文]	K
物质的量（n）	摩[尔]	mol
发光强度（Iv）	坎[德拉]	cd

选用了 21 个 SI 导出单位：遵从一贯性原则，通过比例因数为 1 的量的定义方程式，由 SI 基本单位导出、并由 SI 基本单位以代数形式表示的单位。规定了 20 个构成十进倍数和分数单位的词头和所表示的因数，不单独、重叠使用，用于与 SI 单位（kg 除外）构成 SI 单位的十进倍数单位和十进分数单位。

国务院 1984 年发布了"关于在我国统一实行法定计量单位命令"：国家采用国际单位制，国际单位制计量单位和国家选定的其他计量单位为国家法定计量单位，逐步废除非国家法定计量单位。国际单位制是我国法定计量单位的主体，国际单位制如有变化，我国法定计量单位也随之变化。国家选定的若干非 SI 单位与 SI 单位具有同等的地位。国家选定的非 SI 单位包括 10 个由 CGPM 确定的允许与 SI 并用的单位，3 个暂时保留与 SI 并用的单位（海里、节、公顷）。此外根据实际需要选取了"转每分"、"分贝"和"特克斯"3 个单位，一共 16 个非 SI 单位。

法定计量单位中"物质的量"单位，摩尔（mol）最为常用，世界卫生组织（World Health Organization，WHO）建议：凡已知分子量的物质在人体内的浓度，都应用物质的量单位（mol 或其分数）；统一用升（L）作为表示体积单位的分母。有些蛋白质的分子量尚未准确测得，为了便于比较，仍沿用质量浓度表示，仅分母改为 L。比较特殊的是血红蛋白，虽已能用 mmol/L 报告其浓度，国际血液学标准化委员会仍建议最好用质量浓度单位报告检验结果。

在临床应用方面，由于许多人对检验结果参考区间、诊断标准的传统单位概念较为熟悉，或某些项目未完全应用国际单位，或各医疗单位不同的应用习惯、工作上的需求等情况，因此在临床检验工作中需将国际制单位和传统单位进行换算，以求得双向的换算结果。

二、生物参考区间的建立与验证

（一）参考区间的建立

参照行业标准（WS/T 402）、采用多中心的研究方法建立参考区间的步骤和流程见图 2-1。主要包括以下步骤：

1. 参考个体　应尽可能排除对结果有影响的因素，可设计详尽的调查表排除不符合要求的个体。不同的检验项目筛选标准不尽相同，主要考虑的因素有：饮酒情况、长期或近期献血、血压异常、近期或既往疾病、妊娠、哺乳期、药物、肥胖、吸毒、饮食情况、近期外科手术、吸烟、遗传因素、输血史、运动等。参考个体选择应保证研究对象的同质性。

2. 参考总体　所有参考个体的集合，其人数是估测的。

3. 参考样本组　从参考总体中抽样选择的一定数量的参考个体，足以代表参考人群。以非参数方法设计样本的参考区间，至少需要 120 例，若需要分组则每组至少 120 例。

4. 参考值　每一个参考个体检测后的项目值为该个体的参考值。

5. 参考值范围　所有参考样本组剔除离群值并补充数据后的各个参考值的集合范围，其分布可呈正态或偏态。

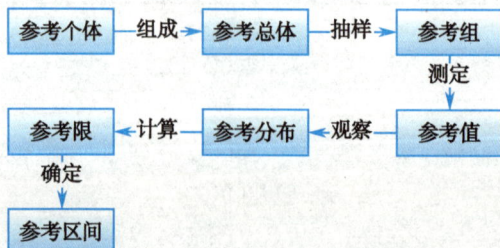

图 2-1　参考区间建立的流程

6. 参考区间　包含 95% 的参考总体的参考值范围。双侧正态（均数法）：$\overline{X}-1.96s$～$\overline{X}+1.96s$；双侧偏态（百分位数法）：2.5% 位数（$P_{2.5}$）的参考限～97.5% 位数（$P_{97.5}$）的参考限。单侧正态：$\overline{X}-1.65s$ 以上或 $\overline{X}+1.65s$ 以下；单侧偏态：P_5 的参考以上或 P_{95} 的参考限以下。

影响参考样本试验结果的因素有多种，包括分析前、中、后因素。重点关注分析前的准备：参考个体状态；样本数量；样本的采集、处理、储存等。

（二）参考区间的验证

每个实验室都制订参考区间并不现实，费时费力。通过某种确认程序将参考区间从一个实验室传递到另一个实验室，既降低成本，又非常便捷。临床实验室越来越依赖于其他实验室或试剂制造商能够提供可进行转换的、符合要求的参考区间。

参考区间随检测系统及检测人群的不同而可能不同，故不能机械地进行比较与套用。参考区间的确认是指通过实验评估后参考区间的转移，又可称为实验确认、参考区间的验证。若直接使用试剂厂商或其他实验室的参考区间，必须满足以下条件：①检测系统相同，检测人群相似，参考区间可以直接进行转移；②检测系统相同，检测人群不同，需要进行实验确认；③检测系统不同，检测人群相似，则需要进行方法学比较试验评估总误差。若检测系统与检测人群都不同，则需要重新建立本实验室的参考区间。

三、临床检验项目参考区间的建立与验证

（一）临床检验项目参考区间的建立

随着我国临床实验室室间质量评价和临床检验标准化工作的推进，不少常规检验项目已经达到较高程度的标准化，检验结果具有溯源性和可比性。我国目前常用检验项目参考区间主要引用行业指南、仪器试剂说明书以及专著等提供的资料，另外还有一些参考区间来自我国局部地区人群的研究结果。

原卫生部 2012 年、卫计委 2015 年先后作为行业标准发布了血细胞分析及部分生化检验项目的参考区间（附录 1）。

实验室应规定参考区间或临床决定值，将此规定的依据文件化并通知用户。检测结果的报告中应包括检测这些参数的方法，而不只是参考区间。改变检验程序或检验前程序，实验室应评审相关的参考区间和决定值。评审内容应包括：参考区间来源、检验系统一致性、参考人群适用性等，评审应有临床医生参加。

（二）临床检验项目参考区间的验证

一些项目的参考区间可能会受到人群所在地域、经济水平、生活习惯、饮食结构等诸多因素以及不同实验室检测水平的影响，因此实验室在使用全国通过的参考区间时应进行参考区间验证，及时发现并解决影响参考区间适用性的问题。

临床检验项目参考区间的验证：

1. 直接使用　参考区间的原始资料：分析前、中、后程序，参考区间的估计方法以及参考人群地理分布和人口统计学资料等。若实验室判断自己的情况与这些资料一致，则参考区间可不经验证直接使用。

2. 小样本验证　若希望或需对参考区间进行验证，则实验室可以从本地参考人群中筛选少量参考个体（n＝20），将其测定值与参考区间的原始参考值相比较。需要注意的是分析前和分析中因素应与参考区间提供实验室相一致。

按照筛选标准从本地参考人群中募集参考个体 20 人，采样并测定，测定值剔除离群值后若不满足 20 例需补足。将这 20 个测定值与需验证的参考区间比较，若落在参考限外的测定值不超过两个，则该参考区间可直接使用；若 3 个或 3 个以上超出，则需要重新筛选 20 人，重复上述操作，同样若不超过 2 个测定值超出该参考区间则可以使用。若仍有 3 个或者

3 个以上超出，则实验室应重新检查所用的分析程序，考虑是否有人群差异，考虑是否需要自己建立参考区间。

3. 大样本验证 对于某些重要项目的参考区间验证，可以加大参考个体的样本量（n=60），将其测得值与参考区间的原始参考值相比较。随着样本量的增加，利用统计原理发现实验室间人群差异的能力会更强。

若已知实验室所在地人群与参考区间原始人群在地理分布、人口统计方面有差异，则没有必要验证，应建立新的符合本地人群特征的参考区间。

选择参考区间并不能完全排除生物因素和分析中偶然因素的影响，尤其是在某些遗传基因控制的生物变异。并且我国医学实验室众多采用的检验系统、试剂等逾百种，不同实验室同一项目的检测结果差异较大，所采用的参考区间亦不一致，可能会给医生的诊疗工作带来不便。

（胡正军）

第三节　医学决定水平

刚刚高于参考区间上限和高出几倍甚至几百倍都是异常，如何区分不同的异常所致的不同结果，这就需要医学决定水平来解答。

一、医学决定水平的概念

（一）医学决定水平

知识点 2-4　医学决定水平

1968 年 Beknett 首先提出了医学决定水平（medical decision level，MDL）的概念：指临床上按照不同病情给予不同处理的指标阈值，又称决定性水平（decision level，DL），或表示为 X_c。DL 可以用来排除或确定某一临床情况或预告将会出现某一生理变化现象，目的是在于应用各项目结果时，能有比较一致的见解。

通过观察测定值是否高于或低于这些限值，可在疾病诊断中起排除或确认的作用，或对某些疾病进行分组或分类，或对预后作出评估，以提示医师在临床上应采取何种处理方式，如进一步进行某一方面的检查，或决定采取某种治疗措施等。同一个检验项目，常常可有不止一个医学决定水平。医学决定水平可根据不同的疾病诊断要点和标准、不同的治疗要求和治疗方法的选择，有多个设定的上限或下限。

（二）医学决定水平与参考区间

参考区间来源于大量的健康人群测定数据，并根据健康人群中不同年龄、性别进行统计分析得出的参考范围。而医学决定水平是来源于大量的临床患者数据的观察和积累，用于确定疾病的发生发展和变化情况，并针对这些情况对患者采取相应的措施。

从正常人与病人两组人群的理论分布可以说明医学决定水平与参考区间之间的关系（图 2-2a）。左侧曲线为指标状态良好的正常人群，两箭头之间表示其所得出的参考区间；右侧曲线则为某种疾病的患者。DL_1、DL_2 分别为低值、高值医学决定水平，DL_1 左侧的数值可排除该疾病，DL_2 右侧的数值可确定患者存在该疾病，处于 DL_1 与 DL_2 之间的数值则表明正常人与疾病存在交叉，状态为不确定。

二、临床检验项目常用医学决定水平

检测结果所产生的价值在于能对患者的处理提供依据，医学决定水平把检测结果的价值分为：应进一步检查；采取治疗措施；对预后进行估计。我国目前检验项目医学决定水平

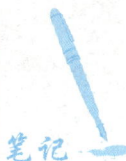

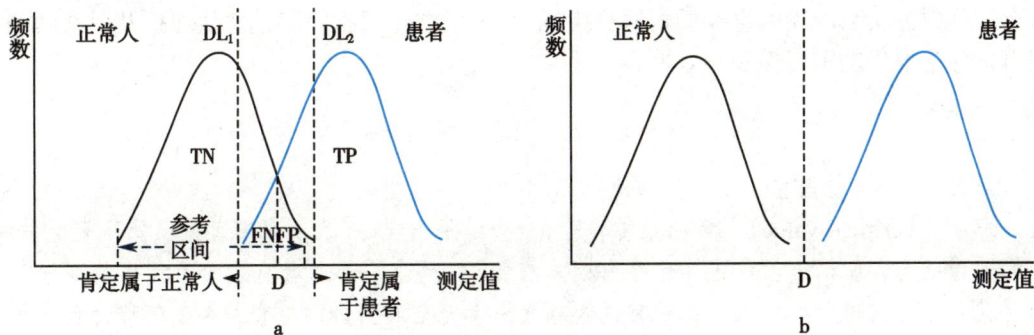

图 2-2 正常人与病人理论分布曲线

DL：医学决定水平；D：临界值；TN：真阴性；TP：真阳性；FN：假阴性；FP：假阳性

可参照疾病的诊断指南，但真正建立各项试验的医学决定水平十分复杂，推广存在一些问题。附录 2 列出了部分常见项目的医学决定水平，供参考。

医学决定水平的制定不但要根据正常人群参考区间，也要根据无关疾病患者的参考区间及有关疾病患者分型、分期的测定值，同时还要参考文献资料及听取对实验诊断有丰富经验的临床医生的意见。

三、临界值确定

知识点 2-5 临界值

临界值（cut off value）指划分诊断试验结果正常与异常的界值，又称阈值、分界值、鉴别值、指定值、诊断界值或截断点等。

（一）定量项目临界值的选择

临界值高低的确定直接影响诊断试验评价指标。当正常人的分布与病人的分布没有重叠（见图 2-2b），可以取中间一点（D 点）为临界值，这时假阳性（FP）和假阴性（FN）均为 0，这是一种理想状态，实际上许多诊断试验正常人与病人的分布有交叉（见图 2-2a）。这时临界值定在哪里是一个值得研究的问题：当 D 向右移动，假阳性减少，假阴性增加，灵敏度降低，特异度增加；反之，当 D 向左移动，假阳性增加，假阴性减少，灵敏度增大，特异度减少。

（二）定性项目临界值的选择

定性测定结果的确定则依据阳性 / 阴性判定值（cut off 值）：鉴别样品，作为判断特定疾病、状态或被测量存在或不存在的界限的数值或量值。测量结果高于临界值判断为阳性而低于临界值判断为阴性；测量结果接近临界值判断为非确定性；临界值的选择决定检验的诊断特异性和诊断灵敏度。

cut off 值是被检分析物的量值，在定性测定时，检测标本吸光度（OD 值）≥cut off 值即判为阳性，<cut off 值判为阴性。cut off 值的设置因试剂厂家不同、方法不同而设置不同，试剂说明书上都会有 cut off 值的设置。大多数定性试验在阴性和阳性之间有一个检测结果的重叠区，说明一个试验不大可能有完全的敏感性、特异性和预测值。在设置 cut off 值和报告检测结果时应该考虑敏感性、特异性和预测值哪个更重要。

（胡正军）

第四节 危急值及其报告制度

危急值，自 1972 年 Lundberg 首次提出以来，全球各权威机构均对危急值的管理提出了具体要求。2015 年发布的 15 项临床检验专业医疗质量控制指标中指出，检验危急值是检验全过程中分析后阶段的重要质量评价指标,包括危急值通报率和危急值通报及时率两项,强调危急值报告的重要性和时效性。

一、危急值的概念

知识点 2-6 危急值

危急值(critical value)通常指某种检验、检查结果出现时,表明患者可能正处于有生命危险的边缘状态,临床医生需要及时得到相关信息,并迅速给予患者有效的干预措施或治疗,否则就有可能出现严重后果。这种有可能危及患者安全或生命的检查结果数值称为危急值。

二、危急值项目的选择及其界限的确定

(一)危急值项目

危急值项目(item of critical value)不同的实验室间纳入的差异很大。美国病理学家协会(College of American Pathologists,CAP)对美国 623 家医疗机构危急值报告的监测显示,常规化学和临床血液学危急值项目范围变化最大。1997 年,美国临床病理学会(American Society of Clinical Pathology,ASCP)管理委员会发布了"危急值实用参数"(critical values practice parameter),列出了常用危急值报告项目,见附录 2。

(二)危急值项目选择

中国医院协会患者安全目标中明确要求,至少将"血钙、血钾、血糖、血气、白细胞计数、血小板计数、凝血酶原时间、活化部分凝血活酶时间"列为危急值项目。

《检验危急值在急危重病临床应用的专家共识》对危急值项目选择共识如下:①凡是满足"结果的异常偏离可提示患者生命处于危险状态"这一条件的检验项目均可选择为危急值报告项目;②以卫计委临床检验中心组织的全国性的现况调查为基础,建立危急值项目;③公开发表的文献、资料推荐的危急值项目;④患者安全目标要求开展的危急值项目;⑤根据具体医院临床科室的特点建立危急值项目;⑥由医院行政管理部门组织相关科室协商确定,尤其是急诊科、重症医学科、麻醉科、心内科、呼吸科、肾内科、血液科和消化科等科室的医师,与检验科就不同部门危急项目的设置讨论并达成共识;并经医院行政管理部门签字认可并发布。

(三)危急值界限的确定

医学决定水平是危急值界限确定时优先考虑的因素。目前危急值界限的确定尚无统一标准或程序。国外很多实验室参考 Kost 教授发表的危急值界限,或参考由 ASCP 提供的危急值界限制定指南。

三、危急值报告制度

(一)危急值报告制度

危急值报告是指检验或其他相关人员向患者主管医生或危急值使用者报告危急值的过程。危急值一旦出现,就必须立刻报告给临床,如果未能及时报告,则会因为错过最佳治疗时机而威胁到患者的生命安全。例如,当患者血钾超过危急值上限(一般为 6.2mmol/L 左右),可能出现心率缓慢、肢体麻木、神志不清,甚至由于高钾对肌肉的毒性作用引起四肢瘫痪和影响呼吸肌导致窒息。可见危急值报告的及时性与患者安全是息息相关的。

(二)建立危急值报告制度

建立危急值报告制度是实验室认可的必要条件之一,也是《医疗事故处理条例》举证中的重要组成部分。建立危急值报告制度主要包括以下几个内容:

1. 制定危急值项目表。

2. 设定危急值界限。

3. 危急值确认 医疗机构应加强危急值报告体系的培训。检验人员应熟记危急值项目及危急值界限,在检验环节就识别和确认危急值,确保在审核时不漏过危急值。

4. 危急值复查 危急值复查时,如果原始标本合格且储存条件、储存时间对复查无显著影响,可使用原始标本复查;反之,则重新留取标本复查,复查时间越短越好。

5. 明确危急值报告路径 危急值报告体系应明确"由谁报告"、"向谁报告"、"报告方式/路径"、"危急值复查政策"、"危急值回读"、"危急值接收确认"、"危急值记录规范"等,减少危急值信息传递环节,缩短危急值信息传递时间。

6. 危急值报告方式 采用电话方式报告危急值时,报告接收人须向报告人"回读"患者及危急值信息;除传统电话报告方式外,可使用 LIS、短信等电子报告方式,但上述电子报告方式须经临床认可,并须完整保留电子报告及接受确认记录。

7. 危急值报告记录 危急值记录信息包括但不限于:患者唯一性识别信息、危急值项目名称及危急值、报告时间(精确到分钟)、报告人所在部门名称及报告人识别信息、接受人所在部门名称及接受人识别信息等。危急值报告记录须采取"双向"记录,并且记录信息(包括纸质版、电子版)至少保留 2 年或以上。

8. 危急值报告体系评估 临床实验室应定期进行"危急值报告体系"评估,原则上每年至少评估 1 次;"危急值报告体系"评估包含但不限于:危急值报告及时性、危急值报告率(或漏报率)、危急值项目及危急值报告限的适宜性等。

危急值报告制度的建立可以增强检验人员的责任心,同时增强了检验人员服务于临床的意识。最重要的是,危急值制度的建立可以使检验人员及时与临床进行沟通,使一些患者得到了及时有效的救治,这也是危急值制度建立的意义所在。

(邹炳德)

第五节　生物学变异与分析前变异

一、生物学变异

生物学变异(biological variation)通常是指生理波动,包括个体内生物学变异(individual biological variation,CV_I)及个体间生物学变异(intersubject biological variation,CV_G)。个体内生物学变异是指在稳定机体状态下,排除已知影响因素(如疾病、用药、禁食、运动等因素),以及除外已知节律性变化(如昼夜或季节性变化等),依然存在的变异。这些变异在内环境稳态点附近随机波动,且符合正态分布。

(一)生物学变异的来源
知识点 2-7　生物学变异的来源

1. 寿命期内的生物学变异 人体内许多分析物都会随年龄的增长而发生变化,特别是在生命的不同时期,如新生儿期、儿童期、青春期、成人期和老年期。例如健康的成人体内同型半胱氨酸基本低于 15μmol/L,而老年人体内同型半胱氨酸则会上升至 20μmol/L 以上。

2. 每日生物学节律 一般将每日生物学节律认为是"生理节奏"。例如,血清皮质醇每日有很明显的变化,早上 9:00 的浓度最高,晚上 24:00 的浓度最低。

3. 每月周期 育龄期女性的每月周期在临床检验中非常重要。与生殖周期相关的分析物表现出不同的周期模式,须单独考虑采集时间。

4. 季节性节律 研究比较困难,目前资料不是很多。如夏季温度较高,血容量有增加的趋势,糖化血红蛋白量会增加;冬季蛋白质会增加 10% 左右。

（二）生物学变异数据的获取方法

生物学变异数据的获取方法主要有两种：一种是通过实验的方法计算得到，另一种是通过查询资料获得。

1. 通过实验的方法测量生物学变异数据　生物学变异实验流程可按照图2-3进行。

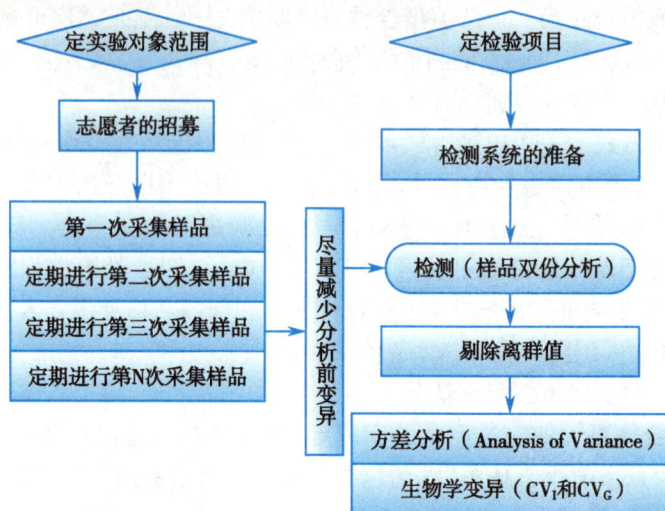

图2-3　生物学变异实验流程图

2. 查询资料获得生物学变异数据　一些文献或书籍中包含了大量有关生物学变异的数据。如 Westgard 网站上的生物学变异的数据。常规项目的生物学变异见附录3。

（三）生物学变异的应用

1. 估计检验结果的总随机变异　在临床检测中，我们通常得到的分析结果是一个单一的数值，每个数值是有其固定的变异的。这个变异就是总随机变异（total variation，CV_T），总随机变异主要由分析变异（analytical coefficient of variations，CV_A）和个体内生物学变异（CV_I）组成，$CV_T^2 = CV_I^2 + CV_A^2$ 即 $CV_T = (CV_I^2 + CV_A^2)^{1/2}$。

2. 评价连续检测值之间的差异是否显著　对于一些住院患者或者是一些定期检查的慢性病患者，我们通常都需要对某个指标或项目进行较长时间的监测。通过对单个个体（患者）连续检测值的比较，我们可以判断患者的病情是见好，还是转坏。

3. 制定基于生物学变异的质量规范　临床实验室较多采用基于法规和室间质量评价的质量规范。如卫计委临检中心的室间质评或 CLIA'88 要求的分析质量目标来制定检验项目的不精密度、偏移和允许总误差。

二、分析前变异

分析前程序：按时间顺序，从临床医生提出检验申请，到分析检验程序启动时终止的步骤，包括检验申请、患者准备、原始样品的采集、样品运送到实验室并在实验室内进行传输。分析前变异指在分析前阶段产生的各种变异。分析前变异主要来源于：患者准备，样品采集，样品的运输、储存及预处理。

（一）患者准备

1. 饮食　进食后短时间内采集样品，其血清甘油三酯、天门冬氨酸氨基转移酶、丙氨酸氨基转移酶、胆红素、葡萄糖、磷酸盐、钾的结果都会增高。

2. 运动　长期运动会增加血清中肌酸激酶、乳酸脱氢酶、天门冬氨酸氨基转移酶的活性。

剧烈运动会使钾、钠、钙、碱性磷酸酶、白蛋白、糖、无机盐、尿酸、尿素、胆红素、天门冬氨酸氨基转移酶等增高。

3. 饥饿　长期饥饿会使血清蛋白、胆固醇、甘油三酯和尿素的值偏低，尿酸盐和肌酐的值偏高。

（二）样品采集

1. 采血时间　很多检验项目受昼夜节律影响，如肾上腺皮质激素峰值期为 5:00～8:00，低值期为 21:00～3:00，增加幅度为 180%～200%。

2. 采血姿势和止血带的作用　对于有些检验项目来说，卧位采血与坐位、立位采血结果是有区别的。例如，醛固酮在从站位变成卧位时的 15～30 分钟内会增加一倍以上。止血带的使用也会改变静脉压力，从而引起与体位改变类似的检验指标改变。

3. 采血部位　可以从静脉、动脉、毛细血管和静脉导管等不同部位进行采血。不同项目有不同采血部位的要求。

4. 抗凝剂　是否使用抗凝剂，使用哪一类型的抗凝剂对检验结果也有很大的影响。

（三）样品的运输、储存及预处理

样品采集后，应及时离心，分离血清或血浆，减少运输和储存时间，尽快检验。若不能及时检测，样品应放置在 2～8℃的冰箱中。

在检测前，很多过程都会影响样品质量，如血细胞的代谢活动、蒸发作用和升华作用、化学反应、微生物降解、渗透作用、光学作用、气体扩散等。

三、生物学变异和分析前变异的关系

生物学变异和分析前变异是影响临床检验结果的两个很重要的因素。这两种变异都会直接影响样品的最终结果，如果没有控制好，即使分析仪器再先进，室内质控和室间质评再好，也不能保证检验结果的可靠。

此外，生物学变异和分析前变异可能有一部分内容是存在交叉的，而且存在争议，比如生物属性引起的生理性变异（年龄、人种、性别等），有一些学者认为这些是生物属性，当属生物学变异的范畴。生理性变异主要有：

（一）年龄

人在出生后、青春期和老年期等不同的人生阶段，部分项目检验的结果是不同的。健康的生长期儿童由于骨骼生长和发育，会使血液中碱性磷酸酶增加，成年后比较稳定，到老年期又会轻度升高。

（二）人种

美国黑种人粒细胞含量比白种人低，其白细胞计数也明显比白种人低。相反，血红蛋白、血细胞比容及淋巴细胞计数二者相同。黑种人 ATP 肌酸磷酸转移酶水平明显比白种人或黄种人高，这种差异不是由于年龄、身高或体重造成的，这种差异或许可以部分解释黑人的运动天赋。

（三）性别

除了大体性征和性别特异激素的差异外，性别的差异还表现在许多检验项目上。如男性的肌肉组织比例较高，所以和肌肉有关的分析项目如肌酐和肌酸激酶，男性的水平明显高于女性的水平。

无论生理性变异是属于哪种，在临床工作中都应该充分考虑这些因素，根据年龄、人种、性别等差别使用不同的参考区间，并考虑生物学变异影响，减少分析前变异和分析变异，这样才能保证检验结果的可靠。

（邹炳德）

笔记

第六节　医学检验诊断学思维

一、医学检验诊断学思维方法

临床思维方法是临床医生对疾病现象进行调查研究、分析综合、判断推理等过程中所采用的一系列思维活动，由此认识疾病、判断鉴别、作出决策的一种逻辑思维方法。医学检验为临床提供及时准确的实验室检查结果和相关咨询，为疾病诊断、病情变化、治疗效果和预后转归，提供重要的证据和信息。

（一）诊断原则

医学检验诊断的基本原则是：熟悉正常、辨认异常、分析归纳、综合诊断。由于医学检验诊断的基础是数据和图像的变化，因此熟悉正常表现，发现和辨认异常表现是做出正确诊断的前提条件。而对于异常表现，还需进行分析归纳，找出异常所表现的病理变化，再结合临床资料，作出比较客观正确的诊断。所以，熟悉正常是基础，发现异常是前提，分析归纳是手段，综合诊断得结果。

（二）思维方法

知识点 2-8　**诊断思维方法**

1. 经验再现　当看到检验结果表现典型，需要鉴别的范围很小，而且临床表现也很有特征性，与过去经历或书本模式基本一致，此时即可直接作出诊断。这种方法是临床工作中最常用的方法，属于经验思维，适用于临床常见病、多发病。该方法的缺点是：没有全面的观察和缜密的分析，完全依赖经验，容易犯主观、片面性错误。在临床诊断疾病的过程中，经验再现应用较多，但应注意"同病异症"或"异病同症"的现象，避免出现因认识不足引起的误诊。

2. 归纳推理　即从个别和特殊的临床表现导出一般性和普遍性结论的推理方法。医生将搜集到的检验信息综合起来，根据这些结果提出初步的临床诊断，就是个别上升到一般，特殊上升到普遍性的过程和结果。例如某患者检查结果如下：①贫血且黄疸 10 年；②红细胞形态正常，网织红细胞计数增高；③尿隐血试验强阳性而红细胞计数阴性；④血浆非结合胆红素增高，结合胆红素正常，丙氨酸氨基转移酶正常，天门冬氨酸氨基转移酶增高，尿胆红素试验阴性；⑤红细胞 CD55、CD59 阳性率减低。这些特点孤立地看可以是慢性肝病，也可以是溶血性贫血，但经归纳、综合分析，可诊断为阵发性睡眠性血红蛋白尿症。

3. 假设演绎　是指将发现的检查结果进行归纳、整合，升华为临床综合征，提出多种可能性，结合临床及发病率高低进行排列，做出比较和鉴定。分析像什么病，不像什么病，保留可能性最大的诊断，从而排除可能性最小的疾病。但疾病的表现纷繁复杂，同病异症和异病同症的情况屡见不鲜，应警惕经验主义和主观主义的错误。

诊断思维的训练与临床技能一样，需要不断实践与总结才能提高，需要"实践 - 认识 - 再实践 - 再认识"的循环往复才能日臻完善。只有我们不断地从实践中积累知识，从失误中吸取教训，遵循临床诊断疾病的基本原则，正确运用诊断思维方法，才会减少误诊和漏诊的发生。

二、合理选用检验项目

选择检验项目时应注意检验目的，如疾病的筛查、诊断、病情监测等不同目的；还应考虑试验的灵敏度、特异度、患者的验前概率等。此外，对检验的性能指标如灵敏度、分析误差等也应有所了解。如何合理选择检验项目，使其发挥临床最大的功效是每个医师必须考虑的问题之一。

笔记

（一）筛查试验

筛查试验指任何非由于患者具有某种不适而寻求咨询所做的医学调查，即在无症状人群中筛查患病的患者，如艾滋病毒的筛查。

（二）诊断试验

诊断试验是通过实验室的检查协助临床确诊的试验，如粪便检查发现有钩虫卵，即可诊断为钩虫病。用于确认疾病的试验一般应有较高的特异度以减少误诊。

（三）监测试验

监测试验主要用于监测疾病过程或疗效，在观察或监测治疗效果时，应选择和疗效密切相关并且比较敏感的试验。

（四）检验项目的组合

许多检验项目的灵敏度、特异度有限，单独使用往往不能对疾病做出诊断。大多数疾病的诊断需要结合患者的临床表现。为向临床提供更多有效、实用的信息，帮助临床医生尽早确诊，根据疾病的特点及医院的实际情况，检验科也可进行各种项目的合理组合。

三、正确分析和解释实验室检查结果

实验室检查结果受多种因素影响，解释和评价应特别注意参考区间的概念、生物学变异、方法学适用性、方法学允许误差以及各种可能的影响因素（遗传背景、生理波动、年龄和性别差异等）。只有结合实验室其他资料、疾病流行学资料和临床资料等进行综合分析，才能排除干扰因素正确解释实验室检查结果。

（一）参考区间

参考区间的代表性受参考个体生物学变异，参考个体间生物学变异和实验误差等因素影响。因此，参考区间不是决定正常与异常的黄金标准，不能是疾病的诊断值，仅是一个大致接近于正常人的仅供参考的区间。

（二）方法学适用性

灵敏度和特异度是用于诊断方法评价的重要指标，二者相互矛盾又相互联系。检验的临床价值在于其灵敏度、特异度以及受检人群的发病率。灵敏度和特异度并不随患病人群的不同而发生变化。同一检测的预测值可能随年龄、性别以及区域的不同而差别非常大。

（三）医学决定水平

同一检验项目可有几个不同的医学决定水平。对于需要紧急施治的，一旦达到或超过此阈值必须及时向有关临床医师报告。

（四）方法学允许误差

允许误差是因为任何方法都有或大或小不可避免的误差，所以任何一个试验结果都包含有允许误差。

（五）实验过程的影响因素

临床检验从项目申请到结果解释，是包括医生、患者、护士、勤务、检验多层次参与的环式运作过程。每一环节都有多种因素参与影响。实验过程的影响因素还涉及遗传背景（性别、年龄、生理）、生活行为（情绪、体力活动、进餐、饮茶、咖啡、饮酒、吸烟、药物）、标本采集、标本转运和前处理以及结果处理和信息传递等。

（六）解释结果应综合分析

由于检验结果受多种因素影响，在解释和评价时必须结合其他检验检查结果、流行病学资料和临床资料全面综合分析。

1. 非特异性心肌酶增高　儿童生理性非特异性心肌酶高于正常成人。甲状腺功能减退症患者，可见 AST、CK、LDH、HBDH 等非特异性心肌酶明显升高，通常被误诊；此类病人常有体重增加、反应迟钝、嗜睡症状,而很少有心脏症状。甲状腺激素测定,特别是促甲状腺激素(TSH)测定具有决定诊断的意义。

2. 肿瘤标志物的诊断价值　肿瘤标志物的参考区间一般是根据 ROC 曲线确定的切点值,不是患病与不患病的分界值,而是受方法学的灵敏度和特异度两方面因素的制约。由于肿瘤标志物的灵敏度和特异度的有限性,除考虑测定值水平、观察动态变化外,还必须结合临床及超声、CT、MRI 等影像检查和必要时的病理组织学检查,才有可能减少分析判断上的失误。对有疑问的结果,应及时复查并观察动态变化,以探明原因和总结经验。

(邹炳德)

小　结

　　临床检验项目上千项,可人为分为常规、急诊、特殊及床旁等检验项目。检验结果是否"正常"可参照参考区间,就是介于参考上限与参考下限之间的值,通常是确定百分范围的 2.5%～97.5% 之间。建议实验室自行建立参考区间,目前更多的是调用其他实验室或诊断试剂商提供的参考区间,但都需要验证。进行疾病的诊断及预后判断则依赖于医学决定水平,是指临床上按照不同病情给予不同处理的指标阈值。临界值则是划分诊断试验结果正常与异常的界值。

　　危急值是除检验仪器或试剂等原因外出现的表明患者可能正处于生命危险的边缘状态,必须立刻进行记录并第一时间报告给该患者主管医师的检验结果。

　　生物学变异通常是指生理波动,包括个体内生物学变异及个体间生物学变异。个体内生物学变异是指在稳定机体状态下,排除已知影响因素,以及除已知节律性变化外,依然存在的变异。

　　由于检验结果受多种因素影响,在解释和评价时必须结合其他检验检查结果、流行病学资料和临床资料,灵活运用诊断学思维方法,全面综合分析。

第三章
临床检验项目的诊断性能评价与应用

03章

学习目标与要求

掌握 诊断性能评价的指标及其特点；诊断性能评价应遵循的原则；四格表法在诊断性能评价中的应用；联合试验的应用及评价；ROC曲线的概念、工作原理、绘制以及分析。

熟悉 诊断性能评价的结果判断；ROC曲线的优点以及局限性。

了解 诊断性能评价的系统评价；贝叶斯定理在诊断性能评价中的应用及局限性；SROC、HSROC曲线及meta分析的概念及应用；临床检验项目在疾病风险评估与预防中的应用。

第一节 诊断性能评价

对疾病的正确诊断是一切诊疗工作的基础，临床检验医学所提供的检验信息就是为临床诊断、治疗、预后评估甚至预防等一系列决策服务。因此，对一个检验项目尤其是新项目引进临床应用之前，除试验性能的评价外，还需从临床诊断价值进行评价，即诊断性能评价。做好以上两方面的性能评价是决定该检验项目在临床诊疗决策中是否具有意义的基本保障。

一、临床性能评价指标

临床性能评价指标包括：灵敏度、特异度、预测值（阳性预测值、阴性预测值）、准确度、符合率、尤登指数、似然比（阳性似然比、阴性似然比）、比数比、验前及验后概率等。

（一）灵敏度

知识点3-1 灵敏度

灵敏度（sensitivity，Sen），又称真阳性率（true positive rate，TPR），是诊断试验能将实际有病的人正确地判为患者的能力，即患者被判为阳性的概率。灵敏度反映检出患者的能力，灵敏度愈大，漏诊率愈小，两者的关系是：漏诊率＝1－灵敏度。

（二）特异度

知识点3-2 特异度

特异度（specificity，Spe），又称真阴性率（true negative rate，TNR），是诊断试验能将实际无病的人正确判断为非患者的能力，即非患者被判为阴性的概率。特异度反映排除非患者的能力，特异度愈高，误诊率愈小，两者的关系是：误诊率＝1－特异度。

（三）尤登指数

又称正确指数，是指灵敏度和特异度之和减去1，是综合评价真实性的指标。理想的试验应为1。

（四）准确度

又称诊断效率、符合率，可用真阳性与真阴性人数之和占受试人数的百分率表示。反映了正确诊断患者与排除病人的能力。准确度高的试验诊断方法，其敏感性和特异性之和也一定较高，理想的试验应为 100%。

（五）预测值

知识点 3-3　预测值

预测值（predictive value，PV），又称预告值，它表示试验能做出正确判断的概率。包括：阳性预测值和阴性预测值。

阳性预测值（positive predictive value，PPV），指真阳性人数占试验结果阳性人数的百分比，表示试验结果阳性者属于真病例的概率。

阴性预测值（negative predictive value，NPV），指真阴性人数占试验结果阴性人数的百分比，表示试验结果阴性者属于非病例的概率。

预测值受试验本身的灵敏度和特异度的影响。一般来说，诊断试验的灵敏度越高，其阴性预测值越好，也使临床医生更有把握排除相应的疾病。相反，诊断试验的特异度越高，其阳性预测值越好，更有把握肯定相应的疾病诊断。

（六）患病率

是指经诊断试验检测的全部对象中，真正患者所占的比例。患病率受很多因素影响，如不同水平的医疗机构或患者来源不同，其患病率会有很大差别。患病率会影响预测值。

（七）似然比

知识点 3-4　似然比

似然比（likelihood ratio，LR）是指患病人群中试验结果的概率与无病人群中试验结果概率之比。包括：阳性似然比、阴性似然比。

阳性似然比（+LR），在诊断性试验中，真阳性率与假阳性率的比值。可用以描述诊断性试验阳性时，患病与不患病的机会比。若该比值大于 1，则随比值的增大，患病的概率也增大；若其比值小于 1，则患病的概率较小。

阴性似然比（-LR），在诊断性试验中，假阴性率与真阴性率的比值。可用以描述诊断性试验阴性时，患病与不患病的机会比。其比值愈大，则患病的概率愈小，反之亦然。

（八）比数比

又称优势比，指有病患者阳性试验似然比与阴性试验似然比的比值。数值越大，表明诊断试验区分患者与非患者的能力越大。

（九）验前概率

临床医师对就诊者可能患何种病的初步印象的量化指标。

（十）验后概率

验前概率结合诊断试验的结果，得出就诊者患病可能性大小的估计称之为验后概率，即诊断概率。

二、临床性能评价的方法

任何一个检验项目引进临床应用之前均须通过临床性能评价，在进行评价时应当遵循循证医学（evidence-based medicine，EBM）的原则。将循证医学应用于临床检验医学中，即产生了循证检验医学（evidence-based laboratory medicine，EBLM）。

知识点 3-5　循证检验医学

即采用流行病学调查的方法，从临床上获得大量可靠的相应的数据和临床经验的基础上，研究检验项目在临床诊疗决策中的应用价值，为临床诊断、治疗、预后评估等医疗决策提供最高效、最实用、最经济、最合理的检验项目或组合。需注意的是,在获得临床数据和临床经验时,必须符合评价的要求,且须具有可靠性和说服力,否则其无法被采用。

知识点 3-6 医学诊断试验临床应用价值评价的基本方法

是同时用待评价的诊断试验和标准诊断方法(即"金标准")检测相同的受检对象,此期间采用盲法比较。根据"金标准"的诊断结果将受检测对象分成病例组和非病例组,依据待评价的诊断试验得出阳性和阴性结果并汇入四格表中(表 3-1),然后对诊断试验的真实性进行评价。

一般情况下,"患者"与"非患者"的诊断试验结果分布有部分重叠,因此,诊断试验的结果和患某病(金标准诊断)的情况之间可能出现四种关系:真阳性(true positive,TP)、真阴性(true negative,TN)、假阳性(false positive,FP)和假阴性(false negative,FN)。其中,真阳性和真阴性的试验结果是正确的,假阳性和假阴性的试验结果是错误的。

表 3-1 四格表法在临床诊断性能评价的应用

诊断试验检测结果	金标准检测结果		
	病例	非病例	合计
阳性	a	b	a+b
阴性	c	d	c+d
合计	a+c	b+d	N

所谓的"金标准"是指被公认的诊断疾病的最可靠的方法,由病原学检查、细胞学检查、活体组织检查、尸检、特殊影像检查、长期随访结果以及临床专家共同制定而来。比如病理诊断常常被作为肿瘤诊断的金标准。

但须注意的是,在进行诊断性能评价时,就检验方法而言,即使是公认的参考方法,也不能简单地将其看做"金标准"。

临床诊断性能指标如:灵敏度、特异度、预测值(阳性和阴性)、似然比(阳性和阴性)、诊断指数、比数比等均可通过四格表上的数据计算出来。具体如下:

(一)灵敏度计算

知识点 3-7 灵敏度计算

是被判断为真阳性例数与真正病例数的百分比。

计算公式为:$Sen = a/(a+c) \times 100\%$

(二)特异度计算

知识点 3-8 特异度计算

是被判断为真阴性例数与真正非病例数的百分比。

计算公式为:$Spe = d/(b+d) \times 100\%$

(三)尤登指数计算

为灵敏度和特异度之和减去 1。

计算公式为:尤登指数 $= (Sen + Spe) - 1$

(四)准确度(符合率)计算

是真阳性与真阴性例数之和与受试总例数的百分比。

计算公式为:准确度 $= (a+d)/N \times 100\%$

(五)预测值计算

知识点 3-9 预测值计算

阳性预测值(PPV),真阳性例数与试验结果阳性例数的百分比。

计算公式为：$PPV = a/(a+b) \times 100\%$

阴性预测值（NPV），真阴性例数占试验结果阴性例数的百分比。

计算公式为：$NPV = d/(c+d) \times 100\%$

（六）患病率计算

是真病例数与受试总例数的百分比。

计算公式为：患病率 $= (a+c)/N$

（七）似然比计算

知识点 3-10　似然比计算

阳性似然比（+LR），在诊断性试验结果为阳性时，真阳性率与假阳性率的百分比，即灵敏度与（1−特异度）的百分比。

计算公式为：$+LR = Sen/(1-Spe) \times 100\%$

阴性似然比（−LR），在诊断性试验结果为阴性时，假阴性率与真阴性率的百分比，即（1−灵敏度）与特异度的百分比。

计算公式为：$-LR = (1-Sen)/Spe \times 100\%$

（八）比数比或优势比计算

在有病患者中，阳性试验似然比与阴性试验似然比的比值。

计算公式为：$OR = +LR/-LR$

（九）验前概率

由于验前概率的大小在总体上必须符合该病的患病率，因此，在进行计算时，验前概率等于该病的患病率。

（十）验后概率

验前概率结合诊断试验的结果，得出就诊者患病可能性大小的估计。

三、诊断性能评价的系统评价

从总体来说，一种新诊断试验应当满足科学性、可靠性、真实性与实用性的要求。

（一）科学性

科学性指从诊断试验的研究方法上评价其真实性的问题，即试验本身的确能真实地反映疾病的本质或病理过程。

其评价的原则是：

①研究方法采用盲法。

②与金标准进行比较研究。

③研究对象具有代表性；病例组：明确诊断，各种病例（早期、中期、晚期；治疗前、治疗后；典型、不典型）。对照组：一定要选金标准诊断法诊断为无该病的患者或健康人；性别及年龄等因素应与病例组相近。

④有足够的样本含量。

⑤有合理可靠的临界值、参考值；参考区间如是临床实验室自己确定的，则要考察其正常人群的选择、样本数量的确定、测定方法的可靠性、数据处理等方面是否正确。如是应用文献资料及试剂相关说明书，则应考虑是否适合本地区，有无进行验证。

⑥同时评价诊断试验的真实性和可靠性，评价指标计算正确，解释合理。

（二）可靠性

指一项诊断试验在完全相同的条件下，重复作时获得相同结果的稳定程度。可靠性相关指标包括：

1. 变异系数　变异系数（CV）——CV越小，重复性越好，结果越稳定可靠。

2. 总符合率 总符合率越大,结果越可靠。可靠性直接影响检验结果的真实性(准确性和有效性)。

(三)真实性

反映患病实际情况的程度称作真实性。一项诊断试验的真实性包括两方面:即准确性指标(灵敏度和特异度)和有效性指标(尤登指数、预测值、似然比等)。因此,对以上性能指标进行有效合理的结果判断是诊断性能分析中尤为重要的环节。

(四)实用性

所谓的实用性是指新试验比原试验在某项或某些方面更易于推广应用。包括仪器设备、试剂费用大小、操作难度及效率、效益、效能、副作用、对病人的危险性、病人依从性等。

首先要评价该项目是否有利于疾病的诊断、治疗和预防策略,得到最佳的健康服务的结果。

其次考虑经济效益,比如:若某检验项目虽然技术和诊断性能好,具有好的临床效能,但所需费用昂贵而患者难于接受,也降低了其实用性。

基于以上诊断性能的综合分析,我们该如何提高诊断效率呢?有以下两个建议:

1. 选择高患病率的人群,提高阳性预告值 当诊断方法的敏感度与特异度不变时,阳性预告值随患病率(验前概率)的升高而变大。因此,临床上可通过询问病史、体格检查或高危人群的筛选等一般的实验室检测手段,减少假阳性病例数来提高患病率,进而提高阳性预告值,使病人得到及时确诊。

知识点 3-11 联合试验

2. 利用联合试验来提高诊断敏感度或诊断特异度 ①串联试验:A、B 两试验同时做,有一项为阳性者就判断为阳性,可见串联试验可提高诊断敏感度,但同时降低了特异度;②并联试验:A、B 两试验中,先做 A,A 为阳性者,再做 B,A、B 都为阳性就判断为阳性,可见并联试验可提高特异度,但同时也降低了敏感度。在系列试验中,应先做特异性高的试验。

检验方法的联合检测被用来提高灵敏度和特异度,或者连续应用以降低成本。但由于多个检验方法组合的方式不同,多种检验方法的应用增加假阳性或假阴性结果出现的概率。由于大部分的参考区间除外了一定比例的无病患者,即预期的假阳性率,当多个检测方法联合应用时,就会增加假阳性的结果。目前,有相关学者已对多元参考区间进行研究,以期用于校正多重检测及它们之间的相互关系,但在实际运用之前还有大量工作需要做。

在应用联合试验时,一种被广泛接受的信念是——应该先用灵敏度高的方法进行检测,然后用特异度高的方法对筛选出来的阳性结果患者进一步检测,以获得最佳性能。因为第一步检测时,选择灵敏度高的方法,可以保证不漏诊。

另外,对于某试验临界值或检验方法的选择需根据研究者的目的或临床需要而定。一般来说,若为初筛试验,则需要较高的灵敏度,若为确认试验,则要求较高的特异度。其原则是,较高的灵敏度所对应的漏诊率较低;而较高的特异度所对应的误诊率也较低。

四、诊断性能评价的结果判断

诊断性能指标较多,进行有效的结果判断是其在临床诊疗中发挥作用的前提。各性能指标的结果判断具体如下:

(一)灵敏度与特异度

知识点 3-12 灵敏度与特异度

二者是试验方法固有的指标,其他评价指标都以它们为基础。灵敏度和特异度是一对矛盾的统一体,要追求高的灵敏度则必然降低其特异度,反之亦然。因此,可采用敏感度与特异性均高的试验相对结合的方法。

笔记

（二）准确度与尤登指数

二者是综合灵敏度、特异度而计算出来的，是综合评价真实性的指标。

（三）预测值

在指导临床诊断时比灵敏度、特异度更直观、更容易理解和应用，但分析阳性预测值与阴性预测值时，应考虑与患病率的关系。

患病率对阳性预测值有一定程度的影响，见表3-2。

表3-2 患病率对阳性预测值的影响

流行率（%）	阳性预测值（%）	
	灵敏度=95 特异度=95	灵敏度=99 特异度=99
0.1	1.9	9.0
1.0	16.1	50.0
2.0	27.9	66.9
5.0	50.0	83.9
50.0	95.0	99.0

从表中可以看出，即使诊断灵敏度和特异度都达到99%，只有在患病率达到50%时，才有较高的阳性预测值。因此，在临床诊断中，先询问病史，再对怀疑的病人做诊断试验，可有效地提高阳性预测值。

在这里，简单介绍一下"贝叶斯（Bayes）定理"在诊断性能指标中应用。Bayes定理在先前获得的信息中加入新的信息后，提供了计算疾病概率的方法。计算公式可以被整合进计算机的电子表格和程序中，其计算目的有利于评价更新的概率。

根据某试验灵敏度、特异度以及人群中某疾病的患病率，采用Bayes理论公式就可以分别估算 PPV 和 NPV，计算公式如下：

$$PPV = \frac{\text{患病率} \times Sen}{\text{患病率} \times Sen + (1 - \text{患病率}) \times (1 - Spe)} \times 100\%$$

$$NPV = \frac{(1 - \text{患病率}) \times Spe}{(1 - \text{患病率}) \times Spe + \text{患病率} \times (1 - Sen)} \times 100\%$$

（四）似然比

似然比表示在某种诊断性试验某个数值范围内患有或不患有某种疾病的概率。它是将灵敏度及特异度较好结合起来的指标。一般地，阳性似然比越大，肯定诊断的价值越大；阴性似然比越小，否定诊断的意义就越大。

可以通过似然比来直接判断一个诊断试验的好坏。通常地，$LR(+)$ 越大，$LR(-)$ 越小，说明诊断试验越好。当 $LR(+) > 1.0$ 时，表示其超过1.0的大小是当试验结果为阳性时，试验提示患病可能性增高能力的一种度量。当 $LR(+) = 2.0 \sim 5.0$ 时，认为该试验不太好。当 $LR(+) > 10.0$ 时，认为该试验是好的。当 $LR(-) < 1.0$ 时，表示其小于1.0的大小是当试验结果为阴性时，试验提示患病可能性降低能力的一种度量。当 $LR(-) = 0.5 \sim 0.2$ 时，认为该试验不太好。当 $LR(-) < 0.1$ 时，可认为试验是好的。

由于似然比没有考虑疾病的患病率或其他方面的信息，在获得检验结果之前，必须对疾病概率的最佳评价进行调整，以得到真实的概率。也可通过Bayes定理计算疾病概率。简单介绍一种Bayes定理优势比的方法，即在检验结果得知之前，经计算得到疾病发生的优势比，然后这些信息与检验结果结合形成似然比，最终的结果再以优势比的形式表达。如果需要，也可以转换成概率。

计算公式如下：

$$优势比后 = 优势比前 \times 似然比$$

然后把优势比后转换成概率：$概率 = \dfrac{优势比后}{1 + 优势比后} \times 100\%$

下面以"如何对一个前列腺良性增生患者 PSA 轻微升高（4.0～10.0μg/L）的结果作解释"为例。临床医生对该患者进行 PSA 检查后，进一步对其进行了直肠超声检查，结果为阳性。这种情况在临床中较少见，以往临床医生对无数的类似这一类患者实施了组织活检，大多数结果显示阴性。由于两种筛选方法均产生了阳性结果，医生对这种情况感到困惑，那么对该患者的患病概率作估计就很有必要。具体步骤如下：

1. 计算目前前列腺癌的优势比　在实施超声检查之前，计算目前前列腺癌的优势比，确定 PSA 在 4.0～10.0μg/L 之间，对于经尸检证实为良性前列腺增生的群体，估计患病概率为 12%（0.12），没有患该病的概率为 0.88，因此优势比为 0.12/0.88 = 0.14，该优势比即为优势比前。

2. 计算新信息的似然比　即经直肠超声检查发现的似然比。对于直肠超声检查，泌尿科患者筛查研究报告灵敏度约为 92%，特异度范围从 30% 到 70%（平均 50%），计算得阳性似然比为 0.92/0.50 = 1.8。

3. 算出优势比　由以上两步计算的结果进一步算出优势比后，修正优势比估计为 0.14 × 1.8 = 0.25。

4. 把优势比后转换成概率　为 0.25/（1 + 0.25）= 0.2。

经过以上计算得知，尽管两个检验方法都是阳性结果，但活组织检查结果为阳性的概率仅为 20%。如果超声检查发现是阴性，可以应用反优势比处理阴性似然比。PSA 检测后无病的优势比（为优势比前）（0.88/0.12）= 7.3，再乘以阴性似然比〔特异度/（1 − 灵敏度）〕= 43，即为优势比后，然后将其转换为患病的概率，即 43/（43 + 1）× 100% = 98%

值得注意的是，虽然 Bayes 定理被广泛地推荐作为完善疾病概率估计的一项辅助指标，它依据于检验方法是独立的假设，但这种假设通常不存在。当应用非独立检验时，就会产生可能性错误的极端实例，这在王治国教授编写的《临床检验方法确认与性能验证》上有详细介绍。当应用了 Bayes 电脑化的诊断程序时，检验方法缺乏独立性也是一个问题。因此，用于不同疾病的不同检验方法，其独立性程度常常应该要做估计，并尽可能应用一套检验病例，开发减少这一问题的程序尤为重要。

如何做出独立性的判断呢？收集大量临床资料并应用算数的方法进行检验是正确做出独立性判断的前提。一种有用的方法需考虑到每个检验方法得出的不正确结果。对于同一患者，若采用的两种检验方法都得出了不可靠的结果，那么这两种方法就不能称为相互独立。因此，Bayes 如果联合应用这两个不可靠的检验结果，就会对疾病概率作出错误的估计。

另外，对诊断试验的数据结果进行合理判断还应包括：建立判断机体是否健康的合理的参照标准（如：参考区间），用于判断机体有无疾病；建立在疾病发生、发展不同阶段或过程中的临床判断水平值（如：分界值、危急值、医学决定水平），用于判断疾病程度，评价治疗效果和预测其发展。

（廖　璞）

第二节　受试者工作特征曲线

一、受试者工作特征曲线的概念与作用

（一）受试者工作特征曲线的概念

知识点 3-13　受试者工作特征曲线的概念

受试者工作特征曲线（receiver operator characteristic curve，ROC 曲线），最初用于评价雷达性能。ROC 曲线是根据一系列分界值或阈值，以真阳性率（灵敏度）为纵坐标，假阳性率（1－特异度）为横坐标绘制的曲线，表示该诊断试验灵敏度和特异度之间相互关系。

（二）受试者工作特征曲线的原理

知识点 3-14　受试者工作特征曲线的原理

ROC 曲线的原理如图 3-1：纵轴表示灵敏度或真阳性率，水平轴表示假阳性率。在 ROC 曲线上各个作业点表示在给定的一个阈值下灵敏度和特异度的组合。ROC 曲线越凸越接近左上角，表明其灵敏度与特异度之和最大，漏诊和误诊率之和最小，其诊断价值越大，越准确。绘制 ROC 曲线后，曲线下面积（area under curve，AUC）常用以评估该试验的诊断价值。

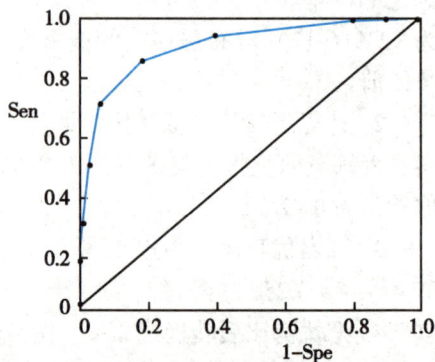

图 3-1　ROC 曲线

（三）受试者工作特征曲线的作用

知识点 3-15　ROC 曲线的作用

1. 很容易地查出任意界限值时对疾病的识别能力　ROC 曲线图上的任意一点均代表某一分界值的一对灵敏度和特异度。

2. 可以根据 ROC 曲线选择最佳的诊断界限值　一般多选择曲线转弯处，即敏感度与特异度均为较高的点为分界值。

3. 不同诊断试验对疾病识别能力的比较　比较不同诊断试验对诊断同种疾病的可靠性，以便于帮助医师作出最佳选择。

4. 可对检验结果进行有效的评价　灵敏度和特异度随着诊断分界点的升高或降低而变化。

二、受试者工作特征曲线的绘制与分析步骤

（一）ROC 曲线的绘制步骤

知识点 3-16　手工绘制 ROC 曲线

1. 手工绘制 ROC 曲线

（1）依据专业知识，对疾病组和参照组测定结果进行分析，确定测定值的上下限、组距以及分界值，按选择的组距间隔列累积频数分布表。

（2）依照连续分组测定的数据，分别计算灵敏度及特异度。

（3）以灵敏度为纵坐标，以（1－特异度）为横坐标，将给出各点连成曲线，即为 ROC 曲线。

注：作 ROC 曲线一般要求最少有五组连续分组测定数据用以制图。

2. 软件绘制 ROC 曲线　可用于绘制 ROC 曲线的软件有：SPSS、Stata、SAS（METADAS 功能）、sigmaplot、R（Mada 程序包）、RevMan5、Meta-Disc、WinBUGS 软件等。下面，以 SPSS 软件绘制 ROC 曲线为例进行演示：

（1）打开软件：打开 SPSS 软件，建立数据表（File→new→data View）输入数据，数据表界面如图3-2。

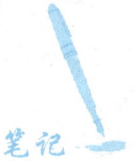

图3-2　数据表界面

（2）选栏：选中菜单栏 Analyze→ROC Curve→Test Variable（选择诊断试验的测试值）及 State Variable（选择测试结果值，如"金标准"法测得值）→Value State（判断正确的取值，本例为"1"，表示病人组为状态变量值）→选定"ROC Curve"、"With diagonal reference line"、"Standard error and confidence interval"、"Coordinate points of the ROC Curve"项→选中"OK"即可，见图3-3。

（3）ROC Curve 结果显示：观察例数状况见图3-4。

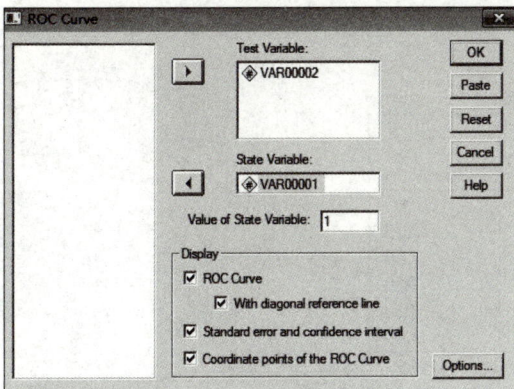

图3-3　ROC Curve 界面

Case Processing Summary

stata	Valid N (listwise)
Positive[a]	200
Negative	200

Larger values of the test result variable(s) indicate stronger evidence for a positive actual state.

a. The positive actual state is 1.

图3-4　ROC Curve 结果显示界面

（4）ROC 曲线图：见图3-5。

（5）曲线下面积：可得出 ROC 曲线下面积与 50% 面积比较的结果（SPSS 软件默认检验比较的面积为 50% 或 0.5）（图3-6）。

27

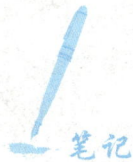

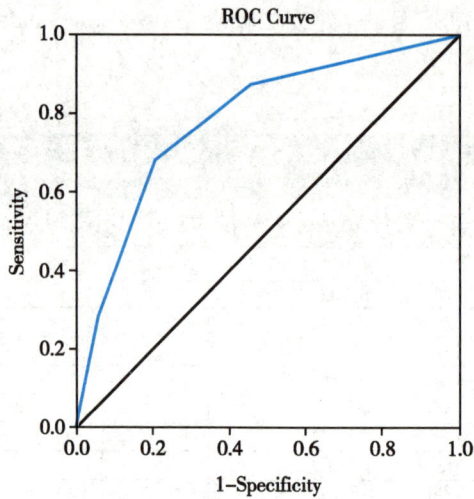

图 3-5　ROC 曲线图

Area Under the Curve

Test Result Variable(s): value

Area	Std. Error[a]	Asymptotic Sig.[b]	Asymptotic 95% Confidence Interval	
			Lower Bound	Upper Bound
.780	.023	.000	.734	.826

The test result variable(s): value has at least one tie between the positive actual state group and the negative actual state group. Statistics may be biased

a. Under the nonparametric assumption

b. Null hypothesis: true area=0.5

图 3-6　曲线下面积

（6）曲线坐标：软件根据坐标值，可得出不同临界值所对应的特异度和灵敏度，然后计算正确指数（尤登指数）；一般尤登指数越大其真实性越高，但还需结合临床实际意义来确定最佳临界点。

Coordinates of the Curve

Test Result Variable(s): value

Positive if Greater Than or Equal To[a]	Sensitivity	1-Specificity
.00	1.000	1.000
1.50	.950	.815
2.50	.875	.460
3.50	.680	.210
4.50	.290	.060
6.00	.000	.000

The test result variable(s): value has at least one tie between the positive actual state group and the negative actual state group.

a. The smallest cutoff value is the minimum observed test value minus 1, and the largest cutoff value is the maximum observed test value plus 1. All the other cutoff values are the averages of two consecutive ordered observed test values.

图 3-7　曲线坐标

（二）ROC 曲线的分析

知识点 3-17　ROC 曲线的分析

1. 结果分析　ROC 曲线反映了灵敏度与特异度之间的平衡，如果增加灵敏度势必将降低特异度，反之亦然。距左上角最近的一点，即为诊断分界点，这一点下的曲线面积最大，其灵敏度及特异度都比较高，即漏诊及误诊例数之和最小。在 ROC 曲线空间，若曲线沿着左边线，越靠近左上角，则该诊断试验的准确度越高；若曲线越靠近机会线（45°对角线），则试验的准确度越低（图 3-1）。在诊断分界值处的正切线的斜率就是该试验值对应的阳性似然比（LR+），在 ROC 曲线空间的左下角 LR+ 最大，随着曲线从左下往右上方移动，LR+ 逐渐减小。

2. 诊断方法比较　也可利用 ROC 曲线对同一种疾病的多种诊断方法之间进行比较，将各试验的 ROC 曲线绘制到同一坐标中，以直观地鉴别多种诊断方法的优劣。越靠近左上角的 ROC 曲线，其受试者工作越准确。另外，可以通过分别计算各个试验的 ROC 曲线下的面积（AUC）进行更直观的比较，AUC 最大者所对应试验的诊断价值最佳。

例如：图 3-8 为 ROC 曲线用于比较两种诊断试验临床价值，其原则是曲线下覆盖面积（AUC）越大，其临床价值就越大。从图中明显可以看出甲法比乙法 AUC 更大，因此，甲法的临床价值更大。

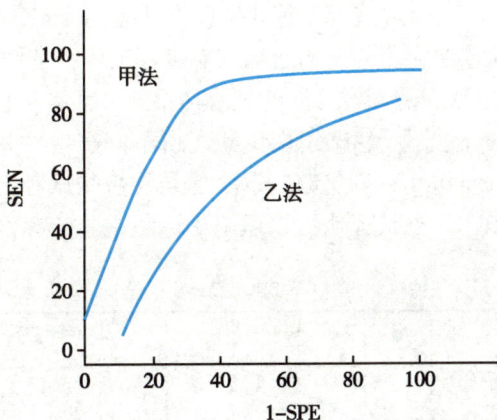

图 3-8　甲、乙两种方法比较

当 AUC=1.0 时，说明真阳性率为 1，假阳性率为 0，该诊断试验很完美，但这是一种理想情况。

当 AUC=0.5 时，说明诊断方法完全不起作用，无诊断价值。

通常，AUC 在 1.0 和 0.5 之间。

当 AUC>0.5 时，AUC 越接近于 1，说明诊断效果越好；

当 AUC 在 0.5～0.7 时，说明诊断方法有较低准确性；

当 AUC 在 0.7～0.9 时，说明该方法有一定准确性；

当 AUC>0.9 时，说明该方法有较高准确性；

当 AUC<0.5 时，则不符合真实情况，在实际中极少出现。

需要注意的是，由于不同方法学对同一检验项目进行检测时，会存在一定程度的差异，这势必会影响该检验项目临床诊断性能的评价。

三、受试者工作特征曲线的优点与局限性

（一）ROC 曲线的优点

1. 该方法简单、直观，通过图示可观察分析方法的临床准确性，并可用肉眼作出判断。

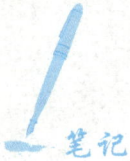

2. ROC 曲线将灵敏度与特异性以图示方法结合在一起,可准确反映某分析方法特异度和敏感度的关系,是试验准确性的综合代表。

3. 与阳性预测值不同的是 ROC 曲线评价方法与群体患病率无关。但实际工作中取患者与非患者的数目相等最好。

4. ROC 曲线不固定分类界值,允许中间状态存在,利于使用者结合专业知识,权衡漏诊与误诊的影响,选择一更佳截断点作为诊断参考值。

5. 提供不同试验之间在共同标尺下的直观的比较,ROC 曲线越凸越近左上角表明其诊断价值越大,利于不同指标间的比较。曲线下面积可评价诊断准确性。

(二)ROC 的局限性

1. ROC 曲线图上显示的不是真正的判断值,实际的分界值通常没有在图上表示出来。

2. 研究分析对象的数目也没有在图上表示出来。

3. 当样品数减少,图形呈锯状和崎岖不平,即使样品数目大,也可能是崎岖不平。

4. 当没有电脑时,画图和计算均比较烦琐。

四、meta 分析

为了对多个同类独立研究的结果进行汇总和合并分析,以增大样本含量及提高实验效能,尤其是当多个研究结果不一致,或都无统计学意义时,用 meta 分析可得到更加接近真实情况的统计分析结果。目前普遍应用的是构造综合受试者工作特征曲线(summary ROC curve,SROC),SROC 可以由多个独立的同类诊断性试验结果合并而得。但 SROC 的不足之处是缺乏鉴别的灵敏度和特异度的能力,忽略了由诊断阈值不同产生的效应差异。国内外学者提出了几种关于诊断试验 meta 分析的新策略,其中,分层综合受试者工作特征曲线(hierarchical summary ROC curve,HSROC)已被证明可以运用到诊断试验的评价中来(图 3-9)。

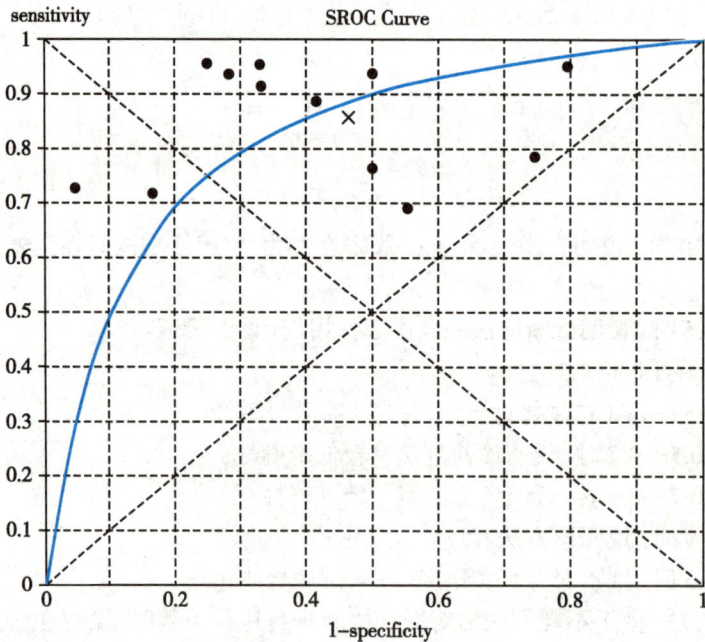

图 3-9　HSROC 曲线

HSROC 与 meta 分析方法具有相同的原理,通过 HSROC 模型可以得到研究水平的效应参数汇总后的 Sen 和 Spe 以及总的 Sen 和 Spe 的预测分布。与 SROC 法相比,HSROC 采用的是随机效验模型,并且充分肯定 Sen 和 Spe 的非线性关系,不需要对数据为 0 的资料因处理不稳定进行校正，同时对存在异质性的文献进行校正，保证汇总分析的精确性，方法简单易行，并且恰当灵活，更加具有优越性，可以作为经典 SROC 法的改进和补充。

自 Karl Pearson 于 1904 年使用 meta 分析的方法将不同研究的相关系数进行合并以来，meta 分析方法在医学领域得到了广泛的传播与应用，特别是随着循证医学的发展，meta 分析已成为循证决策的良好依据。meta 分析的结果为循证决策提供了重要证据，其理论与方法学也随着需求而不断发展。

（一）meta 分析常用软件及网址

meta 分析作为系统评价最常用的定量分析方法，在治疗性临床试验、病因学评价方面的应用最多，方法亦最为成熟，应用计算非常方便。目前，诊断试验系统评价统计分析常用软件有 Cochrane 中心提供的 Review Manager（RevMan）软件、Meta-Disc 软件、Stata 软件、R 软件以及 Meta-Analyst 软件等。

在此，向大家提供了一些关于 meta 分析的网址仅供参考。R 软件的官方网址为 http://www.r-project.org，ReviewManager 软件的官方网址为 http://ims.Co--chrane.org/revman/download，Meta-Analyst 软件的官方网址为 http://tuftscaes.org/meta_analyst/，Meta-Disc 软件的官方网址为 http://www.hrc.es/investigacion/--metadisc_en.htm。

（二）Stata 软件常用命令

Stata 软件的常用命令有：①计算所有诊断试验统计学指标（敏感度、特异度、似然比、诊断比值比等）及异质性检验统计量：midas tp fp fn tn, es（x）res（all）；②绘制 ROC 曲线图：midas tp fp fn tn, es（x）plot sroc2；③绘制漏斗图，识别发表偏倚：midas tp fp fn tn, pubbias；④绘制敏感度、特异度森林图：midas tp fp fn tn, id（author）year（year）es（x）ms（0.75）ford for（dss）texts（0.80）；⑤绘制似然比森林图：midas tp fp fn tn, id（author）year（year）es（x）ms（0.75）ford for（dlr）texts（0.80）；⑥绘制诊断比值比森林图：midas tp fp fn tn, id（author）year（year）es（x）ms（0.75）ford for（dlor）texts（0.80）；⑦绘制验前概率、验后概率图：midas tp fp fn tn, es（x）fagan prior（0.20）。

（三）诊断试验系统评价中数据分析步骤

分析步骤如下：①描述单个研究的结果；②检测阈值效应、检验异质性；③处理异质性；④根据异质性检验结果选用不同模型（固定效应模型和随机效应模型）合并效应指标；⑤基于阈值效应的判定结果及异质性检验的结果选择合适的效应量、恰当的模型对统计量进行加权合并；⑥分析是否存在发表偏倚。

（四）meta 分析的局限性

meta 分析已大量应用于临床中，但其仍然存在局限性：①没有纳入全部的相关研究；②不能提取全部相关数据；③存在发表偏倚；④用于合并统计的临床终点定义不明确；⑤不能满足不同资料类型和不同临床设计方案的需要。

对任何统计分析的结果，都需要结合医学专业知识和统计学知识，对研究结果做出尽可能客观和真实的解释，meta 分析也是如此。

（廖 璞）

第三节 临床检验项目在疾病风险评估与预防中的应用

在预防医学上，风险评估是指通过收集大量的个人健康信息，分析并建立生活方式、环境、遗传等危险因素与健康状态之间的量化关系，预测个体在一定时间内发生某种特定疾病（生理疾病或心理疾患）或因为某种特定疾病导致死亡的可能性，及对个人健康状况及未来患病或死亡危险性的量化评估，并据此提出有针对性的控制与干预措施，主要包括一般健康状况风险评估（health risk appraisal，HRA）和疾病风险评估（disease specific risk assessment，DSRA）两种。其中，疾病风险评估主要是侧重对特定疾病的发病风险进行评估或预测。

目前在世界范围内已建立了针对多种疾病的风险评估技术。我国从 2000 年开始陆续从国外引进了疾病风险评估模型，现已涵盖了包括以心脑血管疾病、糖尿病、肿瘤、慢性阻塞性肺疾患等为代表的慢性非传染性疾病（noncommunicable disease，NCD）在内的多种疾病。诸多的临床检验项目作为客观指标应用于这些疾病的风险评估系统，如甘油三酯（triglyceride，TG）、低密度脂蛋白胆固醇（low-density lipoprotein cholesterol，LDL-C）、超敏C- 反应蛋白（high-sensitivity C-reactive protein，hs-CRP）、糖化血红蛋白（hemoglobin A1c，HbA1c）、纤维蛋白原、同型半胱氨酸（homocysteine，Hcy）、载脂蛋白 B（apolipoprotein B，apoB）、脂蛋白（a）、空腹血糖（FBG）和口服葡萄糖耐量试验（OGTT）等应用于心血管疾病的风险评估；肿瘤标志物应用于恶性肿瘤的风险评估；内生肌酐清除率、蛋白尿、血 Ca、血 HCO_3^- 和血清白蛋白等应用于肾衰竭的风险评估等。

一、疾病风险评估与预防的意义和特点

（一）疾病风险评估的意义

对特定人群进行疾病风险评估最主要的意义并不在于对评估对象是否患病做出明确的诊断，而是在于帮助评估对象发现某些疾病的患病可能性和程度，引入需求管理或疾病管理，采取积极的干预措施，进而改善个人生活方式，促进个人健康。

因此，应用于疾病风险评估模型中的临床检验项目往往需要较高的灵敏度和特异性，才可以对"健康人群"的疾病发生风险做出预测。例如传统的心血管风险预测是依赖于 LDL-C 的，而把 hs-CRP 列入常规临床筛查指标后，可以通过 hs-CRP 浓度的升高而筛选出 LDL-C 水平正常，但未来心血管事件发生高风险的无症状者，起到一级预防的目的。又如 HbA1c 一直被视为监测糖尿病患者长期血糖控制水平的金指标，目前也被世界卫生组织（WHO）推荐为糖尿病的诊断指标。与传统的 FBG 和 OGTT 相比，具有不受抽血时间、是否空腹以及使用降糖药等的影响，且更简便、快速、易被复检者接受的优点。更为重要的是，多项研究显示降低 HbA1c 的水平能减少糖尿病慢性并发症如脑卒中和心肌梗死、眼白内障、周围血管疾病及微血管病变等的发生风险，因此，HbA1c 的检测有助于预防或延缓糖尿病并发症的发生。

（二）疾病风险评估的特点

DSRA 的特点是：

①注重客观临床检验指标对未来特定疾病发生的危险性的评估。例如近年来在肿瘤风险评估中，除了包括传统流行病学研究所获得的环境危险因素以外，一些与肿瘤发生发展密切相关的临床检验指标，如乳腺癌的 SNP 位点检测、卵巢癌的人附睾上皮分泌蛋白 4（HE4）和 CA125 检测等均被视为相关肿瘤的危险因素，因而被纳入相关肿瘤的风险评估模型，在一定程度上提高个体肿瘤风险评估的准确性。又如在卵巢癌的风险评估中，现阶段被国内外广泛认可的是 2009 年 Moore 等提出的卵巢恶性肿瘤风险预测模型，即 ROMA。该模型通过联合检测血清 CA125 和 HE4 检测，并结合患者的绝经状态，预测其患上皮性卵巢癌的风险。该模型与 1990 年由 Jacobs 等提出的恶性肿瘤风险指数（risk of malignancy index，即 RMI）相比较而言，增加了血清 CA125 和 HE4 两个客观的肿瘤标记物的检测，而删除了盆腔包块的超声评分，减少了主观变量对患者实际病情的客观评估，提高了对卵巢恶性肿瘤风险评估的准确性，使临床上盆腔包块患者可以进行合理分流。

②评估的主要依据和科学基础有赖于流行病学的研究成果。

③评估模型的建立依赖于严谨的统计学方法和手段。

④评估适用的范围包括医院或体检中心，以及健康 / 人寿保险中的核保与精算。

二、疾病风险评估与预防的方法和步骤

疾病风险评估方法一般可分为两大类：一是直接利用流行病学研究成果，主要是利用大型的基于社区的前瞻性队列研究成果，建模方法主要是 Logistic 回归和生存分析法（如 Cox 回归和寿命表分析法）等；二是对既往大量散在的疾病危险因素流行病学研究结果进行综合分析，统计方法包括 meta 分析（meta-analysis）和合成分析法（synthesis analysis）等。

进行疾病风险评估的主要步骤如下。

（一）选择要预测的疾病（病种）

世界卫生组织建议可进行风险评估的疾病应该具有如下特点：①被评估的疾病在特定地区具有一定的发病率；②被评估的疾病对个体健康的危害程度大；③被评估的疾病缺乏彻底治愈的有效手段；④被评估的疾病已有两个以上较为明确的危险因素；⑤被评估的疾病经过早期对主要危险因素的控制，可以显著减少患病几率或改善预后。目前符合上述要求的疾病主要是慢性非传染性疾病。

（二）不断发现并确定与该疾病发生有关的危险因素

1. 建立体检异常库 采集必要的数据，建立体检异常库：①问卷调查获得一般资料（包括年龄、性别、文化程度、职业、经济收入、婚姻状况等）、病史资料（主要为现病史、既往史、家族史等）、生活习惯资料（包括饮食习惯及营养调查、身体活动状况、吸烟状况、饮酒状况等）、其他危险因素资料（如睡眠状况、精神压力等）；②通过体格检查可获得如身高、体重、腰围、血压等信息；通过实验室检查可获得如血脂、血糖、肿瘤标记物等资料。

2. 建立危险因素库 确定与该疾病发生相关的危险因素，建立危险因素库。所选择的危险因素应满足：①临床资料显示该指标与某种疾病之间有很强的相关度；②该危险因素在我国人群中是常见的因素；③该危险因素的测量方法简单、费用小、易控制；④干预该危险因素后可改变相关疾病的发病风险。明确危险因素的研究方法常为病例 - 对照研究（case-control study）、横断面调查（cross-sectional survey）、队列研究（cohort study）。每个病种的危险因素应由一名权威专家牵头，专家组集体讨论确定。

（三）应用适当的预测方法建立疾病风险预测模型

首先应通过流行病学资料（如横断面调查、病例 - 对照研究、队列研究等）和统计学分析，获得建立疾病风险预测模型的核心数据：

1. 不同人群中疾病发病率 不同性别、不同年龄、不同种族、不同地区人群的疾病发病率可由流行病学资料获取。

2. 疾病的危险因素 如前所述。

3. 危险因素的相对危险度 相对危险度（RR）＝暴露组某病发病率或死亡率 / 非暴露组发病率或死亡率。它表明暴露于某因素者的发病或死亡的概率是非暴露者的多少倍，一般只能由前瞻性研究所获得。比值比（OR）＝病例组的暴露比值 / 对照组的暴露比值，可由病例 - 对照研究所获得。

4. 人群中危险因素暴露率 可根据流行病学数据、社会医学数据、权威临床资料（教材或防治指南），确定人群中每个危险因素的暴露情况。

5. 在此基础上，目前建立疾病风险预测模型的方法主要有单因素加权法和多因素模型法。

（1）单因素加权法：该方法是建立在单一危险因素与发病率的基础上，将它们之间的关系以相对危险性来表示其强度，得到的各相关因素的加权分数即为患病的危险性。由于这种方案简单实用，不需要大量的数据分析，是健康管理发展早期的主要危险性评价方法。目前也仍为很多健康管理机构和项目所使用，如美国卡特中心（Carter Center）及美国糖尿病协会（ADA）的评价方法。这类方法的典型代表是哈佛癌症风险指数（Harvard Cancer

Risk Index），计算公式如下：

$$RR=\frac{RR_{I1}\times RR_{I2}\times\ldots\times RR_{In}}{[P_1\times RR_{C1}+(1-P_1)\times 1.0]\times[P_2\times RR_{C2}+(1-P_2)\times 1.0]\times\ldots\times[P_n\times RR_{Cn}+(1-P_n)\times 1.0]}$$

公式中：①RR 为被预测个体患某种疾病与其同性别年龄组一般人群比较的相对风险；②RR_I 指个体中存在的危险因素的相对危险度；③P_{1-n} 为其同性别年龄组人群中暴露于某一危险因素者的比例；④RR_C 为由专家小组对某一危险因素（包括不同分层）的相对危险度达成共识的赋值。

应用哈佛癌症风险指数对个体某种癌症发病风险进行评估的具体步骤如下：

①通过查阅文献确立所评估癌症的主要危险因素及相对危险度：选取资料时，尽可能选用基于评估地区人群、大样本的重大项目研究。如评估地区资料缺失或不充分，则由专家小组成员参考其他地区相关研究资料，讨论决定。

②预测个体发病的相对危险度：根据上述公式计算出个体患病的相对风险。用个体患病的相对风险与其同性别年龄组一般人群比较，根据哈佛癌症风险指数工作小组制定的从显著低于一般人群到显著高于一般人群7个等级标准，确定个体的危险等级。

③计算个体患病的绝对风险：相对风险乘以同性别年龄组一般人群某病的发病率，即可计算出个体患病的绝对风险值。

（2）多因素模型法：即采用统计学概率理论的方法来得出患病危险性与危险因素之间的关系模型。为了能包括更多的危险因素，并提高评价的准确性，这种以数据为基础的模型在近几年有了很大的发展。所谓数理统计手段，除常见的多元回归（Logistic 回归和 Cox 回归）外，还有基于模糊数学的神经网络方法及 Mote Carlo 模型等。这种方法的典型代表是美国 Framingham 冠心病风险预测模型，它是在前瞻性队列研究的基础上建立的，并且将年龄、血压、吸烟史、糖尿病史、总胆固醇、高密度脂蛋白胆固醇列为了冠心病的主要危险因素，计算公式如下：

$$P=1-S_0(t)^{\exp(f[x,M])}$$
$$f(x,M)=\beta_1(x_1-M_1)+\ldots+\beta_p(x_p-M_p)$$

公式中：①β_1 至 β_p 为各危险因素不同分层的偏回归系数；②x_1 至 x_p 为每个人各危险因素的水平；③M_1 至 M_p 为同性别同年龄人群各危险因素的平均水平；④$S_0(t)$ 为在 t 时间（如10年）的平均生存函数，即危险因素处于平均水平时的生存函数。

该模型主要被用于预测不同危险水平的个体在一定时间内（如10年）发生冠心病危险的概率。西方国家多以此风险评估模型为基础，制定适合本国的冠心病综合危险评估指南。但是，由于该预测模型的研究对象是美国白人，其预测结果并不适用于不同地区或不同民族的所有人群。

（四）评价预测模型的预测能力（准确性）的指标

主要评价指标为精确度（calibration）和判别力（discriminatory）。

1. 精确度 指预测发病人数与实际发病人数符合的程度，用 Hosmer-Lemeshow 检验和卡方检验进行判断。

2. 判别力 指发病者风险值高于未发病者风险值的可能性。采用 ROC 曲线进行分析，按危险因素的检查指标水平将疾病的数据分组，用拟合分析模型及权威模型分别对患病的危险性进行计算。

（五）评估报告

评估报告的内容包括：①未来若干年内患某种疾病的可能性；②与同年龄、同性别的人群平均水平相比，个人患病危险性的高低；③可降低的危险度，即将个人所有可修正的危险因素修正到目标水平（如吸烟者已经戒了烟，高血压者已经将其血压降到了140/90mmHg以下）计算出来的危险度，以此展现个人可改善的健康风险空间，鼓励和帮助人们修正不健康的行为。

三、疾病风险评估与预防存在的局限性

（一）评估数据的局限性

在评估数据方面存在：①死亡率存在地域性差异；②死亡原因的编码存在错误；③疾病的流行状况在大范围人群和目标群体中存在差异等。

（二）评估模型的局限性

在评估模型方面存在：

①因地域和种族的不同，评估模型的风险系数可能存在差异。同时，对于综合风险系数的估计缺乏有力的逻辑或数学运算基础。

②随着医学研究的深入，疾病相关的危险因素不断被发现和确定，但就所建立的某种特定的疾病预测模型而言，势必存在危险因素纳入不全的情况。此外，同一疾病不同危险因素之间的相互作用也常常在建模时被忽略。

③缺乏个体化的疾病风险评估工具。诸多研究表明，对某一特定个体应用同一疾病的不同的风险评估模型，该个体特定时间段（如 10 年）的发病风险可有很大的差异。因此，如何准确判断特定个体的疾病发病风险，并由此制订个体化的干预方案是亟待解决的问题。

④缺少适合我国国情的风险评估模型。我国人口众多，有些疾病的危险因素的检查不能在城市和农村的特定人群中广泛开展，因此，严重制约着相关风险预测模型的适用性和预测能力。

（三）评估结果的局限性

在评估结果方面存在：①不能提供完整的病史资料；②不能代替临床医学检查；③不能作为临床诊断或治疗的依据及其他临床用途；④没有评估社会或环境危险因素对疾病发生风险的影响等。

（沈　昕）

小　结

诊断性能评价的指标主要包括灵敏度、特异度、预测值（阳性、阴性）、似然比（阳性、阴性）以及诊断指数等。诊断性能评价需遵循循证医学的原则，基于四格表法对各检验项目的临床性能进行科学的评价。关于诊断性能评价需对其科学性、可靠性、真实性及实用性进行系统的评价。采用 ROC 曲线可以观察合适的诊断分界点及最佳诊断效能，从而得到客观的诊断结论。通过诊断分界点可以平衡灵敏度和特异度。通过联合试验可以提高诊断效率。

临床检验项目不仅用于临床医学的疾病的诊断、治疗以及预后判断，而且在预防医学领域，特别是疾病风险评估方面也有重要的作用。疾病风险评估主要是指对特定疾病的发病风险进行评估或预测，其主要意义并不在于对评估对象是否患病做出明确的诊断，而是在于帮助评估对象发现某些疾病的患病可能性和程度，引入需求管理或疾病管理，采取积极的干预措施，进而改善个人生活方式，促进个人健康。诸多的临床检验项目作为客观指标应用于这些疾病的风险评估系统，如 TG、LDL-C、hs-CRP、HbA1c、纤维蛋白原、Hcy、apoB、脂蛋白（a）、FBG 和 OGTT 等应用于心血管疾病的风险评估；肿瘤标志物应用于恶性肿瘤的风险评估；内生肌酐清除率、蛋白尿、血 Ca、血 HCO_3^- 和血清白蛋白等应用于肾衰竭的风险评估。

第四章
红细胞疾病检验

学习目标与要求

掌握 贫血、缺铁性贫血、巨幼细胞贫血与再生障碍性贫血的概念、血象、骨髓象特征与诊断标准。溶血性贫血的概念、溶血性贫血病因及发病机制的分类、HS 血细胞形态特点及 AIHA 的概念。

熟悉 贫血诊断过程,缺铁性贫血、巨幼细胞贫血、再生障碍性贫血与 PNH 实验室相关检查,HS 渗透脆性试验、G-6-PDD 的筛查试验及确诊试验、AIHA 的自身抗体特性与临床特征鉴别。

了解 继发性贫血的发病机制及与其他类型贫血鉴别诊断的主要项目。

第一节　红细胞疾病的概论

由于各种原因导致发生红细胞数量明显增减和(或)红细胞质量异常等血液学表现的一类疾病称为红细胞疾病。红细胞疾病分为红细胞减少(即贫血)和红细胞增多两大类。贫血(anemia)是临床最常见、最主要的红细胞疾病。

一、红细胞疾病的分类

(一)贫血
知识点 4-1　贫血的概念

贫血是指循环血液单位容积内血红蛋白浓度(hemoglobin,Hb)、血细胞比积(haematocrit,Hct)和(或)红细胞计数(red blood cell,RBC)低于本地区、相同年龄和性别人群参考区间下限的一种临床症状。

贫血不是一种独立的疾病,而是一种临床综合征。可根据病因及发病机制、根据红细胞形态特征以及根据骨髓红系细胞增生程度等对贫血进行分类。其中病因及发病机制分类不仅有益于诊断和治疗,而且更能客观反映疾病的本质;而其他两种分类法均无法反映贫血发生的病理生理机制。临床上通常结合形态学和病因及发病机制对贫血进行分类。

(二)红细胞增多

红细胞增多分为相对性增多和绝对性增多两大类。相对性增多是指由于血浆量减少、血液浓缩,导致单位体积 RBC 计数增多,但是机体红细胞总量没有增多,多为暂时性的。绝对性增多分为继发性与原发性;继发性增多可继发于多种不同原因和疾病,常与最终导致肾组织氧张力减低和内源性促红细胞生成素 EPO 分泌增多有关;原发性增多以真性红细胞增多症最为常见,是一种起源于造血干细胞的克隆性疾病,归类于骨髓增殖性肿瘤。

二、贫血的诊断

贫血是一种临床综合征。因此,贫血的诊断必须以病史、症状和体征为基础,以实验室检查为依据,全面进行诊断思维,寻找病因,做出病因诊断。

(一)病史和查体分析

1. 病史　全面详细地了解病史可以提供重要的诊断线索。包括贫血发生的急缓、既往疾病史、伴发症状的有无以及类型、本次贫血在其他医院的诊断和治疗史;家族史、饮食营养状况、月经/生育史、生活和工作环境化学药物及放射性物质接触史及密切程度、输血史、长期或近期用药史、地区流行性疾病等。

2. 体格检查　要系统地进行查体,特别要注意有无皮肤、黏膜出血及黄疸,有无肝、脾、淋巴结肿大及骨骼疼痛等。

(二)实验室检查

病史和查体可以为贫血病因诊断提供有重要价值的线索,但多数情况下要确定贫血的病因还需依赖于实验室检查,尤其是血液学检查,包括外周血常规检查、血细胞涂片检查、网织红细胞检测、骨髓细胞学检查和组织病理学检查等。

(三)贫血诊断

多数贫血病人可先根据是否伴有白细胞和血小板异常、网织红细胞增多和红细胞指数异常等进行初始评价分类(图4-1);然后,借助其他实验室检查进一步明确贫血病因。正细胞性贫血、小细胞性贫血和大细胞性贫血诊断分别参照图4-2、图4-3和图4-4。

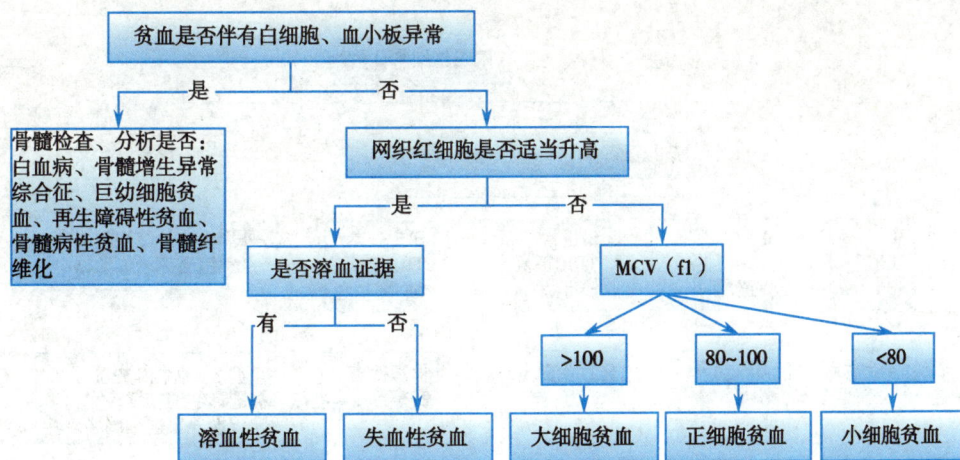

图 4-1　贫血病因诊断的初始评价

网织红细胞计数

正常/减低 ——— 增高

血清铁

肾功能、肝功能、甲状腺功能、激素、EPO水平

脾大、黄疸、血涂片红细胞形态异常、胆红素↑、乳酸脱氢酶↑

减低 ——— 正常或增高

阴性 ——— 阳性

是 ——— 否

缺铁性贫血早期
慢性病贫血

骨穿、骨髓活检

肝病贫血
肾病贫血
内分泌异常贫血

溶血性贫血

失血性贫血

骨髓异常细胞浸润（白血病、骨髓瘤、骨髓转移瘤、骨髓纤维化）、骨髓增生异常综合征、红细胞再生障碍、先天性红细胞生成异常性贫血Ⅱ型

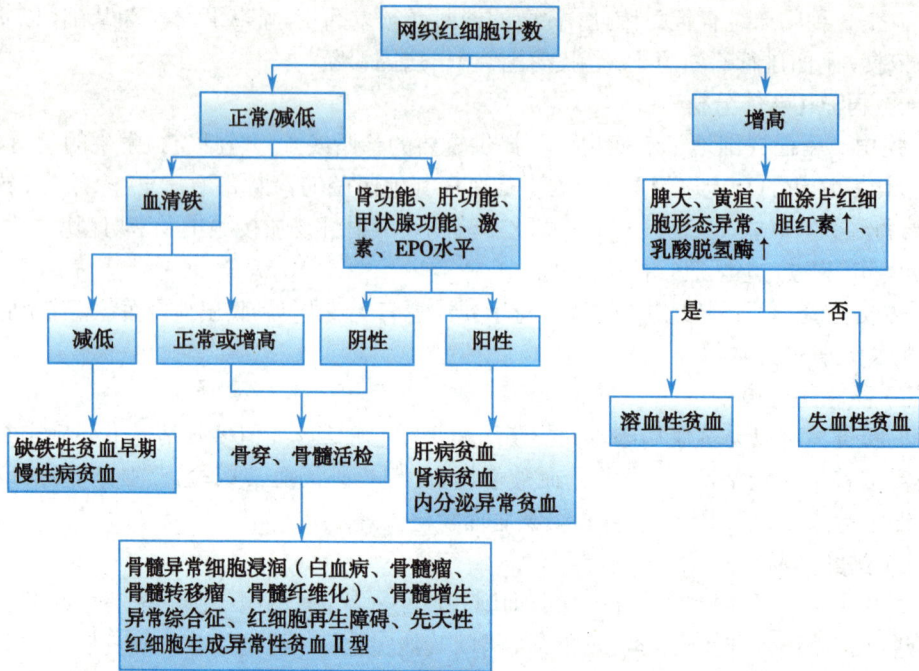

图4-2 正细胞性贫血病因诊断评价

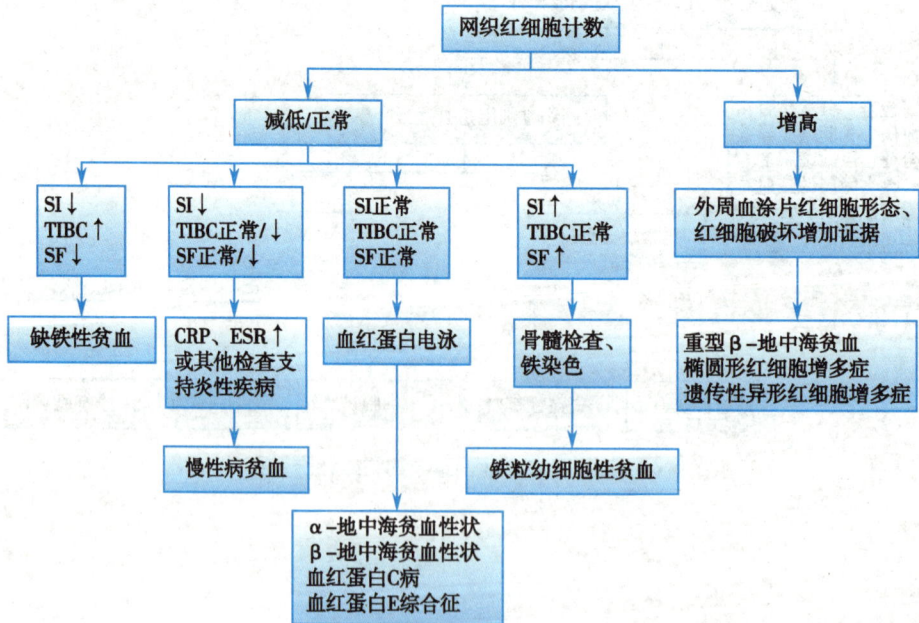

网织红细胞计数

减低/正常 ——— 增高

SI↓
TIBC↑
SF↓

SI↓
TIBC正常/↓
SF正常/↓

SI正常
TIBC正常
SF正常

SI↑
TIBC正常
SF↑

外周血涂片红细胞形态、红细胞破坏增加证据

缺铁性贫血

CRP、ESR↑
或其他检查
支持炎性疾病

血红蛋白电泳

骨髓检查、铁染色

重型β-地中海贫血
椭圆形红细胞增多症
遗传性异形红细胞增多症

慢性病贫血

α-地中海贫血性状
β-地中海贫血性状
血红蛋白C病
血红蛋白E综合征

铁粒幼细胞性贫血

图4-3 小细胞性贫血病因诊断评价

38

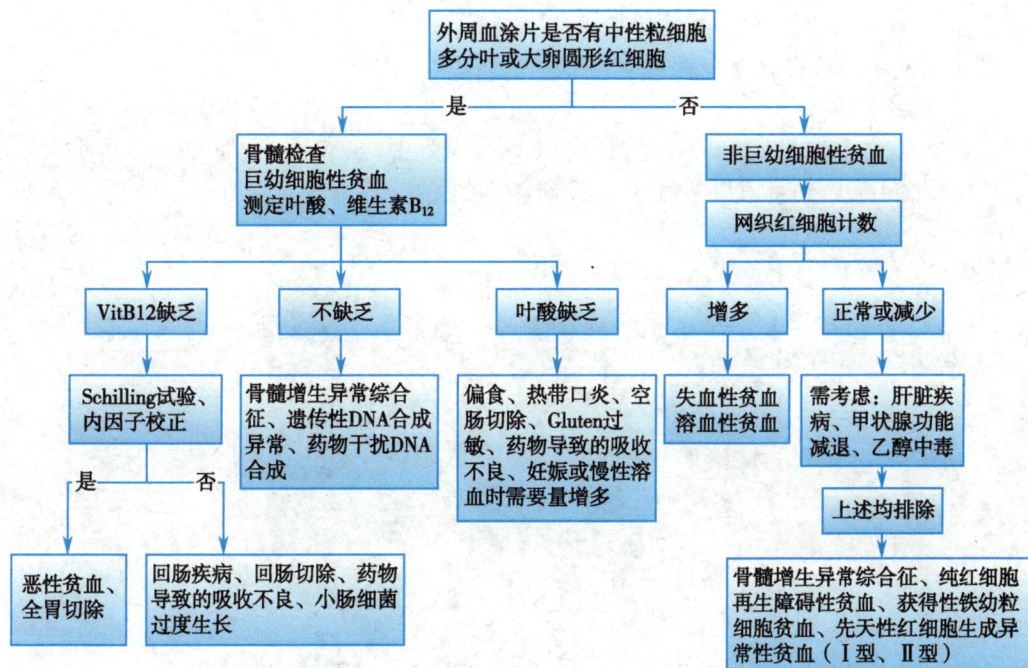

图 4-4 大细胞性贫血病因诊断评价

（黄慧芳）

第二节 缺铁性贫血检验

知识点 4-2 缺铁性贫血的概念

缺铁性贫血（iron deficiency anemia，IDA）是由于体内储存铁耗尽、无法满足正常红细胞生成需要时所发生的一种小细胞低色素性贫血。IDA 是最常见的一种贫血，特点是骨髓及其他组织中缺乏可染铁，血清铁蛋白（ferritin）及转铁蛋白（transferrin，Tf）饱和度均降低。

一、缺铁性贫血的发病机制

携带铁的 Tf 与幼红细胞和网织红细胞膜上的转铁蛋白受体（transferrin receptor，TfR）结合后进入胞质用以合成血红素。多余的铁主要以铁蛋白和含铁血黄素的形式贮存在骨髓、肝和脾的单核巨噬细胞系统；由于其在幼红细胞外，称为细胞外铁。幼红细胞中存在的细颗粒铁蛋白聚合体，称为细胞内铁；这种幼红细胞称为铁粒幼细胞。在机体铁代谢平衡的情况下，储存铁很少被动用；缺铁时，首先被消耗。

铁缺乏的原因主要包括铁丢失过多和摄入不足两种情况，慢性失血是成人铁缺乏最常见的原因，铁摄入不足或需求量增加是妊娠妇女和婴幼儿铁缺乏最常见的原因。铁缺乏将影响血红素的合成，导致血红蛋白合成减少和有缺陷的红细胞生成。此外，铁缺乏将影响含铁酶的活性，造成机体多方面功能紊乱，如更新代谢快的上皮细胞易角化变性，消化系统黏膜萎缩，胃酸分泌减少；运动后乳酸堆积增多、使肌肉功能及体力下降；神经系统功能障碍、智力受损、感觉异常；红细胞膜氧化损伤、变形性差，寿命缩短等。

二、缺铁性贫血检验

知识点4-3　IDA的血象检验

（一）血象检验

呈现典型的小细胞低色素性贫血，即以小细胞为主，染色浅淡，中心浅染区扩大（图4-5/文末彩插4-5）。钩虫病引起的IDA可伴嗜酸性粒细胞增多。

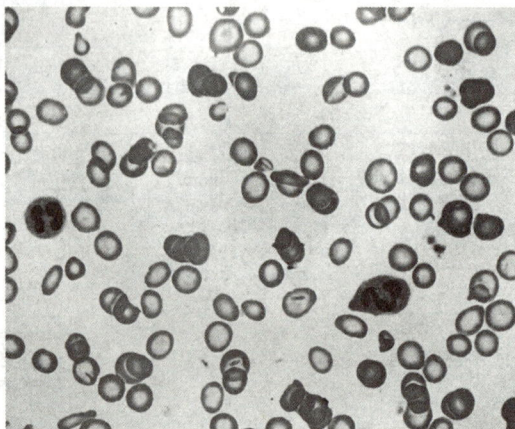

图4-5　IDA外周血象（瑞特染色，×1000倍）

知识点4-4　IDA的骨髓象检验

（二）骨髓象检验

有核细胞增生活跃或明显活跃；红系增生明显，以中、晚幼红细胞为主，呈"老核幼浆"的核质发育不平衡改变，即胞体小，胞质量少，色偏蓝，边缘不整，呈锯齿状或如破布；胞核小而致密、深染（图4-6/文末彩插4-6）。

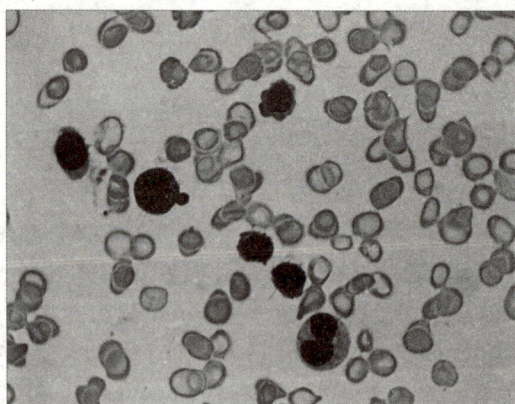

图4-6　IDA骨髓象（瑞特染色，×1000倍）

（三）铁物质检验

1. 骨髓铁染色检验　细胞外铁阴性（图4-7/文末彩插4-7）。细胞内铁明显减少或缺如（图4-8/文末彩插4-8）。

2. 血清铁蛋白测定　血清铁蛋白（serum ferritin，SF）由肝细胞合成，是铁的贮存形式之一，其含量能准确反映体内储存铁的情况，是诊断IDA的较敏感方法。但SF为急性时相反应蛋白，在急性炎症、肝病时可反应性增高而影响结果判断。

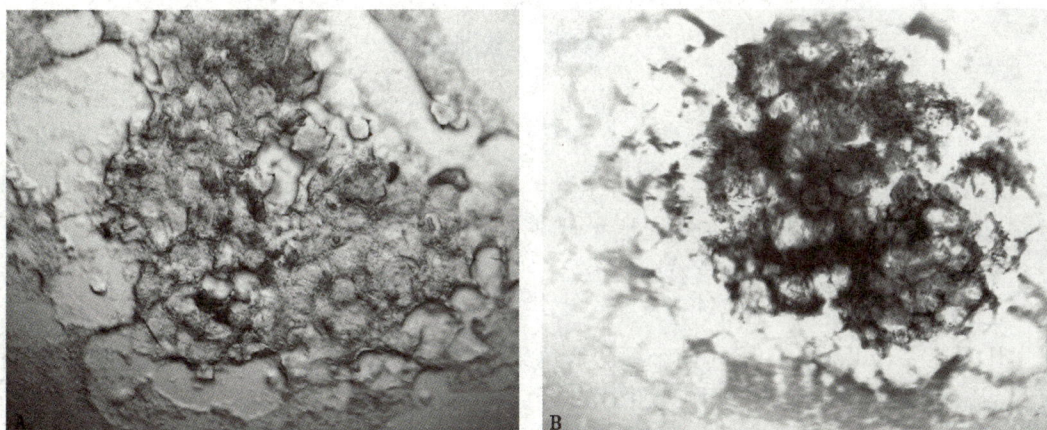

图 4-7 细胞外铁染色（×1000 倍）
A. IDA 细胞外铁染色阴性；B. 细胞外铁染色阳性对照

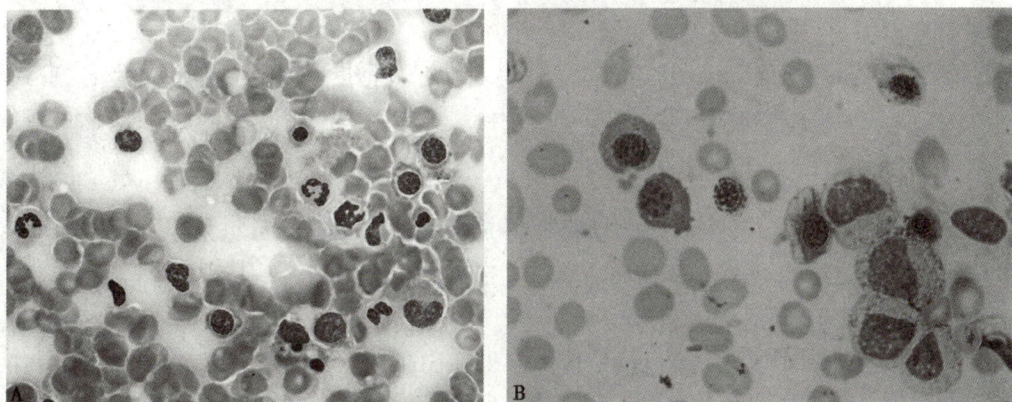

图 4-8 细胞内铁染色（×1000 倍）
A. IDA 细胞内铁染色阴性；B. 细胞内铁染色阳性对照（环形铁粒幼细胞）

3. 血清铁和总铁结合力与转铁蛋白饱和度测定

①血清铁（serum iron，SI）是指血清中与转铁蛋白（transferrin，Tf）结合的铁。IDA 时，SI 降低。

②总铁结合力（total iron-binding capacity，TIBC）是指血清中能与铁结合的 Tf 总量。正常情况下，仅需要 1/3 的 Tf 用以结合绝大部分的血清铁。IDA 病人 Tf 合成增加，TIBC 增高。

③转铁蛋白饱和度（transferrin saturation，TS）是指 SI 占 TIBC 的百分比。SI 与 TS 受生理、病理因素影响较大，其敏感性和特异性均低于 SF。

4. 血清可溶性转铁蛋白受体测定 可溶性转铁蛋白受体（soluble transferrin receptor，sTfR）是细胞膜上 Tf 受体的一个片段，血清中 sTfR 的浓度大致与机体 TfR 总量成比例，其浓度反映了机体对铁的需求，缺铁可迅速导致 TfR 合成增加，而且感染或炎症性疾病不会引起血清中 sTfR 浓度的显著变化。因此，sTfR 测定比 SF 测定更为可靠敏感。

（四）其他检验

为明确 IDA 的病因或原发病，还需进行多方面的检查，如多次粪便潜血检查、尿常规检查，必要时还应检查肝肾功能、胃肠道的 X 线、胃镜检查及免疫学检查等。

三、诊断与鉴别诊断

（一）诊断标准

知识点 4-5 IDA 的诊断标准

IDA 诊断需要符合以下前三条、④与⑤中任何一条及⑥和⑦中任何一条：①有明确的缺铁病因和临床表现；②小细胞低色素性贫血；③铁剂治疗有效；④血清铁蛋白 $<12\mu g/L$；⑤骨髓铁染色显示细胞外铁缺如，铁粒幼细胞 $<10\%$；⑥ TS $<15\%$；⑦游离原卟啉 $>0.9\mu mol/L$。

（二）鉴别诊断

IDA 需要与其他原因引起的小细胞低色素性贫血，如珠蛋白生成障碍性贫血、慢性病贫血与铁粒幼细胞贫血等相鉴别，见图 4-3。

（黄慧芳）

第三节 巨幼细胞贫血检验

知识点 4-6 巨幼细胞贫血的概念

巨幼细胞贫血（megaloblastic anemia，MA）是由于叶酸和（或）维生素 B_{12} 缺乏，引起细胞核 DNA 合成障碍，导致红细胞、粒细胞和巨核细胞三系细胞核质发育不平衡及无效造血的一种大细胞性贫血。

一、巨幼细胞贫血的发病机制

叶酸和（或）维生素 B_{12} 缺乏直接或间接地抑制脱氧尿嘧啶核苷酸（dUMP）转化为脱氧胸腺嘧啶核苷酸（dTMP），从而合成异常 DNA。机体识别异常 DNA 后，合成新的 DNA 片段以修复异常 DNA，但新合成的 DNA 依旧异常。如此反复，造成 DNA 复制起点多，新合成的小片段又没法连接成长的子链。因此，存在多处单链，在重新螺旋化时，易受机械损伤及破坏，从而促使染色质断裂、疏松，细胞核发育停滞；但细胞质依旧发育成熟；导致细胞呈现核质发育不平衡、形态与功能均不正常的巨幼改变。

MA 时骨髓内的红细胞前体破坏，即无效生成，发生轻度溶血，血清乳酸脱氢酶明显增高，未结合胆红素轻度增高。所以，骨髓内虽有各阶段的巨幼红细胞增多，但仍无法对贫血起到代偿作用，导致红细胞减少。同时，粒细胞和血小板亦有减少，可能与也有类似的 DNA 合成障碍和无效生成有关。非造血组织的细胞 DNA 合成也会受到影响，尤其是更新代谢较快的上皮细胞（如胃肠黏膜、口腔和阴道的黏膜细胞），临床上出现相应症状，如反复发作的舌炎，舌面光滑、乳突及味觉消失，食欲缺乏等。此外，由于维生素 B_{12} 缺乏可阻碍神经鞘磷脂的合成，从而出现神经系统症状。

二、巨幼细胞贫血检验

知识点 4-7 MA 的血象检验

（一）血象检验

为大细胞正色素性贫血，MCV $\geqslant100fl$。红细胞大小、形态显著不一，通常较大，呈卵圆形。中性粒细胞核分叶过多（图 4-9/文末彩插 4-9）。血小板数正常或减低，可见巨大血小板。

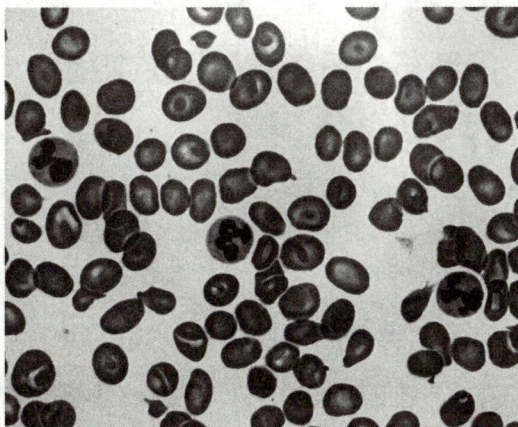

图 4-9　MA 外周血象（瑞特染色，×1000 倍）

知识点 4-8　MA 的骨髓象检验

（二）骨髓象检验

有核细胞增生明显活跃，红细胞系统明显增生，以中、晚幼红细胞为主，伴显著巨幼改变，"老浆幼核"，核染色质呈分散的颗粒状浓缩，可见核畸形、核碎裂和多核（图 4-10/ 文末彩插 4-10）。粒细胞可见巨幼改变。巨核细胞可见核分叶过多。

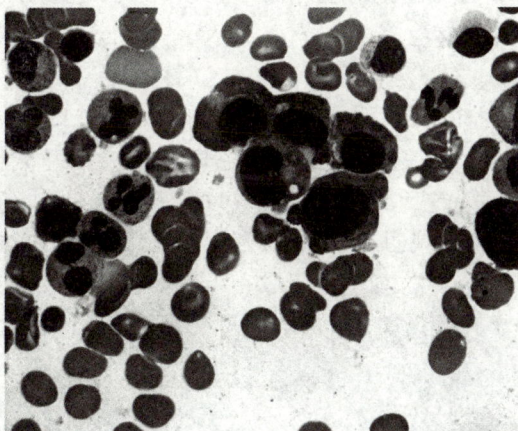

图 4-10　MA 骨髓象（瑞特染色，×1000 倍）

（三）细胞化学染色检验

骨髓铁染色显示铁粒幼细胞增多和细胞外铁增加。糖原染色原始和幼稚红细胞阴性，偶见弱阳性。

（四）生物化学检验

1. 叶酸的测定　一般认为血清中叶酸 <6.91nmol/L，红细胞叶酸 <227nmol/L 为叶酸缺乏。红细胞叶酸不受近期摄入量或药物的影响，更能准确反映组织内的叶酸水平。

2. 血清维生素 B_{12} 测定　<75pmol/L 为缺乏。

3. 试验性治疗　在无条件进行上述试验时，可采用试验性治疗达到诊断目的。方法是给病人服用生理剂量的叶酸或肌内注射维生素 B_{12} 10 天。MA 对治疗药物反应很敏感，如果叶酸或维生素 B_{12} 缺乏，用药后 3 天网织红细胞即开始增多，于 5~10 天达高峰；病人的临床症状、血象和骨髓象会有改善和恢复。

巨幼细胞贫血的诊断与鉴别诊断详见图 4-4。

（黄慧芳）

第四节　再生障碍性贫血检验

知识点4-9　再生障碍性贫血的概念

再生障碍性贫血（aplastic anemia，AA），简称再障，是一组由于不同病因使骨髓造血干（祖）细胞和骨髓微环境受损，造成骨髓造血功能减退或衰竭的疾病，主要表现为贫血、出血和感染，免疫抑制治疗有效。病人通常没有肝、脾和淋巴结肿大，无胸骨压痛。

一、再生障碍性贫血发病机制

AA 分为遗传性和获得性。遗传性 AA 罕见，如 Fanconi 贫血；绝大多数病人是获得性的。获得性 AA 又分为无明确原因的原发性 AA 和有病因可寻的继发性 AA，化学、物理和生物因素均可致 AA。AA 发病机制极为复杂，目前认为包括：①自身反应性 T 淋巴细胞损伤造血干细胞；②造血干细胞数量减少和内在缺陷；③造血微环境支持功能缺陷。

二、再生障碍性贫血检验

知识点4-10　AA的血象检验

（一）血象检验

以全血细胞减少、网织红细胞绝对值降低为主要特征。贫血多为正细胞正色素性。

知识点4-11　AA的骨髓象检验

（二）骨髓象检验

AA 病人需多部位骨髓穿刺，至少包括髂骨和胸骨。骨髓涂片肉眼观察可见油滴增多。有核细胞增生减低，三系造血细胞均减少，特别是巨核细胞明显减少或缺如。无明显病态造血。非造血细胞比例增多，超过 50%（图 4-11/ 文末彩插 4-11）。镜检骨髓小粒空虚，造血细胞减少，多呈非造血细胞支架（图 4-12/ 文末彩插 4-12）。

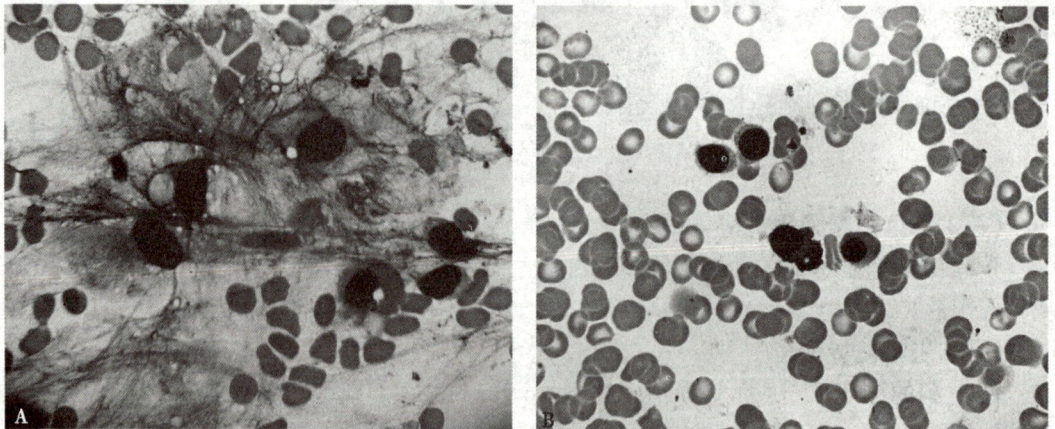

图 4-11　AA骨髓象（瑞特染色，×1000 倍）

（三）骨髓（髂骨）活检

所有 AA 病人均应进行骨髓活检以评价骨髓造血面积，活检标本至少应 1cm 长，取材不理想的须重取。全切片增生减低，造血细胞减少（特别是巨核细胞减少），主要为非造血细胞，比例超过 50%，无异常细胞，网硬蛋白不增加。

笔记

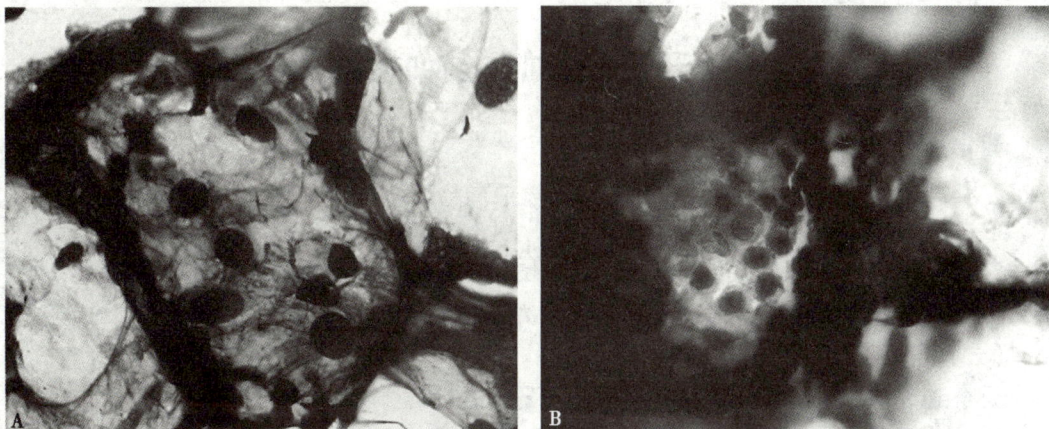

图 4-12 骨髓小粒（瑞特染色，×1000 倍）
A. AA 骨髓小粒；B. 正常骨髓小粒

（四）其他检验

主要用于不典型 AA 病例的诊断，包括：①中性粒细胞碱性磷酸酶（NAP）染色：AA 时中性粒细胞存在质的异常，导致 NAP 活性增高；②常规核型分析：初诊 AA 病人极少有克隆性核型异常，儿童病人或有家族史者推荐做染色体断裂试验；③流式细胞术检测骨髓 CD34+ 细胞数量减少；④T 淋巴细胞亚群分析：多数病人 CD8 细胞增加，CD4/CD8 比值低于正常，Th1∶Th2 细胞比值增高。

三、再生障碍性贫血分型与鉴别诊断

知识点 4-12 AA 的分型标准

（一）AA 分型

AA 是一组异质性疾病，分为重型 AA（SAA）和非重型 AA（NSAA）。SAA 时，血象符合以下 3 项中至少 2 项：①中性粒细胞 $<0.5×10^9/L$；②血小板 $<20×10^9/L$；③校正的网织红细胞 $<20×10^9/L$；若中性粒细胞 $<0.2×10^9/L$，为极重型 AA。未达到 SAA 诊断标准的 AA 为 NSAA。

（二）再生障碍性贫血鉴别诊断

AA 要与其他能引起全血细胞减少的疾病相鉴别，如阵发性睡眠性血红蛋白尿（paroxysmal nocturnal hemoglobinuria，PNH）、骨髓增生异常综合征（myelodysplastic syndrome，MDS）、急性造血功能停滞与骨髓纤维化等。

1. 阵发性睡眠性血红蛋白尿 PNH 网织红细胞绝对值常大于正常；NAP 活性不增高；骨髓多增生活跃，红系增生较明显；酸溶血试验（Ham 试验）阳性；流式细胞术检测 CD55 和 CD59 等 GPI 锚连接蛋白表达缺陷。PNH 与 AA 关系密切，可相互转化。

2. 骨髓增生异常综合征 MDS 是一种造血干细胞克隆性疾病，以病态造血为特征，骨髓增生多活跃。常规核型分析和荧光原位杂交（fluorescence in situ hybridization，FISH）检测有便于与 AA 的鉴别。

3. 急性造血功能停滞 是由于多种原因引起的自限性、可逆性的骨髓造血功能急性停滞。如骨髓中见到特征性的巨大原始红细胞、反应性异型淋巴细胞和组织细胞增多等对该病具有提示性的诊断价值。

4. 骨髓纤维化 骨髓穿刺多次干抽，骨髓活检显示胶原纤维和（或）网状纤维明显增生。

（黄慧芳）

第五节　溶血性贫血检验

知识点4-13　溶血性贫血的概念

一、溶血性贫血概论

溶血性贫血（hemolytic anemia，HA）是由于红细胞内在因素或外在因素导致红细胞寿命明显缩短，破坏加速，超过骨髓造血代偿能力而发生的一类贫血。

（一）溶血性贫血的分类

知识点4-14　溶血性贫血根据病因及发病机制分类

1. 根据病因和发病机制分类　按病因、发病机制分为遗传性溶血性贫血和获得性溶血性贫血。遗传性溶血性贫血多由红细胞内在因素所致，获得性溶血性贫血多由红细胞外在因素所致。详见表4-1。

2. 根据溶血发生的场所分类　按溶血发生的场所可分为血管内溶血和血管外溶血。血管内溶血和血管外溶血的鉴别见表4-2。

表4-1　溶血性贫血的病因和发病机制分类

病因	主要疾病
内部因素	
红细胞膜缺陷	遗传性球形红细胞增多症、遗传性椭圆形红细胞增多症
	阵发性睡眠性血红蛋白尿症
红细胞酶缺陷	葡萄糖-6-磷酸脱氢酶缺乏症、丙酮酸激酶缺乏症
血红蛋白缺陷	珠蛋白肽链合成障碍、异常血红蛋白病
外部因素	
免疫因素	自身免疫性溶血性贫血、药物诱发的免疫性溶血性贫血、溶血性输血反应
物理因素	微血管病性溶血性贫血、心源性溶血性贫血、行军性血红蛋白尿症
化学因素	磺胺类、砷化物、硝基苯、苯肼、蛇毒等中毒
感染因素	疟原虫、溶血性链球菌、产气荚膜杆菌等感染
其他因素	脾功能亢进

表4-2　血管内溶血和血管外溶血的鉴别

特征	血管内溶血	血管外溶血
病因和发病机制	红细胞外部因素，获得性多见	红细胞内部因素，遗传性多见
溶血场所	血管内血液循环中	单核-巨噬细胞系统
临床病程	急性多见	慢性多见，可急性加重
肝、脾大	少见	常见
红细胞形态学改变	少见	多有改变，可见异形红细胞
LDH	升高	轻度升高
血浆游离血红蛋白	增高	正常
血清结合珠蛋白	减低	正常
尿含铁血黄素	慢性可见，溶血后一段时间出现	一般阴性
血红蛋白尿	常见	无
骨髓再生危象	少见	急性加重时可见

（二）溶血性贫血检验

1. 红细胞寿命测定　用放射性核素 ^{51}Cr 标记红细胞检测其在血液循环中的半衰期，正常人约为 25～32 天；HA 患者红细胞破坏加速、寿命缩短为 14 天。

2. 红细胞破坏的相关检查

（1）血涂片细胞形态：HA 患者红细胞形态会发生改变，如出现球形、椭圆形、口形、靶形及碎片红细胞等；可以见到嗜碱性点彩、Howell-Jolly 小体、卡波环等结构异常。

（2）生物化学检验：血清间接胆红素明显增高、血清 LDH 升高；血管内溶血患者游离血红蛋白增多、血浆结合珠蛋白减低、血红蛋白尿、尿含铁血黄素试验阳性；尿胆原、粪胆原升高。

3. 红系代偿性增生的相关性检查　①网织红细胞计数升高，外周血涂片可见有核红细胞；②骨髓细胞形态学检查：骨髓增生明显活跃，粒红比值减低。以红系增生为主，有核红细胞形态未见明显异常，少量成熟红细胞可见嗜碱点彩、Howell-Jolly 小体及嗜多色红细胞。粒细胞、巨核细胞两系形态基本正常。

4. 溶血性贫血病因或发病机制　①红细胞膜缺陷的实验室检验：红细胞渗透脆性试验、酸化血清溶血试验、血细胞表型 CD55、CD59 以及气单胞菌溶素变异体试验；②红细胞酶缺陷的实验室检验：高铁血红蛋白还原实验、变性珠蛋白小体、G-6-PD 荧光斑点试验及活性定量；③珠蛋白合成异常的实验室检验：（详见第二十四章"遗传性疾病检验"）；④自身免疫性溶血性贫血实验室检验：抗人球蛋白试验、冷凝集素试验、冷热溶血试验。

（三）溶血性贫血的诊断

通常情况下 HA 实验室诊断首先确定有无溶血性贫血，其次确定血管内或血管外溶血，最后寻找溶血的原因，详见图 4-13。

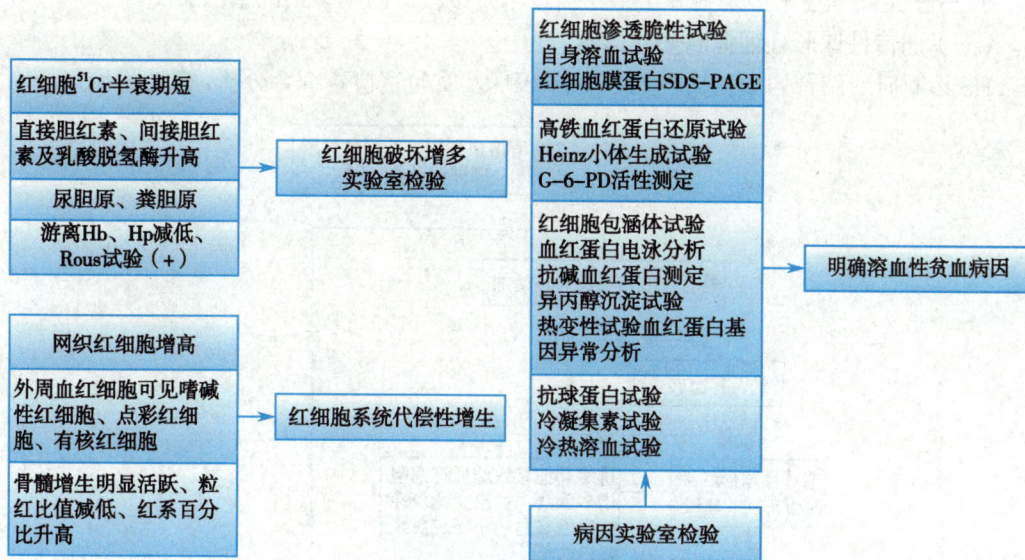

图 4-13　溶血性贫血诊断流程图

二、遗传性球形红细胞增多症

遗传性球形红细胞增多症（hereditary spherocytosis, HS），是红细胞膜蛋白基因异常导致的一种遗传性溶血性疾病。HS 多为常染色体显性遗传，约有 25% 的 HS 缺乏明显的家族史，可能与基因突变有关。临床表现为不同程度的溶血性贫血、间歇性黄疸及不同程度的脾大；外周血中可见较多球形红细胞以及红细胞渗透脆性明显增加。

（一）遗传性球形红细胞增多症发病机制

HS 红细胞膜骨架结构中的膜收缩蛋白、锚蛋白、带 3 蛋白、带 4.2 蛋白发生基因突变导致相应蛋白缺乏；红细胞膜骨架蛋白与膜脂质双层之间的连接缺陷，导致脂质双层不稳定，脂质易形成囊泡丢失，膜的表面积减少，细胞呈球形。HS 收缩蛋白的缺陷影响收缩蛋白四聚体的形成以及与其他膜骨架蛋白的结合，膜结构与功能异常，导致红细胞膜蛋白磷酸化及钙代谢异常；红细胞膜上钠泵功能亢进，钠水进入细胞增多，红细胞呈球形，红细胞膜表面积减低，红细胞脆性增加；此时的红细胞需消耗更多的 ATP 以加速过量钠的排出，造成 ATP 相对缺乏；红细胞膜钙 -ATP 酶受抑制，钙易沉积于红细胞膜上，从而导致膜的柔韧性降低。变形性和柔韧性降低的红细胞，通过脾脏时易被截留在巨噬细胞内被破坏。

（二）遗传性球形红细胞增多症检验

知识点 4-15　HS 血细胞形态特点

1. 血象检验　外周血涂片可见红细胞体积减低，大小均匀一致，红细胞中央淡染区消失，失去正常双凹圆盘状，呈直径约为 6μm 的球形——本病典型的红细胞形态特点。外周血红细胞相关参数中红细胞数量减低、血红蛋白轻度减低、MCV 减低、MCHC 升高、RDW 增大。白细胞及血小板正常。

2. 骨髓象检验　详见"溶血性贫血概论"中骨髓细胞形态学检验。

知识点 4-16　HS 渗透脆性试验

3. 红细胞渗透脆性试验　渗透脆性试验是测定红细胞在不同浓度低渗盐溶液中吸水膨胀的能力。HS 患者红细胞表面积和体积比率减低，细胞渗透脆性增加。

4. 红细胞膜电泳分析　红细胞膜蛋白十二烷基硫酸钠聚丙烯酰胺凝胶电泳可以检测红细胞膜蛋白各组分的百分比。

5. 分子生物学技术　采用分子生物学技术直接检测出膜蛋白的基因突变。

（三）遗传性球形红细胞增多症诊断

HS 诊断时应结合病史、体格检查、临床表现及实验室检查综合分析，详见图 4-14。

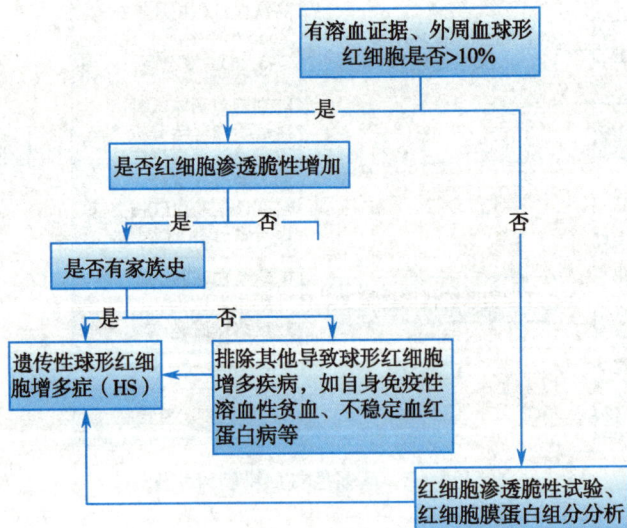

图 4-14　遗传性球形红细胞增多症诊断流程图

三、阵发性睡眠性血红蛋白尿症

知识点 4-17　PNH 的概念

PNH 是一种后天获得性造血干细胞基因突变引起的溶血性疾病。临床上表现为慢性贫血、反复血管内溶血发作、常于睡眠之后出现酱油样血红蛋白尿,可伴有全血细胞减少和反复血栓形成。

(一)阵发性睡眠性血红蛋白尿症的病因和发病机制

造血干细胞内 X 染色体上磷脂酰肌醇糖苷 A(phosphatidylinositol glycan class,PIG-A)基因突变,引起 GPI 锚定其他蛋白在细胞膜上的物质合成障碍,使糖化磷脂肌醇(glycophosphatidylinositol,GPI)锚连接蛋白缺失,如存在于细胞膜上抑制激活补体的 CD55(补体衰变加速因子)、CD59(反应性溶血膜抑制物),使血细胞对补体敏感性增强发生血管内溶血。由于基因突变发生在造血干细胞水平,PNH 患者 GPI 锚连膜蛋白缺失可以累及红细胞、粒细胞、单核及巨核细胞膜上。患者体内红细胞分三型:Ⅰ型对补体的敏感性正常;Ⅱ型对补体中度敏感;Ⅲ型对补体高度敏感。补体敏感细胞的多少决定其临床表现严重程度及血红蛋白尿发作的频率。

(二)阵发性睡眠性血红蛋白尿症检验

1. 血象检验 PNH 患者红细胞、血红蛋白减低,呈正细胞或小细胞低色素性贫血,可见有核红细胞及红细胞碎片。网织红细胞呈不同程度的增高。白细胞和血小板常减少,半数患者为全血细胞减少。

2. 骨髓象检验 骨髓增生活跃或明显活跃,红系增生明显,粒系、巨核系基本正常;部分患者骨髓增生减低,骨髓细胞形态学与再生障碍性贫血相似。

知识点 4-18 PNH 相关检验

3. 溶血相关试验

(1)溶血存在的依据:血红蛋白尿、尿含铁血红素试验(+)。

(2)补体敏感的红细胞存在依据:蔗糖溶血试验(+)、热溶血试验(+)、酸化血清溶血试验(acidified-serum hemolysis test),也称 Ham 试验(+)。流式细胞术检测 PNH 患者血细胞 CD55、CD59 呈低表达。

4. 新方法检验 通过荧光标记的嗜水气单胞菌溶素变异体(fluorescent aerolysin,Flaer),对检测微小 PNH 克隆性敏感性较高。

(三)阵发性睡眠性血红蛋白尿症诊断标准

通常情况下临床表现符合 PNH;有肯定的血红蛋白尿发作或血管内溶血的直接、间接证据;实验室检查证明有补体敏感的红细胞群存在。酸化血清溶血试验与 CD55、CD59 和 Flaer 的分析是 PNH 的确诊试验。PNH 诊断详见图 4-15。

PNH 应与遗传性球形红细胞增多症、G-6-PD 缺乏症、自身免疫性溶血性贫血及阵发性冷性血红蛋白尿症鉴别。PNH 伴全血细胞减少还应与再生障碍性贫血鉴别。

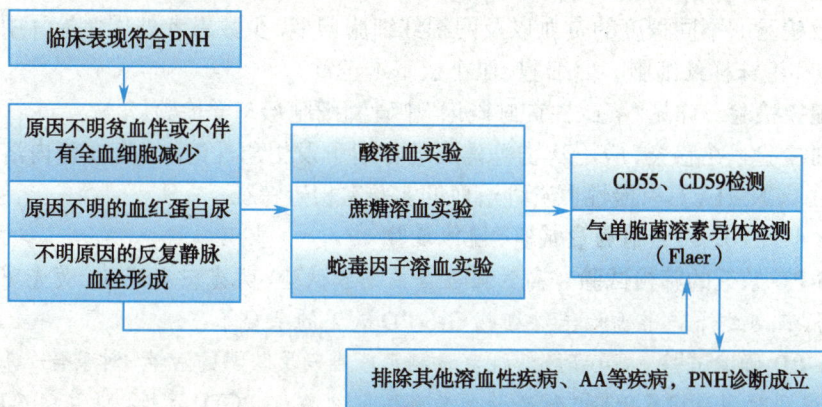

图 4-15 PNH 诊断流程图

笔记

四、葡萄糖-6-磷酸脱氢酶缺乏症

葡萄糖-6-磷酸脱氢酶缺乏症（glucose-6-phosphate dehydrogenase deficiency，G-6-PDD）是由于 *G-6-PD* 基因突变所致以溶血为主要表现的一类遗传性疾病。它是遗传性红细胞酶缺乏疾病最常见的一种。本病主要分布在非洲、亚洲，地中海地区也较常见。国内以广西、海南黎族、云南傣族多见。G-6-PD 缺乏症分为 5 种类型：蚕豆病、药物性溶血、感染性溶血、先天性非球形红细胞性溶血性贫血（congenital nonspherocytic hemolytic anemia，CNSHA）、新生儿高胆红素血症。

（一）葡萄糖-6-磷酸脱氢酶缺乏症病因和发病机制

G-6-PD 缺乏症是一种 X 性连锁隐性遗传或不完全显性遗传性疾病，*G-6-PD* 基因位于 X 染色体长臂 2 区 8 带（Xq28），携带疾病基因的男性和纯合子女性有明显临床表现。G-6-PD 缺乏症患者溶血的严重程度取决于两个因素：G-6-PD 质与量的缺陷、细胞内的氧化应激状态，前者是引起溶血的根本原因。G-6-PD 参与红细胞糖代谢磷酸己糖途径详见图4-16。G-6-PD 缺乏症者由于酶的活性减低，不能生成充足的 NADPH，而红细胞内不断形成的过氧化物导致红细胞还原型谷胱甘肽（GSH）被消耗，GSH 得不到补充，GSH 含量迅速下降，过量的 H_2O_2 和自由基可将血红蛋白、红细胞膜蛋白氧化交联为二硫键，结果是 GSSG 和 GSS-Hb 在红细胞内蓄积，变性的膜脂、膜蛋白及血红蛋白变性形成的变性珠蛋白小体（Heinz）使红细胞可塑性、变形性降低，在经脾窦和肝血窦时，红细胞不易变形而被阻留，被巨噬细胞破坏。患者表现为血管外慢性溶血过程。

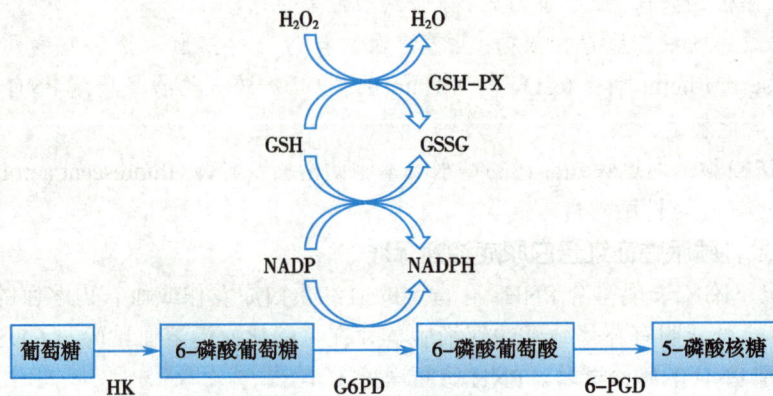

图 4-16　红细胞磷酸戊糖途径

（二）葡萄糖-6-磷酸脱氢酶缺乏症检验

1. 血象检验　不同程度的贫血以及网织红细胞增多，少数患者外周血涂片中可以见到咬痕红细胞和泡沫样红细胞。白细胞、血小板基本正常。

2. 骨髓象检验　详见"溶血性贫血概论"中骨髓细胞形态学检验。

3. 溶血检验　在感染、服用药物等诱因的作用下发生急性溶血，有血管内溶血的实验室检查特征。CNSHA 具有慢性血管外溶血的实验室检查特征。

知识点 4-19　**G-6-PD 的筛查试验、确诊试验**

4. G-6-PD 缺乏的筛检试验　高铁血红蛋白还原试验、荧光斑点试验，荧光斑点试验的特异性最高，二者均不能准确检出红细胞 G-6-PD 缺乏的杂合子。

5. G-6-PD 确诊试验　G-6-PD 活性定量测定能准确反映酶的活性，对杂合子患者的检出率不高，建议同时测定 G-6-PD 和 6-磷酸葡萄糖酸脱氢酶（6-PGD）活性，计算 G-6-PD/6-PGD 比值，这样能提高 G-6-PD 患者的检出率。

6. 基因突变类型及多态性确诊试验 目前可通过限制性内切酶、核苷酸序列分析、PCR等技术来确诊 G-6-PD 缺乏患者基因突变类型及多态性。

（三）葡萄糖 -6- 磷酸脱氢酶缺乏症诊断和鉴别诊断

G-6-PD 缺乏症的诊断主要依靠红细胞 G-6-PD 活性测定，临床表现及阳性家族史对诊断也很重要。符合以下任何一项者，均可确定诊断：有两项筛检试验为中度缺乏；一项筛检试验为中度缺乏，加上 Heinz 小体生成试验阳性（即含有 5 个以上 Heinz 小体的红细胞比例达 40%），并排除其他溶血病因；一项筛选试验为中度缺乏，并伴有明确的阳性家族史；一项筛选试验为严重缺乏；定量测定 G-6-PD 活性较正常平均活性降低 40% 以上。

五、自身免疫溶血性贫血

知识点 4-20 AIHA 的概念

自身免疫性溶血性贫血（autoimmune hemolytic anemia，AIHA）根据抗体作用于红细胞时所需温度不同，AIHA 可分为温抗体型和冷抗体型两种。

（一）温抗体型自身免疫溶血性贫血

1. 自身免疫溶血性贫血发病机制

（1）自身红细胞抗体产生机制：可能与以下机制有关：①某些因素（如病毒）作用于红细胞后，红细胞膜抗原性发生改变，刺激机体产生抗自身红细胞的抗体；②某些因素（如支原体肺炎）刺激产生的抗体与红细胞抗原有交叉反应；③淋巴组织的病变可使免疫组织丧失识别自身红细胞的能力，因而产生抗自身红细胞的抗体；④免疫调控功能紊乱使 B 淋巴细胞功能亢进，产生抗红细胞抗体。

（2）自身免疫溶血性贫血溶血机制：AIHA 红细胞膜表面吸附了 IgG 和（或）补体 C3，被致敏的红细胞被作为靶细胞遭受免疫系统的攻击而在血管内或单核吞噬细胞系统被吞噬；同时携带有 IgG 和（或）补体 C3 的红细胞，在单核吞噬细胞系统内为吞噬细胞所破坏，如部分膜被破坏，由于膜的丧失，逐渐形成球形红细胞。球形红细胞变形性很差，在脾索内被阻流而吞噬。球形红细胞对 AIHA 具有一定的诊断价值。

2. 自身免疫溶血性贫血检验

（1）外周血涂片检验：红细胞呈小球形，偶见红细胞自凝现象，可见数量不等的幼红细胞、嗜多色红细胞、嗜碱点彩红细胞，网织红细胞升高可达 10%。急性溶血期可出现粒细胞核左移，约 10%～20% 在病程中出现血小板减少。

（2）骨髓细胞形态学检验：详见"溶血性贫血概论"中骨髓细胞形态学检验。

（3）抗人球蛋白试验（Coombs 试验）：是检测 AIHA 相关自身抗体和补体的方法。

（二）冷抗体型自身免疫溶血性贫血

1. 冷凝集素综合征 冷凝集素综合征（cold agglutinin syndrome，CAS）又称冷凝激素病，发病年龄较大，CAS 分原发性和继发性，常继发于支原体肺炎、传染性单核细胞增多症，以血管外溶血为主，可出现雷诺现象。

（1）冷凝集素综合征发病机制：引起 CAS 的自身抗体称为冷凝集素，为完全抗体 IgM。CAS 是由 IgM 结合补体介导的溶血。冷凝集素在外周血液循环低温环境中结合在红细胞上，使红细胞发生凝集，通过经典途径激活补体，募集补体 C3b 在红细胞上；当血液循环的温度上升后 IgM 从红细胞表面脱落，而红细胞上 C3b 被肝脏吞噬细胞捕获吞噬，发生血管外溶血；少部分募集 C3b 的红细胞在血液循环中形成 C5-C9 膜攻击复合物，发生血管内溶血。

（2）冷凝集素综合征诊断：中老年人，寒冷情况下出现指尖、耳郭发绀，升温后消失；抗人球蛋白试验（+），补体为 C3 型；冷凝集素试验阳性；通常情况下满足上述条件即可确诊。冷凝集素综合征需与阵发性冷性血红蛋白尿鉴别。

2. 阵发性冷性血红蛋白尿 原发性病因不明,继发性常见于儿童时期,伴发某些感染,如:传染性单核细胞增多症、水痘、先天性梅毒等,患者常受冷后突然发病,发热可高达39~40℃,以血管内溶血为主。通常情况下具有典型的临床表现,结合冷热溶血试验阳性是诊断阵发性冷性血红蛋白尿的重要依据。

AIHA 根据抗体反应的血清学特点分为温抗体型和冷抗体型,其自身抗体特性与临床特征详见表 4-3。AIHA 的诊断根据患者的病史资料结合相关实验室检查可以确诊,详见图 4-17。

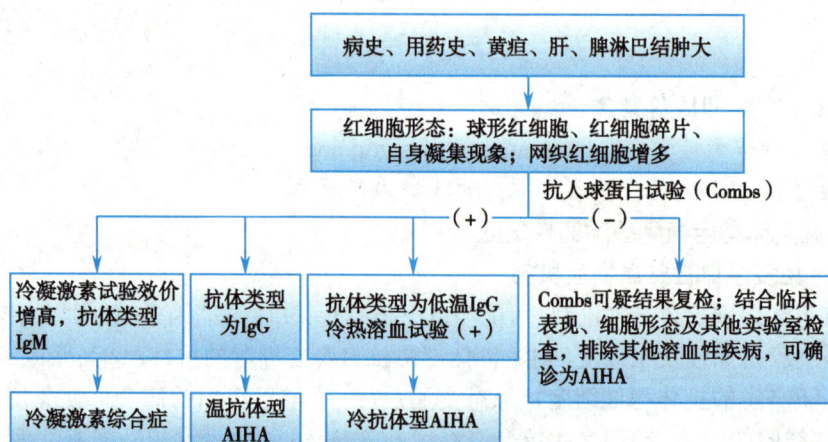

图 4-17 AIHA 诊断流程图

知识点 4-21 AIHA 的自身抗体特性与临床特征鉴别

表 4-3 AIHA 的自身抗体特性与临床特征

	温抗体	冷凝集素	冷溶血素
发病年龄	中老年	老年人	小儿和青年
发病与受冷	无关	有关	有关
临床表现	起病隐匿、逐渐进展,可见黄疸、脾大	发病急,可出现血红蛋白血症及血红蛋白尿	慢性或遇冷急性发作,可出现血红蛋白血症及血红蛋白尿
溶血场所	血管外溶血	血管外/血管内	血管内
抗体类别	IgG	IgM	IgG
抗体最佳活性温度	37℃	<37℃	<37℃
补体	无	C3	C3
Coombs 试验	(+)	(+)	(+)
冷凝集素试验	(−)	(+)	(−)
冷热溶血试验	(−)	(−)	(+)
溶血性贫血的类型	温抗体型 AIHA	冷抗体型 AIHA	冷抗体型 AIHA
激素治疗	有效	无效	无效
切脾治疗	有效	无效	无效
代表病名	温抗体型 AIHA	冷凝集素综合征	阵发性冷性血红蛋白尿

(权志博)

第六节　继发性贫血检验

知识点 4-22　继发性贫血的概念

继发性贫血又称症状性贫血，是继发于造血系统以外的某些全身慢性系统性疾病所致的一类贫血。常见的原发病有慢性感染、慢性肾脏疾病、恶性肿瘤等。

一、慢性炎症性贫血

慢性感染性贫血是病原微生物侵入机体，在引起感染、炎症的病理过程中，由炎症因子诱导致使红细胞生成减少、破坏增加或丢失过多为特征的继发性贫血。

（一）慢性炎症性贫血发病机制

慢性炎症性贫血是继发性贫血的常见类型，其贫血的发生、发展主要是由于炎症介质增多导致：红系祖细胞对 EPO 敏感性降低，EPO 分泌减少；炎症介质，如肿瘤坏死因子（tumor necrosis factor，TNF）、IL-1、IL-6 等引起骨髓造血功能抑制；炎症介质的增多导致巨噬细胞分泌释放铁减低，肠道吸收铁减少；炎症介质使单核 - 巨噬细胞吞噬、破坏红细胞作用增强，导致红细胞寿命缩短。

（二）慢性炎症性贫血检验

1. 血象检验　Hb 减低，红细胞多为小细胞低色素，MCV、MCH 早期正常、晚期降低，网织红细胞多正常。白细胞、血小板数量不定。

2. 骨髓象检验　骨髓有核细胞增生活跃，粒红比值正常；红系增生不明显，以中晚幼红为主；粒系增生活跃，粒系成熟欠佳，粒细胞胞质可见空泡，单核细胞、组织细胞及浆细胞反应性增多；铁染色细胞内铁降低、细胞外铁增多。

3. 生物化学检验　血清铁、转铁蛋白饱和度及总铁结合力水平偏低或接近正常，血清铁蛋白稍增高或正常，可溶性转铁蛋白受体正常。

（三）慢性炎症性贫血诊断

符合贫血标准，同时具备引起贫血的感染性疾病条件，即可诊断慢性炎症性贫血。慢性炎症性贫血需与缺铁性贫血、地中海性贫血鉴别。

二、慢性肾病性贫血

慢性肾病性贫血是机体肾脏发生器质性损害，导致肾小球旁器促红细胞生成素（erythropoietin，EPO）分泌减少，血清中抑制 EPO 生成的物质增多，导致骨髓红系祖细胞的分化增殖能力减低而引起的贫血（简称肾性贫血）。慢性肾病性贫血是临床上最常见的一种继发性贫血，贫血的严重程度随病情进展表现不一，主要以肾功能（血清尿素、肌酐）异常和 EPO 减少为特征。

（一）慢性肾病性贫血检验

1. 血象检验　多为正细胞正色素性贫血，可表现为大细胞或小细胞低色素性贫血。红细胞大小不等，可见棘形、球形及红细胞碎片，亦可见嗜多色性红细胞。棘形红细胞是慢性肾病性贫血的特点之一。白细胞及血小板大多数正常。

2. 骨髓象检验　基本正常，但在尿毒症晚期可见骨髓增生受抑制及幼红细胞成熟障碍现象，骨髓铁染色正常或增多。

3. 生化检验　血清尿素、肌酐增加，EPO 降低。血清铁正常或轻度减低。

（二）慢性肾病性贫血诊断

患者有明确的慢性肾病史、肾功能指标异常、贫血、EPO 减低，即可诊断慢性肾病性贫血。

三、骨髓浸润导致的贫血

骨髓浸润导致的贫血是骨髓被异常细胞或异常组织浸润后所致的贫血，也称骨髓病性贫血。骨髓被异常组织或细胞浸润后，异常组织在骨髓中恶性增生，破坏或排挤造血组织；异常细胞分泌抑制正常造血细胞的物质干扰造血物质利用；骨髓的组织结构、骨髓 - 血液屏障遭受破坏，外周血可见到幼稚粒细胞和幼稚红细胞。临床约有 20% 左右的恶性肿瘤可发生骨髓转移，常见的肿瘤有乳腺癌、肺癌、胃癌等。临床表现共同特点为：一般恶性肿瘤的症状（发热、消瘦）为主，有明显骨髓浸润所致的全身骨骼疼痛和局部压痛，同时出现贫血和出血的症状。

（一）骨髓浸润导致的贫血检验

1. 血象检验　贫血程度不一，多见红细胞大小不等和异形红细胞（梨形、泪滴状、碎片状、嗜多色性和嗜碱性点彩红细胞）。可出现中、晚幼红细胞和中、晚幼粒细胞。血小板通常减低，可见畸形、巨大的血小板。

2. 骨髓象和活检　骨髓中发现转移癌细胞是本病的确定性诊断。

（二）骨髓浸润导致的贫血诊断

40 岁以上，不明原因骨痛、红细胞沉降率增快以及生化检测指标 ALP、LDH 增加应考虑肿瘤骨髓转移；骨髓穿刺细胞形态学检验和活检，找到肿瘤细胞是诊断最直接的证据。

（权志博）

小　结

贫血是一种临床综合征。常见的贫血有缺铁性贫血、巨幼细胞贫血、再生障碍性贫血与溶血性贫血；继发性贫血是一种症状性贫血。贫血的诊断必须以病史、症状和体征为基础，以实验室检查为依据，进行全方位思维，依据标准进行诊断。诊断中，常用的实验室检验项目包括外周血常规检查、网织红细胞检测、外周血与骨髓细胞形态学检查、组织病理学检查、铁代谢检测、血清叶酸与维生素 B_{12} 检测等，必要时还需进行某些特殊项目检测，如诊断 PNH 时，需进行酸溶血试验、CD55、CD59 和 Flaer 等分析。

第五章
白细胞疾病检验

05章

学习目标与要求

掌握 急性髓细胞白血病WHO诊断标准及检验内容；各类白血病的概念、血象、骨髓象的表现和细胞学特征；白细胞减少症和中性粒细胞缺乏症的血象和骨髓象特征及诊断标准。

熟悉 急性淋巴细胞白血病检验内容；骨髓增生异常综合征检验内容；急性白血病检验、骨髓增生异常综合征和骨髓增殖性肿瘤检验诊断流程；细胞化学染色、细胞表型的相关内容；脾功能亢进的血象和骨髓象特征。

了解 急性淋巴细胞白血病、骨髓增殖性肿瘤、类白血病反应和传染性单个核细胞增多症的诊断标准；造血干细胞移植的发展状况及应用。

白细胞疾病的临床诊断与鉴别诊断、治疗方案选择、疗效观察和预后判断等与实验诊断密不可分，有些更具有决定性的临床意义。近年来，白细胞疾病的实验诊断方法、技术从组织、细胞、蛋白、染色体、分子到基因，认识水平不断深化。世界卫生组织（WHO）于2008年和2016年分别发布了第4版和修订版的《造血与淋巴组织肿瘤分类》最新方案，对白细胞疾病的实验诊断有非常重要的指导意义。

第一节 急性白血病检验

白血病是一种造血系统恶性肿瘤，是造血干细胞克隆性疾病，是一组高度异质性的恶性血液病，其特点为白血病细胞异常增生、分化成熟障碍，并伴有凋亡减少。细胞成熟障碍阻滞发生在较早阶段称为急性白血病（acute leukemia，AL）。

根据白血病细胞的分化成熟程度和自然病程，将白血病分为急性白血病和慢性白血病（chronic leukernia，CL）两大类。其次，根据主要受累的细胞系列可将AL分为急性髓系白血病（acute myelogenous leukemia，AML）和急性淋巴细胞白血病（acute lymphocytic leukemia，ALL）。急性白血病相关实验室分析路径见图5-1。

一、急性髓细胞白血病

（一）急性髓细胞白血病的分型与诊断标准

1. FAB分型 1976年由法国（French，F）、美国（American，A）、英国（British，B）三国的血液学专家组成FAB协作组对白血病进行分型，简称FAB分型，把急性髓系白血病分为8类：AML-M_0（急性髓系白血病微小分化型）、M_1（急性髓系白血病未分化型）、M_2（急性髓系白血病部分分化型）、M_3（急性早幼粒细胞白血病）、M_4（急性粒-单核细胞白血病）、M_5（急

笔记

```
┌─────────────────────────────────┐
│ 外周血象异常且出现原始细胞或异常细胞增多 │
└─────────────────────────────────┘
                 ↓
        ┌──────────────────┐
        │ 骨髓检查：        │
        │ 原始细胞≥20%      │
        └──────────────────┘
                 ↓
   ┌─────────────┬─────────────┬─────────────┐
   ↓             ↓             ↓
┌──────────┐ ┌──────────┐ ┌──────────┐
│组织化学检查│ │免疫学表型分析│ │细胞遗传学检验│
│POX、NAP、 │ │          │ │分子生物学检验│
│PAS、酯酶、 │ │          │ │          │
│酯酶氯化钠 │ │          │ │          │
│抑制试验   │ │          │ │          │
└──────────┘ └──────────┘ └──────────┘
                 ↓
   ┌───────────────────────────────┐
   │ 急性髓系白血病或急性淋巴细胞白血病 │
   └───────────────────────────────┘
```

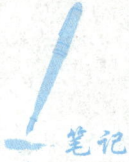

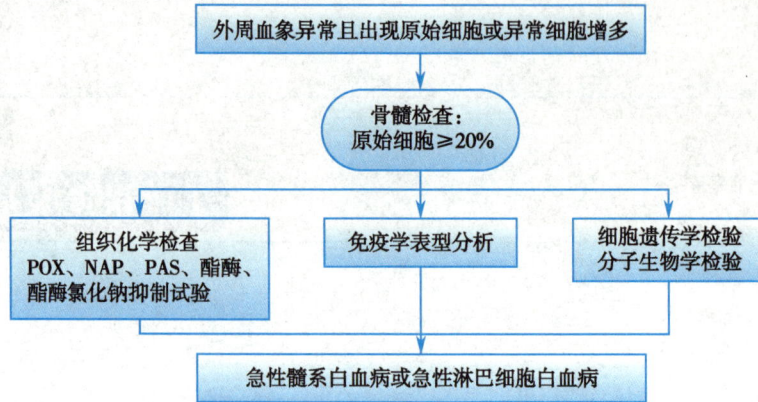

图 5-1　急性白血病相关实验室分析路径图

性单核细胞白血病)、M_6（急性红白血病）及 M_7（急性巨核细胞白血病）。

2. WHO 分型　FAB 分型方案存在一定的主观性和证据学的局限性，WHO 造血与淋巴肿瘤分类法在 2001 年将患者的临床特点与形态学和细胞化学、免疫学、细胞遗传学和分子生物学结合起来，形成 MICM 分型。急性髓系白血病及相关肿瘤的 WHO 分型见表 5-1。

知识点 5-1　AML 及相关肿瘤的 WHO 分型

表 5-1　AML 及相关肿瘤的 WHO 分型（2016 版）

AML 及相关肿瘤的类型	具体分型
1. AML 伴重现性遗传学异常	（1）AML 伴 t(8;21)(q22;q22)：RUNX1-RUNX1T1 （2）AML 伴 inv(16)(p13.1q22) 或 t(16;16)(p13.l;q22)；CBFβ-MYH11 （3）AML 伴 PML-RARA （4）AML 伴 t(9;11)(p21.3;q23.3)；MLLT3-KMT2A （5）AML 伴 t(6;9)(p23;q34.1)；DEK-NUP214 （6）AML 伴 inv(3)(q21.3;q26.2) 或 t(3;3)(q21;q26.2)；GATA2, MECOM （7）AML（巨核细胞）伴 t(1;22)(p13.3;q13.3)；RBM15-MKL1 （8）暂时分型：AML 伴 *BCR-ABL1* 突变 （9）AML 伴 *NPM1* 突变 （10）AML 伴 *CEBPA* 等位基因突变 （11）暂时分型：AML 伴 *RUNX1* 突变
2. AML 伴骨髓增生异常相关改变 3. 治疗相关的髓系肿瘤 4. AML，NOS（非特指型） 5. 髓系肉瘤	（1）AML 伴微分化型 （2）AML 伴未成熟型 （3）AML 伴部分成熟型 （4）急性粒 - 单核细胞白血病 （5）急性单核细胞白血病 （6）纯红系白血病 （7）急性巨核细胞白血病 （8）急性嗜碱性粒细胞白血病 （9）急性全髓增殖症伴骨髓纤维化
6. 唐氏综合征相关的髓系增殖	（1）短暂性异常骨髓增殖（TAM） （2）唐氏综合征相关的髓系白血病

（二）急性髓系白血病检验

急性髓系白血病检验首先从基本的细胞计数、细胞形态观察，到细胞化学染色，再到染色体分析、分子水平基因检测。

1. 血细胞分析和血涂片镜检 主要了解外周血中红细胞、血红蛋白、白细胞和血小板的结果与水平。大多数患者的白细胞数增多，甚至可高达 100×10^9/L，亦出现较多的原始及幼稚细胞。

2. 骨髓检验 是诊断该病的主要依据。重点观察有核细胞增生程度、有无和有多少原始细胞，根据形态特征判断细胞属性和分类计数。原始细胞比例是白血病分类的诊断条件之一。

3. 骨髓细胞化学染色检验 髓过氧化物酶染色（MPO）、过碘酸-雪夫反应（PAS）、酯酶染色（如氯乙酸 AS-D 萘酚酯酶，NAS-DCE，酯酶 AS-D 萘酚酯酶染色（NAS-DAE）、酯酶氟化钠抑制试验等都是辅助诊断急性白血病常做的细胞化学染色项目。

4. 免疫表型分析 白血病细胞的表面抗原，可以用单克隆抗体来识别。这些抗原和抗体系根据分化群（CD）号码来区别。CD 抗原表达于特定系列不同发育阶段的细胞上，有助于急性髓系白血病的鉴别和亚型的诊断。

5. 细胞遗传学检验 急性白血病的染色体异常分为平衡型畸变和不平衡型畸变。AML 平衡型畸变主要是易位或倒位，其结果产生融合基因，约占 60%。AML 的染色体非平衡型畸变多表现为染色体数目异常、染色体整条或部分丢失或增加。

6. 基因检验 白血病的染色体易位在分子水平的改变，表现为与白血病发病机制有关的基因重排及各种融合基因的形成，在病程中比较稳定，是可靠的分子标志。

二、急性淋巴细胞白血病

ALL 是由于原始及幼稚淋巴细胞在造血组织异常增殖并可浸润各组织脏器的一种造血系统恶性克隆性疾病。该病可发生在任何年龄，但多见于儿童及青壮年，是小儿时期最常见的白血病类型。

（一）急性淋巴细胞白血病的分型与诊断标准

1. FAB 分型 FAB 协作组于 1976 年制定 ALL 分型标准，但由于其与临床治疗和预后关联性不大，目前已基本不再使用。

2. WHO 分型 2008、2016 年 WHO 的第 4 版和修订版的"造血和淋巴组织肿瘤分类"方案根据疾病的细胞类型、分化特征和临床特征对淋巴组织肿瘤分为：前驱型淋巴系肿瘤（precursor lymphoid neoplasms）、成熟 B 细胞肿瘤（mature B-cell neoplasms）、成熟 T/NK 细胞肿瘤（mature T-cell and NK-cell neoplasms）、霍奇金淋巴瘤（Hodgkin lymphoma，HL）及移植后淋巴细胞增殖紊乱（post-transplant lymphoproliferative disorders，PTLD）。急性淋巴细胞白血病的 WHO 分型与诊断标准见表 5-2～5-5。

知识点 5-2 前驱型淋巴系肿瘤的 WHO 分型名称和特征

表 5-2 前驱型淋巴系肿瘤的 WHO 分型（2016 版）

前驱型淋巴系肿瘤的 WHO 分型名称
1. 急性 B 细胞性白血病
B 淋巴母细胞白血病/淋巴瘤，非特指型
B 淋巴母细胞白血病/淋巴瘤，伴重现性基因异常
B 淋巴母细胞白血病/淋巴瘤，伴 t(9;22)(q34.1;q11.2)；BCR-ABL1
B 淋巴母细胞白血病/淋巴瘤，伴 t(v;11q23.3)；*KMT2A* 重排
B 淋巴母细胞白血病/淋巴瘤，伴 t(12;21)(p13.2;q22.1)；ETV6-RUNX1
B 淋巴母细胞白血病/淋巴瘤，伴超二倍体染色体

续表

前驱型淋巴系肿瘤的 WHO 分型名称
B 淋巴母细胞白血病 / 淋巴瘤，伴亚二倍体染色体
B 淋巴母细胞白血病 / 淋巴瘤，伴 t(5;14)(q31.1;q32.3)；IL3-IGH
B 淋巴母细胞白血病 / 淋巴瘤，伴 t(1;19)(q23;p13.3)；TCF3-PBXl
B 淋巴母细胞白血病 / 淋巴瘤，伴 iAMP21
2. T 淋巴母细胞白血病 / 淋巴瘤（T-lymphoblastic leukemia/lymphoma）
暂定类：早期 T 前体细胞淋巴母细胞白血病
NK 细胞淋巴母细胞白血病 / 淋巴瘤

知识点 5-3 成熟 B 细胞肿瘤的 WHO 分型名称

表 5-3 成熟 B 细胞肿瘤的 WHO 分型（2016 版）

成熟 B 细胞肿瘤的 WHO 分型	
慢性淋巴细胞白血病 / 小淋巴细胞性淋巴瘤（CLL/SLL）	弥漫大 B 细胞淋巴瘤（DLBCL），非特指型
单克隆 B 细胞增多症（MBL）	生发中心 B 细胞型
B 细胞幼淋巴细胞白血病（B-PLL）	活化 B 细胞型
脾脏边缘带淋巴瘤（SMZL）	富于 T 细胞 / 组织细胞大 B 细胞淋巴瘤
毛细胞白血病（HCL）	原发中枢神经系统 DLBCL
脾脏 B 细胞淋巴瘤 / 白血病，未分类	原发皮肤 DLBCL，腿型
脾脏弥漫红髓小 B 细胞淋巴瘤	EB 病毒阳性 DLBCL，非特指型
变异型毛细胞白血病（HCLv）	EB 病毒阳性皮肤黏膜溃疡
淋巴浆细胞淋巴瘤	慢性炎症相关 DLBCL
Waldenstrom 巨球蛋白血症	淋巴瘤样肉芽肿
不明意义的单克隆免疫球蛋白病，IgM 型	原发纵隔（胸腺）大 B 细胞淋巴瘤
μ 重链病	血管内大 B 细胞淋巴瘤
γ 重链病	ALK 阳性大 B 细胞淋巴瘤
α 重链病	浆母细胞淋巴瘤
不明意义的单克隆免疫球蛋白病，IgG/A 型	原发性渗出性淋巴瘤
浆细胞骨髓瘤	HHV8＋DLBCL，非特指型
骨孤立性浆细胞瘤	Burkitt 淋巴瘤
髓外浆细胞瘤	伴 11q 异常的 Burkitt
单克隆免疫球蛋白沉积病	伴 myc 和 bcl-2 或 bcl-6 重排的高度恶性 B 细胞淋巴瘤
黏膜相关淋巴组织结外边缘区 B 细胞淋巴瘤	
结内边缘区淋巴瘤	高度恶性 B 细胞淋巴瘤，非特指型（原介于 DLBCL 和 Burkitt 之间不能分类的 B 细胞淋巴瘤）
儿童结内边缘区淋巴瘤	B 细胞淋巴瘤，特征介于 DLBCL 和霍奇金淋巴瘤之间，不能分型
滤泡性淋巴瘤	
原位滤泡性瘤变	
十二指肠型滤泡性淋巴瘤	
儿童型滤泡性淋巴瘤	
伴 IRF4 重排大 B 细胞淋巴瘤	
原发皮肤滤泡中心淋巴瘤	
套细胞淋巴瘤	
原位套细胞癌变	

知识点 5-4 成熟 T 和 NK 细胞肿瘤的 WHO 分型

表5-4 成熟 T 和 NK 细胞肿瘤的 WHO 分型（2016 版）

成熟 T 和 NK 细胞肿瘤的 WHO 分型（2016 版）	
T 细胞幼淋巴细胞性白血病	原发皮肤 CD30$^+$ T 细胞淋巴组织增生性疾病
T 细胞大颗粒淋巴细胞白血病	淋巴瘤样丘疹病
NK 细胞慢性淋巴组织增生性疾病	原发皮肤间变性大细胞淋巴瘤
侵袭性 NK 细胞白血病	原发皮肤 rδT 细胞淋巴瘤
儿童系统性 EB 病毒阳性 T 细胞淋巴瘤	原发皮肤 CD8$^+$ 侵袭性嗜表皮细胞毒性 T 细胞淋巴瘤
种痘水疱病样淋巴组织增生性疾病	原发肢端皮肤 CD8$^+$ T 细胞淋巴瘤
成人 T 细胞白血病 / 淋巴瘤	原发皮肤 CD4$^+$ 小 / 中等大小 T 细胞淋巴组织增生性疾病
结外 NK/T 细胞淋巴瘤，鼻型	
肠病相关 T 细胞淋巴瘤	外周 T 细胞淋巴瘤，非特指型
单形性嗜上皮肠道 T 细胞淋巴瘤	血管免疫母细胞性 T 细胞淋巴瘤
胃肠道惰性 T 细胞淋巴组织增生性疾病	滤泡性 T 细胞淋巴瘤
肝脾 T 细胞淋巴瘤	伴 TFH 表型的淋巴结外周 T 细胞淋巴瘤
皮下脂膜炎样 T 细胞淋巴瘤	ALK 阳性间变大细胞淋巴瘤
蕈样霉菌病	ALK 阴性间变大细胞淋巴瘤
Sezary 综合征	乳腺假体植入相关间变性大细胞淋巴瘤

知识点 5-5 霍奇金淋巴瘤的 WHO 分型

表5-5 霍奇金淋巴瘤的 WHO 分型

霍奇金淋巴瘤的 WHO 分型
1. 结节性淋巴细胞为主型霍奇金淋巴瘤（NLPHL），占 HL 的 5% 左右
2. 经典型霍奇金淋巴瘤（classical Hodgkin lymphoma，CHL），占 HL 的 95% 左右 结节硬化型经典霍奇金淋巴瘤（nodular sclerosis CHL，NSCHL） 混合细胞型经典霍奇金淋巴瘤（mixed cellularity CHL，MCCHL） 淋巴细胞消减型经典霍奇金淋巴瘤（lymphocyte-depleted CHL，LDCHL） 淋巴细胞丰富型经典霍奇金淋巴瘤（lymphocytic-rich CHL，LRCHL）

知识点 5-6 移植后淋巴细胞增殖紊乱的 WHO 分型

移植后淋巴细胞增殖紊乱的 WHO 分型：移植后淋巴细胞增殖紊乱是由于患者在接受异体的造血干细胞移植和实体器官移植后引起免疫抑制，继发的一种淋巴组织增生或淋巴瘤。约 90% 的移植后淋巴细胞增生性疾病由 B 淋巴细胞起源，少数由 T 细胞起源，90%～95% 与 EB 病毒感染有关。WHO（2008 年）将 PTLD 分为三型：早期病变、多形性 PTLD 和单形性 PTLD。

（二）急性淋巴细胞白血病检验

1. 血细胞分析 贫血显著：约 70% 的患者血红蛋白 <60g/L，外周血可见幼红细胞。分类中原始及幼稚淋巴细胞增多，篮细胞易见，此为 ALL 形态学特征之一。

2. 骨髓检验 有核细胞增生极度活跃或明显活跃，以原始和幼稚淋巴细胞为主。骨髓弥漫性浸润是初诊时 ALL 区别于淋巴瘤的关键。多数病例骨髓涂片中退化细胞明显增多，篮细胞（涂抹细胞）多见，这是 ALL 形态学特点之一。

3. 骨髓细胞化学染色检验

（1）髓过氧化物酶染色：各阶段淋巴细胞均阴性，阳性的原始细胞 <3%，阳性为残留的原粒细胞所致。

（2）糖原染色：约 20%～80% 的原始淋巴细胞呈阳性反应，呈红色颗粒状、块状或环状排列，而其胞质背景清晰。

4. 免疫表型分析　B-ALL 的主要标志为 CD19、HLA-DR、TdT、cCD79a、CD10 阳性；T-ALL 的主要标志为绝大多数病例 CD7、cCD3 和 TdT 阳性，Cd1a、CD2、CD3、CD4、CD5、CD8 不同程度表达。

5. 细胞遗传学检查　约 75% 的急性淋巴细胞白血病发现染色体数目和结构异常，以假二倍体最常见，其次是超二倍体。B-ALL 常见的染色体异常包括 t（12;21）（p13;q22）和 t（1;19）（q23;q13.3），也可见与慢性髓细胞白血病中 Ph 染色体相同的细胞遗传学改变，即 t（9;22），（q34;q11.2）。T-ALL 常见的染色体异常包括 t（1;14）（p32;q1）、t（7;9）（q34;q32）等。

6. 基因检验　部分 B-ALL 染色体易位涉及 14q32，导致 *IgH* 重排，*IgH* 重排是 B 淋巴细胞恶性增殖的标志之一。某些 T-ALL 染色体易位导致 *TCR* 基因与细胞生长和分化相关的转录因子（个别为蛋白激酶）基因发生重排，进而引起 T 细胞恶性增殖。

（江新泉）

第二节　骨髓增生异常综合征与增殖性肿瘤检验

一、骨髓增生异常综合征

骨髓增生异常综合征（myelodysplastic syndrome，MDS）是一组获得性、造血功能严重紊乱的造血干细胞克隆性疾病，其特点为骨髓中一系或多系血细胞发育异常和由于凋亡增加而导致无效造血，具有转化为急性白血病的危险和趋势。通过血细胞分析、血涂片、骨髓检查，发现各系血细胞发育异常形态学改变和原始细胞多少是确立 MDS 诊断最重要的实验室依据。

（一）骨髓增生异常综合征的分型与诊断标准

1. FAB 分型　主要根据 MDS 患者外周血、骨髓中的原始细胞比例、形态学改变及单核细胞数量，将 MDS 分为 5 型：即难治性贫血（refractory anemia，RA）、难治性贫血伴环形铁粒幼细胞（RA with ring sideroblasts，RARS）、原始细胞增多的难治性贫血（RA with an excess of blast，RAEB）、转化中的原始细胞增多的难治性贫血（RAEB in transformation，RAEB-T）和慢性粒 - 单核细胞白血病（chronic myelomonocytic leukemia，CMML）。

2. WHO 分型　在 FAB 分型的基础上，WHO 对 MDS 进行了新的分类。这里主要介绍 2016 版 WHO 对 MDS 分类的补充和改变（表 5-6）。

表 5-6　骨髓增生异常综合征分型及诊断标准（WHO 分型 2016 版）

名称	病态造血系列	细胞减少系列[a]	环形铁粒幼细胞 %	骨髓和外周血原始细胞	常规核型分析
MDS 伴单系病态造血（MDS-SLD）	1	1 或 2	<15% 或 <5%[b]	骨髓<5%，外周血<1%，无 Auer 小体	任何核型，但不符合伴孤立 del（5q）MDS 标准
MDS 伴多系病态造血（MDS-MLD）	2 或 3	1～3	<15% 或 <5%[b]	骨髓<5%，外周血<1%，无 Auer 小体	任何核型，但不符合伴孤立 del（5q）MDS 标准
MDS 伴环形铁粒幼细胞（MDS-RS）					
MDS-RS-SLD	1	1 或 2	≥15% 或 ≥5%[b]	骨髓<5%，外周血<1%，无 Auer 小体	任何核型，但不符合伴孤立 del（5q）MDS 标准
MDS-RS-MLD	2 或 3	1～3	≥15% 或 ≥5%[b]	骨髓<5%，外周血<1%，无 Auer 小体	任何核型，但不符合伴孤立 del（5q）MDS 标准

续表

名称	病态造血系列	细胞减少系列[a]	环形铁粒幼细胞%	骨髓和外周血原始细胞	常规核型分析
MDS 伴孤立 del（5q）	1～3	1 或 2	任何比例	骨髓<5%，外周血<1%，无 Auer 小体	仅有 del（5q），可以伴有 1 个其他异常（−7q）或 del（7q）除外
MDS 伴原始细胞增多（MDS-EB）					
MDS-EB-1	0～3	1～3	任何比例	骨髓5%～9%或外周血2%～4%，无 Auer 小体	任何核型
MDS-EB-2	0～3	1～3	任何比例	骨髓10%～19%或外周血5%～19%或有 Auer 小体	任何核型
MDS，不能分类型（MDS-U）					
血中有 1% 的原始细胞	1～3	1～3	任何比例	骨髓<5%，外周血=1%[c]，无 Auer 小体	任何核型
一系病态造血并全血细胞减少	1	3	任何比例	骨髓<5%，外周血<1%，无 Auer 小体	任何核型
根据定义的细胞遗传学异常	0	1～3	<15%[d]	骨髓<5%，外周血<1%，无 Auer 小体	有定义 MDS 的核型异常
儿童难治性血细胞减少症	1～3	1～3	无	骨髓<5%，外周血<2%	任何核型

　　a. 血细胞减少的定义为血红蛋白<100g/L，血小板计数<100×10^9/L，中性粒细胞绝对计数<1.8×10^9/L；极少情况下，MDS 可见这些水平以上的轻度贫血或血小板减少；外周血单核细胞必须<1×10^9/L；b. 如果存在 *SF3B1* 突变；c. 外周血 1% 的原始细胞必须有两次不同场合检查的记录；d. 若环形铁粒幼细胞≥15% 的病例有红系明显病态造血，则归类为 MDS-RS-SLD

（二）骨髓增生异常综合征检验

　　通过血细胞分析、血涂片、骨髓检查，发现各系血细胞发育异常形态学改变和原始细胞多少是确立 MDS 诊断最重要的实验室依据。

　　1. 血细胞分析　多数患者贫血，同时血小板和中性粒细胞减少，50% 患者初诊时三系减少。贫血可为正细胞正色素性，也可为大细胞或小细胞性以及双相性贫血。白细胞减低、正常和增高均可见。血小板减低较多见。

　　2. 骨髓检验　重点观察粒系、红系和巨核系在骨髓中原始细胞的比例、发育异常的类型及程度，以及环形铁粒幼红细胞的数量等。原始细胞有无和比例大小是诊断的重要条件之一。

　　3. 骨髓细胞化学染色　主要了解和计数环形铁粒幼细胞比例，此为诊断 MDS-RARS 的条件之一。

　　4. 骨髓活检　了解骨髓细胞构成和分布是否出现紊乱。了解是否有未成熟前体细胞异常定位（abnormal localization of immature precursor，ALIP），ALIP 是指原粒细胞、早幼粒细胞不同于位于骨内膜表面的正常情况，而是位于远离血管及骨小梁的骨髓中央区聚集成小簇或片状，且两种细胞数量为 5～8 个。

　　5. 细胞遗传学检验　35%～70% 患者有染色体异常，而 80% 以上的继发性 MDS 患者有核型异常。最常见的核型改变为 −5/5q−、−7/7q−、+8、del（20q）、−Y 等。

二、骨髓增殖性肿瘤

　　骨髓增殖性肿瘤（myeloproliferative neoplasms，MPN）原称骨髓增生性疾病（myeloproliferative disease，MPD)，是一组骨髓造血干细胞的慢性克隆性疾病，以分化相对成熟的髓系细胞一系或多系不断过度增殖为主要特征的一组克隆性造血干细胞疾病。

（一）骨髓增殖性肿瘤的分类

2008 年 WHO 将其名称修订为 MPN，以强调其肿瘤特性。2016 版 WHO 分型又对 MPN 进行了增加和修改，新的分类包括：①慢性髓性白血病（CML），BCR-ABL+；②慢性嗜中性粒细胞白血病（CNL）；③真性红细胞增多症（PV）；④原发性骨髓纤维化（PMF）：纤维化前期 / 早期和明显的纤维化期；⑤原发性血小板增多症（ET）；⑥慢性嗜酸性粒细胞白血病（CEL），非特指型（NOS）；⑦骨髓增殖性肿瘤，未分类型。

（二）骨髓增殖性肿瘤检验

1. 血细胞分析 CML 白细胞可异常增高，CNL 中性粒细胞明显增高，血红蛋白、血细胞比容是诊断 PV 的重要条件，ET 血小板异常增高。CML 可能出现幼稚粒细胞。

2. 骨髓检验 骨髓象是诊断 MPN 的重要检查，可了解骨髓增生程度、细胞形态和比例、原始细胞比例、巨核细胞数量、巨核细胞产血小板能力、血小板形态和数量等。

3. 中性粒细胞碱性磷酸酶检验 对 CML 与类白血病的鉴别诊断有意义。

4. 骨髓活检 最重要的作用是可以证实是否有骨髓纤维化表现。

5. 细胞遗传学检验 寻找有无染色体核型异常。

6. 基因检验 BCR/ABL 是诊断 CML 的特征性标志，WHO 推荐 JAK2 基因检测用于诊断 PV。

（三）骨髓增殖性肿瘤的诊断标准

白细胞增多、血小板增多、巨核细胞过度增生、骨髓纤维化和肝脾大，是骨髓增殖性疾病的共同特征。

1. 慢性髓细胞白血病 BCR-ABL1 阳性 90% 以上患者白血病细胞中有特征性的 Ph 染色体及其分子标志 BCR-ABLl 融合基因。CML 临床上分为慢性期、加速期和急变期。具体 WHO 诊断标准见表 5-7。

知识点 5-7 WHO 慢性粒细胞白血病的诊断与临床分期标准

表 5-7 WHO 慢性粒细胞白血病的诊断与临床分期标准

分期	诊断标准
慢性期	具备下列五项中的四项者诊断成立
	1. 临床特征 无症状或有低热、乏力、多汗、食欲减退等症状，可有贫血或脾大
	2. 血象 白细胞数增高，主要为中性中、晚幼和杆状核粒细胞，原始细胞 <2%。嗜酸性粒细胞和嗜碱性粒细胞增多，单核细胞一般 <3%，血小板正常或增多，多数患者有轻度贫血
	3. 骨髓象 明显增生，以粒系为主，中性中、晚幼粒和杆状核粒细胞增多，原始细胞 <5%。红系比例常减少，巨核细胞可明显增生、正常或轻度减少
	4. NAP 积分极度降低或消失
	5. Ph 染色体阳性及分子标志 BCR-ABLl 融合基因阳性
加速期	具下列之一者，可考虑为本期
	1. 治疗无效的进行性白细胞增高和（或）脾大
	2. 治疗不能控制的持续性血小板增多（>1000×10^9/L）
	3. 治疗无关的血小板持续性减低（<100×10^9/L）
	4. 外周血和（或）骨髓中原始细胞占 10%～19%
	5. 外周血嗜碱性粒细胞≥20%
	6. 细胞遗传学显示有克隆演变

续表

分期	诊断标准
急变期	具下列之一者可诊断为本期
	1. 外周血或骨髓中原始细胞≥20%或有髓外原始细胞浸润。约70%患者原始细胞为髓系，20%～30%患者为淋巴系
	2. 髓外浸润　常见部位是皮肤、淋巴结、脾、骨骼或中枢神经系统
	3. 骨髓活检显示原始细胞局灶性大量聚集，即使其余部位骨髓活检显示为慢性期，仍可诊断为急变期

2. 真性红细胞增多症（PV）　是一种起源于克隆性造血干细胞的骨髓增殖性疾病，其特征为红细胞的产生不依赖红细胞造血的正常调节机制，除红系外，通常粒系也过度增生。

知识点 5-8　真性红细胞增多症 WHO 2016 诊断标准

PV确诊需要满足3项主要标准，或者前2项主要标准及1项次要标准。

（1）主要标准1：① Hb > 165g/L（男性），Hb > 160g/L（女性）或 HCT > 49%（男性），HCT > 48%（女性）或者红细胞容积在正常预测均值的基础上升高 > 25%；②骨髓病理提示相对于年龄而言的高增生（全髓），包括显著的红系、粒系增生和多形性、大小不等的成熟的巨核细胞增殖；③存在 *JAK2 V617F* 突变或者 *JAK2* 外显子 12 的突变。次要标准：血清 EPO 水平低于参考区间的下限。

（2）主要标准2（骨髓病理）：在以下情况不必要求：如果主要标准3和次要标准同时满足，且 Hb > 18.5g/dL（男性），Hb > 16.5g/dL（女性）或 HCT > 55%（男性），HCT > 49.5%（女性）。

3. 骨髓增殖性肿瘤相关实验室分析路径（图5-2）。

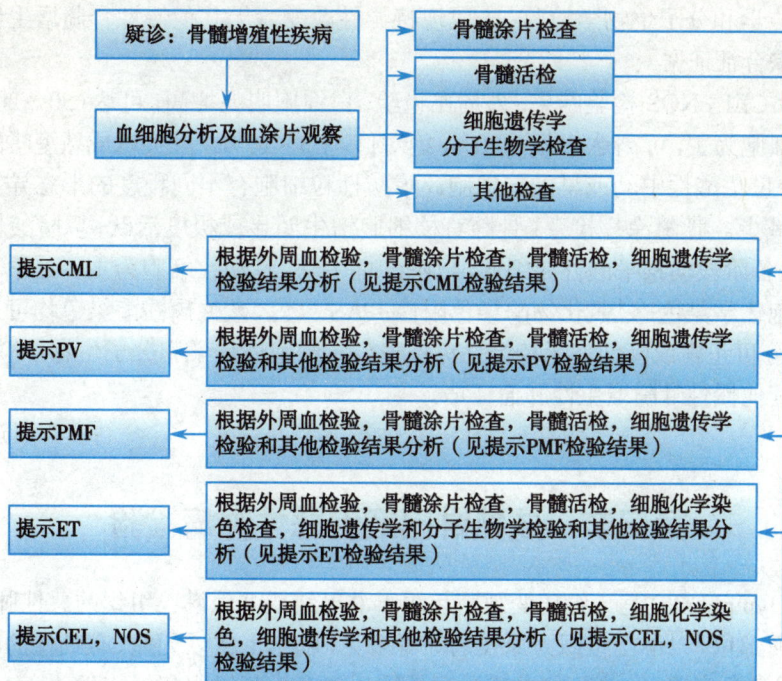

图 5-2　骨髓增殖性肿瘤相关实验室分析路径图

（1）提示 CML 检验结果：外周血检查：白细胞升高，可达 200×10^9/L，正色素贫血，血小板正常或升高，> 500×10^9/L。分类以成熟粒系为主。嗜酸性粒细胞、嗜碱性粒细胞增加。

不同分期血象情况不一。骨髓涂片检查：骨髓增生明显活跃，粒系为主，幼稚细胞增加，成熟形式核质发育不平衡，嗜酸性粒细胞、嗜碱性粒细胞增多。巨核细胞数量异常增多，多倍体巨核减少。骨髓活检：增生极度活跃，脂肪组织消失。细胞化学染色：NAP 积分显著减低。细胞遗传学检查：Ph 阳性，*BCR/ABL* 融合基因检测阳性。

（2）提示 PV 检验结果：外周血检验：红细胞数增多，男性 $>6.5×10^{12}/L$，女性 $>6.0×10^{12}/L$；红细胞容量男性 >0.54，女性 >0.50；血红蛋白男性 $>185g/L$，女性 $>165g/L$。血小板增多 $>400×10^9/L$，白细胞正常或 $>12×10^9/L$。骨髓涂片检验：偶有干抽，骨髓增生明显活跃或极度活跃。骨髓活检：增生极度活跃，呈全髓增殖伴红系和巨核系显著增生。细胞化学染色：外铁减少或消失。细胞遗传学检查：无特征性异常。其他：Vit B_{12} 和尿酸增高。无其他慢性骨髓增生性肿瘤证据。

（3）提示 PMF 检验结果：外周血检验：骨髓纤维化前期患者常有轻或中度贫血，为正细胞正色素性。白细胞检验初诊时多数正常或中度增高，少数达 $100×10^9/L$，大多为成熟中性粒细胞，也可见中、晚幼粒细胞，偶见原始粒细胞，嗜酸性粒细胞和嗜碱性粒细胞也有增多。患者外周血涂片出现幼粒、幼红细胞是本病的特征之一。血小板数量多少不定，大血小板和畸形血小板、微小巨核细胞均可出现。骨髓涂片检验：疾病早期，骨髓造血细胞仍可增生，特别是粒系和巨核细胞，但后期显示骨髓增生低下。骨髓活检：见到大量网状纤维组织是诊断本病的重要依据。细胞遗传学检查：无异常免疫表型。无特异性的遗传学改变。无其他慢性骨髓增生性肿瘤和骨髓增生异常综合征证据。

（4）提示 ET 检验结果：外周血检验：血小板持续性 $>600×10^9/L$，多在 $(1000～3000)×10^9/L$，MPV 增大，可见巨大型、小型及不规则血小板，常自发聚集成堆。骨髓涂片检验：有核细胞增生明显活跃，巨核细胞系统增生尤为突出。骨髓活检：主要为巨核细胞系增生，胞体大而形态成熟的巨核细胞增多。细胞化学染色：NAP 积分增高。无特殊的免疫表型异常。细胞遗传学和分子生物学检验：未发现特异性改变。无其他慢性骨髓增生性肿瘤和骨髓增生异常综合征证据。

（5）提示 CEL、NOS 检验结果：外周血检验：白细胞明显增高，可达 $(50～200)×10^9/L$，以嗜酸性粒细胞为主，可高达 20%～90%，绝对值 $≥1.5×10^9/L$，分类以成熟型嗜酸性粒细胞为主，可有少量嗜酸性中幼或早幼粒细胞。嗜酸性粒细胞有不同程度的形态异常。常有贫血及血小板减少。骨髓涂片检查：骨髓有核细胞增生明显或极度活跃，以嗜酸性粒细胞增生为主，可见各阶段幼稚嗜酸性粒细胞，以嗜酸性中幼、晚幼粒细胞为主。红系和巨核系大致正常。细胞化学染色：过氧化物酶染色阳性，PAS 染色、酸性磷酸酶染色均可呈强阳性反应。NAP 积分可正常或降低。无特征性免疫表型。细胞遗传学和分子生物学检验：无特异性改变。无其他慢性骨髓增生性肿瘤证据。

（江新泉）

第三节　成熟淋巴细胞恶性肿瘤检验

淋巴瘤（lymphoma）是一组病变细胞起源于淋巴结或其他淋巴组织的恶性肿瘤，可发生于身体的任何部位，以淋巴组织为原发病灶者多见，临床上常以无痛、有韧性的淋巴结肿大为症状，晚期有恶病质，发热和贫血或浸润骨髓后伴有骨髓组织和细胞学改变，单纯细胞形态学难以确定疾病性质和亚型。2016 版 WHO 对淋巴细胞肿瘤分类做了更新，具体分类情况详见本章第一节表 5-3、表 5-4 及表 5-5。

一、成熟 B 淋巴细胞恶性肿瘤

（一）小 B 淋巴细胞恶性肿瘤

1. 慢性淋巴细胞白血病（chronic lymphocytic leukemia，CLL）/ **小细胞淋巴瘤**（small cell lymphoma，SLL）　是主要发生在中、老年人群的一种成熟小 B 淋巴细胞单克隆恶性肿瘤，以淋巴细胞在外周血、骨髓、脾脏和淋巴结聚集为特征。CLL 表现为病变细胞存在于骨髓和外周血；SLL 的病变细胞集中在淋巴组织。CLL/SLL 检验如下：

知识点 5-9　慢性淋巴细胞白血病 / 小细胞淋巴瘤的实验室检验指标

（1）实验室检查：CLL 外周血淋巴细胞绝对计数 >5×10⁹/L，典型患者多在（10~200）×10⁹/L 之间，最高可超过 500×10⁹/L，细胞形态与成熟小淋巴细胞相似；SLL 的初期外周血淋巴细胞比例和绝对值可无明显变化。

（2）骨髓涂片：CLL 骨髓增生活跃或极度活跃，淋巴细胞明显增多，成熟小淋巴细胞，也可有少量幼稚样淋巴细胞，在病程晚期尤多见。SLL 的淋巴细胞数量变化类似外周血。

（3）免疫表型：CLL/SLL 的细胞免疫表型通常为表达 CD5、CD19、CD20、CD23、CD43、CD45、HLA-DR 和克隆性免疫球蛋白轻链，不表达 CD10 和 FMC7。CD38 和 ZAP-70 的表达导致预后相对较差。95% 的 CLL/SLL 细胞呈 CD5 阳性，是诊断 CLL 的重要指标。

（4）遗传学分析：超过 80% 的患者存在遗传学异常。这些异常 t(8;14)(q24;q32)、t(11;14)(q13;q32) 和 t(14;18)(q32;q21)。TP53 和 11q 缺失是克隆性演变的标志，可导致患者存活率极低。

2. B 细胞幼淋巴细胞白血病　幼淋巴细胞白血病（prolymphocytic leukemia，PLL）是一种较少见的特殊类型成熟淋巴细胞白血病，属于外周淋巴细胞肿瘤。PLL 中有 80% 为 B 细胞，20% 为 T 细胞，本教材仅介绍 B-PLL，B-PLL 相关检验如下：

（1）实验室检验：白细胞明显增多，白细胞计数通常超过 100×10⁹/L，带核仁的幼淋巴样细胞占有核细胞的 55% 以上。

（2）外周血和骨髓穿刺涂片：可见幼淋巴样细胞，核可见单个明显的大核仁，胞质呈淡蓝色、中等或丰富。

（3）细胞化学染色：80% 的患者 PAS 呈不同程度阳性，阳性颗粒大小不等，分布于胞质中。

（4）免疫分型：CD11c、CD19、CD20、CD22、CD45、CD79a、HLA-DR 和克隆性免疫球蛋白轻链的表达，可能出现 CD5、CD23、CD38 和 FMC7 的表达，偶尔出现 CD11b 或 CD13 的表达，不表达 CD10。

（5）遗传学分析：存在 12 号染色体三体异常，且 11q23、13q14 和 17q13 发生缺失，后者可影响 TP53 的表达。

3. 毛细胞白血病（hairy cell leukemia，HCL）　是一种少见的成熟 B 淋巴细胞肿瘤，常以全血细胞减少、脾大伴骨髓取材时出现干抽为特点。HCL 检验如下：

（1）外周血涂片：毛细胞为小淋巴细胞，其染色质均匀凝集，胞质染色呈淡蓝色，边缘存在短而细小的绒毛状突起。

（2）骨髓涂片和骨髓切片：其典型表现为浸润呈弥散性或灶性，灶性浸润区域可呈小结节或有规则的边缘。毛细胞呈"油煎蛋"样表现，胞质丰富、透明、胞核间距宽，呈"蜂窝"状。

（3）细胞化学染色：抗酒石酸酸性磷酸酶（TRAP）阳性，目前临床已不用。

（4）免疫表型：显示 CD11c（强）、CD19、CD20、CD22（强）、CD25、CD45，CD52、CD103、CD123、FMC7、HLA-DR 和克隆性表面免疫球蛋白轻链。变异型患者表达 CD2、CD5 或 CD10 和（或）不表达 CD11c、CD25。

（5）遗传学分析：没有明确的细胞遗传学异常，可有染色体5、7的异常，克隆性的异常体现在85%的HCL有*IgH*基因重排。

4. 淋巴浆细胞性淋巴瘤（lymphatic plasma cell lymphoma，LPL） 是由小B淋巴细胞、浆细胞样淋巴细胞和浆细胞组成的肿瘤，通常累及骨髓、淋巴结和脾，大多数病例有血清单克隆蛋白伴高粘滞血症或巨球蛋白血症，同时应排除其他淋巴瘤浆细胞样/浆细胞的变异型。LPL检验如下：

（1）实验室检验：血清免疫固定电泳显示存在单克隆免疫球蛋白，通常为IgM，但也可以产生IgG、IgA、IgE或一种以上的克隆性免疫球蛋白。

（2）外周血涂片和骨髓穿刺涂片：外周血中可见浆细胞样淋巴细胞，骨髓中可见由小淋巴细胞、浆细胞样淋巴细胞和浆细胞组成的混合细胞群，以前两种细胞多见。

（3）免疫表型：表达CD19、CD20（强）、CD38、CD45、CD52和克隆性表面免疫球蛋白轻链（中等至强）。CD138在浆细胞样淋巴细胞和浆细胞中表达，该病可能表达CD5、CD10、CD11c、CD22、CD23、CD25、CD79b和FMC7，不表达CD103和CD117。

（4）遗传学分析：通常存在6q21～23的缺失。

（5）分子生物学：约25%的患者肿瘤细胞存在两种克隆，基因表达谱分析提示相比IgM分泌型多发性骨髓瘤，LPL的基因表达特征与CLL更为相似。

5. 其他小B细胞淋巴瘤

（1）套细胞淋巴瘤（mantle cell lymphoma，MCL）：典型的免疫表型为表达CD19、CD20、CD5、FMC7、cyclinD1，克隆性免疫球蛋白轻链，不表达CD23、CD10、Bcl6，大多数MCL患者中还可见t（11;14）易位。

（2）滤泡性淋巴瘤（follicular lymphoma，FL）：是对化疗和放疗最有效的恶性肿瘤之一。FL的遗传标记是t（14;18）（q32;q21）。免疫表型特征为表达CD10、CD19、CD20，克隆性免疫球蛋白轻链，可能出现CD11c、CD22、CD23或FMC7的表达，约90%的FL患者过表达BCL-2，但不具有特异性。

（3）边缘带淋巴瘤（marginal zone lymphoma，MZL）：是一组形态学相似但在临床上存在差异的肿瘤成熟小B细胞肿瘤，免疫表型特征为表达CD11c、CD19、CD20、CD79b、FMC7、HLA-DR、克隆性表面免疫球蛋白轻链（中等至强表达）以及BCL-2，有些患者可表达CD5、CD10、CD23、CD43和cyclinD1。

（二）大B淋巴细胞恶性肿瘤

1. 弥漫性大B细胞淋巴瘤（diffuse large B cell lymphoma，DLBCL） 是一组在临床表现、组织形态和预后等多方面具有很大异质性的恶性肿瘤。DLBCL检验如下：

（1）弥漫大B淋巴瘤检验：血小板减少，血清乳酸脱氢酶浓度可能升高，血清中可能出现克隆性IgM或其他克隆性免疫球蛋白。

（2）外周血和骨髓穿刺涂片：可见中等大小或较大的异常淋巴细胞。

（3）免疫表型：DLBCL免疫表型没有明显特异性，通常有CD19、CD20、CD45、CD79a和克隆性免疫球蛋白轻链的表达，也可能出现CD5、CD10、CD23、CD30、CD38、FMC7、BCL-2、BCL-6和cyclinD1的表达，或不表达CD20和（或）克隆性表面免疫球蛋白轻链。

（4）遗传学分析：该病可能存在t（14;18）（q32;q21），也可能涉及*MYC*基因易位。

2. 伯基特淋巴瘤（burkitt lymphoma，BL） 是一种高度侵袭性的淋巴瘤，常发生在结外或表现为"急性白血病"形式，常有*MYC*基因的易位，部分病例有EBV感染。伯基特淋巴瘤检验如下：

（1）伯基特淋巴瘤检验：白细胞可增高，红细胞、血红蛋白及血小板减低。EB病毒IgG、IgM阳性，血中乳酸水平增高及血清乳酸脱氢酶升高。

笔记

（2）伯基特淋巴瘤外周血及骨髓穿刺涂片：可见中等大小的细胞，胞质呈嗜碱性、中等丰富、含有明显的空泡。

（3）伯基特淋巴瘤免疫表型：CD10、CD19、CD20、CD22、CD45、FMC7、HLA-DR、克隆性免疫球蛋白轻链和BCL-6表达，极少患者表达CD5。

（4）伯基特淋巴瘤遗传学分析：最常见的异常为t（8；14）（q24；q32）。BL主要发生于成人患者中的异常为t（14；18）（q32；q21）。

（5）伯基特淋巴瘤分子生物学检验：可检测到 *EBV* 基因组克隆性整合到肿瘤细胞中。

二、浆细胞恶性肿瘤

浆细胞肿瘤（plasma cell neoplasms）系单克隆浆细胞异常增生，并分泌单克隆免疫球蛋白和（或）多肽链亚单位的一组肿瘤性疾病，包括多发性骨髓瘤（浆细胞骨髓瘤）、浆细胞瘤、意义未定的单克隆免疫球蛋白病、免疫球蛋白沉积病、骨硬化性骨髓瘤等，其中以多发性骨髓瘤最为常见。

（一）浆细胞骨髓瘤

浆细胞骨髓瘤又称多发性骨髓瘤（multiple myeloma, MM）是骨髓内单一浆细胞株异常增生的一种血液系统恶性肿瘤，其本质为恶性浆细胞在骨髓内克隆性异常增殖。MM检验指标如下：

知识点5-10　浆细胞骨髓瘤的检验指标

1. 外周血和骨髓穿刺涂片　成熟红细胞呈"缗钱"状排列，骨髓中瘤细胞占有核细胞总数的10%以上。该细胞在骨髓内可呈弥漫性分布，也可呈灶性、斑片状分布，因而有时需多部位穿刺才能诊断。骨髓活检可提高检出率。

2. 血清和尿液游离轻链检测　约99%的MM患者血清和尿中存在M蛋白，瘤细胞分泌的轻链明显多于重链，从而在血中出现游离轻链（FLC）。

3. 血液生化及其他检验　①血钙、血磷可增高；血清碱性磷酸酶一般正常或轻度增加；②血清β_2微球蛋白（β_2MG）及血清乳酸脱氢酶（LDH）活力均可增高；③肾功能检验：血肌酐、尿素氮及尿酸测定多有异常，尿酸升高；④红细胞沉降率常明显加快；⑤血液流变学检测：少数患者血清黏滞度增高。

4. 免疫表型　CD45呈弱阳性或阴性，多数病例不表达CD19，常表达CD38、CD138。胞内可检测到单克隆κ或λ轻链，CD56多为阳性表达。

5. 细胞遗传学　常见的染色体数目异常有-8、-13、-14、-X、+3、+5、+7、+9、+11、+15、+19；常见的易位是t（11；14）（q13；q32）。约10%的MM患者可发现del（17p13），被认为是MM高危因素之一。

6. 分子生物学检验　免疫球蛋白重链基因 *IGH* 易位或许是MM发病中的早期遗传异常事件，且与疾病的进展有关。

（二）单克隆免疫球蛋白沉积病

单克隆免疫球蛋白沉积病分为重链型淀粉样变性、轻链型淀粉样变性和重链沉积病。主要检查包括患者血清、尿液中的克隆性免疫球蛋白、游离轻链、肾功能相关检测，另外遗传学分析也表明存在遗传学异常，如t（11；14）（q13；q32）等。

（三）意义未明的单克隆免疫球蛋白血症

意义未定的单克隆免疫球蛋白病（monoclonal gammopathy of unknown significance, MGUS）是一种原发性的单克隆免疫球蛋白血症，其特点是没有恶性浆细胞病或其他相关异常，单克隆免疫球蛋白水平升高有限，一般无临床症状。约25%的患者在随访20年后发展为多发性骨髓瘤及相关疾病。因此认为MGUS是多发性骨髓瘤的前驱病变。

三、成熟 T 细胞和 NK 细胞恶性肿瘤

知识点 5-11 大颗粒淋巴细胞白血病、肝脾 T 细胞淋巴瘤与间变大细胞淋巴瘤的免疫学表型

（一）大颗粒淋巴细胞白血病

大颗粒淋巴细胞白血病（large granular lymphoid leukemia, LGLL）是一组少见的血液系统肿瘤，WHO（2008）将其划入成熟 T/NK 细胞肿瘤中，包含 CD3⁻ 的自然杀伤细胞（NK）和 CD3⁺ 的 T 细胞 2 个细胞群。大颗粒淋巴细胞白血病检验如下：

1. 大颗粒淋巴细胞白血病检查　多数患者外周血 LGL 增多，绝对值常 >2×10⁹/L，可有不同程度的中性粒细胞减少、贫血和血小板减少。在亚洲国家以贫血多见，西方国家以中性粒细胞减少多见。

2. 大颗粒淋巴细胞白血病外周血和骨髓涂片　涂片中可见 LGLL 细胞广泛或局灶性浸润，胞质内可见紫红色颗粒，不同病例颗粒大小可不一致，可伴有反应性噬血细胞增多。

3. 大颗粒淋巴细胞白血病免疫表型　表达 CD8、CD57，低表达 T 细胞受体（TCR）αβ⁺、CD5、CD7，不表达 CD4、CD56。

4. 大颗粒淋巴细胞白血病细胞遗传学分析　可出现 3 号、8 号及 14 号染色体三体或 6 号及 5q 缺失和 12p 和 14q 倒位等染色体异常。

5. 大颗粒淋巴细胞白血病免疫学检查　多克隆高免疫球蛋白血症、类风湿因子、抗核抗体、循环免疫复合物及抗中性粒细胞抗体等可呈阳性。细胞免疫异常表现为 NK 细胞明显减少，活性下降或缺失。

（二）肝脾 T 细胞淋巴瘤

肝脾 T 细胞淋巴瘤（hepatosplenic T cell lymphoma, HSTCL）也称为肝脾 γ-δT 细胞淋巴瘤，表现为肝脾大。HSTCL 检验如下：

1. 肝脾 T 细胞淋巴瘤免疫表型　通常表达 CD2、CD3、CD7、TCRγ-δ、粒酶 B 和 TIA-1，泛 T 细胞标志物（CD2、CD3、CD5、CD7）的表达可能减少或消失，不表达 CD1、CD4、CD57 和 TdT。

2. 肝脾 T 细胞淋巴瘤遗传学分析　通常显示 7q 等臂染色体、8 号染色体三体性和涉及 *TCR* 基因的重排。也有可能出现 *EBV* 基因组克隆性整合到肿瘤细胞中。

（三）间变大细胞淋巴瘤

间变大细胞淋巴瘤（anaplastic large cell lymphoma, ALCL）在 NHL 中罕见，但在 T-NHL 中常见，主要表现为淋巴结病或皮肤病变。ALCL 显示 B 细胞、T 细胞或裸细胞表型，本教材介绍 T 细胞型。ALCL 检验如下：

1. 间变大细胞淋巴瘤血象及骨髓象　可见一系列异常的淋巴细胞。

2. 间变大细胞淋巴瘤免疫表型　表达 CD8、CD2、CD3、CD5、CD7、CD30、CD45、S100 蛋白、ALK-1、上皮膜抗原、颗粒酶 B、穿孔素和 TIA-1，泛 T 细胞标志表达可能减弱或消失。该肿瘤细胞不同时表达 CD4 和 CD8。

3. 间变大细胞淋巴瘤遗传学分析　主要为 t(2;5)(p23;q35)，也可能出现 *ALK* 的遗传学变异以及 *TCR* 和 *IGH* 基因重排等遗传学异常。

四、霍奇金淋巴瘤

霍奇金淋巴瘤（hodgkin lymphoma, HL）是一种淋巴造血组织的恶性肿瘤，瘤细胞来源于 B 细胞，多见于青年，男性多于女性。HL 检验如下：

1. 霍奇金淋巴瘤免疫表型　CHL：PAX-5、CD20、CD30 阳性，多数病例 CD15 阳性，表达

B 细胞特异活化因子蛋白（BSAP），CD45、J 链、CD75、CD68、sIg 通常阴性。NLPHL：PAX-5、CD20、CD79a、Bcl-6 和 CD45 阳性，多数病例 J 链、CD75、sIg 阳性，不表达 CD30 和 CD15。

2. 霍奇金淋巴瘤遗传学分析　CD30$^+$ 的 R-S 细胞存在克隆性 *Ig* 基因重排。极少数经典型霍奇金淋巴瘤可检测到克隆性 T 细胞受体基因重排。

（岳保红）

第四节　非恶性白细胞疾病检验

一、中性粒细胞减少和缺乏症

白细胞减少症（leukopenia）是由各种原因引起的外周血白细胞计数持续低于参考范围的一组综合征。当中性粒细胞绝对值低于 $1.5 \times 10^9/L$（< 10 岁的儿童）或低于 $1.8 \times 10^9/L$（10～14 岁的儿童）或低于 $2.0 \times 10^9/L$（成人）时称为粒细胞减少症（granulocytopenia）；中性粒细胞绝对值低于 $0.5 \times 10^9/L$ 时称为粒细胞缺乏症（agranulocytosis）。中性粒细胞减少症和缺乏症检验如下：

1. 血象及骨髓象检验　外周血白细胞计数低于 $4.0 \times 10^9/L$，中性粒细胞绝对值低于 $2.0 \times 10^9/L$，严重者低于 $0.5 \times 10^9/L$。骨髓主要表现为粒系细胞不同程度减低。

2. 其他检验　粒细胞储备池检验、粒细胞边缘池的检验、粒细胞破坏增多的检验以及中性粒细胞特异性抗体测定。

二、类白血病反应

类白血病反应（Leukemoid reaction，LR）是指机体受某些疾病或外界因素刺激后所产生的类似白血病表现的血象反应，简称类白。LR 检验如下：

1. 血象及骨髓象检验　外周血白细胞计数大多显著增加，常 > $50 \times 10^9/L$，一般不超过 $120 \times 10^9/L$。骨髓象一般改变不大，除增生活跃及核左移外，常有中毒颗粒或空泡改变。

2. 其他检查　中性粒细胞碱性磷酸酶活性和积分明显增高，Ph 染色体阴性以及组织活检、病理学检查有助于排除白血病。

三、传染性单个核细胞增多症

传染性单个核细胞增多症（infectious mononucleosis）是由 EB 病毒（EB virus，EBV）感染引起的以淋巴细胞良性增生伴形态变异为主要表现的自限性急性或亚急性感染性疾病，多发生于儿童及青少年，以晚秋冬多见。传染性单个核细胞增多症检验如下：

1. 血象及骨髓象检验　形态变异的异型淋巴细胞 >10%，年龄越小，异型淋巴细胞越多。骨髓中可见异型淋巴细胞，但无血象中多见。

2. EB 病毒抗体检验　EB 病毒抗衣壳抗体（EB-VCA）的 IgM 抗体于急性期阳性率高，VCA 的 IgG 抗体在发病 2 周达高峰，以后以低水平长期存在。

四、传染性淋巴细胞增多症

传染性淋巴细胞增多症（infectious lymphocytosis）是一种传染病，主要发生于儿童。传染性淋巴细胞增多症主要检验患者的血象及骨髓象，外周血的最大特点为白细胞总数及淋巴细胞增高，白细胞于第 1 周最高，持续增高 3～5 周，淋巴细胞占 60%～97%，可持续增高 3 个月，增多的淋巴细胞大多为成熟的小淋巴细胞。骨髓中细胞数增加，粒及红系正常，成熟小淋巴细胞增多。

笔记

五、噬血细胞综合征

噬血细胞综合征（hemophagocytic syndrome，HPS）是由感染、药物或肿瘤原因导致的以过度炎症反应为特征的一组疾病，其特点为单核-巨噬细胞增生活跃，并有明显的吞噬血细胞和血小板现象。HPS 检验如下：

知识点 5-12　噬血细胞综合征检验

1. 血象及骨髓象检验　外周血两系或三系血细胞减少，以血小板计数减少最为明显，分类可见淋巴细胞明显增高，易见异型淋巴细胞。疾病早期骨髓增生活跃，噬血现象不明显，常表现为反应性组织细胞增生，常 >10%。巨噬细胞易见。

2. 生化检验　血清甘油三酯增高，极低密度脂蛋白胆固醇及低密度脂蛋白胆固醇升高，高密度脂蛋白胆固醇降低，血清铁蛋白增高，纤维蛋白原降低。

3. 高细胞因子血症检验　HPS 的活动期下列因子常增多：IL-1 受体拮抗因子、可溶性 IL-2 受体（sIL-2，可溶性 CD25）、γ-干扰素（IFN-γ）、肿瘤坏死因子（TNF）等。

4. NK 细胞检验　活性下降或缺乏。

5. 其他检验　脾脏、淋巴结和脑脊液亦可发现噬血细胞。

六、脾功能亢进

脾功能亢进（hypersplenism）是指由原发或继发原因引起脾大和血细胞减少的一种综合征，临床特点为脾大、一种或多种血细胞减少而骨髓造血细胞相应增生。脾切除后血象恢复，症状缓解。脾功能亢进相关检验如下。

1. 血象及骨髓象检验　外周血呈一系、两系或三系血细胞减少，贫血多为正细胞正色素性或小细胞性贫血，网织红细胞数增高。骨髓增生活跃或明显活跃，以粒细胞系和巨核细胞系的成熟障碍更易见。

2. 其他检验　血细胞生存时间检测和脾脏容积测定。

七、类脂质沉积病

类脂质沉积病（lipoid storage disease）是遗传性类脂代谢紊乱性疾病。由溶酶体中参与类脂代谢的酶缺陷引起。患者多为儿童，常见的有戈谢病和尼曼-匹克病。

（一）戈谢病

戈谢病（Gaucher disease）患者骨髓中有数量不等的形态特殊的戈谢细胞，胞体大，胞质中含有许多与细胞长轴平行的粗暗条纹样结构，交织成网，如"洋葱皮"样或"蜘网"状（图 5-3/文末彩插 5-3）。糖原、酸性磷酸酶染色呈强阳性。

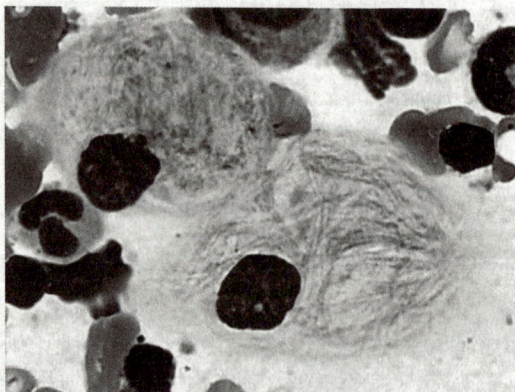

图 5-3　戈谢细胞（瑞特染色×1000）

笔记

（二）尼曼 - 匹克病

尼曼 - 匹克病（Niemann-Pick disease）患者骨髓中可见到尼曼 - 匹克细胞胞质丰富，充满泡沫状神经鞘磷脂颗粒，似桑葚状脂肪滴，又称"泡沫细胞"；PAS 染色：空泡壁呈弱阳性、空泡中心为阴性（图 5-4/ 文末彩插 5-4）；酸性磷酸酶、碱性磷酸酶、过氧化物酶染色均为阴性，脂类（Sudan Ⅲ）染色阳性。

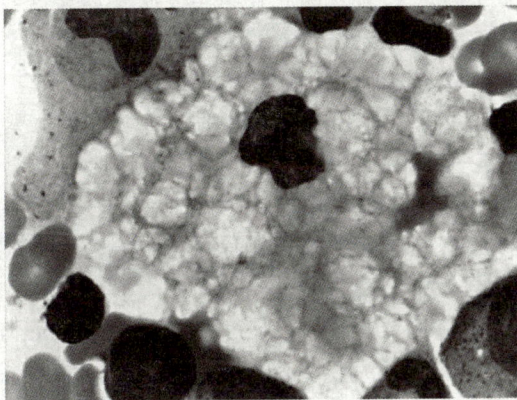

图 5-4　尼曼匹克细胞（瑞特染色 ×1000）

（岳保红）

第五节　造血干细胞移植检验

造血干细胞移植（hematopoietic stem cell transplantation，HSCT）是通过大剂量放化疗预处理，清除受者体内的肿瘤或异常细胞，再将自体或异体造血干细胞移植给受者，使受者重建正常造血及免疫系统，目前广泛应用于恶性血液病、非恶性难治性血液病、遗传性疾病和某些实体瘤的治疗，并获得了较好的疗效。

造血干细胞（hematopoietic stem cell，HSC）具有自我更新能力并能分化为各种血细胞前体细胞，最终生成各种血细胞成分。目前造血干细胞来源主要有三种：从骨髓、脐血和外周血中采集，并分别称为骨髓造血干细胞、脐血造血干细胞以及外周血造血干细胞（peripheral blood stem cells，PBSC）。

一、造血干细胞移植检验流程

（一）造血干细胞计数检验

HSC 的准确计数，对评估骨髓动员效果、判断最佳采集时机、评判采集效果、预测移植效果等有重要意义。

1996 年国际血液治疗与移植工程学会（International Society of Hematotherapy and Graft Engineering，ISHAGE）采纳和推荐由 Sutherland 等创立的一个 HSC 的流式细胞仪计数方法，称为 ISHAGE 方案，该方法简单、快速、灵敏，目前被大多数实验室所采用，在国际上被认为最具准确性和稳定性。

（二）造血干细胞植入状态的检验

知识点 5-13　造血干细胞植入状态的检验

1. 红细胞血型检验　用该方法进行植入判断的前提是在某一红细胞血型系统中，供者与受者的血型不同。移植后若受者表现为供者的血型，与供者的交叉配血实验无反应，则表明 Allo-HSC 已植入。

2. 红细胞同工酶谱检验 应用前提为供受者红细胞同工酶的表型不同,其敏感性较红细胞血型法有所提高,但仍只能分析红细胞系统的植入状态,易受输血情况影响。

3. 血清免疫球蛋白谱检验 由于免疫球蛋白多肽链上氨基酸的不同,各类及各型 Ig 又表现出不同的抗原特异性。为了排除由于输血带来的外源性 Ig 的影响,对免疫球蛋白的同种异型分析通常在最近一次输血 100 天后进行。

4. 性染色体核型分析检验 用常规染色体核型分析检测受者的骨髓或外周血的有核细胞时,若女性受者的第 23 对染色体核型变为 XY 或男性受者的第 23 对染色体核型变为 XX,则表明男性或女性供者的 HSC 已植入。

5. HLA 抗原检验 HLA 系统是人类最复杂的遗传多态性血型系统。移植后如果受者在移植前与供者不相同的某一 HLA 位点转换为与供者相同,则表明成功植入。

(三)嵌合体检验

嵌合体的检测对于预测移植耐受及移植排斥反应的发生、疾病的复发及延长移植物的存活等方面具有重要的指导价值。

1. 限制片段长度多态性检验 限制片段长度多态性(restriction fragment length polymorphisms,RFLP)是一种非常有效的区别供者和受者 DNA 多态性的方法。

2. 高效液相色谱检验 高效液相色谱(high performance liquid chromatography,HPLC)为工具检测 PCR 扩增的短串联重复序列(short tandem repeat,STR)产物,作为移植后植入证据具有高敏感性、高准确性、高重复性以及快速、无污染的优势。

3. 单核苷酸多态性检验 单核苷酸多态性(single nucleotide polymorphism,SNP)指发生在基因组的单个核苷酸的替代,数量巨大、多态性很高,能充分反映个体间的遗传差异,检测灵敏度为 0.01%~0.10%,高于 STR-PCR 检测。

二、造血干细胞移植相关并发症

造血干细胞移植相关并发症主要包括移植物抗宿主病(graft-versus-host disease,GVDH)、多脏器(包括心脏、肾脏、肝脏等)受损、感染以及植入失败等。

(一)移植物抗宿主病检验

GVHD 是造血干细胞移植的主要并发症和造成死亡的重要原因之一,严重时可引起广泛的肠道黏膜和皮肤脱落,对真菌和细菌感染的易感性增高,细菌培养阳性。急性 GVHD(aGVHD)亦可影响造血系统,发生贫血、血小板减少及白细胞降低等。

(二)各脏器毒性检验

1. 心脏毒性 心肌标志物、电解质的检测有助于监测心脏功能。

2. 肝脏毒性 表现为电解质紊乱、胆红素升高,亦可有转氨酶升高。可以动态监测患者肝功能变化。

3. 肾脏及泌尿系统毒性 尿常规示白细胞、红细胞增多,肾功能多异常。

4. 感染 主要靠通过支气管纤维镜及支气管肺泡灌洗液检查,血、痰、大便培养或其他临床及微生物学方法来证明感染的存在。

5. 植入失败 是指最初获得造血重建后再次出现全血细胞减少外,还可通过骨髓穿刺或骨髓活检发现骨髓空虚、增生减低且无粒系、红系及巨核系前体细胞。

(岳保红)

小　结

　　本章主要介绍了白细胞疾病相关检验内容,主要包括急性白血病、骨髓增生异常综合征与增生性肿瘤、成熟淋巴细胞恶性肿瘤、非恶性白细胞疾病检验以及造血干细胞移植相关检验项目,以2016版WHO分型与诊断标准为基础,以临床血液学检验知识为主线,把生物化学、免疫学及分子生物学等与疾病相关的检验内容串联起来,方便学生系统地了解并掌握白细胞疾病检验的理论知识与实验技能,也为临床医生提供了更好的、便捷的服务。

第六章
出血性疾病检验

学习目标与要求

　　掌握　血管性血友病、原发性免疫性血小板减少症、获得性出血性疾病以及易栓症的临床检验特点。

　　熟悉　血管壁的止血与抗血栓功能、血小板的生理功能、血液凝固机制、纤维蛋白（原）降解产物的作用、原发及获得性出血性疾病和易栓症的分类和诊断标准。

　　了解　血管壁和血小板的结构、凝血因子的特性、主要抗凝物质的作用原理、血管性血友病和原发性免疫性血小板减少症的临床表现、获得性出血性疾病和易栓症检验。

第一节　血栓的形成机制

　　生理情况下，机体的凝血与抗凝血系统保持着动态平衡。生理性止血过程分为一期止血（主要涉及血管壁和血小板）、二期止血（主要涉及凝血因子和抗凝血物质）和纤维蛋白溶解（简称纤溶）三个时相。上述的任何一个因素异常都可能引起出血性或血栓性疾病。

一、血管壁的止血作用

（一）血管壁的结构

　　血管壁的结构一般分为内、中、外三层。内膜层由单层内皮细胞和基底膜组成，它们构建起双重屏障以防止血液外渗，内膜层在血管壁的止血作用中发挥了主要作用。中膜层由平滑肌细胞组成，保持血管壁的形状和维持血管壁的弹性。外膜层由疏松结缔组织组成，将血管与周围组织器官分隔开。所有血管都有内膜层和外膜层，大血管或动脉血管的中膜层较厚，小血管较薄，而毛细血管则完全缺如。

（二）血管壁的止血作用

　　1. 收缩反应　血管收缩是血管参与止血最快速的反应。当血管壁受到损伤或刺激时，通过神经和体液的调节，血管立即收缩，可使血流减慢、终止出血。

　　2. 激活血小板　血管壁受损时，内皮细胞合成的血管性血友病因子（von willebrand factor, vWF）介导血小板黏附于内皮下，诱导血小板聚集，形成血小板血栓参与一期止血。

　　3. 激活凝血过程　血管壁受损，内皮细胞合成的组织因子释放入血，内皮下胶原等组织暴露，激活 FⅫ，启动外源、内源凝血途径，参与二期止血。

　　4. 血液凝固的调节作用　正常情况下，血管内皮细胞合成的前列环素（PGI2）、组织纤溶酶原激活物（t-PA）、抗凝血酶Ⅲ（AT-Ⅲ）等对抗血栓形成。

二、血小板的止血作用

（一）血小板的结构

血小板的结构包括血小板表面结构、骨架系统、细胞器以及特殊膜系统。血小板表面结构主要有膜蛋白和膜脂质，膜蛋白的主要成分是糖蛋白（glycoprotein，GP）（表 6-1），膜脂质的基本组分是磷脂。血小板骨架系统由微管、微丝、膜下细丝组成。血小板的细胞器主要由 α- 颗粒、δ- 颗粒（致密颗粒）和 γ- 颗粒（溶酶体）组成。血小板特殊膜系统包括开放和致密管道系统，它们均在维持血小板形态、变形运动、释放反应、伸展和血块收缩中发挥重要作用。

表 6-1　主要血小板膜糖蛋白及其功能特性

名称	CD 名称	分子量	功能特性
GP I a	CD49b	150 000	与 GP II a 形成复合物，是胶原的受体
GP I b	CD42c	170 000	与 GP IX、GPV 形成复合物，是 vWF 的受体，参与血小板黏附，缺乏或减少时血小板黏附功能减退，见于巨大血小板综合征
GP I c	CD49f	140 000	与 GP II 形成复合物，是层素（laminin）的受体
GP II a	CD29	138 000	与 GP I a 和 GP I c 形成复合物，是胶原和层素的受体
GP II b　III a	CD41a	II b1　45 000　III a　90 000	GP II b 与 III a 形成复合物，是纤维蛋白原（Fg）的受体，参与血小板聚集反应，缺乏或减少时血小板聚集功能减退，见于血小板无力症
GP IV	CD36	88 000	是 TSP 的受体
GPV		82 000	和 GP I b、GP IX 构成 vWF 受体 GP I b-V-IX
GP IX	CD42a	17 000	和 GP I b、GPV 形成复合物，构成 vWF 受体
P-selectin		140 000	即 α 颗粒膜糖蛋白（GMP140），血小板活化时，可移行至血小板浆膜上，为血小板活化的标志。

（二）血小板的止血作用

1. 黏附功能　血小板黏附是指血小板黏附于受损的血管内皮及其下组织或其他物质表面的能力。涉及血小板膜表面受体 GP I a/II a、GPIb/IX、GP II b/III a。

2. 聚集功能　血小板与血小板相互黏附在一起称为聚集，涉及血小板膜表面受体 GP II b/III a、血液中的纤维蛋白原和 Ca^{2+}。

3. 释放反应　血小板释放反应是指血小板活化后，使血小板储存于 α、δ 及溶酶体等颗粒中的内容物释放到血小板外的过程。通过测定血浆中血小板内容物 β-TG 和 PF4 的含量，可反映血小板的激活情况。

4. 促凝反应　血小板促凝作用是指血小板与凝血因子反应的过程。血小板活化后，在其磷脂中的 PF_3 表面完成 FX 和因子 FII 的活化。

5. 血块收缩　血小板一旦被激活，其所含的肌动蛋白与肌球蛋白相互作用，使伸出的多个伪足发生向心性收缩，有利于止血与血栓形成。

三、血液凝固机制

（一）凝血因子

凝血因子（coagulable factor）也称凝血蛋白，其中除 Ca^{2+} 外，都是蛋白质，凝血因子特性见表 6-2。

表 6-2 凝血因子特性

因子	蛋白质结构	酶活性	生物半衰期	生成部位	是否依赖维生素K	血浆浓度（mg/L）	BaSO₄吸附血浆中是否存在	血清中有无
I	3对肽链		90h	肝	否	2000～4000	是	无
II	单链	S*	60h	肝	是	200	否	很少
III	单链	辅因子	—	组织细胞内皮细胞单核细胞	否	—	—	—
V	单链	辅因子	12h	肝	否	5～10	是	无
VII	单链	S	4～6h	肝	是	2	否	有
VIII	单链	辅因子	12h	不明	否	<10	是	无
IX	单链	S	24h	肝	是	3～4	否	有
X	双链	S	30～40h	肝	是	6～8	否	有
XI	双链	S	48～84h	肝	否	4	存在，但减少1/3	有
XII	单链	S	48～52h	肝	否	2.9	是	有
PK	单链	S	6.5天	肝	否	5.0～15	存在	有
HMWK	单链	辅因子	3～5天	肝	否	7.0	存在	有
XIII	双链	谷氨酰转肽酶	10天	肝	否	2.5	存在	有

注：*表示丝氨酸蛋白酶，因为酶的活化中心含丝氨酸

（二）凝血机制

血液凝固是指血液由液体状态变为凝胶状态，该过程分为内源凝血途径和外源凝血途径，主要区别在于启动方式和参与的凝血因子不同。两条凝血途径并非独立，而是密切联系，在整个凝血过程中发挥不同的作用（图6-1/文末彩插6-1）。

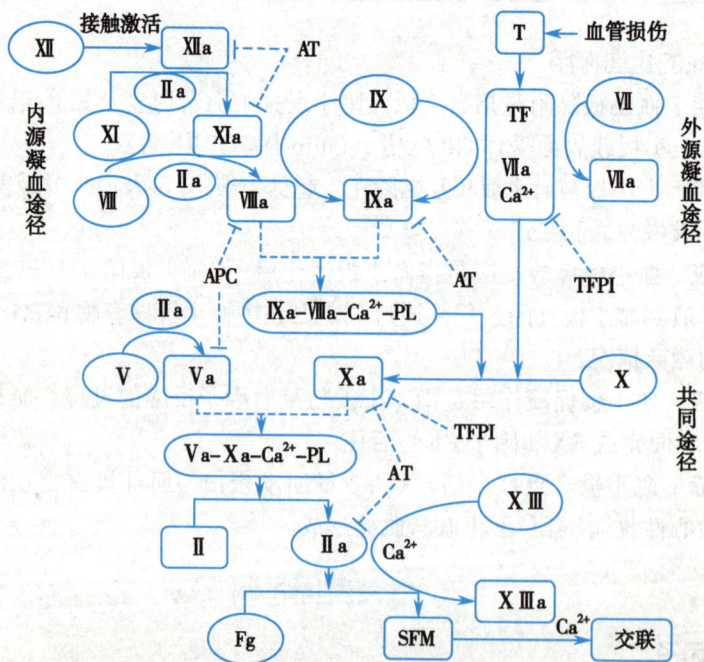

图 6-1 血液凝固过程模式图
虚线表示抗凝作用

1. 内源凝血途径（intrinsic pathway） 是指参与凝血的因子全部来自血液中存在的凝血因子和 Ca^{2+}。血管损伤时，内皮下胶原暴露，FⅫ与之接触而被激活为FⅫa，FⅫa激活FⅪ。在 Ca^{2+} 存在条件下，FⅪ激活FⅨ。FⅨa、FⅧa及PF3在 Ca^{2+} 的参与下形成复合物激活FX。FⅨ同时又能被 TF：Ⅶa 复合物激活，FⅪ也能被凝血酶正反馈激活。显然，内源凝血途径即接触激活在生理性凝血过程中并不起主要作用。

2. 外源凝血途径（extrinsic pathway） 是指参与凝血的因子不完全来自血液中，TF 由各种途径（血管损伤、血液中细胞的释放表达等）进入血液，引起FⅦ的活化，并与之构成复合物，进而激活因子FX，同时又能激活FⅨ来促进内源凝血过程，因此，这是体内凝血的主要途径，也是发生止血血栓病理改变的主要部分。

3. 共同凝血途径 是指从FX的激活到纤维蛋白形成的过程，包括凝血酶原酶（prothrombinase）生成、凝血酶（thrombin）生成及纤维蛋白（fibrin）形成三个阶段。

四、抗凝血系统

抗凝是机体防止血管内形成血栓，保证血液循环正常运行的重要功能，包括细胞抗凝和体液抗凝，其中以体液抗凝最为重要。

（一）抗凝血酶

抗凝血酶（antithrombin，AT）是人体内最重要的抗凝物质，约占血浆生理性抗凝活性的75%，其主要功能是灭活FXa及凝血酶，其抗凝活性与肝素密切相关。

（二）蛋白C系统

蛋白C系统包括蛋白C（protein C，PC）、蛋白S（protein S，PS）、血栓调节蛋白（thrombomodulin，TM）和内皮细胞蛋白C受体（endothelial protein C receptor，EPCR）。PC、PS由肝脏产生，均为依赖维生素K的蛋白质。TM和EPCR由内皮细胞产生并表达。凝血酶与TM以 1:1 形成复合物，裂解PC，形成活化的PC（APC），APC以PS为辅助因子，通过灭活FV及FⅧ而发挥抗凝作用。

（三）组织因子途径抑制物

组织因子途径抑制物（tissue factor pathway inhibitor，TFPI）主要由血管内皮细胞、血小板、巨噬细胞等合成分泌。TFPI可以直接抑制FXa，也可以抑制TF/Ⅶa复合物，从而对组织因子凝血途径发挥重要的调控作用。

五、纤维蛋白溶解系统

纤维蛋白溶解系统（fibrinolytic system）简称纤溶系统，其主要作用是溶解沉积在血管内外的纤维蛋白，维持血管通畅。

（一）纤溶系统的组成

纤溶系统主要由纤溶酶（原）及其激活剂、纤溶酶及其激活剂的抑制物等组成。

纤溶酶原（plasminogen，PLG）和纤溶酶（plasmin，PL）：PLG在肝脏合成，以无活性酶原的形式存在于血液。PLG在纤溶酶原激活物的作用下，激活成纤溶酶。组织纤溶酶原激活物（tissue plasminogen activator，t-PA）由内皮细胞合成，是人体内主要的纤溶酶原激活剂。尿激酶样纤溶酶原激活物（urokinase-like plasminogen activator，u-PA）主要由泌尿生殖系统上皮细胞产生，其作用不依赖于纤维蛋白。纤溶抑制物主要包括纤溶酶原激活物抑制剂（PAI）、α2-纤溶酶抑制剂（α2-PI）、α1-抗胰蛋白酶（α1-AT）、α2-抗纤溶酶（α2-AP）等数种，有抑制t-PA、纤溶酶等作用。

（二）纤维蛋白的溶解机制

纤溶酶原激活途径有内激活途径、外激活途径和外源激活途径。内激活途径指血液循环中内源凝血途径中的某些因子，如因子ⅩⅡa、K等能激活纤溶酶原形成纤溶酶（继发性纤溶的理论基础）。外激活途径指体内合成的某些激活物，如t-PA、u-PA等进入循环，激活纤溶酶原形成纤溶酶（原发性纤溶的理论基础）。外源激活途径指外源性药物，如链激酶（SK）、尿激酶（UK）等应用于体内，激活纤溶酶原形成纤溶酶（溶栓治疗的基础）。

纤溶酶作用于纤维蛋白（原），使之降解为小分子多肽A，B，C及一系列碎片，称之为纤维蛋白（原）降解产物（FDP），纤溶过程见图6-2。

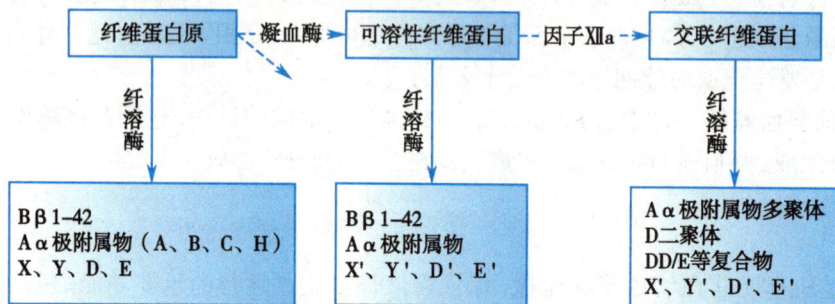

图6-2　纤维蛋白（原）降解产物

（李海燕）

第二节　原发性出血性疾病检验

出血性疾病是指正常止、凝血，纤维蛋白溶解（纤溶）系统功能障碍或失常所致，以出血为主要表现的疾病。原发性出血疾病主要有血友病（在二十四章"遗传性疾病检验"中介绍）、血管性血友病、原发性免疫性血小板减少症、遗传性因子ⅩⅢ缺乏症等疾病，本节讨论其主要疾病的分类、诊断标准和临床检验等。

一、血管性血友病

血管性血友病（von willebrand disease，vWD）是常见的遗传性出血性疾病之一，由于患者体内*vWF*基因缺陷造成血浆中vWF数量减少或质量异常所致。由于vWF大多聚体的缺陷，使一期止血反应中血小板对受损血管壁的黏附发生障碍，又由于vWF大和小多聚体的异常，致使因子Ⅷ:C的活性减低。患者在临床表现上有较大的异质性，以皮肤黏膜出血为主要特征，但轻型患者可无自发性出血，仅在外伤后出现出血难止。重症者除自发性皮肤黏膜出血外，可发生关节、肌肉出血或内脏出血。

（一）血管性血友病的分类与诊断标准

根据遗传方式，临床表现和实验检测结果可将血管性血友病分为3型：

①1型：为常染色体显性遗传，主要是由于vWF合成减少所致，其结构基本正常。

②2型：多为常染色体显性遗传，临床有轻度到中度的皮肤和黏膜出血倾向，主要由于vWF的结构与功能缺陷所致。又分为2A亚型（缺乏高分子和中分子多聚物）；2B亚型（缺乏高分子多聚物，但与血小板GPⅠb结合增高）；2M亚型（血小板黏附活性降低，但vWF多聚物正常）；2N亚型（多聚体正常，但与Ⅷ因子亲和力降低，导致Ⅷ因子活性显著减少）。

③3型：为常染色体隐性遗传，患者多为纯合子或双重杂合子，临床出血严重。主要是由于vWF的抗原和活性均极度减低或缺如所致。

vWD诊断依赖临床表现和全面的实验室检查，2012年中华医学会血液学分会制定了本病的专家共识：

1. 有或无家族史,有家族史者符合常染色体显性或隐性遗传规律。

2. 有自发性出血或外伤、手术后出血增多史,并符合 vWD 临床表现特征。

3. 血浆 vWF:Ag<30% 和(或)vWF:RCo<30%,FⅧ:C<30% 见于 2N 型和 3 型 VWD。

4. 排除血友病、获得性 vWD、血小板型 vWD、遗传性血小板病等。

vWD 分型诊断参见表 6-3。

表 6-3　vWD 特征、分型与检验结果

vWD	遗传方式	出血倾向	vWF:Ag	vWF:Rco	FⅧ:C	vWF:Rco/ vWF:Ag	RIPA	vWF 多聚体
1 型	常染色体显性	轻、中度	↓	↓	↓	正常	↓或 正常	正常
2A 亚型	常染色体显性 或常染色体隐性	多中度,个 体差异大	↓或正常	↓	↓或正常	↓或正常	↓	缺乏大、 中分子多 聚体
2B 亚型	常染色体显性	多中度,个 体差异大	↓或正常	↓或正常	↓或正常	↑	缺乏大分 子多聚体
2M 亚型 (multimer)	常染色体显性 或常染色体隐性	多中度,个 体差异大	↓或正常	↓或正常	↓或正常	正常
2N 亚型 (Normandy)	多为常染色体 隐性	多中度,个 体差异大	多正常	多正常	显著 减低	正常	多正 常	正常
3 型	常染色体隐性 或共显性	重度	缺如	缺如	显著 减低	—	缺如	无

注:vWF:Ag:vWF 抗原(参考区间≥30%～200%;缺如指＜3%);vWF:RCo:vWF 瑞斯托霉素辅因子(参考区间: ≥30%;缺如指＜3%);FⅧ:C:因子Ⅷ活性(参考区间:60%～160%);vWF:RCo/vWF:Ag:参考区间:＞0.5～0.7;RIPA:瑞 斯托霉素诱导的血小板聚集(参考区间:50%～80%);一:无参考意义

(二)血管性血友病检验

知识点 6-1　血管性血友病检验

vWD 的 vWF:Ag 定量测定、vWF:Rco 测定、瑞斯托霉素诱导的血小板聚集反应、vWF 多聚物分析、FⅧ结合试验。

1. 出血时间测定　出血时间延长是诊断 vWD 的重要标准之一。在 3 型和大部分 2 型 vWD,出血时间均有明显延长,而在 1 型 vWD 因 vWF 数量减少程度不同而变异较大,出血时间可以正常或接近正常。

2. 活化部分的凝血激酶时间和因子Ⅷ:C 测定　vWD 患者常有凝血激酶时间(APTT)延长和因子Ⅷ:C 缺乏,一般介于 10%～40%,异常率可达 70% 左右,APTT 正常不能排除本病的诊断。3 型患者Ⅷ:C 及Ⅷ:Ag 下降可达 3%～5%,而一些 2 型患者 FⅧ含量可以正常。

3. vWF:Ag 定量测定　多数患者 vWF:Ag 减低,是诊断 vWD 的重要指标。1 型患者为中度降低,而重型 vWD 患者的 vWF:Ag 量极低或缺如。vWD 的 vWF:Ag 异常率为 40% 左右。鉴于 vWF:Ag 变异系数较大,因而在临床实际工作中建议进行重复检测。

4. vWF:Rco 测定　用新鲜或甲醛固定健康人的血小板,加上待检血浆和瑞斯托霉素可定量测定血浆瑞斯托霉素辅因子(vWF:Rco)。参考范围为 500～1500U/L。大多数 vWD 患者 vWF:Rco 降低,异常率可达 5%。由于 vWF:Rco 变异系数较大,因而在临床实际工作中进行重复检测很有必要。

5. 瑞斯托霉素诱导的血小板聚集反应(RIPA)　是检测 vWF 功能活性较敏感的筛选试验,大部分 vWD 患者 RIPA 减低或缺如。

6. vWF 多聚物分析　此检测对 vWD 分型诊断有重要意义。目前大多采用 SDS- 凝胶

笔记

电泳分析。一般1型患者多聚体数量和结构均正常，2型（2A，2B型）vWD患者缺乏高分子多聚物区带，3型患者多聚体缺如或仅存在少量。

7. vWF胶原结合实验（vWF:CB）　本试验主要检测患者血浆中vWF与Ⅲ型胶原的结合能力。试验中高分子量vWF多聚体可优先与胶原结合，因此本试验也是一个vWF的功能检测试验，并有助于1型与2型vWD（特别是2A型）的分型诊断。

8. FⅧ结合试验　本试验是2N型vWD的确诊试验，用酶联法检测患者血浆中vWF与因子Ⅷ的结合能力，2N型患者结合力降低。

9. *vWF*基因检测　是确定vWF亚型最特异的方法。3型表现出大段缺失突变，其他亚型为多点突变。2N型突变发生在Ⅷ因子结合部位的编码区。由于*vWD*基因突变的复杂性，目前在vWD的诊断中不常规进行*vWF*基因突变检测。

vWD实验室检查分三个步骤进行。筛选试验可检测出血时间、血小板计数、活化部分凝血活酶时间（APTT），对可疑vWD患者进行进一步诊断试验。vWD诊断试验推荐进行血浆vWF抗原（vWF:Ag）、血浆vWF瑞斯托霉素辅因子活性（vWF:RCo）、血浆FⅧ凝血活性（FⅧ:C）测定以确诊。对vWD患者需进行分型诊断试验如vWF胶原结合试验（vWF:CB）、瑞斯托霉素诱导的血小板聚集反应（RIPA）、vWF多聚物分析以准确分型。

二、原发免疫性血小板减少症

曾称特发性血小板减少性紫癜（idiopathic thrombocytopenic purpura, ITP）是一种因免疫机制使血小板破坏增多造成的疾病。儿童患者（急性型）多是由于病毒抗原激发体内合成抗体，抗体附于血小板表面并致敏血小板，后者再被单核 - 吞噬细胞破坏。成人患者（慢性型）多是由于体内产生原因不明的血小板抗体，该抗体与GpⅡb/Ⅲa、GPⅠb等结合，致使血小板在单核 - 巨噬细胞（如脾）中过多，过快地破坏，引起血小板减少。

（一）原发性免疫性血小板减少症的分类与诊断标准

临床上分为急性和慢性两型：

①急性型：典型病例见于3～7岁婴儿，紫癜出现前1～3周常有上呼吸道感染史。起病急骤，常伴发热、皮肤紫癜、黏膜出血和内脏（胃肠道、泌尿道）出血等，少数病例可发生颅内出血。病程呈自限性，多数病例在半年内自愈。

②慢性型：多数见于青壮年，以女性为多见。常无诱因，起病缓慢，出血以皮肤、黏膜和经量过多为主，脾不大或稍大，病程长达一至数年，且反复发作（表6-4）。

表6-4　急性ITP和慢性ITP鉴别表

	急性型	慢性型
主要发病年龄	2～6岁小儿	成人，20～40岁
性别差异	无	男：女为1：3
发病前感染史	1～3周前常有感染史	常无
起病	急	缓慢
口腔与舌黏膜出血	严重时有	一般无
病程	2～6周，最长6个月	数月至数年
自发性缓解	80%自限	少见，常反复发作
血小板计数	常$<20\times10^9$/L	$(30\sim80)\times10^9$/L
嗜酸性粒细胞计数增多	常见	少见
淋巴细胞增多	常见	少见
骨髓中巨核细胞	正常或增多，不成熟型	正常或明显增多，但产生血小板的巨核细胞减少或缺如

临床上一般将出血症状、血小板减少、出血时间延长、体检脾脏不肿大、骨髓巨核细胞增多伴成熟障碍、抗血小板抗体增高、排除继发性血小板减少为本病的主要诊断标准。2009年中华医学会血液学分会制定了本病的专家共识：

1. 至少2次检验血小板数量减少，血细胞形态无异常。

2. 脾脏一般不增大。

3. 骨髓检查巨核细胞增多或正常，有成熟障碍。

4. 须排除其他继发性血小板减少症，如假性血小板减少、先天性血小板减少、自身免疫性疾病、甲状腺疾病、药物诱导的血小板减少、同种免疫性血小板减少、淋巴系统增殖性疾病、骨髓增生异常（再生障碍性贫血、骨髓增生异常综合征）、恶性血液病、慢性肝病脾功能亢进、血小板消耗性减少、妊娠血小板减少以及感染所致的继发性血小板减少等。

（二）原发性免疫性血小板减少症检验

知识点 6-2 原发性免疫性血小板减少症检验

ITP 的血象、骨髓象、血小板膜糖蛋白特异性自身抗体检测。

1. 血象检验 血小板明显减少，急性型较慢性型减少显著。血小板形态可有改变，如体积增大、形态特殊、颗粒减少、染色过深等。出血时间延长，血块退缩不良，束臂试验阳性。除严重出血外，一般无明显贫血及白细胞减少。

2. 血小板功能检测 本病患者血小板黏附功能检测常减低；血小板聚集功能检测对 ADP、胶原、凝血酶或肾上腺素诱导的聚集反应可表现为增强或减弱；PF_3 活性检测减低。

3. 骨髓检验 急性型骨髓巨核细胞常明显增多，以幼稚型巨核细胞增多明显，细胞质中颗粒减少，嗜碱性较强，产生血小板的巨核细胞明显减少或缺乏，胞质中出现空泡、变性。慢性型骨髓巨核细胞数正常或增多，以颗粒型增多为主，产板型巨核细胞明显减少或缺如；在少数病程较长的难治性 ITP 患者，骨髓中巨核细胞数可减少。

4. 血小板膜糖蛋白特异性自身抗体检验 目前多推荐采用单克隆抗体特异性俘获血小板抗原试验（monoclonal antibody immobilization of platelet antigen assay，MAIPA），它可以直接检测抗血小板膜糖蛋白 GPⅡb/Ⅲa、GPⅠb/Ⅸ 等特异性自身抗体，并能够区分免疫性与非免疫性血小板减少，敏感性及特异性均较高，有助于 ITP 诊断。而血小板表面相关抗体（PAIgG、PAIgM、PAIgA 和 PAC3）的测定，虽然敏感性高，但特异性差，不推荐采用。

5. 其他指标检验 包括网织血小板（RP）、血小板生成素（TPO）、血小板微颗粒（PMP）的检测等。RP 代表新生血小板，同时检测 RP 和 TPO 可鉴别血小板减少的原因。ITP 患者因血小板破坏增多，巨核细胞代偿性增多，TPO 水平无明显升高，而 RP 百分率明显增高。再障患者，巨核细胞和血小板均减少，血清 TPO 水平升高，RP 显著降低。ITP 患者出现 PMP 增高伴有大血小板者，提示止血功能较好，出血倾向减少。

（李海燕）

第三节 获得性出血性疾病检验

一、过敏性紫癜

过敏性紫癜（allergic purpura）主要由于机体对某些致敏物质（过敏原）发生变态反应而引起全身性毛细血管壁的通透性和（或）脆性增加，导致以皮肤和黏膜出血为主要表现的临床综合征，也称许兰-亨诺综合征（Schonlein-Henoch syndrome）。好发于儿童和青年，20岁以前的发病率占本病的80%以上。本症是一种变态反应性出血性疾病，这些过敏原通过以下两种变态反应引起血管病变：①速发型变态反应；②抗原抗体复合物。

（一）过敏性紫癜的分类以及诊断标准

1. 过敏性紫癜的分类　①单纯型过敏性紫癜；②腹型过敏性紫癜（henoch purpura）；③关节型过敏性紫癜（schonlein purpura）；④肾型过敏性紫癜；⑤混合型过敏性紫癜：皮肤紫癜合并上述两种以上临床表现。

2. 过敏性紫癜的诊断标准

（1）发病前1~3周常有上呼吸道感染史。

（2）四肢紫癜常对称分布，特别以下肢为主，可伴荨麻疹或水肿、多形性红斑。

（3）咽痛、上呼吸道感染及全身不适等症状。在紫癜出现前后，可伴有腹部绞痛、关节肿痛、血尿、便血及水肿等症状。

（4）束臂试验可能阳性，血小板计数、凝血象及骨髓检查等均正常。病变部位血管周围显示有 IgA 或 C3 沉着。

（5）实验室检查显示血小板计数正常，血小板功能和凝血时间正常。组织学检查显示受累部分皮肤真皮层的小血管周围中性粒细胞聚集，血管壁有灶性纤维样坏死，上皮细胞增生以及红细胞渗出管外。

（二）过敏性紫癜检验

知识点 6-3　过敏性紫癜的检验

1. 临床检验

①血常规：白细胞计数正常或轻度升高，伴感染时可增高，合并寄生虫感染者嗜酸性粒细胞可增高，红细胞和血红蛋白一般正常或轻度降低，合并内脏出血者可呈中度失血性贫血，血小板计数多数正常。大部分病例红细胞沉降率增高，抗链球菌溶血素"O"可增高，黏蛋白大多正常。

②尿常规：取决于肾脏受累程度，若伴发肾炎时，血尿和蛋白尿极为常见，偶尔可见管型尿。

③便常规：大便可找到寄生虫或虫卵，胃肠受累时大便隐血可阳性。

2. 生化检验　在严重肾型病例，Urea 及 Cr 增高。

3. 凝血系统检测　30%~50% 病例束臂试验阳性。其他检测如出血时间、凝血时间、血小板计数和血块收缩等均在参考区间。

4. 免疫学检验　约 50% 病例的血清 IgG 和 IgA 增高。有些病例 IgE 增高，但以 IgA 增高为明显，临床无特异性。血清循环免疫复合物（CIC）增高。

5. 皮肤或肾脏活检　行皮肤、肾脏组织病理学和电子显微镜检查对非典型病例具有重要诊断价值。

总体讲，实验室检验对诊断本症缺乏敏感性和特异性。

二、肝病所致的凝血障碍

肝脏在止凝血过程中起着重要作用，由于多重原因急性和慢性肝脏疾病（简称肝病）常常发生凝血功能障碍：血液凝固和抑制因子合成减少、活化因子清除率降低、血小板数量不足和质量缺陷、纤溶亢进并且加速了血管凝血。重者可伴发弥散性血管内凝血（disseminated intravascular coagulation，DIC）并危及生命。

（一）肝病所致凝血障碍的发病机制

1. 凝血因子和抗凝蛋白合成减少　当肝细胞受损或坏死时，肝细胞合成凝血因子（除 Ca^{2+} 和组织因子外的其他凝血因子）和抗凝蛋白（抗凝血酶、肝素辅因子Ⅱ、蛋白 C、蛋白 S 等）的能力减低，这些因子或蛋白的血浆水平降低，导致凝血和抗凝机制紊乱。

2. 凝血因子和抗凝蛋白消耗增多　肝病常并发原发性纤溶或 DIC，此时血浆中纤溶酶水平增高,纤溶酶不仅可以水解纤维蛋白(原),而且可以水解多个凝血因子(因子Ⅶ、Ⅸ、Ⅹ、Ⅺ、Ⅻn),同时也消耗了大量抗凝蛋白。因此,这些因子或蛋白的血浆水平进一步降低。

3. 异常抗凝物质和血 FDP 增多 肝病时,肝细胞合成肝素酶的能力减低,使类肝素抗凝物质不能及时被灭活而在循环血液中积累。此外,高纤溶酶血症致使纤维蛋白(原)降解,产生的 FDP 水平增高。FDP 具有抗凝血作用。

4. 血小板减少及其功能障碍 在肝炎病毒损伤骨髓造血干/祖细胞、脾功能亢进和免疫复合物等因素的作用下,抑制了血小板的生成和血小板黏附、聚集和释放等功能,致使患者血小板数减少,寿命缩短及其功能低下。

(二)肝病所致凝血障碍的检验

知识点 6-4 主要肝病相关的检验指标

凝血系统、凝血因子、纤溶系统以及血小板试验的检验

肝病时血栓与止血的检验结果见表6-5。

表6-5 主要肝病相关检验指标[**]

	急性肝炎	慢性肝炎	重症肝炎	肝硬化	原发性肝癌	肝叶切除
凝血系统						
APTT	N/↑	↑	↑↑	↑/N	↑	↑
PT	N/↑	↑	↑↑	↑/N	↑	↑
TT	N/↑	↑	↑↑	↑/N	↑↑	↑
HPT	N/↓	↓	↓↓	↓	↓	↓
凝血因子						
VKD 因子活性*	N	↓/↓↓	↓↓	↓↓	↓/不定	
Fg 和 FⅤ:C	N/↑	N/↓	↓	↓/↓↓	↓/不定	
FⅧ:C	N/↑	↑/N	↑↑	↑↑	↑↑	↑↑
vWF:Ag	↑	↑	↑↑	↑↑	↑↑	↑↑
抗凝系统						
AT	N/↓	↓	↓↓	↓	↑/N	↓
PC 和 PS	N/↓	↓	↓↓	↓↓	↓/N	
类肝素物质	N	N/↑	↑↑	↑	↑	
HC-Ⅱ	N/↓	↓	↓↓	↓	↓	
纤溶系统						
ELT	N	N/↓	不定	↓	不定	↓
t-PA	↑	↑	↑↑	↑↑	↑	↓
PAI	↓	↓	↓↓	↓↓	↓	↑
PLG	N	↓	↓↓	↓↓	↓	
FDP	N/↑	N/↑	↑↑	↑↑	↑	↑
D-D	N/↑	↑	↑	↑	↑	↑/N
血小板检验						
BPC	N	N/↓	↓	↓	不定	↓
血小板功能	N/↓	↓/N	↓	↓/N	↓/N	N
膜糖蛋白	N	↓	↓	↓	N	N
BT	N	N	↑	↑	N	N

注:**,大致的结果;*依赖维生素 K 凝血因子;↑增高或延长;↑↑,明显增高或延长;↓,降低或缩短;↓↓,明显降低或缩短;N,正常;HC-Ⅱ,肝素辅助因子Ⅱ

（三）肝病所致凝血障碍的诊断标准

观察肝病病情和判断肝病预后有价值的指标是：①因子ⅦC减低，先于肝功能异常，可作为肝病早期诊断的指标之一；②Fg和因子V:C减低，反映肝病严重，或进入肝硬化；③异常凝血酶原增高是诊断原发性肝癌的参考指标之一；④因子Ⅷ:C和vWF水平愈增高，反映肝病愈严重，因子Ⅷ:C降低提示肝病并发DIC；⑤因子ⅩⅢ:Ag、AT的水平低于35%或PLG的水平低于20%时提示预后不佳；⑥肝病时常呈多个凝血因子的联合异常，故需综合分析。但上述指标的异常并不表明一定发生临床出血。

三、维生素K缺乏症

维生素K缺乏症（vitamin K deficiency），又称获得性凝血酶原减低症，是由于维生素K缺乏所引起的依赖维生素K的凝血因子Ⅱ、Ⅶ、Ⅸ、Ⅹ缺乏所致的一系列症状，称为维生素K缺乏症。本症常有明确的原因，且呈很多个凝血因子联合缺乏，故临床上除了原发病的表现外，还有皮肤、黏膜和内脏的出血倾向并伴有浅表的皮肤紫癜和瘀斑、齿龈渗血、黑粪和创面术后渗血等。

（一）维生素K缺乏症的发病机制及诊断标准

1. 发病机制　①维生素K吸收不良；②肠道细菌合成维生素K减少；③依赖维生素K的凝血因子活性降低；④新生儿出血症：由于其肝脏功能尚未发育完善，不能合成正常依赖维生素K的凝血因子。

2. 维生素K缺乏症的诊断标准　①有鼠药接触史或有基础疾病；②临床有皮肤、黏膜及内脏出血表现；③APTT和PT明显延长；④除外严重肝病、口服香豆素类药物过量、弥散性血管内凝血和遗传性凝血功能异常病史；⑤补充维生素K_1或血浆治疗有效。

（二）维生素K缺乏症检验

知识点6-5　维生素K缺乏症检验

1. 筛查试验

（1）凝血激酶时间：内源性凝血系统因子合成障碍，可以造成APTT不同程度的延长。

（2）PT：维生素K缺乏时，可以造成PT不同程度的延长。

（3）肝促凝血活酶试验：肝促凝血活酶试验（HPT）是反映FⅡ、Ⅶ、Ⅹ血浆水平的试验。维生素K缺乏时，可以造成HPT不同程度的延长。但依赖维生素K的凝血因子活性须下降到健康人30%～35%以下才有可能出现APTT和PT的延长。

2. 确诊试验

（1）维生素K依赖的凝血因子活性降低：如FⅡ:C、FⅦ:C、FⅨ:C和FⅩ:C均小于50%，蛋白C和蛋白S活性均小于40%。

（2）血浆维生素K浓度测定：成人<100ng/L，脐血<50ng/L。

（3）其他试验：血浆非羟基化异常，依维生素K因子水平增高，尿Gla水平降低（常<25μmol/24h尿）。

3. 维生素K纠正试验　肌内注射维生素K1 10～20mg后3～6小时，PT明显缩短，或依维生素K因子水平提高用药前30%以上，提示系维生素K缺乏导致依维生素K因子缺乏。

4. 鉴别试验

（1）遗传性单一依维生素K因子缺乏症：多见新生儿出血，多呈单一依维生素K因子缺乏，或有家族史，基因检验可发现突变的基因。

（2）获得性单一依维生素K因子：FⅡ:C、FⅦ:C、FⅨ:C、FⅩ:C多见于免疫性疾病、肾病综合征、恶性肿瘤、淋巴细胞增殖性疾病，可由于特异性抗依维生素K因子抗体产生所致。

四、病理性抗凝物质增多

循环中的病理性抗凝物质是指直接抑制某一特异性凝血因子及其凝血反应，或与凝血因子非活性部位结合使其清除率增加；或针对多种凝血因子及不同凝血阶段、途径的获得性凝血因子抑制物。这些物质包括：①非特异性凝血因子抑制；②特异性凝血因子抑制物。多为遗传性凝血因子缺乏症患者输注血制品后出现的抗体，称同种（异体）抗体；既往无凝血功能异常的患者所出现的抗体是一种自身抗体。

（一）病理性抗凝物质增多的分类

1. 肝素样抗凝物质增多　肝素样抗凝物质具有葡胺聚糖的理化性质，可以加速抗凝血酶对多个活化凝血因子的灭活。

2. 狼疮样抗凝物质增多　狼疮样抗凝物质（lupus like anticoagulant，LA）是一种免疫球蛋白，多为 IgG，少数为 IgM 或两者的复合物，其主要通过结合磷脂复合物及抑制磷脂表面发生的凝血反应来干扰依赖磷脂的凝血过程起抗凝作用。

3. 凝血因子Ⅷ抑制剂　HA 患者接受含有 FⅧ的血制品替代治疗后产生的特异性抑制或灭活 FⅧ促凝活性的抗体，发生率占 HA 的 10%～20%。近些年发现该抑制物产生与 *F*Ⅷ基因突变有关，基因突变可成为临床预测抑制物发生的危险因素之一。重型 HA 患者由于体内基本无 FⅧ凝血蛋白的合成与分泌，替代治疗采用的 FⅧ制品则成为异体抗原，诱导免疫反应，产生同种免疫抗体。

非 HA 患者产生的 FⅧ抑制物是一种自身抗体（或称获得性血友病），由于体内多种抗体与 FⅧ有交叉反应性而产生。此类抗体发生率为 1/100 万，男女患病率均等，可自行消失，多在 60 岁以后发病，50% 伴有自身免疫性疾病。

（二）病理性抗凝物质增多的检验

知识点 6-6　**肝素样抗凝物、狼疮样抗凝物、凝血因子Ⅷ抑制物的检验**

1. 肝素样抗凝物的检验

（1）筛查试验：①PT、APTT 延长；蛇毒或爬虫酶时间正常或轻度延长；②TT 显著延长，不被正常血浆纠正，但可被甲苯胺或鱼精蛋白纠正。

（2）诊断试验：血浆肝素水平提高。

（3）鉴别试验：需与 Fg 减少，纤维蛋白降解产物（fibrin degradation products，FDP）或 D- 二聚体增高引起的 TT 延长作鉴别。

2. 狼疮样抗凝物的检验

（1）筛选试验：依赖磷脂的凝血筛选试验延长〔APTT、高岭土凝血时间（kaolin clotting time，KCT）、稀释的蝰蛇毒试验（dilute russell viper venom time，dRVVT）、稀释的凝血酶原时间〕，由于抗体的异质性，且针对不同的抗原，因此应选用多种试验证实。

（2）纠正试验：加入等量正常的乏血小板混合血浆不能纠正筛选试验的异常结果；补充外源磷脂能缩短或纠正延长的筛选试验。

（3）确诊试验：狼疮样抗凝物质检测。

（4）排除其他抗凝物质存在：如 FV，FⅧ抑制物和肝素等。

3. 凝血因子Ⅷ抑制物的检验

（1）筛选试验：PT、TT 正常；APTT 延长且不被正常血浆纠正，FⅧ:C 水平随孵育时间的延长呈进行性下降。

（2）纠正试验：证明存在时间依赖性的抑制物存在，即延长的 APTT 不能被等量正常血浆纠正；FⅧ:C 水平减少，且随孵育时间的延长呈进行性下降。

（3）确诊试验：FⅧ抑制物滴度测定：①Bethesda 法；②Nijmegen 改良法；③ELISA 法。

4. 鉴别试验

（1）获得性血友病 A：多成年发病，很少关节畸形，既往无出血史，无阳性家族史，男女均可发病；可以通过 APTT 延长的纠正试验或 Bethesda 法 /Nijmegen 法因子Ⅷ抑制物检测加以鉴别。

（2）LA：延长的 APTT 不能被正常血浆纠正，而补充外源磷脂则能缩短或纠正延长的 APTT，提示有 LA 存在。应进一步通过各种依赖磷脂的试验：dRVVT、组织凝血活酶抑制试验、KCT 延长予以证实，临床很少表现出血，易发生血栓。

（3）血友病 B 或其他先天凝血因子缺陷症或获得性凝血因子抗体：通过测定相关因子活性和相应抗体可鉴别。

五、弥散性血管内凝血

弥散性血管内凝血（disseminated intravascular coagulation，DIC）是由多种病因引起的血栓与止血改变的复杂病理过程。致病因素引起体内凝血系统激活，血小板活化，病理性凝血酶生成，纤维蛋白在微血管沉积，形成广泛性微血栓。在此过程中，消耗了大量血小板和凝血因子，使凝血活性降低。同时，通过内激活途径引发继发性纤溶亢进。因此出现了微血栓病性凝血障碍和出血症状。

（一）弥散性血管内凝血的发病机制及临床表现

1. 发病机制　①组织损伤，感染、大型手术严重或广泛创伤等因素导致 TF 或组织因子类物质释放入血，致使外源性凝血系统激活。蛇毒等外源性物质亦可激活此途径，或直接激活 FX 及凝血酶原；②感染、炎症及变态反应、缺氧等引起血管内皮损伤，导致 FⅫ激活及 TF 的释放，启动外源或内源性凝血系统；③血小板活化，各种炎症反应、药物、缺氧等可致血小板损伤，加速凝血反应；④纤溶系统激活，上述致病因素亦可同时通过直接或间接方式激活纤溶系统，致凝血 - 纤溶系统失调进一步加重。

2. 临床表现　除原发疾病临床表现外，尚有：①广泛性出血、注射部位和手术创面渗血难止，大片状皮肤瘀斑和血肿，以及广泛性黏膜和内脏出血；②微循环衰竭、休克或血压降低；③微血栓栓塞；④微血管病性溶血性贫血。DIC 的病理生理过程包括四个阶段：凝血激活的高凝阶段、弥散性血管内凝血的代偿阶段、凝血因子大量消耗的失代偿阶段和继发性纤溶的出血阶段。

（二）DIC 检验及诊断标准

知识点 6-7　DIC 的凝血系统检验以及分子标记物检验

1. 凝血系统检验（表 6-6）

表 6-6　DIC 筛选试验

试验	敏感性（%）	特异性（%）	诊断效率（%）	阳性预测值（%）	阴性预测值（%）	异常标准
PLT	82.7	43.9	59.6	49.7	79.1	$<100\times10^9$/L
Fg	38.0	77.0	60.2	55.6	62.1	<1.5g/L
PT	75.6	58.3	65.0	53.4	79.1	延长 > 对照 3s
APTT	91.0	42.0	57.0			延长 > 对照 10s
TT	83.0	60.0	70.0			延长 > 对照 3s
FDP	91.8	63.0	75.4	64.5	91.6	>10μg/L
D-D	80.4	70.6	75.1	69.7	81.1	>0.50μg/L
3P	37.2	85.7	65.9	64.3	66.4	阳性

TT，凝血酶时间；3P，血浆鱼精蛋白副凝实验

2. 分子标记物检验（表6-7）

表6-7 DIC 的分子标志物检验

试验	敏感性（%）	特异性（%）	诊断效率（%）	阳性预测值（%）	阴性预测值（%）	异常标准
SMFC	87.1	84.2	95.8	87.5	83.6	>65mg/L
AT:A	83.0	48.5	65.9	62.0	75.0	<75%
TAT	75.4	68.7	73.0	76.8	68.0	>4.0μg/L
PAP	63.8	73.4	68.1	75.1	61.9	>800μg/L

TAT,凝血酶-抗凝血酶复合物检测；PAP,纤溶酶-抗纤溶酶复合物检测；SMFC,可溶性纤维蛋白复合物检测；AT:A,抗凝血酶活性

3. 我国的一般诊断标准

（1）存在易于引起 DIC 的基础疾病：如感染、病理产科、恶性肿瘤、创伤（手术）肝病。

（2）有下列两项以上的临床表现：①多发性出血倾向；②不易因原发病解释的微循环衰竭或休克；③多发性微血管栓塞症状、体征,如皮肤、皮下、黏膜栓塞坏死及早期出现肾、肺、脑等脏器功能不全；④抗凝治疗有效。

（3）我国基层医疗单位 DIC 诊断标准（1998）：同时有下列三项以上异常：①血小板<$100×10^9$/L 或进行性下降；②血浆纤维蛋白原含量<1.5g/L 或进行性下降,或>4g/L,白血病及其他恶性肿瘤<1.8g/L,肝病<1.0g/L；③3P 试验阳性或血浆 FDP>20mg/L,肝病 FDP>60mg/L,或 D-二聚体水平升高或阳性；④PT 缩短或延长 3 秒以上,肝病延长 5 秒以上,或 APTT 缩短或延长 10 秒以上；⑤外周血涂片破坏或异常红细胞>10%；⑥红细胞沉降率（erythrocyte sedimentation rate,ESR）<15mm/L。

（4）疑难或特殊患者：可考虑 AT:A、F Ⅷ:C 及凝血、纤溶、血小板活化分子标志物的测定。

4. 肝病合并 DIC 实验诊断标准 ①PLT<$50×10^9$/L 或有两项以上血小板产物（β-TG、PF_4、TXB_2、P-选择素）升高；②Fg<1.0g/L；③F Ⅷ:C<50%（必备）；④PT 延长>5 秒或动态变化；⑤3P 试验（+）或 FDP>60μg/L 或 D-二聚体水平升高。

5. 白血病合并 DIC 实验诊断标准 ①PLT<$50×10^9$/L 或进行性减低,或血小板产物水平升高；②Fg<1.8g/L；③3P 试验（+）或 FDP>40μg/L 或 D-二聚体水平显著升高。

美国麻省医疗中心提出的 DIC 诊断标准（2001）见表6-8。

表6-8 麻省医疗中心的 D1C 诊断标准

	显性（失代偿性）DIC		非显性（失代偿性）DIC	
原发疾病存在	2分		2分	
不存在	0分		0分	
PLT（×10^9/L）>100	0分	>100	0分	
<100	1分	<100	1分	
<50	2分	动态观察：↑+1分,稳定 0分,↓-1分		
PT（S）未延长 / 延长<3	0分	未延长 / 延长<3,0分		
延长 3~6	1分	延长>3,0分		
延长>6	2分	动态观察：↓-1分,稳定 0分,↑+1分		
Fg（g/L）>1.0	0分			
<1.0	1分	特殊检测		
		AT:	正常-1分,↓+1分	

续表

	显性（失代偿性）DIC	非显性（失代偿性）DIC
PC:		正常 −1 分，↓+1 分
TAT:		正常 −1 分，↑+1 分
PAP:		正常 −1 分，↑+1 分
TAFI:		正常 −1 分，↓+1 分
判断标准：	积分 >5 分，符合显性 DIC，每天重复 1 次并记分，作动态观察	积分 ≥2～<5 分，提示非显性 DIC，每天重复 1 次并记分，作动态观察

注：AT，抗凝血酶检测，PC，蛋白 C 检测；TAT，凝血酶 - 抗凝血酶复合物检测；PAP，纤溶酶 - 抗纤溶酶复合物检测；TAFI，凝血酶激活的纤溶抑制剂检测

（潘　卫）

第四节　易栓症检验

一、易栓症的发病机制

易栓症（thrombophilia）于 1965 年由 Egeberg 在报道首例遗传性抗凝血酶缺陷症伴血栓栓塞时提出，它是指存在抗凝蛋白、凝血因子、纤溶蛋白等遗传性或获得性缺陷，或者存在获得性危险因素而具有高血栓栓塞倾向。易栓症的血栓栓塞类型主要为静脉血栓栓塞症（venous thromboembolism，VTE）。易栓症一般分为遗传性和获得性两类。

（一）遗传性易栓症的病因分类和主要特征（表 6-9）

表 6-9　遗传性易栓症的分类及其特征

	发生率（%）*	遗传方式	血栓特征	血栓形成机制
一、抗凝活性缺陷				
1. 抗凝血酶（AT）缺陷	2.6～2.8	AD	静脉血栓	不能抑制凝血酶和因子 Xa
2. 蛋白 C（PC）缺陷	2～5	AD	静脉血栓	不能生成 APC 以灭活因子 Va、Ⅷa
3. 蛋白 S（PS）缺陷	5.6	AD	静脉和动脉血栓	同上
4. 肝素辅助因子Ⅱ（HC-Ⅱ）缺陷	<1	AD	静脉血栓	不能抑制凝血酶
二、凝血因子缺陷				
1. 凝血酶原 *G20210A* 突变	1.4～5.6	AD	静脉血栓	凝血酶原水平异常升高
2. 活化蛋白 C 抵抗症	20～60	AD	静脉血栓	因子 Va 或Ⅷa 不被 APC 灭活
3. 因子Ⅻ缺陷症		AD	静脉和动脉血栓	不能激活纤溶酶原
三、纤溶蛋白缺陷				
1. 异常纤溶酶原血症	0.6	AD	静脉、动脉血栓	形成不易纤溶的异常纤维蛋白原
2. 纤溶酶原缺乏症	1～2	AD/AR	静脉血栓	不能生成纤溶酶
3. 组织纤溶酶原激活剂（t-PA）缺乏		AD	静脉血栓	不能激活纤溶酶原
4. PAI-1 增加		AD	静脉和动脉血栓	过度中和 t-PA
四、代谢缺陷				
1. 高同型半胱氨酸血症		AR	静脉和动脉血栓	内皮细胞中毒作用增强
2. 富组氨酸糖蛋白（HRG）血症		AD	动脉血栓	结合纤溶酶原，降低纤溶活性

注：*，血栓形成中的发生率（尤指白种人）；AD，常染色体显性遗传；AR，常染色体隐性遗传

（二）获得性易栓症

1. 获得性易栓疾病　抗磷脂综合征、肿瘤性疾病、骨髓增殖性肿瘤、阵发性睡眠性血红蛋白尿症、肾病综合征、急性内科疾病（充血性心力衰竭、严重呼吸疾病等）、炎性肠病等。

2. 获得性易栓因素　手术或创伤、长期制动、高龄、妊娠及产褥期、口服避孕药及激素替代治疗、肿瘤治疗、获得性抗凝蛋白缺陷等。

二、易栓症检验

知识点 6-8　易栓症的筛选试验和确诊试验

（一）筛选试验

1. PT　主要反映外源性凝血系统中的凝血因子是否缺乏。易栓症时 PT 可以缩短，但在异常纤维蛋白原血症时可以延长。

2. APTT　是反映内源性凝血系统功能的试验。易栓症时 APTT 可以缩短，但在异常纤维蛋白原血症时可以延长。

3. Fg 含量检测　易栓症时 Fg 可以增高，但在异常纤维蛋白原血症时用 Clauss 法的检测值可以降低。

4. 凝血酶时间和爬虫酶时间　在异常纤维蛋白原血症时可以延长。

ProC Global 试验是由 DADE BEHRING 公司开发的一种蛋白 C 系统的筛选试验。异常可见于 PC 系统的缺陷如 PC、PS 缺乏，凝血因子 V Leiden 突变等。对 PC 活性低于参考区间 70% 的检出率为 90%，PS 活性低于参考区间 60% 的检出率为 89%，凝血因子 V Leiden 突变的检出率为 100%（杂合子或纯合子），对检查凝血因子 II 20210G→A 突变的敏感性为 84%。本试验的检出率特异性为 79%，假阳性可见于凝血因子 V、VIII 的活性异常升高、口服双香豆素类抗凝药物或狼疮样抗凝物质存在等情况。

（二）确诊试验

相关因子的检测，遗传性易栓症的检验结果与分型（表 6-10）。

1. 血浆 AT 检测　活性及抗原检测可以检出 AT 质量的缺陷。交叉免疫电泳可见异常的蛋白质条带或泳动迟缓。根据检测结果，可以将 AT 缺陷分为两型：I 型患者 AT 活性和抗原量平行下降，为参考区间的 50%～60%；II 型患者抗原量正常，但因灭活凝血酶、FXa 的功能与肝素结合功能出现障碍而分为三个亚型，包括 II-RS、II-HRS、II-PE。

2. 蛋白 C 检测　活性和抗原量检测可以检出 PC 质、量的缺陷。根据抗原与活性的检测结果，可以将 PC 缺陷分为两型：① I 型（抗原和活性平行下降）；② II 型（抗原正常，活性下降）。

3. 游离型 PS 含量和活性检测　可以检出 PS 缺乏所导致的易栓症。Laurell 火箭免疫电泳或 ELISA 法可见游离型 PS 含量和活性降低，交叉免疫电泳可见异常的蛋白质条带或泳动迟缓。

4. 抗活性蛋白 C 试验　可以检出抗活化蛋白 C（APCR）现象，随后做基因分析予以确诊。

5. 肝素辅因子 -II 抗原及活性检测　对 HCII 缺陷引起的血栓栓塞有帮助。用含有肝素或硫酸皮肤素的凝胶进行交叉免疫电泳，可能出现异常峰型。

6. 纤溶酶原抗原及活性检测　有助于异常纤溶酶原血症的诊断。I 型为酶活性中心缺陷，II 型为酶原激活异常，表现为抗原正常，活性降低。

7. 纤溶酶原激活物抑制剂 -1 抗原及活性检测　可以诊断纤溶酶原激活物抑制剂 -1 过多。

（三）部分获得性易栓症的检测建议

1. 抗磷脂综合征　建议具有下列情况的患者接受抗磷脂抗体检测：① 无明确诱发因素的特发性 VTE；② 多次发生病理妊娠（流产、胎儿发育停滞、死胎等）；③ 年龄 <50 岁的缺血

表6-10　遗传性易栓症的检验结果与分型

易栓症	检验结果和分型		
AT缺乏	AT:A	AT:Ag	肝素结合活性
Ⅰ型Ⅰa	↓	↓	N
Ⅰb	↓↓	↓	N/aN
Ⅱ型Ⅱa	↓	N	↓
Ⅱb	↓	N	↓
Ⅱc	N	N	aN
蛋白C缺陷	PC:A	PC:Ag	PC:A/PC:Ag比率
Ⅰ型	↓	↓	>0.75
Ⅱ型Ⅱa	↓	N	>0.75
Ⅱb	N	N	<0.75
蛋白S缺陷	APC-SR	诊断值	参考区间
纯合子型	<0.45	<0.70	>0.84
杂合子型	0.45～0.70	<0.70	>0.84
HCⅡ缺陷	HC-Ⅱ:A	HC-Ⅱ:Ag	
Ⅰ型	↓	↓	
Ⅱ型	↓	N	
纤溶酶原缺陷	PLG:A	PLG:Ag	
Ⅰ型	↓	↓	
Ⅱ型	↓	N	
PAI-1过多	PAI:A	PAI:Ag	t-PA
束臂试验	↑	↑	N
Ⅱ型	↑↑	↑↑	N/↑

性脑卒中；④血栓事件伴不能解释的血小板减少和（或）体外依赖磷脂的凝血试验（如APTF、PT）凝固时间延长。抗磷脂抗体检测包括LA、抗心磷脂（aCL）抗体和抗B：糖蛋白1（32-GP1）抗体。LA的检测应在抗凝治疗前或停用口服抗凝药至少1周后进行。

抗磷脂抗体作为抗磷脂综合征的诊断条件之一，应至少一项抗磷脂抗体两次检测阳性，且两次检测至少间隔12周。

2. 隐匿性肿瘤　不推荐在VTE患者中进行撒网式的肿瘤筛查，仅在病史、体格检查及辅助检查提示有肿瘤可能性时，再进行肿瘤排查。

3. 骨髓增殖性肿瘤　目前推荐腹腔内脏静脉血栓形成（如布加综合征、门静脉血栓等）的患者筛查 *JAK2 V617F* 基因突变，除外早期的真性红细胞增多症或特发性血小板增多症。

三、易栓症检验诊断思路

1. 遗传性易栓症的筛查对象　下列情况建议接受遗传性易栓症筛查：①发病年龄较轻（<50岁）；②有明确VTE家族史；③复发性VTE；④少见部位（如下腔静脉、肠系膜静脉、脑、肝、肾静脉等）的VTE；⑤特发性VTE（无诱因VTE）；⑥女性口服避孕药或绝经后接受雌激素替代治疗的VTE；⑦复发性不良妊娠（流产、胎儿发育停滞、死胎等）；⑧口服华法林抗凝治疗中发生双香豆素性皮肤坏死；⑨新生儿暴发性紫癜。

已知存在遗传性易栓症的VTE患者的一级亲属在发生获得性易栓疾病或存在获得性易栓因素时建议进行相应遗传性缺陷的检测。

2. 遗传性易栓症的检验诊断　抗凝蛋白缺陷是中国人群最常见的遗传性易栓症,建议筛查的检测项目包括抗凝血酶、蛋白 C 和蛋白 S 的活性。存在抗凝蛋白活性下降的个体,有条件时应进行相关抗原水平的测定,明确抗凝蛋白缺陷的类型。

哈萨克、维吾尔等高加索血统的少数民族人群除了筛查上述抗凝蛋白,还应检测活化蛋白 C 抵抗症(因子 V Leiden 突变)和凝血酶原 G20210 突变。上述检测未发现缺陷的 VTE 患者,建议进一步检测血浆同型半胱氨酸,因子 Ⅷ、Ⅸ、Ⅺ 和纤溶蛋白缺陷等。

（潘　卫）

小　结

本章主要阐述了止血作用与血栓形成的基本机制,各种类型的出血性与血栓性疾病的临床检验。以常见的出血性与血栓性疾病为主线,介绍了实验室检验在出血性疾病和血栓性疾病的临床诊断与鉴别诊断中的应用价值。通过血常规、凝血检验(APTT、PT 等)可对出血性疾病和血栓性疾病进行筛查,再通过进一步的凝血因子活性检测、自身抗体分析以及基因型分析进行确诊。此外原发性免疫性血小板减少性紫癜与过敏性紫癜的临床表现相似,可根据其发病机制和类型,选择适当的检验如血小板膜糖蛋白特异性自身抗体检验进行鉴别诊断。

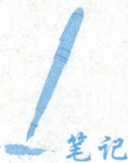

第七章
糖尿病检验

学习目标与要求

　　掌握　糖尿病的诊断标准,糖尿病诊断、监测和并发症检验指标的临床应用。
　　熟悉　高血糖症,糖尿病的定义、分型以及各型特点,低血糖症、糖尿病酮症酸中毒、高渗高血糖状态的定义和诊断指标。
　　了解　代谢综合征,先天性糖代谢异常,糖尿病并发症。

　　糖尿病目前已成为临床上最重要的内分泌代谢病,是继心血管病和肿瘤之后的第三大非传染性疾病。2010 年我国 18 岁以上成年人群的糖尿病总体患病率估计为 11.6%,可能已成为世界上糖尿病患病人数最多的国家。

第一节　糖尿病概论

　　人体内糖的主要形式是葡萄糖和糖原。葡萄糖是糖在血液中的运输形式,在机体糖代谢中占据主要地位;糖原是葡萄糖的多聚体,包括肝糖原、肌糖原和肾糖原等,是糖在体内的储存形式。食物中的糖是机体中糖的主要来源,葡萄糖与糖原都能在体内氧化提供能量。血糖即指血液中的葡萄糖。正常情况下,在激素、神经以及肝脏、肌肉、脂肪组织等因素的代谢和协调下,血糖的来源和去路保持着动态平衡,人体的血糖浓度因此相对恒定,维持在 3.89～6.11mmol/L 之间。各种生理、病理因素都可以引发糖代谢紊乱,导致血糖水平异常。

一、高血糖症与糖尿病

(一)高血糖症

　　高血糖症(hyperglycemia)是指空腹血糖浓度高于正常上限 6.11mmol/L,如果血糖浓度高于肾糖阈值 >10mmol/L,则出现尿糖。引起高血糖症的原因很多,主要包括生理性高血糖和病理性高血糖两种。

　　1. 生理性高血糖　在高糖饮食后 1～2 小时,运动、情绪紧张等引起交感神经兴奋以及应激可致血糖短期升高。

　　2. 病理性高血糖　病理性高血糖包括:①各型糖尿病以及甲状腺功能亢进、库欣综合征、肢端肥大症、嗜铬细胞瘤等内分泌疾病;②颅外伤颅内出血,脑膜炎等引起颅内压升高刺激血糖中枢、疾病应激状态;③高热、呕吐、腹泻等脱水、高渗状态。临床上最常见的病理性高血糖症是空腹血糖受损、糖耐量减低、糖尿病。空腹血糖受损和糖耐量减低是正常糖代谢与糖尿病之间的中间状态,是发展为糖尿病及心血管病变的危险因素。

（二）糖尿病

知识点 7-1　糖尿病的定义

糖尿病（diabetes mellitus，DM）是由遗传和环境因素共同引起的一组以慢性高血糖为主要特征的临床综合征。胰岛素缺乏和胰岛素作用障碍单独或同时引起的糖、脂肪、蛋白质、水和电解质等的代谢紊乱。

糖尿病的典型症状为多食、多饮、多尿和体重减轻（"三多一少"），有时伴随视力减退，并容易继发感染，青少年患者可出现生长发育迟缓现象。

知识点 7-2　糖尿病的病因学分型

1. 糖尿病的分型　1999 年 WHO 根据病因将糖尿病分为四大类型，即 1 型糖尿病（type 1 diabetes mellitus，T1DM）、2 型糖尿病（type 2 diabetes mellitus，T2DM）、其他特殊类型糖尿病和妊娠糖尿病（gestational diabetes mellitus，GDM）。

2. 糖尿病的特点　各型糖尿病的主要特点见表 7-1。

表 7-1　各型糖尿病的主要特点

类型	特点
1. 1 型糖尿病 胰岛 β 细胞破坏，导致胰岛素绝对不足	
A. 免疫介导性	①大多数患者 20 岁以前起病； ②起病急，"三多一少"症状较为典型，或直接表现酮症酸中毒的症状； ③依赖胰岛素治疗； ④血浆胰岛素及 C 肽含量低，糖耐量曲线呈低平状态； ⑤胰岛 β 细胞自身免疫损伤是重要发病机制，多数患者可检出胰岛自身抗体； ⑥与 HLA 某些基因型有很强的关联
B. 特发性	有明显家族史，发病早，明显胰岛素缺乏，易发生酮症酸中毒，依赖胰岛素治疗， 病程中胰岛 β 细胞功能不一定呈进行性衰减， 没有明显的自身免疫反应的证据，没有 HLA 基因型的相关特点
2. 2 型糖尿病 病因不明确，包括：胰岛素抵抗伴胰岛素相对不足、胰岛素分泌不足伴胰岛素抵抗等	①多发生于 40 岁以上肥胖老人； ②起病较慢，首发症状多种多样，常以并发症出现首诊； ③空腹血浆胰岛素水平正常、较低或偏高，但在糖刺激后呈延迟释放； ④胰岛细胞抗体等自身抗体呈阴性； ⑤初发患者单用口服降糖药一般可以控制血糖； ⑥在无应激情况下无酮症倾向，急性应激可诱发高渗性高血糖状态或糖尿病酮症酸中毒； ⑦有遗传倾向，但与 HLA 基因型无关
3. 其他特殊类型糖尿病	
A. 胰岛 β 细胞功能遗传性缺陷	青少年发病的成人型糖尿病、线粒体基因突变
B. 胰岛素作用遗传性缺陷	A 型胰岛素抵抗、矮妖精貌综合征、脂肪萎缩性糖尿病等
C. 胰腺外分泌疾病	胰腺炎、创伤/胰腺切除术后、胰腺肿瘤、胰腺囊性纤维化等
D. 内分泌疾病	肢端肥大症、库欣综合征、嗜铬细胞瘤等
E. 药物或化学品所致的糖尿病	N-3 吡啶甲基 N-P 硝基苯尿素、喷他脒、烟酸、糖皮质激素等
F. 感染	先天性风疹、巨细胞病毒感染及其他

续表

类型	特点
G. 不常见的免疫介导性糖尿病	僵人综合征、胰岛素自身免疫综合征，胰岛素受体抗体等
H. 其他与糖尿病相关的遗传综合征	Down 综合征、Klinefelter 综合征、Turner 综合征等
4. 妊娠糖尿病 在妊娠期间首次发生或者新发现的糖耐量减低或糖尿病称为妊娠期糖尿病或妊娠期间的糖尿病，不包括孕前已诊断或已患 DM 的患者	血糖波动相对较轻，多数患者可以通过严格的饮食控制和运动控制血糖，仅部分患者需要使用胰岛素；大部分患者在分娩后血糖回复到正常水平，但日后有发生 T2DM 的高度危险性

二、糖尿病代谢异常

（一）糖尿病的主要代谢紊乱

1. 糖代谢方面　肝、肌肉和脂肪组织对葡萄糖的摄取利用能力降低，而肝糖输出增加，糖异生增加，导致空腹和餐后血糖增加。

2. 蛋白质代谢方面　蛋白质合成减弱，分解代谢加速，机体出现负氮平衡，患者出现体重减轻、组织修复和抵抗力降低、生长发育障碍等现象。

3. 脂肪代谢方面　由于胰岛素缺乏或作用不足，储存脂肪的动员和分解加速，血游离脂肪酸浓度更高，肝细胞摄取脂肪酸后因再酯化代谢通路受阻，产生大量的乙酰乙酸、丙酮和 β 羟基丁酸（三者统称为酮体）。当产生的酮体超过机体对酮体的利用和排泄能力时，大量酮体堆积形成酮症，并一步发展到酮症酸中毒。

（二）代谢综合征

代谢综合征（metabolic syndrome，MS）是一组以肥胖、高血糖（糖尿病或糖调节受损）、血脂异常〔高甘油三酯血症和（或）低高密度脂蛋白胆固醇血症〕、高血压、高胰岛素血症伴胰岛素抵抗、微量白蛋白尿等多种代谢异常聚集于同一个体，严重影响机体健康的临床综合征。MS 的主要病理生理机制是胰岛素抵抗。MS 是发生心脑血管疾病的高危人群，与非 MS 患者相比，其患心血管病和 2 型糖尿病的风险均明显增高。目前 MS 在全球的诊断标准尚未完全统一，国际上比较关注的诊断标准有 WHO（1999 年）、美国国家胆固醇教育纲要成人教育组第三次报告（NCEP-ATPⅢ，2005 年）、国际糖尿病联盟（IDF，2005 年）；国内有中华医学会糖尿病学分会（CDS）2013 年建议和《中国成人血脂异常防治指南》制定联合委员会（JCDCG）2016 年建议（表 7-2）。

表 7-2　代谢综合征 5 种诊断标准比较

项目	WHO （1999 年）	NCEP-ATPⅢ （2005 年）	IDF （2005 年）	CDS （2013 年）	JCDCG （2016 年）
初选人群	高血糖及胰岛素抵抗	全人群	中心性肥胖①	全人群	全人群
组成成分数	初选人群中至少两项	三项或以上	初选人群中至少两项	三项或以上	三项或以上
肥胖				腹型肥胖	中心型肥胖和（或）腹部肥胖
体质指数（kg/m²）	>30 及（或）	——	——		
腰围（cm）	——	各人种不同	各人种不同	男≥90，女≥85	男≥90，女≥85
腰臀比	男 >0.90，女 >0.85				

续表

项目	WHO（1999年）	NCEP-ATPⅢ（2005年）	IDF（2005年）	CDS（2013年）	JCDCG（2016年）
血脂紊乱					
甘油三酯（mmol/L）	≥1.70 及（或）	≥1.70[②]或接受相应治疗者	≥1.70[②]或接受相应治疗者	≥1.70[②]	≥1.7[②]
高密度脂蛋白胆固醇（mmol/L）	男＜0.9，女＜1.0	男＜1.03，女＜1.29 或接受相应治疗者	男＜1.03，女＜1.29 或接受相应治疗者	＜1.04	＜1.0
高血压					
SBP/DBP（mmHg）	≥140/90	≥130/85 或已确诊高血压并治疗者	≥130/85 或已确诊高血压并治疗者	≥130/85 或已确诊高血压并治疗者	≥130/85 或已确诊高血压并治疗者
高血糖					
空腹血糖（mmol/L）	≥6.0 及（或）	≥5.6 及（或）已确诊糖尿病并治疗者	≥5.6 及（或）已确诊糖尿病并治疗者	≥6.1 或	≥6.1 或
餐后 2 小时血糖（mmol/L）	≥7.8 及（或）已确诊糖尿病并治疗者	——	——[③]	≥7.8 及（或）已确诊糖尿病并治疗者	≥7.8 及（或）已确诊糖尿病并治疗者
胰岛素抵抗	高胰岛素正糖钳夹试验的 M 值上四分位数				
微量白蛋白尿					
尿白蛋白排泄率（μg/min）	≥20				
尿白蛋白/肌酐（mg/g）	≥30				

注：①如果体质指数＞30kg/m²，不需要测量腰围，即可诊断为中心性肥胖；② NCEP-ATPⅢ、IDF、CDS、JCDCG 的诊断中，高甘油三酯血症和低高密度脂蛋白胆固醇血症分别作为 2 个单独的组分；③空腹血糖≥5.6mmol/L 推荐进行口服葡萄糖耐量，但对诊断 MS 并非必备检查。在临床实践中，糖耐量减低可以作为诊断依据，在 MS 流行病学研究中，只有空腹血糖和已被诊断为 T2DM，但在流行病学研究中也多结合筛查糖负荷后 2 小时血糖以早期预防和发现糖尿病

（三）糖代谢的先天异常

糖代谢的先天异常是由于糖代谢途径中相关酶发生先天性异常或缺陷，导致某些单糖或糖原不能转化为葡萄糖而在体内贮存。多为常染色体隐性遗传，患者的症状轻重不等，可伴有血糖浓度降低。常见的类型有：半乳糖代谢异常（如：半乳糖酶缺乏、1-磷酸半乳糖尿苷转移酶缺乏）、果糖代谢异常（如：实质性果糖尿、果糖不耐受症、1,6-二磷酸果糖酶缺乏症）、葡萄糖分解代谢异常（如：磷酸果糖激酶缺陷、丙酮酸激酶缺乏症、丙酮酸脱氢酶复合体缺乏症）、糖原积累病。

三、糖尿病检验指标

（一）糖尿病诊断检验

糖尿病诊断指标主要有空腹血糖、餐后 2 小时血糖、OGTT、糖化血红蛋白：

1. 血糖检测 血糖升高是诊断糖尿病的依据，也是评价疗效的主要指标。血糖检测包括空腹血糖（fasting plasma glucose，FPG）和葡萄糖耐量实验（oral glucose tolerance test，OGTT）。FPG 是指在空腹至少 8～10 小时采血所测定的血糖值，反映胰岛 β 细胞功能，一

般代表基础胰岛素的分泌功能。因此，2003 年 ADA 提出以血糖作为高风险血糖患者的主要检测指标。OGTT 可了解胰岛 β 细胞功能和机体对糖的调节能力。

但 FPG 与 OGTT 试验仅反映即刻血糖状态，只是检测某时某刻所采标本的血糖值，个体日间变异较大，且易受饮食、运动、药物等因素影响，无法评价一段时间的血糖控制水平。有研究发现，单独使用 FPG 诊断 DM 时的漏诊率高达 31%～69%。而 OGTT 试验因操作复杂，不适用于大人群范围的筛查。

2. 1,5- 脱水葡萄糖（1,5-anhydroglucitol，1,5-AG）　分子结构类似于葡萄糖，其含量在多元醇糖类中仅次于葡萄糖，在正常生理情况下可随葡萄糖共同重吸收。因此，当体内葡萄糖升高到一定水平后，体内 1,5-AG 将逐渐下降，可准确而迅速地反映 1～2 周内的血糖控制情况，尤其是对餐后血糖波动的监测具有明显优越性。1,5-AG 可准确反映餐后高血糖，但不能衡量平均血糖值，也不适用于肾血流动力学不稳定患者的血糖监测。

2003 年，美国食品药品管理局（FDA）批准将 1,5-AG 作为评价短期血糖监测的新指标。有研究表明，在糖尿病管理中，1,5-AG 可作为辅助的血糖监测参数用于指导治疗方案的调整。但 1,5-AG 在糖尿病筛查、诊断中的意义尚待更多的循证医学证据予以证实。

3. 糖化血红蛋白（hemoglobin A1c，HbA1c）　是判断糖尿病患者治疗前后长期血糖波动情况的金标准，并推荐作为糖尿病的诊断标准之一。由于红细胞半衰期约 120 天，因此，HbA1c 能反映患者 8～12 周的血糖波动情况。但有研究表明，某些血红蛋白代谢异常的疾病或影响红细胞生存因素存在的条件下，HbA1c 将不能准确反映患者体内血糖情况，如大量出血后、溶血性贫血、肝硬化等疾病，红细胞寿命缩短导致 HbA1c 的值降低。另外，血红蛋白病、妊娠期糖尿病及新生儿糖尿病等患者 HbA1c 值也不能准确衡量其血糖水平。

（二）糖尿病监测检验

临床上常用于监测高血糖患者一段时间血糖控制水平的指标主要有糖化血红蛋白、糖化血清蛋白、糖化白蛋白和尿糖。

1. 糖化血清蛋白（glycated serum protein，GSP）　是由血液中的葡萄糖与白蛋白和其他蛋白质分子 N 末端发生非酶促糖化反应而形成，由于形成的高分子酮胺结构是类似果糖胺的物质，因此又叫果糖胺。GSP 反映血清中糖化血清蛋白质的总量，可反映患者近 2～3 周的血糖水平。由于各蛋白组分的非酶糖化产物采用硝基四氮唑蓝法，各组分反应率不同，因此检测特异性也较差。

2. 糖化白蛋白（glycated albumin，GA）　是血浆中的白蛋白与葡萄糖发生非酶促反应的产物，它克服了 HbA1c 和果糖胺在血糖监测方面的缺点又保留了它们的优点，进而提出了糖化血清白蛋白作为短期血糖监测的指标。由于白蛋白在体内的半衰期约 17～19 天，因此 GA 可反映患者近 2～3 周的血糖波动情况，同时，GA 结果不受血红蛋白代谢及贫血等因素影响。研究表明，体内白蛋白可进行非酶促糖基化的总量约是血红蛋白的 9 倍，白蛋白糖基化的反应速度是血红蛋白的 10 倍，说明白蛋白比血红蛋白更易糖化，这使糖化血清白蛋白在糖尿病检测中更易被标记并能很好地评估血糖控制情况。另一方面，GA（%）值是糖化白蛋白与血清白蛋白的比值，其结果不会受到蛋白浓度、血清蛋白量及其组成的影响。

3. 尿糖　正常人尿液中可有微量葡萄糖，24 小时尿内排出量 <2.8mmol，普通定性方法检查为阴性。糖定性试验呈阳性的尿液称为糖尿，一般是指葡萄糖尿，偶见乳糖尿、戊糖尿、半乳糖尿等。当血中葡萄糖浓度大于 10.0mmol/L 时，肾小球滤过的葡萄糖量超过肾小管重吸收能力即可出现糖尿。葡萄糖尿除可因血糖浓度过高引起外，也可因为肾小管重吸收能力降低引起，后者血糖可正常。

（三）糖尿病并发症监测检验

1. 尿微量蛋白　生理条件下尿液中仅出现极少量白蛋白，即 24 小时尿液中不超过 30mg，当尿中白蛋白排出量在 30～300mg/24h，称之为尿微量蛋白（urinary microalbumin，mAlb），是尚未达临床蛋白尿水平的中间阶段。mAlb 尿反映肾脏异常渗漏蛋白质。

mAlb 尿是糖尿病肾病、高血压肾病等的早期肾脏受损的表征。无论哪种疾病出现 mAlb 都是因起始原因不同造成的肾脏固有细胞的损伤，细胞结构发生改变，而功能也随之变化在尿液中的体现。

2. 血、尿酮体检测　糖尿病酮症是糖尿病最常见的急性并发症，如果诊治不及时有可能威胁患者生命。酮体的三种成分为乙酰乙酸、β- 羟丁酸和丙酮。尿酮体检测主要反映尿液中乙酰乙酸水平，对丙酮的反映较差，血酮体测定主要反映血液中 β- 羟丁酸水平。血浆定量检测 β- 羟丁酸为评估糖脂代谢紊乱重要检测指标之一，为糖尿病患者酮症及酮症酸中毒的管理提供早期诊断的依据，并为其在治疗过程中的疗效评估提供参考标准。

（四）血糖调节激素检验

胰岛 β 细胞是胰岛细胞的一种，属内分泌细胞，约占胰岛细胞总数的 70%，分泌胰岛素，起调节血糖含量的作用。胰岛 β 细胞功能受损，胰岛素分泌绝对或相对不足，从而引发糖尿病。

1. 胰岛素释放试验　让病人口服葡萄糖或用馒头餐来刺激胰岛 β 细胞释放胰岛素，通过测定空腹及服糖后 1 小时、2 小时、3 小时的血浆胰岛素水平，来了解胰 β 细胞的储备功能，也有助于糖尿病的分型及指导治疗。正常情况下，口服 75g 无水葡萄糖（或 100g 标准面粉制作的馒头）后，血浆胰岛素在 30～60 分钟后上升至高峰，峰值为基础值的 5～10 倍，3～4 小时应恢复到基础水平。胰岛素测定受血清中胰岛素抗体和外源性胰岛素的干扰。

2. C- 肽释放试验　C 肽是胰岛 β 细胞的分泌产物，它与胰岛素有一个共同的前体"胰岛素原"。一个分子的胰岛素原裂解成一个分子的胰岛素和一个分子的 C 肽，因此在理论上 C 肽和胰岛素是等量分泌的，但 C 肽不被肝脏破坏，半衰期较胰岛素明显长，故测定 C 肽水平更能反映 β 细胞合成与释放胰岛素功能。测定 C 肽，有助于糖尿病的临床分型，了解患者的胰岛功能。由于 C 肽不受胰岛素抗体和外源性胰岛素的干扰，对接受胰岛素治疗的患者，可直接测定 C 肽浓度，以判定患者的胰岛 β 细胞功能。

（五）胰岛自身抗体检验

90% 新诊断的 T1DM 患者血清中存在针对 β 细胞的单株抗体，比较重要的有：胰岛细胞抗体（islet cell antibody，ICA）、胰岛素自身抗体（insulin autoantibody，IAA）、谷氨酸脱羧酶抗体（glutamic acid decarboxylase antibody，GADA）、蛋白酪氨酸磷酸酶自身抗体（antibody to tyrosine phosphatases IA-2 and IA-2β）、锌转运蛋白 8 抗体（zinc transporter 8 antibody，ZnT8A）等。胰岛细胞自身抗体检测可预测 T1DM 的发病及确定高危人群，并可协助糖尿病分型及指导治疗。

1. 胰岛细胞抗体　ICA 是针对胰岛细胞内多种抗原的一组抗体，新发 T1DM 阳性率为 70% 左右，5 年后降至 20%，在 T1DM 一级亲属中阳性率为 15%；T2DM 中阳性率较低，约为 5%；正常人群中 ICA 阳性率极低，约 0.1%～0.2%。高危人群筛查中 ICA 可作为预测 T1DM 的指标，阳性提示以后可产生严重的 β 细胞损害，T2DM 出现高滴度 GADA 和 ICA 提示其进展为胰岛素依赖的高危信号。

2. 胰岛素自身抗体　IAA 不是糖尿病特异性抗体，在胰岛素自身免疫综合征和甲状腺疾病中也可出现。如果在诊断为糖尿病之前检测到 IAA，为抗胰岛素自身抗体；如果在糖尿病治疗之后检测到 IAA 则为使用外源性胰岛素造成。单纯的 IAA 阳性不能作为 T1DM 的标志，仅表明有进展为糖尿病的自身免疫倾向。新发 T1DM 的 IAA 阳性率为 40%～

50%，经胰岛素治疗后，其阳性率更高。正常人群中 IAA 阳性率约为 33%，IAA 在胰岛自身抗体检测中敏感性最低。

3. 谷氨酸脱羧酶抗体 GADA 是 T1DM 的标志性抗体，用于缓进型或隐匿型 T1DM 的诊断和鉴别诊断。另外，有研究表明，GADA 在大脑发育和功能上有重要作用，并可能与某些神经系统疾病、GAD 相关性自身免疫原性硬化综合征有关。

GADA 在 T1DM 发病的早期阳性率为 38%～76%，一级亲属中的阳性率达 78%～81%；T2DM 阳性率仅 0%～4%。在患者出现 T1DM 临床症状前数年甚至十余年即可出现，是最早出现的自身抗体。谷氨酸脱羧酶是破坏胰岛细胞引起 T1DM 的关键抗原，其致病机制可能与病毒感染有关。在初发 T1DM 患者中，GADA 的检出率为 60%～80%，最多的可达96%，病程长者为 67%。正常人中的检出率为 1%～2%，T1DM 一级亲属中阳性率为 15%。T2DM 患者中，GADA 阳性率为 10%。

（六）糖尿病相关遗传基因检测

糖尿病具有明显遗传易感性（尤其是临床上最常见的 2 型糖尿病）。家系研究发现，有糖尿病阳性家族史的人群，其糖尿病患病率显著高于家族史阴性人群。而父母都有糖尿病者，其子女患糖尿病的机会是普通人的 15～20 倍。

1. 糖尿病遗传基因检测 在同卵双生子中 T1DM 同病率达 30%～40%，提示遗传因素在 T1DM 发病中起重要作用。T1DM 遗传易感性涉及多个基因，包括 *HLA* 基因和非 *HLA* 基因，现尚未完全识别。已知位于 6 号染色体短臂的 *HLA* 基因为主效基因，其他为次效基因。*HLA*-I、II类分子参与了 CD4$^+$T 淋巴细胞及 CD8$^+$ 杀伤 T 淋巴细胞的免疫耐受，从而参与了 T1DM 的发病。特定的 *HLA* 基因和单倍体与 T1DM 发病有关：DR3-DQ2/DR4-DQ8 为高危基因；*DR4-DQ8*（DRB1*04-DQA1*0301-B1*0302）和 DR3-DQ2（DRB1*03-DQA1*0501-B1*0201）为高危单倍体；DR15-DQ6（DRB1*15-DQA1*0102-B1*0602）和 DR14-DQ5（DRB1*14-DQA1*0101-B1*0503）为保护性单倍体。其他基因可能也参与了 T1DM 的易感性，如 *INS 5'VNTR* 和 *CTLA4*。许多与免疫耐受或调节有关的基因多态性与 T1DM 的易感性有关。

2. 糖尿病治疗药物基因组学 药物基因组学是以药物效应及安全性为主要目的，研究基因多态性与药物多样性之间的关系，阐述影响药物吸收、转运、代谢、清除、作用等个体差异的基因特性，即决定药物行为和敏感性的全部基因的新科学。能研究基因变异所致的不同患者对药物不同的反应，从而指导临床用药。药物效应基因所编码的酶、受体、离子通道及基因本身作为药物作用的靶点，是药物基因组学研究的关键所在，是确定患者如何产生药物疗效、疾病亚型分类的依据和毒副作用的基础。

糖尿病治疗药物基因组学研究已经初见成效，如编码磺脲类受体 1 的 *ABCC8* 基因的外显子 16-3c/t 和 33T/G（S1369A）多态性与磺脲类疗效相关；携带 PPAR Pro12Ala 突变型的病人比野生型的病人接受罗格列酮治疗时效果更佳；编码基因 *SLCO1B1* 521T/C 和 11187G/A 的基因多态性影响氯茴苯酸类药物的药动学及药效学过程；*OCT1* 基因 1022C/T 位点 T 等位基因携带者服用二甲双胍降糖效应较 C 等位基因携带者高。*OCT2* 基因 808G/T 位点基因多态性对二甲双胍药动学过程影响显著。以上研究表明药物代谢、转运及不良反应之间存在一定的相关性。药物基因组学从基因水平阐述基因多态性与药物效应的关系，指导临床个体化给药。将遗传学引入糖尿病治疗药物的应用研究，即从基因水平研究遗传多态性与药物的效果的关系已成为一种趋势。在临床实际工作中，如何将药物基因组学与药物疗效有机结合，将是药物治疗学的发展方向。

（杨明珍 王玉明）

第二节　糖尿病检验诊断与治疗监测

一、糖尿病的诊断标准

（一）糖尿病和糖尿病前期的诊断标准

空腹血糖或餐后血糖水平是一个连续分布的变量，可能存在一个大致的切点，血糖值高于该切点时患者发生慢性并发症的风险显著增加。糖尿病的诊断标准即是主要依据血糖值与糖尿病特有的慢性并发症——糖尿病视网膜病变的风险关系确定的。需要注意的是，糖尿病的临床诊断应根据静脉血浆血糖检测结果而不采用毛细血管血糖检测结果。

知识点 7-3　糖尿病诊断标准

目前我国根据 WHO（1999 年）标准诊断糖尿病（表 7-3）和糖代谢状态分类（表 7-5）。美国糖尿病协会（ADA）2016 年糖尿病诊断标准（表 7-4）主要基于空腹血糖（FPG）、75g 口服葡萄糖耐量试验（OGTT）糖负荷 2 小时后血糖（2hPG）以及糖化血红蛋白 HbA1c。

表 7-3　糖尿病诊断标准（WHO，1999 年）

诊断标准	静脉血浆葡萄糖浓度（mmol/L）
①糖尿病典型症状（多饮、多尿、多食、不明原因体重下降）加上随机血糖检测（不考虑上次用餐时间，一天中任意时间点）	≥11.1
或	
②FPG（至少 8 小时没有进食热量）	≥7.0
或	
③2hPG（75gOGTT）	≥11.1
无糖尿病症状者，需改日重复测定血糖明确诊断	

表 7-4　糖尿病诊断标准（ADA，2016 年）

诊断标准	静脉血浆葡萄糖浓度（mmol/L）
①FPG（至少 8 小时没有进食热量）	≥7.0
或	
②2hPG（75gOGTT）	≥11.1
或	
③HbA1c（检测采用 NGSP 认证方法并用 DCCT 制定方法标准化）*	≥6.5
或	
④糖尿病典型症状（多饮、多尿、多食、不明原因体重下降）或高血糖危象加随机血糖检测（不考虑上次用餐时间，一天中任意时间点）**	≥11.1

注：*仅适用于成年人群，对于儿童或青少年人群意义不明；当患者同时患有贫血或其他血红蛋白疾病时，应重新评估 HbA1c 的诊断价值；当妊娠、输液或失血等红细胞转换速率改变时，仅能依靠血糖水平诊断 DM；**除非患者有明确的临床诊断（高血糖典型症状或高血糖危象加任意时间血浆葡萄糖≥11.1mmol/L），其他情况下均须重复检测以便确诊

知识点 7-4　糖代谢状态分类

表 7-5　糖代谢状态分类（WHO，1999 年）

糖代谢分类	静脉血浆葡萄糖浓度（mmol/L）	
	空腹血糖（FPG）	糖负荷后 2 小时血糖（2hPG）
正常血糖	<6.1	<7.8
空腹血糖受损（IFG）	6.1～<7.0	<7.8
糖耐量减低（IGT）	<7.0	7.8～<11.1
糖尿病	≥7.0	≥11.1

空腹血糖受损和糖耐量减低是未达到糖尿病诊断标准的高血糖状态，又称为糖尿病前期，是发生糖尿病和心血管病变的危险因素。应对糖尿病前期患者进行及时干预，预防 2 型糖尿病的发生。

（二）妊娠期糖尿病诊断标准

2013 年 WHO《妊娠期新诊断的高血糖诊断标准和分类》将妊娠期间新发现的高血糖分为两类：妊娠期间的糖尿病（diabetes mellitus in pregnancy）和妊娠期糖尿病（gestational diabetes mellitus，GDM）。

妊娠期间的糖尿病诊断标准与 1999 年 WHO 的非妊娠人群糖尿病诊断标准一致，即空腹血糖≥7.0mmol/L，或 75g 葡萄糖负荷后 2 小时血糖≥11.1mmol/L，或明显症状时随机血糖≥11.1mmol/L。有高度糖尿病风险的妊娠妇女，如：有妊娠糖尿病史、巨大儿分娩史、肥胖、多囊卵巢综合征、糖尿病家族史、早孕期空腹尿糖阳性和无明显原因多次自然流产史、胎儿畸形史及死胎史、新生儿呼吸窘迫综合征分娩史等，应尽早监测血糖。如空腹血糖≥7.0mmol/L 及（或）随机血糖≥11.1mmol/L，应在 2 周内重复测定。如血糖仍如此可诊断妊娠期间的糖尿病。

妊娠期糖尿病是指妊娠期发生的糖代谢异常，需排除妊娠期间的糖尿病。建议所有妊娠妇女在妊娠 24～28 周进行 75g 口服葡萄糖耐量试验，筛查妊娠期糖尿病。妊娠期糖尿病的诊断标准见表 7-6。

表 7-6　妊娠糖尿病的诊断标准

75gOGTT	静脉血浆葡萄糖浓度（mmol/L）
空腹	≥5.1
服糖后 1 小时	≥10.0
服糖后 2 小时	≥8.5

注：OGTT，口服葡萄糖耐量试验；1 个以上时间点血糖高于标准即可确定诊断

二、糖尿病血糖控制目标及定期监测

（一）糖尿病管理目标

糖尿病是一种长期存在的疾病，因此必须对其进行监控、管理，以观察疗效和疾病的进程。糖尿病管理的总体目标为：消除糖尿病症状，维持良好的营养状况及正常的生活质量与工作能力，预防和减少急性代谢紊乱和慢性并发症的发生、改善预后和生活质量。由于 T1DM 和 T2DM 相比在病因学、临床特征、治疗方案、临床预后等方面有一定的特殊性。在总体管理目标的基础上，T1DM 的管理还包括：保障儿童的正常生长发育，预防家长或孩子由于糖尿病产生的心理问题，预防青春期代谢恶化等。

（二）病情控制指标

2016 年 CDS 在《中国 1 型糖尿病胰岛素治疗指南》中提出了"T1DM 患者的血糖评估方

法"包括使用血糖仪自我血糖监测（SMBG）、HbA1c 监测和动态血糖监测。血糖控制目标应个体化，较低的血糖目标应评估效益 - 风险比；出现频繁低血糖或无症状低血糖时，应调整控制目标。建议我国 T1DM 血糖控制目标是：HbA1c 达标。在尽量避免低血糖基础上，小于 18 岁儿童和青春期患者 HbA1c<7.5%；一般成人 HbA1c<7.0%，无低血糖、病程较短、预期寿命较长和无明显心脑血管并发症者建议 HbA1c<6.5%；老年患者如无并发症且预期寿命长者，HbA1c 目标为 <7.5%；合并轻中度并发症者 HbA1c 目标为 <8.0%；合并严重并发症、一般情况差者 HbA1c 目标为 <8.5%。

2 型糖尿病患者常合并代谢综合征中的一个或多个临床表现，且伴随着血糖、血压、血脂、体重等的增加，2 型糖尿病并发症的发生风险、发展速度与危害将显著增加。因而 2 型糖尿病的控制目标应该是综合性的，并根据患者的年龄、合并症、并发症等进行个体化综合考虑。2013 年《中国 2 型糖尿病防治指南》提出了"中国 2 型糖尿病综合控制目标"，见表 7-7。

表 7-7　中国 2 型糖尿病综合控制目标

指标	目标值
血糖*（mmol/L）(* 毛细血管血糖）	
空腹	4.4～7.0
非空腹	10.0
HbA1c（%）	<7.0
血压（mmHg）	<140/80
总胆固醇（mmol/L）	<4.5
高密度脂蛋白胆固醇（mmol/L）	
男	>1.0
女	>1.3
甘油三酯（mmol/L）	<1.7
低密度脂蛋白胆固醇（mmol/L）	
未合并冠心病	<2.6
合并冠心病	<1.8
体质指数（kg/m²）	<24.0
尿蛋白 / 肌酐比值[mg/mmol（mg/g）]	
男	<2.5（22.0）
女	<3.5（31.0）
尿白蛋白排泄率[μg/min（mg/d）]	<20.0（30.0）
主动有氧运动（min/week）	≥150.0

妊娠期间糖尿病患者鼓励进行自我血糖监测检查空腹、餐前血糖，餐后 1～2 小时血糖和尿酮体。血糖控制的目标是空腹、餐前或睡前血糖 3.3～5.3mmol/L，餐后 1 小时血糖 ≤7.8mmol/L；或餐后 2 小时血糖≤6.7mmol/L；HbA1c 尽可能低于 6.0%。

（杨明珍　王玉明）

第三节　糖尿病常见并发症检验

糖尿病患者持续高血糖与长期代谢紊乱等可导致全身组织器官，特别是眼、肾、心血管及神经系统的损害及其功能障碍和衰竭。严重者可引起失水、电解质紊乱和酸碱平衡失调等急性并发症——酮症酸中毒和高渗昏迷。糖尿病常见并发症一般分为急性和慢性。糖尿病急性并发症有糖尿病酮症酸中毒（diabetic ketoacidosis，DKA）、高渗性高血糖状态（hyperosmolar hyperglycemic state，HHS)和乳酸性酸中毒(lactic acidosis)，前两者统称为高血糖危象(hyper-glycemic crisis)，可危及生命。长期的高血糖症可伴发多种慢性并发症如微血管病变、动脉粥样硬化、糖尿病神经性病变、糖尿病皮肤病变、感染等，导致器官功能障碍和衰竭。

一、糖尿病急性并发症

糖尿病急性并发症是指糖尿病急性代谢紊乱，包括糖尿病酮症酸中毒、高渗性非酮症糖尿病昏迷，以及在糖尿病降糖治疗过程中出现的乳酸性酸中毒及低血糖昏迷。

(一)糖尿病酮症酸中毒

糖尿病酮症酸中毒是糖尿病最常见急性并发症之一，它是由于胰岛素严重不足造成的，大约占急性并发症的 80%。表现为 β- 羟丁酸、乙酰乙酸以及蛋白质分解产生的有机酸增加，循环衰竭、肾脏排出酸性代谢产物减少导致酸中毒。严重的失水以及电解质平衡紊乱，周围循环衰竭和肾功能障碍，中枢神经功能障碍。

知识点 7-5　糖尿病酮症酸中毒

DKA 是高血糖危象之一，由于胰岛素不足或作用明显减弱和升糖激素不适当升高引起的糖、脂肪和蛋白质代谢严重紊乱综合征，以致水、电解质和酸碱平衡失调，临床以高血糖、高血酮和代谢性酸中毒为主要表现。

糖尿病酮症酸中毒实验室检查如下：

1. 尿液检验　尿糖强阳性、尿酮阳性，可有蛋白尿和管型尿。

2. 生化检验　血糖 $16.7 \sim 33.3 \text{mmol/L}$，有时可达 55.5mmol/L 以上。血酮体升高，$>3.0 \text{mmol/L}$ 提示可能有酸中毒，血 β- 羟丁酸升高。血实际 HCO_3^- 和标准 HCO_3^- 降低，CO_2 结合力降低，酸中毒失代偿后血 pH 下降；剩余碱负值增大，阴离子间隙增大，与 HCO_3^- 降低大致相等。血钾在治疗前可正常、偏低或偏高，治疗后若补钾不足可严重降低。血钠、血氯降低，血尿素氮和肌酐常偏高。血浆渗透压轻度上升。即使无胰腺炎存在，部分患者也可出现血清淀粉酶和脂肪酶升高，治疗后数天内降至正常。即使无合并感染，也可出现白细胞数及中性粒细胞比例升高。

(二)高渗性高血糖状态

高渗性高血糖状态也是糖尿病急性代谢紊乱之一，以严重高血糖、高血浆渗透压、脱水为特点，无明显酮症，患者可有不同程度的意识障碍或昏迷(<10%)，部分患者可伴有酮症。主要见于老年 T2DM 患者，超过 2/3 的患者原来无糖尿病病史。病人表现为糖尿病症状加重，呈烦渴、多饮、多尿、乏力、头晕、食欲缺乏，恶心、呕吐、腹痛等，反应迟钝，表情淡漠。进一步表现为严重脱水，常伴循环衰竭，神经系统功能障碍。

知识点 7-6　高渗性高血糖状态

临床以严重高血糖伴或不伴酮症酸中毒、血浆渗透压显著升高、失水和意识障碍为特征。HHS 的发生率低于 DKA，且多见于老年 2 型糖尿病患者，好发年龄 50～70 岁，男女发病率大致相同，约 2/3 的患者于发病前无糖尿病病史或仅有轻度高血糖既往史。

实验室检查：血糖达到或超过 33.3mmol/L(一般为 33.3～66.8mmol/L)，有效血浆渗透压达到或超过 320mOsm/L(一般为 320～430mOsm/L)可诊断本病。血钠正常或增高。尿酮体阴性或弱阳性，一般无明显酸中毒。

二、糖尿病慢性并发症

糖尿病慢性并发症主要为大血管病变(心脏病、高血压、脑血管意外及下肢血管病变)、微血管病变(糖尿病视网膜病变、糖尿病肾病)和神经病变等。以累及心、脑、肾等生命器官和危害严重为特点，是糖尿病防治的重点和难点。

（一）大血管并发症

与非糖尿病人群相比，糖尿病患者人群的动脉粥样硬化性疾病患病率高，发病年龄轻，病情进展快，多脏器同时受累多；脑血管病患病率为非糖尿病人群的 2～4 倍，主要表现为多发闭塞性血管病变、脑梗死等；糖尿病足坏疽为非糖尿病人群的 15 倍；糖尿病人心肌梗死的患病率则高 10 倍，糖尿病性心脏病引发的病死率占糖尿病病人病死率的 70%～80%。另外，糖尿病前期或糖尿病患者先后或同时存在肥胖、高血压、脂质代谢异常等心血管危险因素，因此动脉粥样硬化性血管病可发生于糖尿病前。

（二）微血管病变

微循环障碍、微血管瘤形成和微血管基底膜增厚是糖尿病微血管病变的特征性改变。糖尿病几乎损害全身的所有组织器官，但通常所说的微血管病变主要包括糖尿病性视网膜病变和糖尿病肾病。

1. 糖尿病性视网膜病变 是最常见的微血管并发症和成年人后天性失明的主要原因，也是高血糖所致血管病变中最特异的表现。发生率是非糖尿病人的 25 倍，其发生发展与糖尿病发病时间直接相关，T1DM 病史超过 15 年，视网膜病变的患病率为 98%，T2DM 病史超过 15 年，视网膜病变达 78%。视网膜病变分为 5 个级别：1 期无明显视网膜病变，2 期为轻度非增生性视网膜病变，仅有微动脉瘤；3 期属中度非增殖性视网膜病变，病变介于 2 期和 4 期之间；4 期为重度非增殖性视网膜病变；5 期为增殖性视网膜病变，存在一种或多种病变（新生血管、玻璃体积血、视网膜前出血等）。此外，糖尿病还可引起青光眼、白内障、屈光改变、虹膜睫状体炎等。

2. 糖尿病肾病（diabetic kidney disease，DKD） 是威胁糖尿病病人的严重并发症，DKD 导致肾衰竭，发生尿毒症，是糖尿病病人死亡的主要原因。发病 10 年以上的 T1DM 累计有 30%～40% 发生肾小球病变；约 20% 的 T2DM 患者累计发生肾小球病变，在死因中列在脑、心血管动脉粥样硬化之后。

DKD 的肾小球病变的演变过程用 Mogenson 分期，现认为 DKD 肾小球受损用尿白蛋白排泄率和肾小球滤过率（GFR）两个指标分别评估。尿白蛋白 / 肌酐（ACR）30～299mg/g 或尿白蛋白排泄量 30～299mg/24h，为轻度或微量升高，ACR > 300mg/g 或 300mg/24h 为明显升高。而 GFR 受损的标准参照慢性肾脏病的标准进行。

3. 糖尿病性神经病变 是最常见的并发症，90% 以上糖尿病患者合并有糖尿病性神经病变。主要表现为感觉障碍，运动障碍，皮肤干燥、少汗等自主神经功能障碍，脑神经病变，食欲减退、腹泻或便秘等自主神经病变，心动过速，焦虑、烦躁等精神障碍。

4. 其他并发症 糖尿病患者由于长期血糖控制不佳，病程长，常伴有多种慢性并发症，包括皮肤病变，常见的有糖尿病大疱病、糖尿病皮肤病以及糖尿病类脂质渐进性坏死等。皮肤黏膜感染、膀胱炎、肾盂肾炎和气肿性胆囊炎等，毛霉菌病以及结核病等。

（王玉明）

第四节　低血糖症检验

低血糖症（hypoglycemia）是一组多种原因引起的以静脉血浆葡萄糖浓度过低，临床上以交感神经兴奋和脑细胞缺糖为主要特征的综合征。按照传统的 Whipple 三联症，一般以静脉血浆葡萄糖浓度低于 2.8mmol/L（50mg/dl）作为低血糖的标准。

一、低血糖症分类

临床上按照低血糖症的发生与进食的关系分为空腹（吸收后）低血糖症和餐后（反应性）

低血糖症。空腹低血糖症主要病因是不适当的高胰岛素血症，餐后低血糖症是胰岛素反应性释放过多。临床上反复发生空腹低血糖提示有器质性疾病，餐后引起的反应性低血糖症多见于功能性疾病。

（一）空腹低血糖症

胰岛素瘤又称胰岛β细胞瘤，是一种以分泌大量胰岛素而引起发作性低血糖综合征为特征的疾病，为器质性低血糖症中较常见的病因。本病约90%以上为胰岛β细胞的良性肿瘤，且约90%为单个，也可多发。肿瘤也可发生在胰腺外脏器，如网膜、脾门、胃壁、肝胃韧带、十二指肠、胆囊、肠系膜、空肠、回肠、梅克尔憩室等。此外，有微腺瘤、腺癌（罕见）以及弥漫性胰岛细胞增生或胰岛β细胞增殖症。约4%的胰岛素瘤与其他内分泌腺瘤如肾上腺瘤、甲状旁腺瘤、垂体瘤同时存在，与甲状旁腺瘤和垂体瘤组成Ⅰ型多发性内分泌腺瘤病。

（二）餐后低血糖症

特发性功能性低血糖症最常见，约占70%。主要因自主神经功能失调，迷走神经兴奋性过高所致，为非器质性疾病引起，血糖利用过度性餐后低血糖，胃排空加速，胰岛素分泌过多。多见于神经质的中年妇女，症状多而体征少，为早发反应性低血糖（餐后2~3小时），表现为轻度交感神经症状，持续不足30分钟可自行缓解，血糖略降低，胰岛素水平正常或略高，激发、抑制试验正常。特发性功能性低血糖症病程长而不恶化。根据发病原因，把特发性功能性低血糖分为：空腹低血糖症、餐后低血糖症和药源性。

糖尿病低血糖发生很隐匿，有时开始难以觉察。脆性糖尿病患者容易突然发作，多数呈急性经过。老年性低血糖临床表现常常不够典型，容易漏诊。

知识点7-7　低血糖症

血糖降低并伴有相应症状称为低血糖症，但单凭血糖值（除非<2.5mmol/L）不能诊断低血糖症。低血糖症的诊断依据是Whipple三联症，胰岛素促分泌剂和胰岛素瘤是内源性高胰岛素血症性低血糖症的常见病因。糖尿病史、使用降糖药物史、72小时禁食和运动试验，及空腹血糖、胰岛素、C肽测定是鉴别病因的重要依据。

二、低血糖症相关检验

（一）胰岛素及其相关物质检验

1. 血浆胰岛素测定　低血糖发作时，应同时测定血浆葡萄糖、胰岛素和C肽水平，以证实有无胰岛素和C肽不适当分泌过多。血糖<2.8mmol/L时相应的胰岛素浓度≥18pmol/L提示低血糖为胰岛素分泌过多所致。

2. 胰岛素释放指数　为血浆胰岛素（mU/L）与同一血标本测定的血糖值（mg/dl）之比。正常人该比值<0.3，多数胰岛素瘤患者>0.4，甚至1.0以上；血糖不低时，此值>0.3无临床意义。

3. 血浆胰岛素原和C肽测定　参考Marks和Teale诊断标准：血糖<3.0mmol/L，C肽>300pmol/L，胰岛素原>20pmol/L，应考虑胰岛素瘤。胰岛素瘤患者血浆胰岛素原比总胰岛素值常大于20%，可达30%~90%，说明胰岛素瘤可分泌较多胰岛素原。

（二）低血糖症相关试验

1. 48~72小时饥饿试验　少数未觉察的低血糖或处于非发作期以及高度怀疑胰岛素瘤的患者应在严密观察下进行，试验期应鼓励患者活动。开始抽血测血糖、胰岛素、C肽，之后每6小时一次，若血糖≤3.3mmol/L时，应改为每1~2小时一次；血糖<2.8mmol/L且患者出现低血糖症状时结束试验；如已证实存在Whipple三联症，血糖<3.0mmol/L即可结束，但应先抽血测定血糖、胰岛素、C肽和β-羟丁酸浓度。必要时可以静推胰高血糖素1mg，每10分钟测血糖一次，共3次。C肽>200pmol/L或胰岛素原>5pmol/L可认为胰岛素分泌过多。如胰岛素水平高而C肽水平低，可能为外源性胰岛素的因素。若β-羟丁酸浓度水平<2.7mmol/L或注射胰高血糖素后血糖升高幅度<1.4mmol/L，为胰岛素介导的低血糖症。

2. 5小时口服葡萄糖耐量试验　主要用于鉴别2型糖尿病早期出现的餐后晚发性低血糖症。患者测定空腹及口服75g葡萄糖后30分钟、1小时、2小时、3小时、4小时和5小时的血糖、胰岛素和C肽。该试验可判断有无内源性胰岛素分泌过多，有助于低血糖症的鉴别诊断。

（王玉明）

小　结

糖尿病是由胰岛素缺乏和胰岛素作用障碍单独或同时引起的糖、脂肪、蛋白质、水和电解质等的代谢紊乱，慢性高血糖是其主要特征。根据病因学糖尿病分为1型糖尿病、2型糖尿病、特殊类型糖尿病和妊娠糖尿病。糖尿病的诊断主要依赖于空腹血糖、随机血糖、口服葡萄糖耐量试验以及糖化血红蛋白HbA1c。结合临床表现，胰岛自身抗体检测、胰岛素、C肽检测以及遗传基因检测在糖尿病分类中具有重要价值。HbA1c、糖化血清蛋白、糖化白蛋白是糖尿病监测的主要指标。糖尿病急性并发症主要有糖尿病酮症酸中毒、高渗性高血糖状态、乳酸性酸中毒，酮体、乳酸、渗透压检测、血气分析有利于其疾病的诊断和鉴别诊断。糖尿病慢性并发症包括大血管病变、微血管病变和神经病变，微量白蛋白尿和估算的肾小球滤过率是筛查糖尿病肾病的重要指标。

低血糖症是一组多种原因引起的以静脉血浆葡萄糖浓度过低，临床上以交感神经兴奋和脑细胞缺糖为主要特征的综合征。血浆葡萄糖、胰岛素、胰岛素原和C肽检测以及延长口服葡萄糖耐量试验有利于低血糖症的诊断与鉴别诊断。

第八章
血脂和脂蛋白异常血症检验

学习目标与要求

　　掌握　血脂、脂蛋白和高脂血症的概念；高脂血症的分类和诊断原则；血脂和脂蛋白异常的分层指南的主要指标；心血管基本风险评估的概念和主要指标。
　　熟悉　血脂的生物学特性、常用血脂实验室指标及临床价值。
　　了解　血脂和脂蛋白的作用及代谢机制。

第一节　血脂和脂蛋白概述

　　脂质对维持机体正常生理活动，特别是在能量代谢、细胞膜结构和激素合成等中具有重要的意义。

一、血脂和脂蛋白代谢

（一）血脂和脂蛋白的分类特征
知识点 8-1　血脂

　　1. 血脂　血浆脂类简称血脂，是血浆有机成分中含量很小、但代谢活跃、组成复杂的一部分，具体是指血浆中总胆固醇（total cholesterol，TC）、甘油三酯（triglyceride，TG）、磷脂（phospholipid，PL）、游离脂肪酸（free fatty acid，FFA）等的总称。血脂各成分的合成与降解不断进行，维持总量和分量均动态稳定在一定范围。血脂含量或者成分的异常已经被证实为心血管疾病发生的独立危险因素。故血脂检测不仅可反映机体脂类代谢状况，同时可对血脂异常的诊断提供量化依据，在相关疾病的三级预防中发挥重要作用。

知识点 8-2　脂蛋白

　　2. 脂蛋白　脂类水溶性差，不便于运输，故外周循环中的脂类以水溶性较高的蛋白 - 脂类复合体形式存在，这种复合体，称为脂蛋白（lipoprotein，LP）。

　　脂蛋白呈球形，核心为不溶于水的 TG 和胆固醇酯（cholesterol ester，CE），表面覆盖有少量胆固醇、极性的蛋白质和磷脂，故具有亲水性。根据在电场中迁移速率不同，电泳法将血浆脂蛋白分为乳糜微粒（chylomicron，CM）、β- 脂蛋白、前 β- 脂蛋白和 α- 脂蛋白四种。而依据超速离心时的漂浮速率不同，超速离心法通常将血浆脂蛋白分为 CM、极低密度脂蛋白（very low density lipoprotein，VLDL）、中间密度脂蛋白（intermediate density lipoprotein，IDL）、低密度脂蛋白（low density lipoprotein，LDL）和高密度脂蛋白（high density lipoprotein，HDL）。血浆脂蛋白的特征如表 8-1 所示。

表8-1　脂蛋白的特征

分类	密度（g/ml）	颗粒直径（nm）	电泳位置	主要脂质	来源	功能
CM	<0.95	>70	原点	外源TG	小肠合成	小肠摄入的脂类转运至其他组织
VLDL	0.95～1.006	27～70	前β	内源TG	肝脏合成	转运TG至外周组织
IDL	1.006～1.019	22～24	β和前β间	TG、CH	VLDL中的TG经脂酶水解	属LDL前体
LDL	1.019～1.063	19～23	β	CH	VLDL和IDL中的TG经脂酶水解	胆固醇主要载体，经LDL受体介导外周组织利用
HDL	1.063～1.210	4～10	α	PL	肝脏小肠合成	外周CH逆向转运回肝脏或组织再分布
Lp(a)	1.040～1.130	27～30	前β	CH、PL	肝脏合成后与LDL形成复合物	可能与冠心病有关

注：CH：胆固醇；Lp(a)：脂蛋白a

知识点8-3　载脂蛋白主要生理功能

3. 载脂蛋白　具有三个主要生理功能：①激活脂蛋白代谢途径的酶；②维持脂蛋白复合体的结构完整性；③识别细胞表面脂蛋白受体，促进脂蛋白摄取进入细胞。

载脂蛋白（apoprotein, apo）为脂蛋白中的蛋白部分，一般分为5～7类，其氨基酸序列大多数已阐明。载脂蛋白的命名是按1972年Alaupovic命名方法，用英文字母顺序（ABC）编码，每一大类还可有亚类。人血浆主要载脂蛋白的分类与特征见表8-2所示。

表8-2　人血浆主要载脂蛋白的分类与特征

apo	分子量	基因定位	构成的脂蛋白	合成部位	功能
A I	29 016	11q23-q末端	HDL、CM	肝、小肠	LCAT辅因子
A II	17 414	1q23	HDL、CM	肝、小肠	激活HTGL，抑制LCAT
A IV	44 465	11q23-q末端	HDL、CM	肝、小肠	活化LCAT
B100	512 723	2p24-p23	VLDL、IDL、LDL	肝、小肠	转运TG、TC识别LDL受体
B48	240 800	2p24-p23	CM	小肠	转运TG
C II	8900	19q13.2	CM、HDL、VLDL	肝	LPL辅因子
C III	8800	11q23-q末端	CM、HDL、VLDL	肝	抑制CII与LPL活性
E	34 145	19q13.2	CM、HDL、VLDL	肝、巨噬细胞	促进CM残粒和IDL摄取
a	187 000～662 000	6q26-q27	Lp(a)	肝	抑制纤溶酶活性

注：LCAT：卵磷脂胆固醇酰基转移酶；HTGL：肝脂酶；LPL：脂蛋白脂肪酶

（二）脂及脂蛋白代谢

脂质通过脂蛋白在血液间的运输，维持其在体内外与组织间的动态平衡，主要体现在各类脂蛋白的合成与分解、转运与逆向转运。据脂蛋白中携带脂质的来源不同，将代谢途径分为外源性脂质代谢（膳食来源）和内源性脂质代谢（肝源性与其他组织来源），还包括细胞内低密度脂蛋白受体途径和高密度脂蛋白逆向转运途径。

1. 外源性脂质代谢　食物中摄取的脂类在肠内被胰腺分泌的脂肪酶水解成脂肪酸和甘油一酯（monoglyceride, MG）后，由肠黏膜吸收入肠后重新合成TG。外源性的TG与少量的胆固醇、磷脂、apoA、apoB48构成巨大分子CM，从淋巴管经胸导管进入血液循环。具体代谢途径如图8-1/文末彩插8-1所示。

笔记

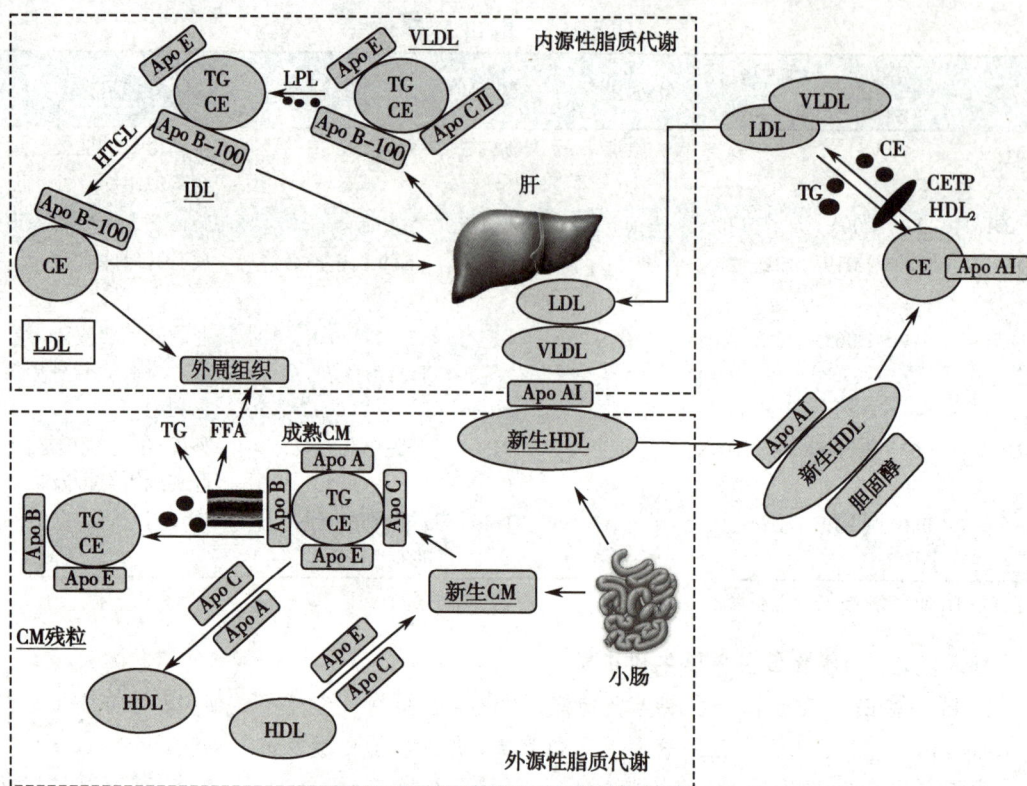

图8-1　脂蛋白代谢图

2. 内源性脂质代谢　内源性 TG、胆固醇及载脂蛋白等在肝脏中装配成 VLDL 释放进入血液循环。同 CM 一样，VLDL 中的 TG 在血液中经血管壁的脂肪酶水解被组织利用，同时从其他脂蛋白得到胆固醇，当脂蛋白中 TG 和胆固醇含量相等时，称为 IDL。

3. HDL 逆向转运代谢　HDL 是含有 apoA I、A II、磷脂和胆固醇的小型脂蛋白颗粒。在肝脏和小肠合成，属于未成形的 HDLn（nascent HDL），获取 LDL 等脂蛋白分解代谢产生的磷脂和 apoA I 生成 HDL，逐渐变为圆盘状。从末梢组织细胞膜获得游离胆固醇（free cholesterol, FC），再经结合于 HDL 中的卵磷脂 - 胆固醇酰基转移酶（lecithin cholesterol acyl transferase, LCAT）作用后，与 apoA I 结合生成 CE，进入 HDL 内部形成 HDL_3；而后接受细胞膜 FC，再经 LCAT 作用后生成的 CE 进入内部，变成富含 CE 的球形 HDL_2，一部分经肝受体摄取。另外，HDL_2 在胆固醇酯转移蛋白（cholesteryl ester transfer protein, CETP）介导下，与 VLDL、LDL 进行 CE 交换，同时也转运 TG，以 VLDL、LDL 形式经肝脏摄取，最终使末梢组织的 FC 输送到肝脏（胆固醇逆转运）。HDL_2 中的 TG 经肝脏的 HTGL 作用，再变成 HDL_3，这一相互转变（HDL_2，HDL_3），使 HDL 在逆转运中再利用。

二、脂蛋白代谢紊乱

脂蛋白代谢紊乱的常见现象是血中 TC 或 TG 的浓度，或是各种脂蛋白有一种或几种浓度过高或过低的现象。常根据脂蛋白代谢紊乱的原因分为原发性和继发性两大类，前者多是遗传缺陷所致，如家族性高胆固醇血症；后者是继发于多种疾病，如糖尿病、肾病等可继发引起高脂血症。除高脂蛋白血症外，临床还可以见到低脂蛋白血症。

1967 年 Frederickson 等用改进的电泳法分离血浆脂蛋白，将高脂血症分为五型，即 I、II、III、IV 和 V 型。1970 年世界卫生组织（WHO）以临床表型为基础分为六型，将原来的 II 型又分为 II a 和 II b 两型，如表 8-3 所示。

表8-3 高脂蛋白血症WHO分型及特征

类别	脂蛋白变化	脂质			病因	冠心病风险	出现频率	血清静置试验
		TC	TG	TC/TG				
Ⅰ型	CM↑↑	正常或↑	↑↑↑	<0.2	LPL缺失；apoCⅡ缺失	低	低	上层乳浊 下层透明
Ⅱa型	LDL↑	↑↑↑	正常	>1.6	LDL受体异常	高	较高	透明
Ⅱb型	LDL↑ VLDL↑	↑↑	↑↑	>1.0	不明	高	较高	偶有浑浊
Ⅲ型	IDL↑	↑↑	↑↑	~1	apoE异常	较高	较低	浑浊，偶有乳浊
Ⅳ型	VLDL↑	正常或↓	↑↑	0.6~1.6	不明	中等	高	浑浊
Ⅴ型	CM↑ VLDL↑	正常或↑	↑↑↑	<0.6	LPL缺失	低	低	上层乳浊 下层浑浊

此种分型方法在临床诊治疾病过程中有重要的意义，但缺点是过于繁杂。从实用角度出发，血脂异常可进行简易的临床分型：①高胆固醇血症；②高甘油三酯血症；③混合型高脂血症；④低高密度脂蛋白血症。

第二节 血脂和脂蛋白检验的临床价值

血脂和脂蛋白是临床诊断代谢相关疾病的常规测定项目，血脂检测可早期发现高脂蛋白血症，辅助诊断动脉粥样硬化症，评估心脑血管疾病如冠心病、脑梗死危险度，预防代谢性疾病如糖尿病、肥胖，监测评价健康饮食与药物治疗效果等。目前临床常规检测的项目有血清/浆 TC、TG、HDL-C、LDL-C、Lp(a)、apoAⅠ、apoB。近年来研究和临床应用发现 FFA、LCAT、对氧磷酶1(paraoxonase 1，PON1)等项目具有越来越重要的参考价值；以*apoE*基因型分析为代表的血脂基因分析也具有重要的协助诊断价值。

一、血脂检验

知识点8-4 血脂检测的临床价值

(一)总胆固醇

TC分为酯化型胆固醇(CE)和游离型胆固醇(FC)，其中CE占60%~70%，FC占30%~40%，两种类型的比例在个体内或个体间是基本恒定的。血清中胆固醇在LDL中最多，其次是HDL和VLDL，CM最少。

1. 诊断标准 健康人群中的合适水平：<5.2mmol/L；边缘性升高：5.2~6.2mmol/L；升高：>6.2mmol/L。

2. TC浓度增高 提示冠心病等心血管疾病发生的危险性增高：①TC水平常随年龄而上升，但70岁后不再上升甚或有所下降；中青年女性低于男性，女性绝经后TC水平较同年龄男性高；②长期高胆固醇、高饱和脂肪酸摄入可使TC升高；③脂蛋白代谢相关酶或受体基因突变，是引起TC显著升高的主要原因。

(二)甘油三酯

TG是血浆中各脂蛋白所含甘油三酯的总和，受饮食、时相和遗传等影响较大，同一个体不同时间多次测定，其水平可能有较大变异；个体内血清生物学变异在30%左右，个体间生物学变异可达到50%左右，需要长期动态监测。TG水平与胰岛素抵抗有关，也是糖尿病的独立危险因子。

1. 目前标准 正常人群中合适水平：<1.7mmol/L(150mg/dl)；边缘性升高：1.7~2.3mmol/L

（150～200mg/dl）；升高：≥2.3mmol/L（200mg/dl）。

生理性改变受生活条件、饮食方式、年龄、性别等影响。如高脂肪饮食后2～4小时TG达高峰，8小时后基本恢复空腹水平；运动不足、肥胖可使TG升高；成年后随年龄上升TG水平上升（中青年男性高于女性，50岁后女性高于男性）。

2. 病理性改变 轻至中度升高者，即 2.26～5.63mmol/L，患冠心病的危险性增加；重度升高者，即≥5.63mmol/L 时，常提示急性胰腺炎。

3. 低 TG 血症 TG<0.56mmol/L。原发性见于遗传性无β脂蛋白血症和低β脂蛋白血症；继发性见于继发性脂质代谢异常，如消化道疾病（肝肠疾病、吸收不良综合征）、内分泌疾患（甲状腺功能亢进、慢性肾上腺皮质功能不全）、癌症晚期、恶病质及肝素等药物的应用。

（三）游离脂肪酸

FFA是指血清中未与甘油、胆固醇等酯化的脂肪酸，主要是长链脂肪酸，又称非酯化脂肪酸（non-esterified fatty acid，NEFA）。FFA是血液中能直接参与代谢的脂质，被骨骼肌、心肌、脑和其他组织吸收和利用，作为供能的物质来源。同时参与细胞增殖、炎症反应、激素调控等，是具有多种生理功能的信号分子。正常情况下，血清中含量少，约占总脂肪酸含量的 5%～10%，FFA 主要包括月桂酸、豆蔻酸、软脂酸、硬脂酸、软油酸、油酸、亚油酸、花生四烯酸、二十碳五烯酸等。目前临床仅将 FFA 作为一些疾病评估的风险因素，血清参考区间：成年人 0.4～0.9mmol/L；可受饮食、运动、应激等影响发生生理性改变。儿童和肥胖成人稍高。

1. 病理性升高 甲亢、未经治疗的糖尿病人（可高达 1.5mmol/L）；注射肾上腺素或去甲肾上腺素及生长激素后；任何能使体内激素（甲状腺素、肾上腺素、去甲肾上腺素、生长激素等）水平升高的疾病；药物如咖啡因、磺胺丁脲、乙醇、肝素、烟酸、避孕药等。

2. 病理性降低 甲状腺功能低下、胰岛素瘤、垂体功能减退、艾迪生病及用胰岛素或葡萄糖后的短时间内、某些药物如阿司匹林、安妥明、烟酸和普萘洛尔等。

二、血浆脂蛋白和载脂蛋白检验

知识点 8-5 脂蛋白检测的临床价值

（一）高密度脂蛋白胆固醇及亚类

1. 高密度脂蛋白胆固醇 因 HDL 结合并转运胆固醇，因此多检测 HDL 胆固醇（HDL-C）。血清参考区间为：男性：1.16～1.42mmol/L；女性：1.29～1.55mmol/L。降低：<1.04mmol/L（40mg/dl）。

HDL-C 被证实是动脉粥样硬化和心血管疾病的保护因子，被称为"好的胆固醇"。一般认为随着 HDL-C 水平降低，缺血性心血管病发病危险增加。HDL-C 对于冠心病的二级预防、风险评估和指导预后具有重要参考作用。影响 HDL-C 水平的因素很多，主要有：①年龄和性别：儿童时期男女 HDL-C 水平相同；青春期男性开始下降，至18～19岁达最低点，以后男性低于女性，女性绝经后与男性接近；②饮食：高糖及素食时 HDL-C 常降低；③肥胖：肥胖者常有 TG 升高，同时伴有 HDL-C 降低；④饮酒与吸烟：饮酒可使 HDL-C 升高，而吸烟可使 HDL-C 减低；⑤运动：长期足量的运动可使 HDL-C 升高；⑥药物：睾酮等雄性激素、降脂药中的丙丁酚、β受体阻断剂（普萘洛尔）、噻嗪类利尿药等，使 HDL-C 降低；雌激素类药物、烟酸和苯氧乙酸类降脂药、美降脂、苯妥英钠等，可使 HDL-C 升高。

2. HDL 亚类 HDL 根据形状、密度、颗粒大小、电荷和理化特性等方面差异进一步划分多个亚类：α-HDL（HDL$_{2a}$、HDL$_{2b}$、HDL$_{3a}$、HDL$_{3b}$、HDL$_{3c}$）、β-HDL（前β$_1$-HDL、前β$_2$-HDL、β$_3$-HDL）。新生小颗粒及盘状的前β-HDL 含少量的 apoA I 和极性脂质，主要介导细胞胆固

醇的流出，成熟大颗粒及球状的 HDL_2 则含较多的 apoAⅠ和胆固醇酯，与细胞胆固醇的酯化、转运及清除有关。

随着各亚组分功能的不断发现，目前认为单纯检测总 HDL 水平已经不能满足临床检测需求。

（二）低密度脂蛋白胆固醇

LDL 指经超速离心法后密度在 1.019～1.063g/ml 间的一类脂蛋白。在实际临床操作中，也将 IDL（1.006～1.019g/ml）与部分脂蛋白 a（1.040～1.130g/ml）包括在 LDL 内。LDL 在体内主要将内源性脂质转运到外周组织利用，因此 LDL-C 水平更能反映个体的胆固醇水平。其合适水平参考区间为：<3.37mmol/L（130mg/dl）；边缘性升高：3.37～4.12mmol/L（130～159mg/dl）；升高：>4.14mmol/L（160mg/dl）。

LDL-C 为富含胆固醇的脂蛋白，是导致动脉粥样硬化的主要脂类危险因素。LDL-C 水平与缺血性心血管病发生危险上升趋势及程度的关系与 TC 相似。LDL-C 水平增高还见于家族性高胆固醇血症（TC 增高，LDL-C 增高，伴有 HDL-C 减低），Ⅱa 型高脂蛋白血症（TC 增高，LDL-C 增高，TG 正常或轻度增高）。

（三）脂蛋白（a）

Lp（a）和 LDL 结构相似，除含有载脂蛋白 B（apoB）外，还含有一个特异的与纤溶酶原结构相似的 apo（a），编码的基因具有多态性。正常人血清 Lp（a）<300mg/L。

Lp（a）已公认为动脉粥样硬化性心、脑血管性疾病的独立危险因素，测定 Lp（a）水平可用于评估该类疾病发生的危险性。

（1）生理性改变：主要由遗传因素决定，同一个体相当恒定，但个体间差异很大，波动范围在 0～1000mg/L。

（2）病理性增高：①缺血性心、脑血管疾病；②心肌梗死、外科手术、急性创伤和急性炎症时，Lp（a）和其他急性时相蛋白一样增高；③肾病综合征和尿毒症；④除肝癌以外的恶性肿瘤；⑤糖尿病肾病。

病理性减低：肝脏疾病（慢性肝炎除外）。

（四）载脂蛋白

血浆载脂蛋白包括 apoAⅠ、AⅡ、AⅣ、B100、B48、CⅡ、CⅢ、E 和 apo（a）。

1. 载脂蛋白 A 载脂蛋白 AⅠ（apolipoprotein AⅠ，apoAⅠ）主要存在于 HDL 中，在 CM、VLDL 和 LDL 中也有少量存在。其主要的生理功能是组成脂蛋白并维持其结构的稳定与完整性。apoAⅠ可通过激活 LCAT 催化胆固醇酯化，将多余的 CE 转运至肝脏处理。因此，apoAⅠ具有清除脂质和抗动脉粥样硬化的作用。虽然 apoA 有 AⅠ、AⅡ、AⅣ，但 apoAⅠ的意义最明确，且含量最高。因此，apoAⅠ为临床常用检测指标，正常人群中血清 apoAⅠ参考区间：1.2～1.6g/L。女性略高于男性，年龄变化不明显。血清 apoAⅠ水平反映血液中 HDL 的数量，与 HDL-C 成明显正相关，与冠心病发生危险性成负相关。

2. 载脂蛋白 B（apolipoprotein B，apoB） 可分为两个亚类，即 apoB48 和 apoB100。前者主要存在于 CM 中，参与外源性脂质的消化、吸收和运输；后者存在于 LDL 中，参与 VLDL 的装配和分泌，在血液中，VLDL 可代谢转化为富含胆固醇的 LDL。apoB 水平不论男女均随年龄上升，70 岁以后不再上升或开始下降。正常人群中血清 apoB 参考区间：0.8～1.1g/L。

apoB 是 LDL 的主要结构蛋白，血清 apoB 水平反映血液中 LDL 的数量。其浓度升高与冠心病发生危险性成明显正相关，且男性高于女性。apoB 水平的上升对于冠心病发病率及冠脉粥样硬化的严重性有非常强的预示能力。临床检测 apoB 的浓度主要用于心脑血管疾病危险性的预测。同时，血清 apoB 水平上升也常见于高脂血症、糖尿病、肾病综合征等代谢相关疾病。apoB 降低主要见于肝硬化、药物疗法及感染等。

3. 载脂蛋白E（apolipoprotein E, apoE） 存在于多种脂蛋白颗粒中，主要功能为运输并介导某些脂蛋白及相应的受体，既是 LDL 受体的配体，也是肝细胞 CM 残粒受体的配体，与脂蛋白代谢密切相关。正常人血浆 apoE 参考区间：0.03～0.06g/L，浓度与其表型关系密切。

apoE 的基因位点具有遗传多态性，并与个体血脂水平及动脉粥样硬化的发生、发展密切相关。血液中的 apoE 存在三种异构体（apoEε2、ε3 和 ε4）。携带 *apoEε2* 等位基因者，其血液中 apoE 浓度高，apoB 浓度低，胆固醇含量也低，对动脉粥样硬化有防护作用；而携带 *apoEε4* 等位基因者，则血液中 apoE 浓度低，apoB 浓度高，胆固醇及 TG 含量也高，是动脉粥样硬化的潜在危险因素。研究认为 apoE 及其单核苷酸多态性与高脂血症、冠心病、Alzheimer 病以及肝病、人类长寿等有关。

（五）血脂与脂蛋白及脂蛋白和载脂蛋白之间的比值

TC/HDL-C 比值比非 HDL-C 更能预示冠心病的危险。研究表明，TG/HDL-C 比值可以成为一个预测血脂异常、高血压和代谢综合征有效的指标。apoA I/apoB 可以代替 HDL-C/LDL-C 比值作为判断动脉硬化的指标。资料表明，apoA I/apoB、TC/HDL-C、TG/HDL-C、LDL-C/HDL-C 比值比单项血脂检测更具临床意义，而 apoA I/apoB 可能是其中最具说服力的指标。

三、血浆脂代谢相关酶检验

（一）卵磷脂胆固醇脂酰转移酶

LCAT 由肝合成释放入血液，以游离或与 HDL 脂蛋白结合的形式存在，以 apoA I 为主要激活剂，催化 HDL 中的 FC 转变成 CE，磷脂转变成溶血卵磷脂；参与 CH 的逆向转运和组织中过量 CH 的清除。LCAT 常与 HDL 结合在一起，在 HDL 颗粒表面活性很高并起催化作用，对 VLDL 和 LDL 的颗粒几乎不起作用。因此其活性值也和 HDL 变动相关。临床使用时，应考虑到不同方法学下参考区间有差异：放射免疫分析法：5.19～7.05mg/L；共同基质法（37℃）：262～502U/L；核素标记自身基质法：58～79U/L。

病理性降低见于急性肝炎、重症肝炎、肝癌、肝硬化、先天性卵磷脂 - 胆固醇酰基转移酶缺乏症、无 β- 脂蛋白血症、阻塞性黄疸、尿毒症、甲状腺功能减退症、心肌梗死、Tangier 病、鱼眼病、低胆固醇血症、吸收不良综合征。病理性升高常见于原发性高脂血症、脂肪肝、胆汁淤积症初期、肾病综合征等。

（二）脂蛋白脂肪酶

脂蛋白脂肪酶（lipoprotein lipase, LPL）主要由脂肪细胞、心肌细胞、骨骼肌细胞、乳腺细胞以及巨噬细胞等实质细胞合成和分泌。LPL 是催化血浆中 TG 分解的关键酶。apoC II 是 LPL 的激活剂，而 apoC III 则是 LPL 的抑制剂。LPL 主要存在于脂肪组织，循环血液中仅有微量的无活性的 LPL 存在。成人正常 LPL 浓度为 >150mg/L，当其水平低于 40mg/L 时应考虑为 LPL 纯合子缺乏者，40～150mg/L 为杂合子缺乏者。

LPL 与高脂血症、糖尿病以及脂肪肝等代谢疾病有密切关系，LPL 活性测定在动脉粥样硬化的发病机制研究中也有重要意义。LPL 显著降低或完全缺乏，见于 I 型高脂血症，即家族性高乳糜微粒血症、家族性高甘油三酯血症。

（三）对氧磷酶1

对氧磷酶 1（paraoxonase 1, PON1）由 355 个氨基酸组成，主要由肝脏分泌，在哺乳动物体内广泛分布于许多组织，如肝脏、血液、肾脏、脾脏及脑组织等。人类血清中的 PON1 与 HDL 紧密结合，形成一个八聚体结构，是 apoA I 的重要组成部分。除了抗氧化能力外，PON1 还可以通过阻止巨噬细胞泡沫化而起到抗动脉粥样硬化产生的作用；它抑制胆固醇和氧化性脂质的流入，阻止巨噬细胞胆固醇生物合成且刺激巨噬细胞胆固醇流出。有研究发现，1 型糖尿病患者血清中 PON1 的活力显著低于对照组，同时 PON1 也与 AD 的发生密切相关。

第三节 血脂相关疾病检验

脂代谢紊乱是临床上十分常见的一类疾病，包括高脂血症、低脂血症和代谢综合征（代谢综合征见第七章）。其诊断方案和疗效评估在动脉粥样硬化等心血管疾病风险评估和健康体检中具有十分重要的应用价值。

一、高脂血症

（一）高脂血症的临床特点与病发因素

1. 分型 高脂血症主要有高胆固醇血症、高甘油三酯血症以及混合型高脂血症三型。

2. 临床特点 黄色瘤和动脉粥样硬化是高脂血症的典型特点，严重的高甘油三酯血症可引起急性胰腺炎。

3. 常见原发和继发因素 不良生活方式（如高能量、高脂和高糖饮食、过度饮酒等）、单个或多个基因突变、肥胖、糖尿病、肾病综合征、甲状腺功能减退症、肾衰竭、肝脏疾病、系统性红斑狼疮、糖原累积症、骨髓瘤、脂肪萎缩症、急性卟啉病、多囊卵巢综合征等。此外，某些药物如利尿剂、非心脏选择性 β 受体阻断药、糖皮质激素等也可能引起继发性血脂异常。

（二）高脂血症的诊断标准

TC ＞ 6.2mmol/L（240mg/dl）为高胆固醇血症；TG ＞ 2.3mmol/L 为高甘油三酯血症。而 HDL-C ＜ 1.0mmol/L（40mg/dl）为低 HDL-C 血症。首次检查发现血脂异常，应在 2～3 周内复查，若仍然属异常，则可确定诊断。

二、低脂血症

临床上低脂血症中常见的是低胆固醇血症，其发生受到年龄、性别、地区、种族和并存疾病等因素的影响。流行病学统计发现，低胆固醇血症在成年人群中的总患病率为 6.1%，男性中为 6.4%，女性中为 4.9%。根据低胆固醇血症的病因将其分为原发性和继发性，其中原发性低胆固醇血症的主要病因是胆固醇吸收、合成和代谢过程中的一些基因突变；而继发性低胆固醇血症的病因主要是临床上一些常见疾病，如贫血、甲状腺功能亢进症、恶性肿瘤、吸收或营养不良等。原发性低胆固醇血症主要有以下几种。

（一）β 脂蛋白缺乏症

本病为罕见的以隐性方式遗传的先天性缺陷，以完全缺乏 β- 脂蛋白，脂肪痢，棘形红细胞增多（红细胞膜上有尖的突出），视网膜无色素，运动失调和智能障碍为特征。因微粒体甘油三酯转移蛋白基因发生突变，脂肪的吸收功能被显著削弱，既无乳糜微粒亦无极低密度（前 -β）脂蛋白（VLDL）形成，所有的血浆脂质也皆显著降低。

（二）低脂蛋白血症

本病为目前最常见的引起原发性低胆固醇血症的疾病，包括纯合子和杂合子两种类型。由于 *apoB* 基因突变所致，系常染色体显性遗传，以低水平的 β- 低密度脂蛋白（LDL）为特征。其中纯合子患者的主要临床特征与 β- 脂蛋白缺乏症患者相似，主要区别在于纯合子患者发病较晚，神经系统和眼部病变进展缓慢；杂合子患者的主要特征为 apoB，富含 apoB 的脂蛋白及血清 TC 水平降低，通常无明显临床表现。即使摄入正常的饮食，其血浆脂质仍低。血清 TC 介于 1.80～3.11mmol/L（70～120mg/dl），LDL 介于 0.52～1.81mmol/L（20～70mg/dl），常低于 1.55mmol/L（＜60mg/dl）。家族性低 β- 脂蛋白血症和家族性高 α- 脂蛋白血症与冠心病发病率降低有关。

（三）Tangier 病

本病系常染色体显性遗传病，是由于三磷酸腺苷结合盒转运子 A1 基因突变所致。以血清 HDL 和 apoA I 缺乏或明显降低、血清 TC 水平降低为特征。主要临床表现为角膜浸润和神经系统异常、淋巴结肿大、橙或黄色扁桃体增生和 HDL 显著下降相关联的肝脾大。

（四）遗传性胆固醇合成缺陷性疾病

目前为止共发现 9 种遗传性胆固醇合成缺陷性疾病，其中史 - 伦 - 奥三氏综合征（SLOS）是目前最常见的遗传性胆固醇合成缺陷性疾病。SLOS 临床表现通常有不同程度的发育畸形如小头畸形、腭裂、四肢发育异常，智力发育迟缓，张力减退，喂养困难等，根据症状的轻重分为 I 型（轻型）和 II 型（重型），I 型病人可无明显特异性临床表现，II 型患者常有多种畸形及器官功能衰竭，多于新生儿期因心肺功能障碍死亡。SLOS 的诊断主要根据临床症状、血浆 7- 脱氢胆固醇增加和胆固醇降低以及突变基因遗传分析。

（五）乳糜微粒潴留性疾病

1961 年由 Anderson 首先报道，故又称 Anderson 病。本病系常染色体隐性遗传病，是由于 SAR1B 基因发生突变所致。该基因突变后导致肠道黏膜上皮细胞内乳糜微粒向血液的转运受阻，从而使进入血液循环的乳糜微粒减少，最终导致 apoB48 和富含 apoB48 的脂蛋白缺乏，引起血清 TG 水平降低和肠道吸收不良。主要临床表现为伴有脂溶性维生素和一些物质的吸收障碍，婴儿期出现脂肪泻、脂肪吸收不良、生长发育停滞、神经系统损害。

第四节 心血管疾病风险评估指南和健康状态评估

一、心血管疾病的风险评估指南

知识点 8-6 血脂和脂蛋白异常的分层指南

（一）血脂和脂蛋白异常的分层指南

《中国成人血脂异常防治指南（2016 年修订版）》除使用"缺血性心血管病"（冠心病和缺血性脑卒中）危险来反映血脂异常及其他心血管病主要危险因素的综合致病危险外，另增加了对动脉粥样硬化性心血管疾病（ASCVD）余生危险评估的建议，以便于早期识别高危的个体，并进行积极干预。此版最新指南对我国人群血脂成分合适水平及异常切点如表 8-4 所示，包括不同血脂水平对研究人群 10 年和 20 年 ASCVD 累计发病危险的独立影响；也参考了国际范围内多部血脂相关指南对血脂成分合适水平的建议及其依据。需要强调的是，这些血脂合适水平和异常切点主要适用于 ASCVD 一级预防的目标人群。

表 8-4 中国血脂合适水平和异常分层标准［mmol/L（mg/dl）］

分层	TC	LDL-C	HDL-C	非 HDL-C	TG
理想水平		＜2.6（100）		＜3.4（130）	
合适水平	＜5.2（200）	＜3.4（100）		＜4.1（160）	＜1.7（150）
边缘升高	≥5.2（200）且 ＜6.2（240）	≥3.4（130）且 ＜4.1（160）		≥4.1（160）且 ＜4.9（190）	≥1.7（150）且 ＜2.3（200）
升高	≥6.2（240）	≥4.1（160）		≥4.9（190）	≥2.3（200）
降低			＜1.0（40）		

知识点 8-7　血脂和脂蛋白相关的心血管疾病风险评估指南

（二）心血管疾病风险评估指南

1. 中国成人血脂异常防治新指南　《中国成人血脂异常防治指南（2016年修订版）》指出，在进行危险评估时，已诊断 ASCVD 者直接列为极高危人群；符合如下条件之一者直接列为高危人群：①LDL-C≥4.9mmol/L（190mg/dl）；②1.8mmol/L（70mg/dl）≤LDL-C＜4.9mmol/L（190mg/dl）且年龄在 40 岁及以上的糖尿病患者。符合上述条件的极高危和高危人群不需要按危险因素个数进行 ASCVD 危险分层。不具有以上 3 种情况的个体，在考虑是否需要调脂治疗时，应按照图 8-2 的流程进行未来 10 年间 ASCVD 总体发病危险的评估。本次指南修订的危险分层按照 LDL-C 或 TC 水平、有无高血压及其他危险因素个数分成 21 种组合，并按照不同组合的 ASCVD 10 年发病平均危险按 ＜5%、5%～9% 和≥10% 分别定义为低危、中危和高危。

2. 中国成人血脂异常防治新指南的特点

（1）建议对中危人群也进行 ASCVD 评估：最新指南建议对中危的人群也进行 ASCVD 余生危险的评估，以便识别出中青年中的高危个体进行早期干预。对于 ASCVD 10 年发病危险为中危的人群，如果具有以下任意 2 项及以上危险因素者，其 ASCVD 余生危险为高危。这些危险因素包括：①收缩压≥160mmHg（1mmHg＝0.133kPa）或舒张压≥100mmHg；②非-HDL-C≥5.2mmol/L（200mg/dl）；③HDL-C＜1.0mmol/L（40mg/dl）；④体重指数（body mass index，BMI）≥28kg/m²；⑤吸烟。

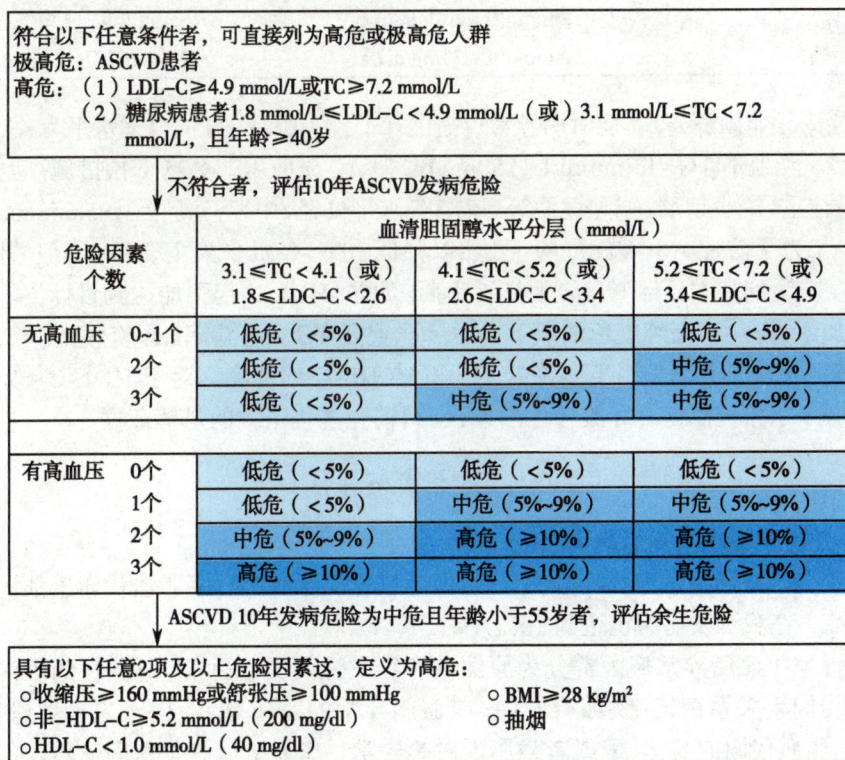

符合以下任意条件者，可直接列为高危或极高危人群
极高危：ASCVD患者
高危：（1）LDL-C≥4.9 mmol/L或TC≥7.2 mmol/L 　　　（2）糖尿病患者1.8 mmol/L≤LDL-C＜4.9 mmol/L（或）3.1 mmol/L≤TC＜7.2 mmol/L，且年龄≥40岁

不符合者，评估10年ASCVD发病危险

危险因素个数		血清胆固醇水平分层（mmol/L）		
		3.1≤TC＜4.1（或）1.8≤LDC-C＜2.6	4.1≤TC＜5.2（或）2.6≤LDC-C＜3.4	5.2≤TC＜7.2（或）3.4≤LDC-C＜4.9
无高血压	0~1个	低危（＜5%）	低危（＜5%）	低危（＜5%）
	2个	低危（＜5%）	低危（＜5%）	中危（5%~9%）
	3个	低危（＜5%）	中危（5%~9%）	中危（5%~9%）
有高血压	0个	低危（＜5%）	低危（＜5%）	低危（＜5%）
	1个	低危（＜5%）	中危（5%~9%）	中危（5%~9%）
	2个	中危（5%~9%）	高危（≥10%）	高危（≥10%）
	3个	高危（≥10%）	高危（≥10%）	高危（≥10%）

ASCVD 10年发病危险为中危且年龄小于55岁者，评估余生危险

具有以下任意2项及以上危险因素这，定义为高危：	
○收缩压≥160 mmHg或舒张压≥100 mmHg	○BMI≥28 kg/m²
○非-HDL-C≥5.2 mmol/L（200 mg/dl）	○抽烟
○HDL-C＜1.0 mmol/L（40 mg/dl）	

图 8-2　ASCVD 危险评估流程图

（2）确定了四类受益人群：①临床出现 ASCVD 症状；②初次评估时 LDL-C 水平≥190mg/dl；③年龄在 40～75 岁的糖尿病患者且 LDL-C 水平在 70～189mg/dl；④临床无 ASCVD 和糖尿病的患者，LDL-C 水平在 70～189mg/dl，且 10 年 ASCVD 评估风险≥7.5%。

（3）强调对病人进行整体评估：以病人为中心，以减少 ASCVD 事件为目的，而非仅关注 LDL-C 的降低及动脉粥样硬化的减少。在临床治疗中，医生通过风险评估工具判断哪些患者可以从他汀治疗中获益，而不单纯依赖血胆固醇水平，改变了传统中对血胆固醇的理解和定义。

2013 年，美国 AHA/ACC 联合发布了 4 项心血管相关疾病预防指南，这 4 项新的指南分别为《2013ACC/AHA 心血管风险评估指南》《2013ACC/AHA 降低心血管风险之生活方式管理指南》《2013ACC/AHA 降低成人动脉粥样硬化性心血管疾病风险之血胆固醇治疗指南》和《2013AHA/ACC/TOS 成人超重和肥胖管理指南》。这些指南虽然针对西方人群所制定，但对我国人群的血脂异常管理与 ASCVD 的防治具有很好的参考价值。

（三）血脂和脂蛋白异常患者的干预原则

知识点 8-8　血脂和脂蛋白异常的干预原则

血脂异常治疗的宗旨是防控 ASCVD，降低心肌梗死、缺血性卒中或冠心病死亡等心血管病临床事件发生危险。由于遗传背景和生活环境不同，个体罹患 ASCVD 危险程度显著不同。临床应根据个体和疾病的危险程度，决定是否启动药物调脂治疗，并确定调脂治疗需要达到的胆固醇基本目标值，见表 8-5。推荐将 LDL-C 降至某一切点（目标值）主要是基于危险 - 获益程度来考虑。

表 8-5　不同 ASCVD 危险人群降 LDL-C/ 非 -HDL-C 治疗达标值

危险等级	LDL-C	非 HDL-C
低危、中危	<3.4mmol/L（130mg/dl）	<4.1mmol/L（160mg/dl）
高危	<2.6mmol/L（100mg/dl）	<3.4mmol/L（130mg/dl）
极高危	<1.8mmol/L（70mg/dl）	<2.6mmol/L（100mg/dl）

除积极干预胆固醇外，其他血脂异常也需进行干预。血清 TG 的合适水平为 <1.7mmol/L（150mg/dl）。当血清 TG≥1.7mmol/L（150mg/dl）时，首先应用非药物干预措施，包括治疗性饮食、减轻体重、减少饮酒、戒烈性酒等。若 TG 水平仅轻、中度升高〔2.3～5.6mmol/L（200～500mg/dl）〕，为了防控 ASCVD 危险，虽然以降低 LDL-C 水平为主要目标，但同时应强调非 -HDL-C 需达到基本目标值。经他汀治疗后，如非 -HDL-C 仍不能达到目标值，可在他汀类基础上加用贝特类、高纯度鱼油制剂。对于严重高 TG 血症患者，即空腹 TG≥5.7mmol/L（500mg/dl），应首先考虑使用主要降低 TG 和 VLDL-C 的药物。对于 HDL-C<1.0mmol/L（40mg/dl）者，主张控制饮食和改善生活方式，目前无药物干预的足够证据。

二、健康状态评估

（一）儿童血脂水平的监测和作用

儿童青少年血脂异常（dyslipidemia）是指儿童青少年时期血浆脂质代谢紊乱，主要表现为高脂血症。在我国发病率已达到 10% 左右。

儿童青少年血脂异常病因常分为原发性和继发性两类。目前，原发性病因尚不明确，可能与遗传因素关系密切：例如有 CVD 或血脂异常的家族史者，由于先天性遗传基因缺陷，使参与脂质代谢的受体、酶或者载脂蛋白等异常。患者可以是单基因遗传，如家族性高胆固醇血症（LDL-C 受体缺如），家族性高乳糜微粒血症（脂蛋白脂酶 *LPL* 基因缺陷）；也可以是多基因遗传，如家族性多基因高胆固醇血症。继发性血脂异常的病因包括高血压、肥胖 / 超重、糖尿病、代谢综合征、川崎病、终末期肾病、癌症化疗等；服用影响血脂代谢的药物也会导致继发性的脂质紊乱。

儿童青少年血脂异常发病隐匿，进展缓慢，症状体征多不明显，其诊断主要依靠实验室检查，建议对高危人群进行血脂筛查。临床表现多为黄色瘤，脂性角膜弓，肝脾大，早发冠心病和脑卒中。实验室检查,空腹检测 TC、TG、HDL-C、LDL-C,如果异常,1~2 周内复查。血脂测定应标准化,保证结果准确、可靠。在 2009 年《儿童青少年血脂异常防治专家共识》中提出了我国 2 岁以上儿童青少年血脂异常诊断标准,如表 8-6 所示。

表 8-6　2 岁以上儿童青少年血脂异常诊断标准(mmol/L)

合适水平	TC	LDL-C	HDL-C	TG
临界高值	<4.40	<2.85	—	—
边缘升高	4.40~5.15	2.85~3.34	—	—
高脂血症	≥5.18	≥3.37	≥1.70	—
低 HDL-C 症	—	—	—	≤1.04

在儿童高脂血症管理中,血清 TC 最佳值为 <4.4mmol/L;血清 LDL-C 最佳值为 <2.8mmol/L。有高脂血症(含双亲中有一人血清 TC>6.2mmol/L)或动脉粥样硬化家族史的儿童应从 2 岁开始监测。监测方法是:①若血清 TC<4.4mmol/L,5 年内再监测一次;②若血清 TC 在 4.4~5.1mmol/L,应间隔 1 周在同一实验室再测定一次,求其两次监测结果的均值;③如 TC≥4.4mmol/L,则应空腹 12 小时,再检测血清 TC、HDL-C、LDL-C 等,若 LDL-C<2.8mmol/L,可于 5 年内再检测血清 TC;④若血清 LDL-C 在 2.8~3.3mmol/L,应进行改善生活方式的教育和饮食治疗;若血清 LDL-C≥3.4mmol/L,再继续检测,必要时对其家族全体成员进行血脂监测,查明是继发性的还是遗传性的,必要时要进行药物治疗。治疗方法包括饮食干预、运动干预、药物治疗以及原发病治疗。

(二)家族性遗传疾病患者的血脂管理

家族性血脂异常包括家族性高胆固醇血症(familial hypercholesterolemia,FH),家族性低胆固醇血症,家族性高三酰甘油血症,家族性混合性高三酰甘油和高胆固醇血症,家族性低 HDL 血症。本次主要阐述常见的家族性高胆固醇血症。

FH 属常染色体显性遗传性胆固醇代谢障碍,系 LDL 受体的功能性遗传突变。其突出的临床特征是血清 LDL-C 水平明显升高和早发冠心病(心肌梗死或心绞痛)。根据显性遗传特点,FH 的临床表型分为血清 TC 水平常 >13.5mmol/L(521mg/dl)的纯合子型(HoFH)和血清 TC 水平常 >8.5mmol/L(328mg/dl)的杂合子型(HeFH)。如果未经治疗,HeFH 患者常常在年过 40 岁(男)或 50 岁(女)罹患心血管疾病,而 HoFH 则多于幼童时期就发生严重心血管疾病,其青年时期心血管疾病死亡率较非 FH 患者增高 100 倍以上。

FH 治疗的最终目的是降低 ASCVD 危险,减少致死性和致残性心血管疾病发生。调脂治疗的目标水平与心血管疾病高危者相同。LDL 受体低下的患者接受他汀类治疗后 LDL-C 降低 25%,而无 LDL 受体的患者仅降低 15%。事实上,FH 患者常需要两种或更多种调脂药物的联合治疗。心血管疾病极高危者,经联合调脂药物治疗,胆固醇水平仍未达到目标水平,尤其是疾病处于进展中的患者,可考虑接受脂蛋白血浆置换作为辅助治疗。

(三)普通人群的血脂水平监测和评估指南

建议 20 岁以上的成年人至少每 5 年测量 1 次空腹血脂,包括 TC、LDL-C、HDL-C 和 TG 测定。对于缺血性心血管病及其高危人群,则应每 3~6 个月测定 1 次血脂。对于因缺血性心血管病住院治疗的患者应在入院时或 24 小时内检测血脂。

1. 项目选择　血脂的基本检测项目为 TC、TG、HDL-C 和 LDL-C,其他血脂项目如 apoA I、apoB、Lp(a)、HDL 亚型、PON1 等的项目。对于任何需要进行心血管危险性评价和给予降脂药物治疗的个体,原则上先进行 4 项基本血脂检测。其中,TC/HDL-C 比值可能比单项血脂检测更具临床意义,必要时检测 HDL 功能指标。

2. 血脂检查的重点对象　为:①有 ASCVD 病史者;②存在多项 ASCVD 危险因素(如

高血压、糖尿病、肥胖、吸烟)的人群;③有早发性心血管病家族史者(指男性一级直系亲属在55岁前或女性一级直系亲属在65岁前患缺血性心血管病),或有家族性高脂血症患者;④皮肤或肌腱黄色瘤及跟腱增厚者。

3. 干预的强度选择原则 干预强度根据心血管病发病的综合危险大小来决定,是国内外相关指南所共同采纳的原则。因此,全面评价心血管病的综合危险是预防和治疗血脂异常的必要前提。高血压对我国人群的致病作用明显强于其他心血管病危险因素。建议按照有无冠心病及其等危症、有无高血压、其他心血管危险因素的多少,结合血脂水平来综合评估心血管病的发病危险,将人群进行危险性高低分类,此种分类也可用于指导临床开展血脂异常的干预,如表8-7所示。

表8-7 血脂异常危险分层方案

危险分层	TC 5.18~6.19mmol/L (200~239mg/dl)或 LDL-C 3.37~4.12mmol/L (130~159mg/dl)	TC≥6.22mmol/L (240mg/dl)或 LDL-C≥4.14mmol/L (160mg/dl)
无高血压且其他危险因素数<3	低危	低危
高血压或其他危险因素≥3	低危	中危
高血压且其他危险因素数≥1	中危	高危
冠心病及其等危症	高危	高危

注:其他危险因素包括年龄(男≥45岁,女≥55岁)、吸烟、低HDL-C、肥胖和早发缺血性心血管病家族史

根据血脂异常的类型和危险程度决定治疗目标和措施,同时加大对健康人群体检的普及,倡导健康的生活方式,调整饮食结构,加强体育锻炼,严格控制血脂水平,降低心脑血管疾病的发生风险。

小 结

脂类是人体重要能量来源之一,其主要通过与载脂蛋白结合形成脂蛋白经血液转运到组织和器官。血液中主要脂质包括胆固醇、甘油三酯、磷脂和游离脂肪酸。按照密度大小可以将脂蛋白分为乳糜微粒、极低密度脂蛋白、中间密度脂蛋白、低密度脂蛋白和高密度脂蛋白等。血液中脂质及脂蛋白的含量可以反映机体内脂质代谢状态,脂质与脂蛋白含量和组分的升高或者降低可与体内疾病关联。特别是某些改变与心血管疾病发生存在一定关联,并在临床上用于高脂血症等的诊断、鉴别诊断及作为降脂的监测指标。此外,上述指标与其他血液中指标如炎症因子超敏CRP;临床指标如高血压和肥胖;及流行病学指标如吸烟史、年龄、职业;或者与遗传指标等结合后,可用于不同人群未来患心血管疾病的风险评估。过去几十年,血脂与脂蛋白一直是国内外医学领域都非常重视的指标,根据血脂水平分层能为临床提供帮助,也为健康管理提供有效指标。

(涂建成 孙艳虹)

第九章
心血管系统疾病检验

09章

学习目标与要求

掌握 冠心病危险因素和常用的实验室检查；急性冠脉综合征的概念和心肌梗死的诊断标准；心肌损伤标志物的时间窗及急性冠脉综合征标志物的选择；心力衰竭标志物的临床应用。

熟悉 高血压的定义和分类、继发性高血压的常见原发病；动脉粥样硬化的发病机制。

了解 医学检验在其他心血管疾病中的应用。

《中国居民营养与慢性病状况报告(2015)》显示,2012年全国18岁及以上成人高血压患病率为25.2%,全国居民慢性病死亡率为533/10万,其中心脑血管病死亡率为271.8/10万,高居第一位。心血管系统疾病是以心脏和血管为主的循环系统疾病,主要包括高血压、动脉粥样硬化、冠心病、心肌病及心功能不全等。急性心肌梗死和心力衰竭是最主要的死因。本章主要介绍临床医学检验在常见心血管系统疾病的预防、诊断、病情判断、预后评估中的作用。

第一节　高血压检验

高血压是最常见的慢性病,是我国人群中脑卒中、心肌梗死、心力衰竭及慢性肾脏病等的主要危险因素。坚持预防为主,防治结合的方针,加强对公众的健康教育和高血压的社区防治,以提高人群高血压的知晓率、治疗率和控制率。

一、高血压的定义和分类

高血压(hypertension)定义为:在未使用降压药物的情况下,非同日3次测量血压,收缩压≥140mmHg和(或)舒张压≥90mmHg。收缩压≥140mmHg和舒张压<90mmHg为单纯性收缩期高血压。患者既往有高血压史,目前正在使用降压药物,血压虽然低于140/90mmHg,也诊断为高血压。根据血压升高水平,又进一步将高血压分为1级、2级和3级(表9-1)。高血压常按病因分为原发性高血压和继发性高血压,其中以原发性高血压为主,约占高血压发病率的90%以上。

(一)原发性高血压

原发性高血压(primary hypertension,PH)是指在一定遗传背景下,由于多种环境因素作用使正常血压机制失代偿所出现的以血压升高为主要临床表现的综合征。环境因素包括饮食中的高钠低钾饮食、超重和肥胖、饮酒、精神紧张、缺乏体力活动等。

表 9-1 中国高血压防治指南(第 3 版)血压的定义和分类(单位 mmHg)

类别	收缩压		舒张压
正常血压	<120	和	<80
正常高值	120~139	和(或)	80~89
高血压	≥140	和(或)	≥90
1 级(轻度)	140~159	和(或)	90~99
2 级(中度)	160~179	和(或)	100~109
3 级(重度)	≥180	和(或)	≥110
单纯收缩期高血压	≥140	和	<90

当收缩压和舒张压分属于不同级别时,以较高的分级为准

原发性高血压有关的发病机制有:①肾素 - 血管紧张素 - 醛固酮系统(RAAS)功能增强,促进血管收缩、水钠潴留、心肌和血管重塑;②血管平滑肌细胞膜离子转运异常,导致心肌和血管平滑肌细胞兴奋性升高,收缩性增强;③精神紧张等应激状态下交感神经系统活性增强,心输出量增加,血管外周阻力加大;④胰岛素抵抗可损伤内皮细胞、膜离子转运异常、激活 RAAS 等;⑤血管舒张因子尿钠肽、一氧化氮、内皮极化因子不足而缩血管物质如内皮素增加、缓激肽 - 前列腺素系统功能低下等。

(二)继发性高血压

继发性高血压(secondary hypertension,SH)是指继发于特定疾病,有明确而独立的病因,是某些疾病的一个临床表现,常继发于肾脏疾病和内分泌紊乱疾病。继发性高血压可以通过治疗原发病得到根治或明显改善,因此早期明确诊断对其预后有着重要的临床意义。

二、高血压检验

高血压主要根据测量的血压值做出诊断,采用水银柱或电子血压计测量安静状态坐位时上臂肱动脉的血压。规定在未服降压药情况下,以 3 次以上非同日血压测定所得的平均值为依据。

对原发性高血压,目前尚无直接诊断的检验指标,实验室检查着重对并发症病情的评估和治疗药物副作用的监控。目前降压治疗可选择钙拮抗剂、血管紧张素转换酶抑制剂(ACEI)、血管紧张素Ⅱ受体拮抗剂(ARB)、利尿剂、β 受体阻断药等,都直接或间接地影响 RAAS,故 RAAS 的检测对原发性高血压的疗效判断有一定价值。但在发病机制探索时,遗传易感性基因检测是研究热点之一。

继发性高血压主要是针对原发病的早期诊断,通过治疗原发病来达到降血压的目的。除肾血管性高血压(在继发性高血压发病率占第二位)无合适的检验指标外,其他继发性高血压常见疾病的检验(表 9-2),血清钾、尿微量白蛋白常用做继发性高血压的筛查项目,对

表 9-2 常见继发性高血压的检验

疾病	实验室检查	应用建议
肾性高血压	肾功能(血尿素、肌酐、胱抑素 c,尿微量白蛋白)、血浆醛固酮 / 肾素	血浆醛固酮 / 肾素增加、胱抑素 c 升高
原发性醛固酮增多症	血清钾、血醛固酮 / 肾素活性、地塞米松抑制试验	低钾血症、血浆醛固酮 / 肾素增加
嗜铬细胞瘤	肾上腺素、去甲肾上腺素、香草扁桃酸(VMA)、高香草酸(HVA)	VMA 升高
皮质醇增多症	ACTH、皮质醇、17- 羟(酮)皮质类固醇、24h 尿游离皮质醇	24h 尿游离皮质醇增加

高度怀疑者可分别针对性地选择血浆肾素活性、血和尿醛固酮、血和尿皮质醇、血游离甲氧基肾上腺素（MN）及甲氧基去甲肾上腺素（NMN）、血和尿儿茶酚胺等。

第二节　动脉粥样硬化和冠心病检验

动脉粥样硬化（atherosclerosis，AS）是指动脉内膜有脂质、血液成分的沉积构成斑块的核心池，内膜平滑肌细胞及胶原纤维增生，致动脉壁增厚、弹性减弱、变硬及管腔狭窄，伴有坏死及钙化等不同程度病变的一类慢性进行性的病理过程，进一步发展可有斑块内出血、斑块破裂及局部血栓形成。由于在动脉内膜积聚的脂质外观呈黄色粥样，故称为动脉粥样硬化。AS 主要损伤动脉壁的内膜，严重时累及中膜，最常受累的是主动脉、冠状动脉、脑动脉、肾动脉及周围动脉，当累及冠状动脉时称为冠状动脉粥样硬化性心脏病（coronary atherosclerotic heart disease）；当累及脑动脉时是脑卒中的常见病因。

一、冠心病的危险因素

冠状动脉性心脏病（coronary artery heart disease，CHD）简称冠心病，95% 以上的 CHD 由冠状动脉粥样硬化引起，常与冠状动脉粥样硬化性心脏病混用。

危险因素（risk factor）是一个流行病学概念，指与某种疾病发生、发展相关联的体内因素、行为因素和环境因素，也用于生活方式如吸烟、行为、饮食等，这些因素的存在可促使疾病发生。危险因素并不等同于病因，也不能用做诊断指标，危险因素仅仅增加了患病可能性，所以常用于风险评估，对疾病的预防有重要价值。对于多个危险因素常用相对危险度（relative risk，RR）来衡量危险程度，所谓 RR 是指暴露于该危险因素者与未暴露或低于危险水平者发病概率的比值。RR > 1 才有意义，RR 越大则预测价值越高。

已报道的冠心病的危险因素不下上百种，目前公认冠心病的危险因素见表 9-3 中的六大独立危险因素。

知识点 9-1　冠心病的危险因素

表 9-3　冠心病的主要危险因素

分类	主要危险因素
独立危险因素	吸烟、糖尿病、高血压、血脂异常、早发 AS 家族史、年龄和性别
潜在危险因素	致 AS 饮食、肥胖、缺乏体力活动、遗传影响
新危险因素	新脂质危险因素：高 TG，高 sd-LDL，高 Lp（a），高 $ApoB_{100}$，脂蛋白残粒，低 $ApoA_1$ 促血栓形成状态：高血小板凝集性，高血浆纤维蛋白原、纤溶酶原激活剂抑制物 1（PAI-1）和 D- 二聚体，活化的凝血因子 Ⅶ 等 促炎症状态：高敏 C 反应蛋白（hs-CRP），白介素 6（IL-6），可溶性细胞间黏附分子 1（sICAM-1），E- 选择素和 P- 选择素，胰岛素抵抗 / 糖耐量异常等

（一）血脂因素

血清总胆固醇（TC）是最早认识的冠心病危险因素，降低 LDL-C 是预防冠心病的首要目标。在诸多血脂因素中，TC/HDL-C 比值相对危险度 RR 最大，评估冠心病的危险性最具价值；修饰的 LDL 和 sd-LDL 有望成为新的独立危险因素。2015 年《美国膳食指南（修订版）》中删去了"控制胆固醇每天摄入量"一条，并不是认为血清 TC 与冠心病无关，而是饮食中胆固醇影响血清胆固醇水平有限、低脂高糖饮食会增加糖尿病的患病率及低胆固醇对某些神经系统疾病有直接影响。

笔记

（二）炎性因素

1. 高敏C反应蛋白 C反应蛋白（C-reactive protein，CRP）是一种能与肺炎链球菌C多糖反应形成复合物的急性时相反应蛋白。传统观点认为CRP是一种非特异的炎症标志物，但近十年的研究揭示了CRP是心血管疾病强有力的预示因子与危险因素。CRP一定程度的升高（3.0～10mg/L）是动脉粥样硬化活动的一个标志，可反映在冠状动脉病变起始、粥样斑块形成和斑块不稳定性等进展过程。

知识点9-2 高敏C反应蛋白

用高灵敏度（灵敏度≤0.3mg/L）方法检测到的10mg/L以下C反应蛋白称为高敏C反应蛋白（high sensitivity C-reaction protein，hs-CRP）：①hs-CRP是目前实际应用的唯一炎性因子，现推荐急性冠状动脉综合征患者常规监测hs-CRP，可预测首次发生心血管疾病危险性、已知ACS患者再发生心血管病事件的可能性和死亡率；②hs-CRP＜1.0mg/L为低危；1.0～3.0mg/L为中危；3.0～10mg/L为高危；hs-CRP＞10mg/L因掩盖了心肌的炎性反应，应考虑其他急性炎症和感染，而不作为心血管疾病危险因素使用；③联合应用hs-CRP与TC/HDL-C比值预测未来冠状事件发生的相对危险性是目前进行ACS危险评估的最佳模型。

2. 血清淀粉样蛋白A（serum amyloidal A，SAA） 是一种急性期反应蛋白，可由白介素（1α、2β、6）、肿瘤坏死因子（TNF-β）等细胞因子诱导在肝细胞内合成，是一个敏感的炎症标志物。当组织损伤发生小范围的炎症反应时，血清SAA浓度就可出现升高。SAA能促进动脉粥样硬化形成及斑块的破裂，可以作为冠心病的独立预测因子。

3. 细胞因子 在动脉粥样硬化发生发展中，炎性细胞可表达大量的炎性因子，参与调节细胞的增殖或凋亡、细胞外基质的合成或降解以及血管的重塑等过程。包括：白介素-1（IL-1）、白介素-8（IL-8）、白介素-18（IL-18）、白三烯B4（LTB 4）、干扰素γ（IFN-γ）、白介素-10（IL-10）、转化生长因子β（TGF-β）、单核趋化蛋白-1（MCP-1）、巨噬细胞炎性蛋白-1α（MIP-1α）等。但目前尚未广泛应用于临床。

（三）同型半胱氨酸

知识点9-3 同型半胱氨酸

同型半胱氨酸（homocysteine，Hcy）又称高半胱氨酸，是氨基酸半胱氨酸的异种，是蛋氨酸代谢的中间产物。当体内缺乏叶酸、维生素B_{12}、维生素B_6及代谢酶时，Hcy升高。流行病学研究发现高Hcy血症与冠状动脉、脑血管及外周动脉粥样硬化有关。血浆Hcy水平升高可以作为动脉粥样硬化的一个独立危险因素，可能与Hcy对血管内皮细胞产生直接毒性作用有关。

（四）促血栓形成

1. 血栓形成因素 血流动力学异常尤其是血流产生的壁面低剪切应力是动脉粥样硬化发生发展的主要因素之一。血浆P选择素（P-selectin）反映血小板活化程度，可作为血栓形成的标志物。其他与血栓形成的有关因素有：血栓前体蛋白（thrombus precursor protein，TpP）、E-选择素、血浆纤维蛋白原、D-二聚体和活化的凝血因子Ⅶ等。

2. 髓过氧化物酶（myeloperoxidase，MPO） 是活化的中性粒细胞、单核细胞、巨噬细胞分泌的一种过氧化物酶，是中性粒细胞活化标志物。在炎症状态下被释放进入体循环，在天然防御、免疫功能方面起重要作用。MPO是动脉粥样硬化斑块不稳定的标志，可以作为冠心病患者心血管事件的预测因子。

3. 纤溶酶原激活剂抑制物1（plasminogen activator inhibitor-1，PAI-1） 可抑制纤溶酶原激活剂活化纤溶酶原，起到稳定血栓的作用，故可作为冠心病发生AMI的独立危险因素。

二、冠心病的发病机制

关于动脉粥样硬化的发病机制研究了一百多年，提出过很多学说如内皮损伤学说、脂质学说、感染学说、炎症学说等。动脉粥样硬化从脂质沉积到斑块形成是一个缓慢进展性的过程，有氧化、炎症、感染、脂蛋白的参与，与血管老化、血流动力学异常有关，细胞因子参与了单核细胞变形和转化为泡沫细胞、血小板的聚集和活化、斑块破裂、血栓形成等各个过程，上述学说从不同侧面解释了相关机制，但无一能完全阐明，目前，在以下几个方面已基本达成共识：

1. 高血压、同型半胱氨酸、高 LDL 尤其 sd-LDL、ox-LDL 及糖基化 LDL、低 HDL、LP（a）、感染等诸多因素导致血管内皮慢性炎性损伤、通透性升高，释放多种细胞因子和自由基，细胞因子趋化单核细胞附着在损伤的动脉内皮并变形迁移进入内膜下变成巨噬细胞；因通透性增加可使 LDL 进入内膜下。

2. 内膜下的 LDL 在自由基作用下形成修饰的 LDL（如 ox-LDL，也包括直接进入内皮下的一部分）改变了 LDL 的结构，不能被 LDL 受体清除而滞留在内膜下，与其他修饰的 LDL 一样优先被巨噬细胞表面的清道夫受体吞噬并逐渐转变为富含脂滴的泡沫细胞，与凋亡的细胞碎片共同构成斑块的核心池。

3. 在细胞因子作用下，如血小板源性生长因子（PDGF）诱导平滑肌细胞由中层向内膜迁移，并转化为分泌性而增殖，循环往复使内膜增厚管腔狭窄；成纤维细胞生长因子（FGF）分泌结缔组织基质致斑块纤维性增厚，形成斑块纤维帽。

4. 巨噬细胞释放的基质金属蛋白酶（matrixmetalloproteinases，MMPs）、组织蛋白酶可水解纤维帽，不稳定斑块破裂组织因子暴露，启动血小板聚集和纤维蛋白形成，形成血栓导致血管腔部分或全部堵塞（图 9-1/ 文末彩插 9-1）。

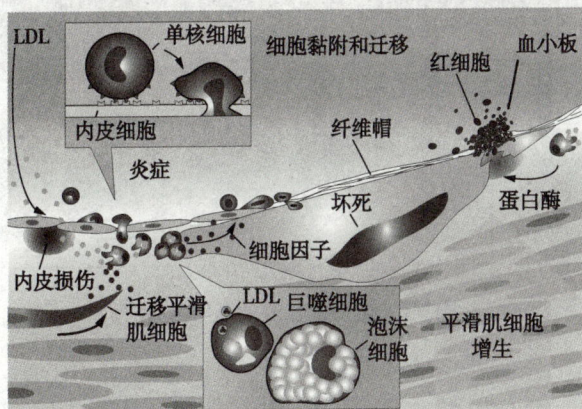

图 9-1　动脉粥样硬化的可能病理机制

三、冠心病的检验

冠心病危险因素不是冠心病的诊断指标，主要用于危险评估。目前已广泛用于临床的项目有：TC、TG、HDL-c、LDL-c、LP（a）、$apoA_1$、$apoB_{100}$、hs-CRP、Hcy；有成熟的检测方法但开展不够广泛的项目有：MPO、sd-LDL 等。血脂、血糖等代谢指标主要用于一级预防，主要预测未来几年冠心病的发病率，若是高危人群，应早期干预可控制的危险因素如吸烟、高血压、糖尿病、血脂异常等，采取治疗性生活方式改变（therapeutic life-style change，TLC）和（或）联合药物治疗而达到预防冠心病的发生。二级预防是针对已诊断为冠心病的病人，预防急性事件的发生率和死亡率,高 hs-CRP 者应进行抗炎治疗、高 Hcy 者应补充叶酸、维生素 B_{12}、维生素 B_6 等进行干预。

第三节 急性冠状动脉综合征检验

一、急性冠脉综合征的概念

知识点 9-4 急性冠脉综合征的概念

急性冠状动脉综合征(acute coronary syndrome,ACS)是指冠心病患者的冠状动脉内不稳定斑块破裂,引起大量的促凝物质释放,通过内源性和外源性的凝血途径导致血栓形成,致使冠状动脉完全性或不完全性闭塞,进而引发与急性心肌缺血相关的一组临床综合征。ACS 是一组连续进展的病症,包括不稳定型心绞痛(UAP)、非 ST 段抬高心肌梗死(NSTEMI)、ST 段抬高心肌梗死(STEMI)和心源性猝死等。根据肌钙蛋白变化把 UAP 分为肌钙蛋白升高型和不升高型,仅见肌钙蛋白升高的 UAP 又称为微小心肌损伤(minor myocardial injury,MMI)。

冠心病是指各种原因致冠状动脉狭窄,供血不足而引起的心肌功能障碍和(或)器质性病变,也称为缺血性心脏病(ischemic heart disease,IHD)。根据缺血的程度不同,临床表现不一,可分为心绞痛和心肌梗死(图 9-2/文末彩插 9-2)。

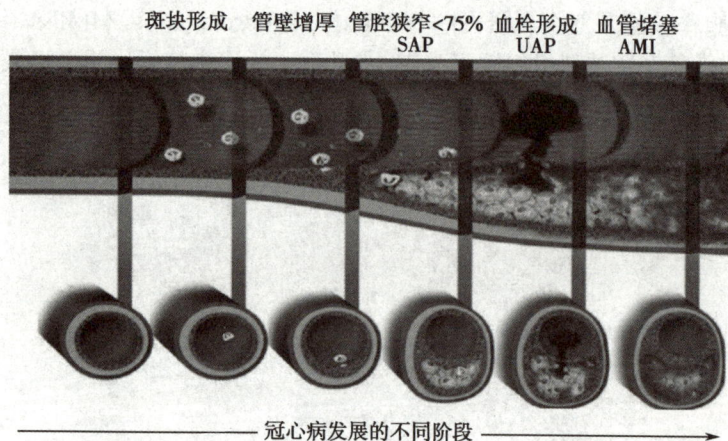

图 9-2 冠心病发展的不同阶段

(一)心绞痛

心绞痛(angina pectoris)是冠状动脉供血不足,心肌急剧的、暂时的缺血与缺氧所引起的临床综合征。临床上常分为稳定型心绞痛和不稳定型心绞痛。

1. 稳定型心绞痛(stable angina pectoris,SAP) 是因胸痛性质在 1～3 个月内不变而得名,常因劳累、情绪激动、饱餐、寒冷刺激时耗氧量增加而诱发,也称为劳累性心绞痛。心绞痛以发作性胸痛为主要临床表现,疼痛的特点为:①部位:心前区或胸骨后为典型的疼痛部位,可累及整个前胸部,界限常很模糊;②痛感:疼痛常较模糊,可为压迫、憋气、胸闷和胸部紧束感、亦可为烧灼样,甚或可有窒息或濒死感,但非刀扎或针刺或触电样疼痛;③持续时间和频率:疼痛可持续 30 秒～15 分钟,静息 2～5 分钟或舌下含用硝酸甘油后几分钟缓解。频率可从每几周发作一次到每天发作多次。

2. 不稳定型心绞痛(unstable angina pectoris,UAP) 与稳定型心绞痛相似,但具有以下特点之一:①原为稳定型心绞痛,在 1 个月内疼痛发作的频率增加,程度加重,时限延长,诱发因素变化,硝酸类药物缓解作用减弱;② 1 个月内新发生的心绞痛,并因较轻的负荷所诱发;③休息状态下发作或较轻微活动即可诱发。

(二)急性心肌梗死

急性心肌梗死(acute myocardial infarction,AMI)系指某支冠状动脉突然完全性闭塞,血液供应中断,供血区域的心肌发生缺血、损伤和坏死,出现以剧烈胸痛、心电图和血清心肌损伤标志物的动态变化为临床特征的一种急性缺血性心脏病。临床表现为严重持久(数小时甚至数天)的心绞痛样疼痛,多伴有严重心律失常、低血压、休克、急性左心衰等。

知识点 9-5　急性心肌梗死的诊断标准

心肌损伤标志物变化是临床诊断 AMI 的必备条件,并伴有下述表现之一:①表现为心绞痛的缺血症状;②心电图(ECG)出现病理学 Q 波;③ECG 显示缺血(ST 段上升或下降);④进行过冠脉介入治疗(如冠状动脉成形术)。

根据心电图特征可分为:非 ST 段抬高型心肌梗死和 ST 段抬高型心肌梗死。

1. 非 ST 段抬高型心肌梗死　冠状动脉内血栓只引起局部或短暂的血管阻塞,导致心肌缺血,心电图表现 ST 段压低、T 波改变或没有心电图异常,称为非 ST 段抬高型心肌梗死(non-ST segment elevation myocardial infarction,NSTEMI),提示有心肌坏死。一般梗死灶较小或局限于内皮下,也可因冠状动脉痉挛引起,但有可能发展为透壁性心肌梗死,心电图检查最易漏诊,诊断依赖心肌标志物的检测。

2. ST 段抬高型心肌梗死　被血栓阻塞的冠状动脉区域血流完全停止,导致该区域心肌长时间缺血,发生坏死,心肌损伤标志物增高和心电图上 ST 段抬高,称为 ST 段抬高型心肌梗死(ST segment elevation myocardial infarction,STEMI),包括 Q 波心肌梗死(QMI)和部分非 Q 波心肌梗死型(NQMI)。STEMI 梗死多累及心室壁全层,也称为透壁性梗死,约 90%~95% 透壁性心肌梗死是由冠状动脉血栓形成所致。

二、心肌损伤标志物

心脏主要由心肌纤维组成,每条心肌纤维直径 $10\sim15\mu m$,长约 $30\sim60\mu m$,由肌膜、细胞核、线粒体和中央的肌原纤维等组成。肌原纤维由许多蛋白微丝组成,分粗细两种。粗肌丝主要结构蛋白是肌球蛋白(myosin),头部可与细肌丝上的肌动蛋白(actin)结合。细肌丝则由肌动蛋白、原肌球蛋白(tropomyosin)、肌钙蛋白(troponin,Tn)组成,Tn 由 3 种亚单位组成复合体:Ca^{2+} 结合亚单位 C(calcium-binding component,TnC)、抑制亚单位 I(inhibitory component,TnI)、连接原肌球蛋白亚单位 T(tropomyosin-binding component,TnT)(图 9-3/文末彩插 9-3)。

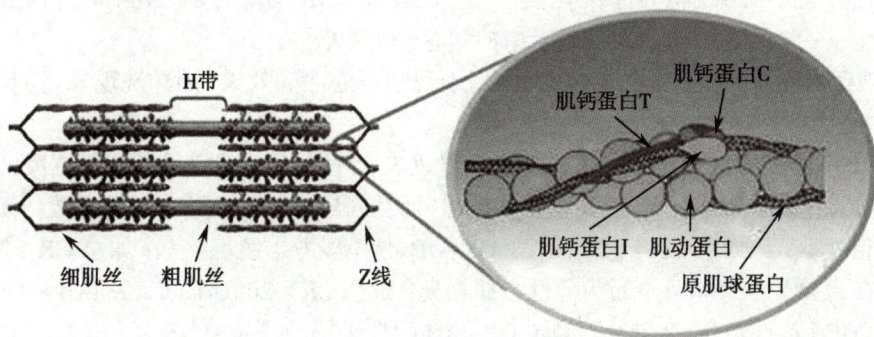

图 9-3　心肌纤维的超微结构示意图

笔记

知识点9-6　心肌损伤标志物

心肌坏死时心肌细胞膜完整性被破坏，细胞内结构蛋白和其他大分子释放到心肌间质，从而可在血液中被检出，这类物质可作为心肌损伤标志物（marker of myocardial injury）。如果该物质存在于心肌细胞的细胞质、分子量小、含量高、血液中半衰期长，则反映心肌损伤比较敏感；若该物质是心脏所特有则诊断特异性高。肌钙蛋白基本满足了理想心肌损伤标志物的条件。除肌钙蛋白外，心肌损伤标志物还包括心肌细胞还富含与能量代谢有关的酶（如肌酸激酶、乳酸脱氢酶）和携氧的肌红蛋白等。

（一）肌红蛋白

肌红蛋白（myoglobin，Mb）是心肌和骨骼肌细胞质中的一种氧结合蛋白，分子量小，约为17.8kD，且位于细胞质内，心肌细胞膜轻度地损伤即可逸出，引起血中Mb浓度升高。

1. 时间窗　约85% AMI患者在发病1～3小时出现升高，4～12小时达高峰，峰值可达正常参考值上限10倍，24～36小时恢复至正常水平。出现症状后2～6小时诊断AMI敏感度>95%，在胸痛发作4～12小时内，Mb的阴性预测值为100%。37%的AMI患者发病后无典型的特征性心电图表现，心电图检查结合Mb能提高AMI早期诊断敏感性至82%。

2. 诊断特异性　Mb除AMI以外，开胸手术、过度体育锻炼、骨骼肌创伤、进行性肌萎缩、休克、严重肾衰竭等血清Mb都会升高。由于窗口期太短，恢复正常时间太快，当胸痛发作2小时前或16小时后测定Mb，易致假阴性。Mb结合碳酸酐酶同工酶（CAⅢ）可提高诊断急性心肌梗死的特异性。

3. 对心绞痛的价值　稳定性心绞痛发作时血中Mb可轻度升高，升高的幅度为参区间上限2～4倍，高峰持续时间较短暂，多呈一过性释放入血。

4. 对溶栓治疗的价值　溶栓成功者，Mb在2小时后明显下降。由于Mb消失很快，如果出现再梗死，Mb将出现第二个新峰，所以可以用于再梗死的诊断。

（二）肌酸激酶及其同工酶

1954年门冬氨酸氨基转移酶最早用于诊断心肌梗死，后来与乳酸脱氢酶及同工酶1、羟丁酸脱氢酶、肌酸激酶（creatine kinase，CK）及同工酶（CK-MB）共同组成心肌损伤酶谱。但多数酶因特异性不高也不敏感，目前只建议保留肌酸激酶同工酶。

CK是一种二聚体，由M和B两个亚基组成，形成CK-MM、CK-MB和CK-BB三种同工酶。CK-MM在骨骼肌占98%～99%，CK-MB主要分布在心肌组织中，占总CK的15%～25%，而在骨骼肌中只有1%～2%，CK-BB主要存在于脑组织中。CK-MB还可根据等电点不同分为CK-MB$_1$和CK-MB$_2$两种亚型。CK、CK-MB是快速、经济、有效的心肌损伤标志物，曾经是应用最广泛的心肌损伤标志物。

1. 时间窗　CK和CK-MB在AMI发生后3～6小时即可超过正常上限，24小时达峰值，48～72小时恢复正常。在AMI发作6小时以前和36小时以后敏感度较低，对心肌微小损伤不敏感。CK-MB的特异性和敏感性高于CK，在AMI发作后6～36小时内，CK-MB敏感性为92%～96%，在心电图阴性患者中的敏感性为79.7%。

2. 观察再灌注　CK及CK-MB也常用于观察再灌注的效果，因冲洗现象，溶栓成功后几小时内还会继续升高，之后出现明显下降。

3. CK-MB/CK的比值　① CK-MB质量/CK活性的比值称为百分相对指数（percent relative index，%RI）（参考限值<5%）；② CK-MB活性/CK活性的比值为百分指数（%CK-MB）（参考限值<4%）。如总CK>200U/L，%CK-MB 4%，多考虑肌肉疾病；如总CK>200U/L，%CK-MB为4%～25%，可诊断为急性心肌梗死；如总CK>200U/L，%CK-MB>25%，应考虑有CK-BB或巨型CK存在。因测定CK-MB活性采用免疫抑制法，巨型CK不被抗体完全抑制而假性偏高，有时甚至会出现超过总CK的错误结果，因此建议用CK-MB质量来代替 CK-MB 活性。

4. 诊断再梗死　因 CK-MB 的半衰期比肌钙蛋白短,在首次高峰后可再次升高,诊断再梗死优于肌钙蛋白。

5. 诊断特异性　钾低时病人常有肌颤等骨骼肌损伤表现,使 CK、CK-MB 升高,诊断心肌梗死易出现假阳性。另外尿毒症性肌病也会使 CK-MB 偏高。

(三)心肌肌钙蛋白

肌钙蛋白 Tn 有 3 种亚型:快骨骼肌亚型(fsTn)、慢骨骼肌亚型(ssTn)和心肌亚型(cardiac troponin, cTn),其中 cTnI 和 cTnT 具有明显的心脏分布特异性和结构特异性(>40% 的氨基酸序列差异),所以诊断特异性高。在心肌细胞膜完整的状态下,cTn 不能透过细胞膜进入血液循环,血中 cTnT/I 含量极低。当心肌缺血或缺氧发生变性坏死,细胞膜破损,仅占一小部分的游离 cTnT/I 先进入细胞间质,使外周血中含量升高,长时间严重的缺血使细肌丝结构破坏,才使大量的复合物形式的 cTnT/I 释放,出现释放高峰。

cTnT/I 两者对 AMI 的诊断价值差不多,同一实验室只需选择一种即可。cTnI 生产厂家众多,因抗原不同、抗体质量差异、校准品中各复合物组成不同等,造成不同实验室测定结果相差较大,应予以重视。

1. 时间窗　AMI 发生后,4～8 小时 cTnT 开始升高,24～48 小时达峰值,升高幅度可达参考区间上线的数十倍,约在 5～10 天恢复正常,而 cTnI 因复合物清除缓慢,大约需 10～14 天恢复正常。AMI 发生后,cTnT/I 在 0～2 小时的敏感性只有 33%;2～4 小时的敏感性为 50%;4～8 小时的敏感性为 75%。胸痛开始 8 小时后 cTnT/I 的敏感性接近 100%,而且维持这一高敏感性直到 5 天以上。

2. 判断病情　cTnT/I 可用于溶栓后再灌注的判断,溶栓成功的病例 cTnT/I 呈双峰,易于判断再灌注成功与否。血中 cTnT/I 的浓度和心肌损伤范围有较好的相关性,可用于判断病情轻重,指导正确治疗。

3. 诊断微小心肌损伤　血清 cTnT/I 是诊断微小心肌损伤敏感而特异的指标。不稳定性心绞痛心肌损伤微小,CK-MB 阳性率仅为 8%,而 cTnT/I 达 39%,MMI 后期多被确诊为 NSTEMI。

4. 窗口期长　由于 cTnT/I 窗口期长,有利于诊断较迟就诊的 AMI 患者和不稳定性心绞痛、心肌炎的一过性损伤,但对近期发生的再梗死诊断价值差。

5. 诊断特异性　在 6 小时内诊断 AMI 其敏感性不如 CK-MB。在一些骨骼肌损伤、肌营养不良和慢性肾衰竭患者 cTnT 也可出现升高。在肾病终末期并没有急性心肌坏死者,15%～53% 显示 cTnT 升高,但 <10% 有 cTnI 升高。

综上所述,肌红蛋白出现早但特异性差,肌钙蛋白特异性较高但敏感性欠缺,尤其是对 6 小时内发生的 AMI。为此,有人提出高敏肌钙蛋白(Hs-cTn)来代替肌红蛋白。

(四)其他心肌损伤标志物

1. 缺血修饰白蛋白　正常人血清白蛋白(human serum albumin, HSA)氨基末端序列是过渡金属包括铜、钴和镍离子主要的结合位点,当组织缺血(缺氧)时,由于自由基或酸中毒等原因,HSA 氨基末端结合位点发生修饰,与金属离子结合能力下降,这部分发生改变的 HSA 就称为缺血修饰白蛋白(ischemia modified albumin, IMA)。IMA 是一种对心肌缺血敏感的新型标记物,在心肌缺血数分钟即可出现,可作为心肌早期缺血的标志物,具有较高的阴性预测价值,但这种修饰并非心肌缺血所特有,故特异性差。

2. 糖原磷酸化酶同工酶 BB　糖原磷酸化酶是糖原分解的关键酶,有 3 种同工酶:脑型(GPBB)、肌型(GPMM)、肝型(GPLL)。其中糖原磷酸化酶同工酶 BB(glycogen phosphory-lase BB, GPBB)主要存在于心肌细胞及脑细胞中,因心肌缺血时心肌细胞膜通透性增加,使 GPBB 很快弥散至细胞外液并进入血浆。GPBB 在患者胸痛发作 0.5 小时内就开始升高，6～8 小时达到峰值，24～48 小时后恢复正常，是反映心肌缺血、缺氧的早期标志物。

3. 脂肪酸结合蛋白（fatty acid binding protein，FABP）　是一组低分子量胞质蛋白，按组织不同可分为 9 种亚型，其中人心肌型脂肪酸结合蛋白（heart -fatty acid binding protein，H-FABP）具有较高的心脏特异性。当心肌细胞受损时，H-FABP 可从心肌细胞中迅速释放入血，在 AMI 后 1～3 小时敏感性达 91%，约 8 小时达到峰值，约 20 小时恢复正常水平，可作为 AMI 早期标志物。Mb/H-FABP 比值有助于心肌与骨骼肌损伤鉴别诊断，心肌损伤时 Mb/H-FABP 比值在 2～10 之间，而骨骼肌损伤时该比值在 20～70 之间。

三、急性冠脉综合征检验

（一）不稳定心绞痛

急性胸痛及疑诊 AMI 的患者，临床上常用心电图和实验室指标来评估其危险性。缺血性胸痛表现为非 ST 段抬高者，包括非 Q 波心肌梗死和不稳定型心绞痛，后者也可发展为 ST 段抬高的心肌梗死。实验室首先检测 IMA、Mb，若阴性可以排除心肌梗死，但阳性应再测定 CK-MB、cTnT/I 更具心脏特异性的标志物予以证实，微小心肌损伤可只表现为 cTnT/I 的升高。

（二）心肌梗死

1. AMI 的诊断　Mb 检测主要用于心肌缺血、损伤或梗死的早期诊断，是至今出现最早的急性心肌梗死标志物，胸痛发作后 2～12 小时有极高的阴性预估值。cTnT/I 基于心肌特异性和含量丰富的特点，是公认的 AMI 的确诊标志物。快速床旁试剂条可用来半定量 cTnT/I 的浓度，但阳性结果应当用定量测定方法予以确认。CK-MB 和总 CK 也是 AMI 的诊断指标，当其作为诊断依据时，其诊断标准值至少应是正常上限值的 2 倍以上。

心电图表现可诊断 AMI，在血清标志物检测结果报告前即可开始紧急处理。如果心电图表现无决定性诊断意义，早期标志物为阴性，但临床表现高度可疑，则应多次检测血清心肌标志物来诊断 AMI。推荐于入院即刻 2～4 小时、6～9 小时、12～24 小时分别采血，要求尽早报告结果。各心肌损伤标志物的时间窗见表 9-4。

表 9-4　急性心肌梗死常用标志物比较

标志物	Mw（k）	开始升高（h）	达峰时间（h）	恢复时间	升高倍数
Mb	17.8	1～2	4～12	24～36h	5～20
cTnT	34.6	4～8	24～48	5～10d	30～200
cTnI	24	4～8	24～48	7～14d	20～50
CK	86	3～8	10～36	72～96h	5～25
CK-MB	86	3～8	9～30	48～72h	5～20
GPBB	188	0.5～2	6～8	24～48h	5～15
H-FABP	15	0.5～3	5～12	20h	5～20

2. 再梗死的诊断　如临床疑有再发心肌梗死，则应连续测定存在时间短的血清心肌标志物如 Mb、CK-MB 及其他心肌标志物，以确定再梗死的诊断和发生时间。

3. 治疗监测

（1）非 ST 段抬高的急性冠状动脉综合征：包括非 ST 段抬高的心肌梗死和不稳定性心绞痛，发病的病理基础也是斑块破裂，但形成的血栓多数未使冠状动脉完全闭塞，血栓成分主要是以血小板为主的"白色血栓"。治疗的原则是稳定病变，防止病变进展，减少死亡和发展至 ST 段抬高心肌梗死的可能性。根据血栓特点，此类患者应联合抗血小板治疗和抗凝治疗。治疗监测包括溶栓效果的监测和出血倾向的监测：以血小板计数、活化部分凝血活酶时间（APTT）、活化凝血时间（ACT）、凝血酶时间（TT）、血浆凝血酶原时间 PT 作为常规监控指标，监控出血倾向，指导调整药物剂量；选择纤维蛋白原（FIB）、凝血酶时间（TT）、纤维蛋白（原）降解产物（FDP）和 D- 二聚体作为溶栓疗效的监测指标。

（2）ST 段抬高的心肌梗死：是由冠状动脉粥样硬化斑块破裂的基础上继发血栓形成，血栓完全闭塞冠状动脉引起，闭塞性血栓的主要成分是以纤维蛋白作为网架结构的"红色血栓"。治疗急性心肌梗死的首要目标是尽快给予再灌注治疗，开通梗死相关血管。经皮冠状动脉腔内成形术（percutaneous transluminal coronary angioplasty，PTCA）为治疗的最重要手段。若 90 分钟内不能进行 PTCA，溶栓治疗是首选手段。

知识点 9-7　心肌标志物的合理选择

连续监测 Mb、cTnT/I 和 CK-MB 的动态曲线，先升高（或因冲洗出现第二个小峰）后下降是成功灌注的典型表现，冠状动脉再通过血清 cTnT、cTnI 峰值出现早、上升速度快，是由于早期再灌注时闭塞的冠状动脉开通血液流入病变部位，将游离的 cTnT/I 快速冲洗入血液中造成。若 cTnT/I 和 CK-MB 持续升高有可能发生再梗死或缺血再灌注损伤，再梗死时 CK-MB 可观察到明显的双峰现象。总之，各标志物特异性和敏感性不同、时间窗不同，在临床上胸痛发作后不同时期应正确选择相应的标志物（表 9-5）。

表 9-5　胸痛发作后心肌标志物的选择建议

胸痛发作时间（h）	标志物	应用建议
0～2	IMA	阴性预测值高，阳性立即测定损伤标志物
2～12	Mb	阴性排除，阳性立即测定损伤标志物
0～6	CK-MB、GPBB、H-FABP	阳性应马上采取溶栓治疗
6～36	cTnT/I、CK-MB	确诊 AMI，CK-MB 再梗死首选
6～36	cTnT/I	迟发型、再灌注、MMI 首选

第四节　心力衰竭检验

心力衰竭（heart failure，HF）简称心衰，又称心脏功能不全，是心血管疾病最主要的死亡原因。心力衰竭不是一种独立的疾病，而是各种心脏疾病发展的终末阶段。美国心脏病学会（AHA）定义为是一种由于任何心脏结构或功能异常导致心室充盈或射血能力受损的一组复杂临床综合征。

一、心力衰竭的病理机制与标志物

（一）心力衰竭的病理机制

心力衰竭的启发疾病主要是冠心病和高血压。其病理性机制主要包括两个关键过程，一是心肌死亡（坏死、凋亡、自噬等）的发生，如急性心肌梗死（AMI）、重症心肌炎等；二是神经内分泌系统过度激活所致的系统反应，其中肾素 - 血管紧张素 - 醛固酮系统（RAAS）和交感神经系统过度兴奋起着主要作用。心力衰竭的治疗目标不仅是改善症状、提高生活质量，更重要的是针对心肌重构的机制，防止和延缓心肌重构的发展，从而降低心力衰竭的病死率和住院率。治疗手段从采用强心、利尿、扩血管药物转变为神经内分泌抑制剂，并积极应用非药物的器械治疗。

（二）心力衰竭标志物

早期准确诊断心力衰竭相当困难，尤其是症状轻微、老年人或合并有其他疾病如肺部疾病或肥胖者。超声心动图是诊断心力衰竭最常用的无创性检查技术，但操作技术和仪器对检查结果影响较大。实验室检查包括：评估体循环因血供不足和淤血状态导致的功能损伤，如肝功能、肾功能和肺的呼吸功能；在急性加重期应检查心肌损伤标志物以排除急性心肌梗死。近几年钠尿肽的临床应用越来越普遍，对心力衰竭的诊断、监控及预后评价有重要价值。

1. B型钠尿肽　钠尿肽类（natriuretic peptide，NPs）是调节心排血量和水钠代谢的一类多肽激素，生理作用是扩张血管以降低体循环和肺循环阻力来增加心排出量、对抗肾素 - 血管紧张素 - 醛固酮系统（RAAS）、抑制抗利尿激素的分泌、促进水钠排泄等。当心室血容积增加和左室压力超负荷时即可刺激钠尿肽的分泌，也是心力衰竭时的代偿机制。包括：心房分泌的A型钠尿肽（atrial natriuretic peptide，ANP），也称心钠素；心室肌和脑分泌的B型钠尿肽（brain natriuretic peptide，BNP），也称脑钠肽；血管内皮细胞分泌的C型钠尿肽及D型钠尿肽。其中BNP的生理作用最强。

2. 氨基末端脑钠肽　前B型钠尿肽原（134aa）在胞内水解为BNP前体（ProBNP）（108aa）释放入血，后者在肽酶作用下进一步水解生成等摩尔的BNP（32aa）与一个N末端片段（76aa），即氨基末端脑钠肽（N-terminal ProBNP，NT-proBNP）。BNP具有生物活性而NT-proBNP无生物活性，在清除方式、半衰期等方面都有明显区别（表9-6）。

表9-6　BNP与NT-proBNP的比较

特点	BNP	NT-ProBNP
来源	ProBNP	ProBNP
片段	77～108aa	1～76aa
氨基酸数	32	76
分子量	4kD	10kD
激素活性	有	无
年龄影响	+	++++
清除机制	受体	肾
半衰期	20min	120min
临床应用	诊断心力衰竭	诊断心力衰竭

知识点 9-8　BNP与NT-proBNP的区别

BNP与NT-proBNP都可用于呼吸困难鉴别诊断、心力衰竭的诊断、心力衰竭患者的长期监控及评估。两者临床意义基本一致，NT-proBNP半衰期长易于监测，但受年龄、血流量和肾功能影响较大。

二、心力衰竭检验

（一）慢性心力衰竭

1. 常规检查　全血细胞计数、尿液分析、血生化（包括电解质、肝功能、肾功能）、空腹血糖和糖化血红蛋白、血脂及甲状腺功能等，判断是否存在贫血、水钠潴留、淤血、血流量下降、甲状腺功能亢进或低下等导致的心力衰竭。

2. 标志物检测

① BNP/NT-proBNP测定：可用于因呼吸困难而疑为心力衰竭患者的诊断与鉴别诊断，BNP < 35ng/L，NT-proBNP < 125ng/L 时排除慢性心力衰竭诊断。阴性预估值达到96%。

BNP/NT-proBNP 升高对 HF、ACS、AMI 以及非心脏病患者的心功能分级有重要价值，对心力衰竭死亡也有较高的预测价值。动态监测血浆 BNP 水平可估计 AMI 患者左室功能受损程度及预后。

②心脏肌钙蛋白（cTnT/I）：可用于诊断原发病如 AMI，也可对心力衰竭患者作进一步的危险分层。

③其他生物学标志物：如纤维化、炎症、氧化应激、神经激素紊乱及心肌和基质重构的标记物也已应用于评价心力衰竭的预后，如反映心肌纤维化的可溶性 ST_2 及半乳糖凝集素 -3 等。

（二）急性心力衰竭

1. 钠尿肽检测

①有助于急性心力衰竭诊断和鉴别诊断：BNP<100ng/L、NT-proBNP<300ng/L 为排除急性心力衰竭的切点。应注意测定值与年龄、性别和体重等有关，老龄、女性、肾功能不全时升高，肥胖者降低。诊断急性心力衰竭时 NT-proBNP 水平应根据年龄和肾功能不全进行分层：50 岁以下的成人血浆 NT-proBNP 浓度 >450ng/L，50 岁以上血浆浓度 >900ng/L，75 岁以上应 >1800ng/L，肾功能不全（肾小球滤过率 <60ml/min）时应 >1200ng/L。

②有助于评估病情程度和预后：急性心力衰竭患者治疗后较基线值降幅≥30%，提示治疗可能有效。病情已稳定的患者，若钠尿肽仍然明显增高，应继续随访和加强治疗，但应以临床评估为主。NT-proBNP>5000ng/L 提示心力衰竭患者短期死亡风险较高；>1000ng/L 提示长期死亡风险较高。

③灰区值：定义为介于"排除"和按年龄调整的"纳入"值之间，评估其临床意义需综合考虑临床状况，排除其他原因如急性冠状动脉综合征、慢性肺部疾病、肺动脉高压、高血压、房颤等。

2. 心肌损伤标志物检测 测定 cTnT/I 旨在评价是否存在心肌损伤、坏死及其严重程度，重症心力衰竭往往存在心肌细胞坏死、肌原纤维崩解，血清中 cTn 水平可持续升高，有助于急性心力衰竭的危险分层、评估其严重程度和预后。

3. 其他生物学标志物检测 近几年一些新的标志物也显示在心力衰竭危险分层和预后评价中的作用，如中段心房钠尿肽前体（MR-proANP）分界值为 120pmol/L，用于诊断急性心力衰竭时与 BNP 或 NT-proBNP 相当。此外，反映肾功能损害的指标也可增加额外的预测价值。

第五节 其他心血管疾病检验

除冠心病外，各种病原体（细菌、病毒、梅毒螺旋体等）感染或免疫反应累及心肌、主动脉、瓣膜、细小血管等也可导致多种心血管疾病的发生。

一、风湿热和风湿性心脏病

风湿热（rheumatic fever）是常见的风湿性疾病，主要表现为心脏炎、游走性关节炎、舞蹈病、皮下结节和环形红斑，可反复发作。心脏炎是最严重的表现，急性期可危及患者的生命，反复发作可导致永久性心脏瓣膜病变。

（一）急性风湿热诊断标准

急性风湿热的诊断采用 1992 年修订的 Jones 标准，包括：①主要表现：心脏炎，多关节炎，舞蹈病，环形红斑，皮下结节；②次要表现：关节痛，发热，急性期反应物（红细胞沉降率、C- 反应蛋白）增高，心电图 PR 间期延长；③有前驱的链球菌感染证据：即咽拭子培养或快速链球菌抗原试验阳性，或链球菌抗体效价升高。在确定链球菌感染证据的前提下，同时有两项主要表现或一项主要表现加两项次要表现者，高度提示为急性风湿热。

（二）急性风湿热检验

1. 红细胞沉降率　红细胞沉降率加速是风湿活动的重要表现，在无发热或低热的病例中特别常见。

2. C-反应蛋白　是最具代表性的急性时相蛋白，感染后数小时就开始升高，尽管是非特异性的，但对于细菌感染、各种炎症过程、感染监测、病情评估与疗效判断均具有重要价值。风湿热及风湿性心瓣膜病患者风湿活动时血清 CRP 升高，CRP 可作为风湿活动敏感的非特异性指标。

3. 免疫物测定　IgM、IgG 是机体抗感染免疫的主要抗体，在风湿热急性期血清 IgM、IgG 升高，这与机体免疫防御机制有关。风湿热患者血清补体 C3、C4 变化表现为多样性，而补体 C3 裂解产物 C3a 在风湿活动期明显升高，检测 C3 裂解产物有助于风湿活动的诊断。循环免疫复合物（circulating immune complex，CIC）变化与风湿活动相一致，对风湿热及风湿性心瓣膜病有诊断意义。

4. 抗链球菌溶血素"O"测定　链球菌溶血素"O"（streptolysin O）是 A 组乙型溶血性链球菌的重要代谢产物之一，对所有真核细胞的细胞膜、细胞质和细胞器都有毒性，又称溶细胞素，抗链球菌溶血素"O"（anti-streptolysin O，ASO）是溶细胞素的特异性抗体。

A 组乙型溶血性链球菌感染后，ASO 通常于 1～2 周开始上升，3～4 周达高峰，2 个月后逐渐恢复正常。ASO 滴度的升高，只能提示近期有过链球菌感染，不能说明存在风湿热，或者只能提示发生风湿热或风湿性心瓣膜病的可能性较大。A 组乙型溶血性链球菌感染引起的疾病，如扁桃体炎、脓疱病、感染性心内膜炎、链球菌感染后肾小球肾炎等均可引起 ASO 升高。

5. 抗链球菌脱氧核糖核酸酶 B　DNA 酶 B 是 A 组乙型溶血性链球菌产生的一种胞外产物，对人体有较强的抗原性，可在人体内引起免疫反应，产生特异性抗体，即抗链球菌脱氧核糖核酸酶 B（ANDaseB）。该抗体升高比较慢，通常在 4 至 6 周左右才达到高峰，而且持续的时间长，数月之后才开始下降，ANDaseB 不是诊断风湿热的特异指标，它仅是 A 组乙型溶血性链球菌感染确切的证据。

联合应用特异性抗体（ASO、ANDaseB）与非特异性风湿活动指标（ESR、CRP），对辅助风湿活动的诊断具有一定的价值。任何一个抗体的测定和任何一个非特异性风湿活动试验，如 ASO 和 ESR，两者同时升高，提示风湿活动存在的可能；反之，两者均正常时，基本可以排除风湿活动。

二、感染性心内膜炎

感染性心内膜炎（infective endocarditis）为心内膜表面感染微生物的状态，其特征性病变为赘生物形成，最常累及心脏瓣膜。根据病程分为急性和亚急性两类。亚急性感染性心内膜炎常为隐袭性发病过程，中毒症状较轻，病程数周至数月，病原体以草绿色链球菌多见。急性感染性心内膜炎较少见，其致病性强，进展迅速，该病中毒症状明显，可在数天至数周引起瓣膜破坏，其病原体主要为金黄色葡萄球菌。感染性心内膜炎又可分为自体瓣膜、人工瓣膜和静脉药瘾者的心内膜炎。

（一）感染性心内膜炎的诊断标准

链球菌和葡萄球菌分别占自体瓣膜心内膜炎病原微生物的 65% 和 25%。金黄色葡萄球菌感染是急性心内膜炎主要病因，草绿色链球菌是亚急性感染性心内膜炎最常见的病原菌。

感染性心内膜炎以血培养阳性和超声心动图发现赘生物或出现新的瓣膜关闭不全作

为本病的主要诊断标准。经胸超声（TTE）检测赘生物敏感性达 50%～75%，经食管超声（TEE）检测赘生物敏感性高达 95% 以上，但 TEE 是一种创伤性检查，不能作为诊断感染性心内膜炎常规检查方法。血培养对感染性心内膜炎有确诊价值，并为治疗提供依据。

（二）感染性心内膜炎检验

1. 血培养 急性患者在抗生素治疗前 1～2 小时内不同部位采集 3 份血标本，每次取血至少 10ml，并于抗生素使用前采血；如 24 小时培养阴性，可再采集 3 份以上的血标本。亚急性患者在 24 小时内于不同部位采集血液标本 3 份，每次间隔应大于 1 小时，如 24 小时培养阴性，再采集 2 份或 3 份血标本。入院前 2 周已接受抗菌药物治疗的患者，连续 3 天，每天采集 2 份，可选用能够中和或吸附抗菌药物的培养瓶（如含活性炭或树脂的培养瓶），同时应做需氧菌、厌氧菌培养，必要时可针对某些微生物做特殊培养，血培养阳性者应做药敏试验，为选用抗生素提供依据。

2. 降钙素原（PCT） 是无活性的降钙素前肽物质，由 116 个氨基酸组成，分子量为 13kD。PCT 的半衰期为 25～30 小时，健康人血浆 PCT 含量极低。全身性细菌、真菌和寄生虫感染时，PCT 水平异常增高，增高的程度与感染的严重程度及预后相关，在全身性细菌感染和脓毒症鉴别诊断、预后判断、疗效观察等方面有很高的临床价值。在感染性心内膜炎患者血 PCT 可明显升高，若连续测定对于观察抗生素的疗效以及并发症严重程度均有一定的参考价值。

三、病毒性心肌炎

病毒性心肌炎（viral myocarditis，VMC）是指由多种病毒感染引起的心肌局限性或弥漫性的急性或慢性炎症病变，属于感染性心肌疾病。

多种病毒可引起心肌炎，其中以引起肠道和上呼吸道的各种病毒感染最多见，柯萨奇 A、B 病毒、埃可病毒、脊髓灰质炎病毒为致心肌炎的常见病毒，尤其以柯萨奇 B 组病毒为最常见。

病毒的直接作用和机体的免疫反应是病毒性心肌炎的主要发病机制。在病毒性心肌炎急性和亚急性期，大量病毒于心肌组织中复制，直接致心肌损伤、坏死。而持续的病毒感染，可直接损伤心肌结构和功能，亦可通过持续激活并维持免疫反应而间接致心肌损伤。

（一）病毒性心肌炎的诊断标准

成人急性心肌炎诊断参考标准（1999 年）如下。同时具有下述 1、2（任何一项），3 中任两项。在排除其他原因心肌疾病后临床上可诊断急性病毒性心肌炎。如具有 4 中的第（1）项者可从病原学上确诊急性病毒性心肌炎；如仅具有 4 中第（2）、（3）项者，在病原学上只能拟诊为急性病毒性心肌炎。

1. 病史与体征 在上呼吸道感染、腹泻等病毒感染症状后 3 周内出现心脏表现，如严重乏力、胸闷头晕、心尖第一心音明显减弱、舒张期奔马律、心包摩擦音、心脏扩大、充血性心力衰竭或阿 - 斯综合征等。

2. 上述感染后 3 周内出现下列心律失常或心电图改变者

（1）窦性心动过速、房室传导阻滞、窦房阻滞或束支阻滞。

（2）多源、成对室性期前收缩，自主性房性或交界性心动过速，阵发或非阵发性室性心动过速，心房或心室扑动或颤动。

（3）2 个以上导联 ST 段呈水平型或下斜型下移≥0.05mV 或 ST 段异常抬高或出现异常 Q 波。

3. 心肌损伤的参考指标 病程中血清心肌肌钙蛋白 I 或肌钙蛋白 T、CK-MB 明显增高。超声心动图示心腔扩大或室壁活动异常和（或）核素心功能检查证实左室收缩或舒张功能减弱。

4. 病原学依据

（1）穿刺检出：在急性期从心内膜、心肌、心包或心包穿刺液中检测出病毒、病毒基因片段或病毒蛋白抗原。

（2）病毒抗体：第 2 份血清中同型病毒抗体（如柯萨奇 B 组病毒中和抗体或流行性感冒病毒血凝抑制抗体等）滴度较第 1 份血清升高 4 倍（2 份血清应相隔 2 周以上）。

（3）病毒特异性 IgM：以≥1∶320 者为阳性（按各实验室诊断标准，需在严格质控条件下）。如同时有血中肠道病毒核酸阳性者更支持有近期病毒感染。

（二）病毒性心肌炎检验

1. 柯萨奇 B 组病毒 IgM 抗体　柯萨奇病毒（Coxsackie B virus，CBV）是感染性心肌炎最常见的病原体。致病毒性心肌炎的主要病原是柯萨奇 B 组 2～5 型和 A 组 9 型病毒。通过血清学检查或病原学检查获得病毒感染的直接证据，对 VMC 的临床诊断有重要价值。

柯萨奇 B 组病毒特异性 IgM 抗体在病程 2～3 天即出现阳性结果，2～3 周达高峰，以后逐渐下降，是早期诊断病毒性心肌炎手段之一。病毒中和抗体产生较晚，需在 3～6 个月以上，因此对可疑 MC 患者，如第一次中和抗体阴性，必须再过 3 周进行第 2 次检查，当其效价呈 4 倍上升则有意义。另外，由于病毒感染后体内高水平的抗体可持续数年，因此单份血清 CBV-IgM 抗体检测阳性或滴度大于参考区间，不能说明近期有感染，只有通过双份血清抗体效价 4 倍上升才能说明近期有感染。

2. 柯萨奇病毒 RNA　获得柯萨奇病毒感染的直接证据，对 VMC 的临床诊断有重要价值。核酸分子杂交或聚合酶链反应技术（PCR）可从心肌活检标本或血中检测出 CBV RNA。

小　结

医学检验在心血管疾病的诊断、病情评估和预后日趋重要。感染性心内膜炎、病毒性心肌炎、梅毒性心脏病等病原学证据是其诊断不可或缺的依据。

虽然有 IMA、GPBB、H-FABP 等缺血和早期心肌损伤标志物应用于临床，但其特异性不够理想。关于心肌损伤标志物在临床应用目前达成共识的有：Mb 作为心肌梗死的排除标志物；CTnT/I 和 CK-MB 作为心肌梗死确诊标志物；CK-MB 在再梗死，CTnT/I 在再灌注和 MMI 的诊断，BNP 与 NT-proBNP 对心力衰竭的诊断等有重要价值；心肌标志物检测还用于心力衰竭的危险分层及预后判断。心肌损伤标志物在临床应用时应注意各标志物的时间窗，联合使用可提高诊断特异性，动态观察可提供新的临床信息。

通过冠心病危险因素的进一步研究，在阐明 AS 病理机制的基础上寻找早期特异的心肌标志物一直是努力的方向。原发性高血压发病率高，但目前缺乏有价值的实验室检查手段，遗传易感性的基因检测是高血压机制研究的热点之一。

（沈财成　张　瑾）

第十章

肝胆疾病检验

学习目标与要求

掌握 临床常见肝胆疾病检验指标的变化及其应用。

熟悉 临床常用肝胆疾病检验项目。

了解 临床肝胆疾病检验项目的选择与组合原则。

第一节　临床常用肝脏疾病检测指标

肝脏是人体最大的实质器官，参与体内几乎所有物质的代谢，还具有分泌和生物转化等多种重要生理功能。肝胆疾病病因多样、临床症状复杂、相应的实验室检查指标繁多，但每个指标只能了解肝脏功能的某一方面，不能反映肝功能的全貌。因此，临床上需要综合多种检测指标的结果来了解肝脏的状态。

一、肝功能指标

常用的肝功能指标主要包括肝脏酶学、蛋白质、胆红素及胆汁酸的检测等，综合反映了肝细胞损伤、肝脏合成、肝内炎症、胆红素代谢和胆汁淤积情况。

（一）反映肝细胞损伤指标

反映肝损伤的检验指标主要有血清丙氨酸氨基转移酶（alanine aminotransferase，ALT）、天冬氨酸氨基转移酶（aspartate aminotransferase，AST）、乳酸脱氢酶（lactate dehydrogenase，LD）等，当肝细胞膜通透性改变或坏死时，上述酶从肝细胞中逸出，导致血液循环中酶活性的显著升高。临床应用最多的是血清转氨酶 ALT 和 AST。

1. 丙氨酸氨基转移酶　在人体中主要分布在肝脏、骨骼肌和心肌，肝脏中主要存在于肝细胞胞质中，其细胞内外活性比为 5000∶1，即只要 1% 肝细胞破坏时或 1/1000 的肝细胞变性坏死时，释放入血的转氨酶活性可升高一倍，因此 ALT 被认为是肝细胞损伤的灵敏标志。血清 ALT 半衰期为 47 小时。

2. 天冬氨酸氨基转移酶　在人体中主要分布在心肌、骨骼肌和肝脏中。肝细胞中 AST 有 2 种同工酶，一种是存在于胞质中的 ASTs（20%），另一种是存在于线粒体中的 ASTm（80%）。当肝细胞受损较轻时，主要释放胞质中 ASTs，此时，血清中 AST/ALT<1；但肝细胞受损严重时，细胞器包括线粒体遭到破坏，ASTm 大量释放，血清 AST/ALT>1。另一方面，AST 的血浆半衰期为 17 小时，比 ALT 短，因此在急性肝病的恢复期，AST 先恢复正常。

转氨酶在常见肝脏疾病中的变化见表 10-1。

表 10-1　转氨酶在常见肝脏疾病中的改变

疾病	ALT	AST	AST/ALT
急性病毒性肝炎	明显升高、与病情成正相关、达正常上限 10～100 倍	变化趋势同 ALT，恢复期早于 ALT 回复到正常	<1.0
慢性病毒性肝炎	轻度上升（100～200U/L）或正常	轻度上升（100～200U/L）或正常	常 <1.0。若比值 >1，提示慢性肝炎进入活动期可能
重型肝炎	<20 倍正常上限，出现"胆酶分离"	<20 倍正常上限，出现"胆酶分离"	>1.0
肝硬化	变化不定，常轻度增高	变化不定，常轻度增高	≥2
酒精性肝病	常 <300U/L	常 <300U/L	≥2
梗阻性黄疸	常 <5 倍参考区间上限	常 <5 倍参考区间上限	不定 /<1.0
肝癌	变化不定，常轻度增高	变化不定，常轻度增高	≥3，病情病程越长比值越高

常用的医学决定水平有：①转氨酶 <20U/L，可排除与其升高有关的疾病，可做自身的对照；②转氨酶 >60U/L，可考虑引起其升高的各种疾患，进行其他检查确诊；③转氨酶 >300U/L，与急性肝细胞损伤有关（病毒，中毒等），而酒精性肝炎、传染性单核细胞增多症、心肌梗死等一般低于此值。

知识点 10-1　转氨酶在肝病诊断和鉴别诊断中的意义

转氨酶的变化不仅能反映肝细胞的损伤，还能帮助判断肝细胞损伤程度：

①转氨酶升高的倍数反映肝细胞损伤的面积：急性肝损害时（各种急性病毒性肝炎、中毒性肝炎等）血清转氨酶可在临床症状（如黄疸）出现前急剧升高，升高的程度与损失的面积成正比。急性病毒性肝炎时可达正常值上限的 20～50 倍，甚至 100 倍。

②AST/ALT 比值（即 DeRitis 比值）反映肝细胞损伤的程度：血清中 AST/ALT 比值约为 1.15；急性肝炎时，AST/ALT<1；慢性肝炎和肝硬化时 AST/ALT 常 >2，提示肝细胞细胞器受损，其损伤不可逆。

③胆酶分离现象：一般情况下，肝细胞损伤，导致转氨酶升高，同时也使胆红素排泄受损，血清中转氨酶和胆红素都增加；但当大量肝细胞坏死时，虽然早期血清转氨酶急剧升高，但很快逐渐下降，然而病人黄疸继续加重，血清胆红素浓度进行性增高，这就是"胆酶分离"，提示重症肝炎，预后差。值得注意的是转氨酶在评估肝细胞损伤方面虽然灵敏，但缺乏特异性。骨骼肌、心肌等疾病也会导致其升高，应结合其他指标和临床综合判断。

（二）反映肝脏合成功能指标

肝细胞能合成多种血浆蛋白质，包括全部的血清白蛋白（albumin，Alb）和前白蛋白（preal-bumin，PA）、假性胆碱酯酶（pseudocholinesterase，PCHE）、大部分凝血因子在内的 90% 以上的血清蛋白。肝细胞受损时，合成能力下降，血液中这类蛋白质含量下降，其降低程度与合成功能受损程度成正相关。

1. 血清白蛋白　血清中所有的 Alb 都是由肝细胞合成，所以血清中 Alb 的量反映了肝细胞的合成能力。由于肝脏有强大的代偿能力，且 Alb 半衰期长达 19～21 天，肝病的急性期 Alb 变化不明显，只有在肝脏病变达到一定程度和一定病程后，如亚急性或慢性肝病时，肝功能严重受损，Alb 合成不足导致血清 Alb 下降。应注意临床各种导致蛋白摄入减少、丢失过多和消耗过多的疾病都会导致血清中 Alb 减少，血清蛋白电泳图谱能了解血清蛋白质全貌，在疾病诊断中更有价值。此外，临床肝功能蛋白质检测时，对血清总蛋白（total protein，TP）进行了检测，球蛋白（globin，G）为 TP 和 Alb 差值，能反映肝内炎症状态。

不同肝脏疾病时血清蛋白质的改变见表 10-2。

表 10-2　不同肝脏疾病时血清蛋白质的改变

血清蛋白质	急性肝炎	慢性活动性肝炎	肝硬化	胆汁性肝硬化	原发性/继发性肝癌	阻塞性黄疸
Alb	N/↓	↓↓	↓↓	↓	↓	N/↓
G	N/↑	↑	↑	↑	N	N
α_1-G	N	↓	↓	↓	↓/N	↑
α_2-G	N	↓	↓	↑	↑↑	↑
β-G	N/↑	N/↑	N/↑	↑↑↑	N/↑	↑↑
Γ-G	N/↑	↑↑↑	↑↑	↑	N	N

注：N 为正常

常用的医学决定水平：血清 Alb<30g/L 以下，容易产生腹水。

2. 血清前白蛋白　PA 是一种糖蛋白，由肝脏合成。由于其半衰期约为 2 天，明显短于 Alb，因此检测血清 PA 比检测 Alb 能更灵敏、更早期地反映肝细胞损害。另外，在急性炎症等任何急需合成蛋白质的情况下，血清 PA 均迅速下降。

判断机体的营养状况的医学决定水平：PA 200～400mg/L 为营养正常；PA 100～150mg/L 轻度营养缺乏；PA 50～100mg/L 中度营养缺乏；PA<50mg/L 严重营养缺乏。

3. 血清假性胆碱酯酶　胆碱酯酶（cholinesterase）是一类催化酰基胆碱水解的酶类，有 2 种形式：一种存在于红细胞、肺、脑组织、交感神经节中，主要作用是水解乙酰胆碱，称真性胆碱酯酶（true cholinesterase）；另一种存在于血清中，生理作用不明，称为 PCHE。PCHE 由肝脏粗面内质网合成，由于其合成与蛋白质合成同步，且酶活性变化比蛋白质质量的改变更为敏感，故可用作了解肝细胞蛋白合成功能的指标：①肝脏疾病时，如肝细胞变性、坏死时，PCHE 的合成减少，其酶活性下降与血清白蛋白平行；②有机磷和氨基甲酸酯类是胆碱酯酶活性的强力抑制剂，因此血清 PCHE 活性降低也可作为有机磷和氨基甲酸酯类杀虫剂中毒的诊断和治疗监测的指标。

4. 血浆凝血酶原时间（prothrombin time，PT）　指在缺乏血小板的血浆中加入过量组织因子，使凝血酶原转化为凝血酶，导致血液凝固所需要的时间。由于凝血过程中的大多数凝血因子都由肝脏合成，故肝脏合成功能受损时，PT 延长。被检血浆 PT 比对照血浆（11～14 秒）延长 3 秒以上有临床意义。

（三）肝脏分泌与排泄功能指标

肝细胞中含有丰富的酶类，参与了胆红素和胆汁酸的代谢，因此胆红素和胆汁酸代谢的变化通常反映了肝功能的状态。

1. 血清胆汁酸　胆汁的主要成分是胆汁酸盐、胆红素和胆固醇，其中以胆汁酸盐含量为最多。胆汁酸是胆固醇在肝脏中分解代谢的产物，肝细胞与胆汁酸的生物合成、分泌、摄取和加工转化密切相关。

在回肠末端约 95% 的胆汁酸被重吸收经门静脉入肝，重吸收的胆汁酸经肝细胞加工转化为结合胆汁酸，连同新合成的初级胆汁酸一起再随胆汁排入小肠，构成胆汁酸的肠肝循环，最大限度地发挥其生理作用，促进脂类的消化吸收。当肝细胞损伤或胆道阻塞时都会引起胆汁酸的代谢异常，它对肝胆系统疾病诊断的灵敏度和特异性高于其他指标。肝胆系统疾病（如急性肝炎、慢性活动性肝炎、肝硬化等）病人，由于肝损伤导致不能充分摄取胆汁酸，使血中总胆汁酸（total bile acids，TBA）浓度增加，其升高程度与其他肝功能试验及肝组织学变化相吻合。不同肝胆疾病时，血清 TBA 异常的发生率可达 100%，是反映肝实质损伤的一项重要而敏感的指征，对疾病的诊断、病程观察、预后估计都有意义。

常用的医学决定水平有：慢性肝炎时：①当 TBA>20μmol/L 时考虑慢性活动性肝炎；

②TBA＜20μmol/L 考虑慢性持续性肝炎；③TBA＞30μmol/L，考虑肝硬化。

2. 血清胆红素　胆红素（bilirubin, BIL）是含血红素的蛋白质（主要为血红蛋白）由肝脏分解代谢的产物，是胆汁的主要成分之一，随胆汁分泌排泄。

红细胞破坏过多、肝细胞 BIL 转运蛋白缺陷、葡萄糖醛酸结合缺陷、排泄障碍、胆道阻塞等均可引起 BIL 代谢障碍。肝胆病变时，BIL 代谢紊乱，血清中各 BIL 组分可出现一系列变化，对肝胆疾病的诊断有重要价值。实验室通常检测血清总胆红素（total bilirubin, TBIL）和结合胆红素（即直接胆红素，direct bilirubin, DBIL）、未结合胆红素（即间接胆红素，indirect bilirubin, IBIL，为 TBIL 与 DBIL 的差值）。

三种黄疸的实验室鉴别诊断见表 10-3。

表 10-3　三种类型黄疸的实验室鉴别诊断

	血清			尿液		粪便颜色
	DBIL	IBIL	DBIL/TBIL	BIL	尿胆原	
正常人	无或极微	有		（−）	少量	棕黄
溶血性黄疸	↑	↑↑↑	＜0.4	（−）	↑↑↑	加深
肝细胞性黄疸	↑↑	↑↑	0.4～0.6	（+）	不定，↑多见	变浅
梗阻性黄疸	↑↑↑	↑	＞0.6	（++）	减少或无	变浅或白陶土样

注：↑表示轻度增加；↑↑表示中度增加；↑↑↑表示明显增加；（−）表示阴性；（+）表示阳性；（++）表示强阳性

知识点 10-2　不同肝脏疾病中血清胆红素的变化

血清 TBIL 浓度可用于黄疸程度的鉴别：①TBIL 17.1～34.2μmol/L 为隐性黄疸；②TBIL 34.2～171μmol/L 为轻度黄疸；③TBIL 171～342μmol/L 为中度黄疸；④TBIL＞342μmol/L 为重度黄疸。

血清 TBIL 浓度也可对黄疸类型进行初步判断：①溶血性黄疸 TBIL 常＜85.5μmol/L；②肝细胞性黄疸一般为 TBIL 17.1～171μmol/L；③不完全梗阻性黄疸一般为 TBIL 171～265μmol/L；④完全梗阻性黄疸通常 TBIL＞342μmol/L。

当血清 TBIL 水平升高时，可根据 DBIL 与 TBIL 的比例可进一步对黄疸类型进行鉴别：①溶血性黄疸时，DBIL/TBIL 比值常＜0.4；②肝细胞性黄疸时，DBIL/TBIL 常为 0.4～0.6；③阻塞性黄疸时，DBIL/TBIL 常＞0.6。但在胆汁淤积性黄疸时，由于 DBIL 水平高，血液中一部分 DBIL 与 Alb 共价结合，称为 δ- 胆红素。由于 Alb 半衰期长，在血液中滞留时间长，故临床上可出现疾病恢复期，TBIL 降低，DBIL/TBIL 反而可增高，甚至可达 0.8～0.9。这也可能是某些病人尿 BIL 已呈阴性，而血清 TBIL 和 DBIL 尚不能恢复正常的原因。

（四）反映胆汁淤积的酶类指标

胆汁淤积时，除了血清胆汁酸、BIL 以及胆固醇会明显升高外，相应的血清酶活性也会显著改变。临床主要检测 γ- 谷氨酰转肽酶（γ-glutamyl transpeptidase，γ-GT/GGT）和碱性磷酸酶（alkaline phosphatase，ALP）。

1. γ- 谷氨酰转肽酶　GGT 是一种含巯基的微粒体酶，广泛存在于人体各组织、器官中，肾脏、肝脏和胰腺中含量丰富。血清中 GGT 主要来自肝脏，GGT 在肝内由肝细胞的微粒体产生，90% 为膜结合型，分布在毛细胆管一侧的肝细胞膜和整个胆管系统上皮细胞中。血清 GGT 升高的原因有：

（1）胆汁淤积：在胆汁淤积，排出受阻，胆汁使 GGT 从膜结合部位洗脱下来，致血清酶活力升高；故胆道阻塞时血清 GGT 活性可升高至正常参考上线 10 倍以上，此时 GGT、ALP 和结合胆红素呈平行增加。

（2）活动性肝病变：当肝病有活动性病变时，诱导 GGT 合成增加。急性病毒性肝炎时，

GGT 呈轻中度升高，如恢复期 ALT 活性已正常，但 GGT 活性持续升高，提示肝炎慢性化；慢性持续性肝炎 GGT 轻度增高；慢性活动性肝炎 GGT 明显增高。其升高幅度常大于 ALP 和胆红素。值得注意的是肝细胞严重受损时，微粒体破坏，GGT 合成减少，故重症肝炎晚期时，GGT 反而可能下降。

（3）原发性肝癌：由于肝细胞产生特异性 GGT 同工酶，加之肿瘤压迫相邻胆道，导致血清中 GGT 明显升高，其升高幅度常大于 ALP 和 BIL。

（4）酒精或药物的诱导作用：GGT 在酒精或药物的诱导下合成增加，因此酗酒者、酒精性肝炎、酒精性肝纤维化、药物性肝炎等疾病时血清 GGT 活性可升高。GGT 显著升高是酒精性肝病的重要特征，酗酒者戒酒后 GGT 可随之下降。

常用的医学决定水平：① GGT<20U/L，可排除与 GGT 升高有关的疾病，可作为自身对照；② GGT>60U/L，考虑 GGT 升高的各种情况；③ GGT 60～150U/L，而 ALP 正常，考虑测定前是否有服用药物或饮酒；④ GGT>150U/L，存在肝胆疾病。

2. 碱性磷酸酶　ALP 广泛分布于人体肝脏、骨骼、胎盘等组织中。血清中 ALP 主要来自肝脏和骨骼。

（1）ALP 活性的生理性增高：妊娠 3 个月时胎盘即可产生 ALP，9 个月时达高峰，可为同龄妇女的 3～4 倍，分娩后 1 个月即恢复正常；绝经期后妇女血清 ALP 水平有所上升；新生儿、儿童、青少年骨骼生长期比成人要高，1～5 岁时有一个高峰，为成人的 2～4 倍；10～18 岁时出现第二个高峰，为成人的 4～5 倍。

（2）肝胆管梗阻性疾病 ALP 水平均可增高：肝脏中 ALP 分布于毛细胆管，主要经胆汁排入小肠，由于胆汁淤积使胆汁排出受阻，加之胆汁可使其从膜结合部位洗脱下来，另外毛细胆管内压亢进，可诱发 ALP 生成增加：①梗阻性黄疸时，如胆道结石、肿瘤、胰头癌，病人血中 ALP 浓度呈明显持续性升高，可升高 10 倍以上，梗阻消除后恢复正常；②肝炎或肝硬化时，ALP 活性可轻度增高，很少超过正常上限的 3 倍；③原发或继发肝癌时，ALP 活性可轻度增高，肿瘤组织压迫附近胆小管使之阻塞，肿瘤组织或炎症可刺激周围肝细胞产生过多 ALP。如肝脏疾病患者 ALP 持续轻度升高，应考虑肝有无占位性病变。

（3）骨骼系统疾病：成骨细胞功能旺盛和增生活跃时 ALP 生成增多，如成骨细胞瘤、骨折恢复期、佝偻病、转移性骨肿瘤等均可致 ALP 活性有不同程度的升高。

常用的医学决定水平：① ALP<60U/L，可排除与 ALP 升高有关的疾病，可作为自身对照；②如成人 ALP>200U/L，儿童 ALP>400U/L 考虑 ALP 升高有关疾病，可进一步进行血清 GGT 检查，以判断是胆汁淤积还是骨相关疾病。

二、肝纤维化指标

肝纤维化（liver fibrosis）是一个病理生理过程，是指由各种致病因子所致肝内结缔组织的异常增生。任何肝脏损伤在肝脏修复愈合的过程中都有肝纤维化的过程，如果损伤因素长期不能去除，纤维化的过程长期持续就会发展成肝硬化。

肝纤维化的诊断主要依赖于肝活检病理检查，能较客观地反映肝纤维化的程度，但具有一定的风险性和局限性，尚未能找到一种理想的、灵敏的、特异的血清学指标。目前肝纤维化的实验室检测主要包括肝纤四项及相关酶的活性等。

（一）肝纤四项

包括Ⅲ型前胶原（type Ⅲ procollagen，PCⅢ）、Ⅳ型胶原（type Ⅳ collagen，Ⅳ-C）、层黏连蛋白（laminin，LN）和透明质酸（hyaluronic acid，HA）。

1. Ⅲ型前胶原　反映了肝内Ⅲ型胶原的合成情况，其血清中含量与肝纤维化程度正相关，若慢性活动性肝炎患者血清中含量持续升高，提示病情恶化，并向肝硬化方向发展。陈旧性肝硬化、部分晚期肝硬化、肝萎缩患者血清 PCⅢ浓度不一定升高。血清 PCⅢ在诊断肝纤维化时特异性不高。

2. Ⅳ型胶原 是肝基底膜的主要组分,存在于肝门静脉血管区,中央静脉周围,沿窦状隙分布,其血清中含量增高可较灵敏地反映基底膜胶原的更新率,反映肝纤维化的过程,是肝纤维化的早期标志之一,随着病情进展含量逐步升高。

3. 层黏连蛋白 是基底膜特异的非胶原性结构蛋白,其主要功能是在细胞表面形成网络结构并将细胞固定在基膜上。其血清浓度与肝纤维化活动度及门静脉压力成正相关。慢性活动性肝炎、肝硬化、肝癌时含量显著升高,LN 也可以反映肝纤维化的进展和严重程度。另外 LN 水平也与肝硬化患者的食管静脉曲张程度成正相关。

4. 透明质酸 是细胞基质成分之一,能较灵敏准确地反映肝内已经生成的纤维量及肝细胞受损程度,其血清浓度随病情进展不断升高,是反映肝损害严重程度、判断有无活动性肝纤维化的敏感指标。

肝纤四项是目前衡量肝纤维化程度、肝炎活动度的重要实验室依据,并可评判慢性肝病病程发展和疗效,但肝纤维化四项检查因为受到肝脏的炎症影响较大,因此特异性不高。

(二)肝纤维化相关的酶

1. 血清单胺氧化酶(monamine oxidase,MAO) 参与胶原的成熟,其活性与体内结缔组织增生成正相关。肝硬化时肝纤维化活跃,血清 MAO 活性明显升高;各种急性肝炎中由于纤维化现象不明显,故 MAO 活性不增高,但若伴有肝坏死时,因线粒体被破坏,血清MAO 可升高;严重脂肪肝患者酶活性会升高;若肝癌患者血清 MAO 活性增高,提示伴有肝纤维化。另外某些肝外疾病如糖尿病、甲状腺功能亢进、系统性硬化症等也会有 MAO 活性升高。

2. 脯氨酰羟化酶(prolyl hydroxylase,PH) 是胶原纤维合成关键酶,将胶原肽链上的脯氨酸羟化为羟脯氨酸,形成稳定的胶原螺旋结构。当发生肝纤维化时,肝脏胶原纤维合成亢进,血清中 PH 活性升高,反映了肝纤维化的状态。慢性肝炎、肝硬化患者 PH 活性进行性增高,提示肝细胞坏死及纤维化程度加重,若治疗有效,则 PH 活性逐渐下降。

三、肝炎病毒相关检验指标

肝炎病毒是导致的肝脏病变重要的原因,目前公认的肝炎病毒有 5 种,分别是甲型肝炎病毒(hepatitis A virus,HAV)、乙型肝炎病毒(hepatitis B virus,HBV)、丙型肝炎病毒(hepatitis C virus,HCV)、丁型肝炎病毒(hepatitis D virus,HDV)和戊型肝炎病毒(hepatitis E virus,HEV)。检测人体中是否感染了相关肝炎病毒主要从两方面进行:一是免疫学指标,检测血清 / 粪便中是否存在相关肝炎病毒的抗原和抗体;二是核酸诊断,检测血液中相关肝炎病毒DNA/RNA。临床常用的肝炎病毒检测指标见表 10-4。

表 10-4 临床常用的肝炎病毒检测指标

肝炎病毒	免疫学指标	核酸检测
HAV	抗 HAV IgM,抗 HAV IgG,HAV 总抗体,HAV 抗原	HAV RNA 定性,HAV RNA 定量
HBV	HBsAg 和 HBsAb,HBeAg 和 HBeAb,抗 HBc 总抗体和抗 HBc IgM	*HBV* DNA 定性,*HBV* DNA 定量 *HBV* 基因型检测;HBV 变异检测
HCV	抗 HCV,HCV 核心抗原	HCV RNA 定量,*HCV* 基因分析
HDV	抗 HDV IgM,抗 HDV 总抗体,HDV 抗原	HDV RNA 定性,HDV RNA 定量
HEV	抗 HEV IgM,抗 HEV IgG,HEV 总抗体	HEV RNA 定量

(张 彦)

第二节 不同肝病病程检验

肝脏疾病根据发病时间长短、病情严重程度分为急性、慢性和重症肝炎，不同病程肝病的检验指标改变具有不同的特点。

一、急 性 肝 炎

急性肝炎（acute hepatitis）指在各种致病因素侵害肝脏后，肝细胞受损，肝功能异常，进而导致一系列临床症状，如乏力、厌油等非特异性表现以及不同程度的黄疸等。急性肝炎病程不超过半年，根据病因可分为急性病毒性肝炎、急性酒精性肝炎、急性药物性肝炎、急性中毒性肝炎。肝功能主要改变见表10-5。免疫学指标变化见本章第三节。

表 10-5　急性肝炎的肝功能指标变化

实验室指标	指标的变化
血清转氨酶	两种血清转氨酶活性显著升高，通常 ALT > 300U/L，AST > 200U/L。轻、中度急性肝炎 AST/ALT < 1，重型肝炎则 AST/ALT > 1
血清 ALP	可升高，一般不会超过正常上限的 3 倍
血清 BIL	成人患者中，70% 的急性甲型肝炎、33%～50% 急性乙型肝炎、20%～33% 急性丙型肝炎均出现黄疸，但儿童急性病毒性肝炎极少发生黄疸。黄疸型肝炎 DBIL 和 IBIL 均升高，尿 BIL 和尿胆原也增加
血清 Alb	在正常区间内
血浆 PT	急性病毒性肝炎患者，若血清 TBIL > 257μmol/L，PTA < 40%，预示有严重肝损伤，有死亡的危险性

二、慢 性 肝 病

慢性肝炎（chronic hepatitis）是指各种病因引起的肝细胞发生持续性损伤，病程至少持续 6 个月以上的肝脏坏死和炎症，主要包括慢性病毒性肝炎、酒精性肝炎、原发性硬化性胆管炎、原发性胆汁性肝硬化、自身免疫性肝病等。

慢性肝炎根据临床表现和病理变化分为慢性活动性肝炎和慢性持续性肝炎两种。两者的治疗方案不同，预后不同，慢性活动性肝炎多有炎症及进行性肝坏死，常伴有肝纤维化，可以发展为肝硬化和肝细胞癌。

肝纤维化（hepatic fibrosis）是一种常见的慢性肝损伤性改变，由一种或多种病因长期或反复作用引起，肝脏内弥漫性细胞外基质（尤其是胶原）过度沉积，病理表现为肝细胞弥漫性坏死变性，继而出现纤维组织增生和肝细胞结节状再生，肝脏逐渐变形、变硬，进一步发展为肝硬化（hepatic cirrhosis）。

慢性肝炎、肝纤维化和肝硬化是一个连续发展的过程。代偿期通常无明显症状，失代偿期以门静脉高压和肝功能减退为特征，后期有多器官受累。随着肝功能损伤，病人逐渐出现慢性肝病面容、肝掌和蜘蛛痣，根据病情，还可能出现消化道出血、腹水、肝肾综合征和肝性脑病等临床表现。

慢性肝病的主要的实验室指标变化见表10-6。

表 10-6 慢性肝病的主要检验指标变化

检验指标	指标的变化
血清转氨酶	大多数慢性肝病转氨酶活性轻度上升,若转氨酶超过正常值上限的 2 倍,AST/ALT>1,提示慢性肝炎可能进入活动期 饮酒史+AST/ALT>2,可确诊酒精性肝炎
血清 GGT	反映慢性肝损伤及其病变活动时较转氨酶敏感 慢性持续性肝炎 GGT 轻度升高,慢性活动性肝炎 GGT 明显升高 肝硬化时,GGT 因合成减少而降低
血清 BIL	慢性肝炎血清 DBIL 和 IBIL 均不同程度升高 慢性重症肝炎可出现 ALT 快速下降、黄疸进行性加深、BIL 不断升高的"胆酶分离"现象
血清蛋白质	血清 Alb 明显下降,球蛋白明显增加,A/G 比值倒置,是慢性肝炎的重要特征 肝硬化时,因 γ-球蛋白明显增加,血清蛋白电泳图常出现 β-γ 桥
血糖	50%~80% 肝硬化患者的糖耐量试验异常,15%~30% 可出现肝原性糖尿病,在肝硬化晚期,肝功能衰竭患者的血糖则呈进行性下降,并难以纠正
血脂	由于肝细胞功能减退引起胆固醇酯比例下降;原发性胆汁性肝硬化患者血清中胆固醇和甘油三酯明显升高
血常规	慢性肝病常因脾功能亢进、病毒感染、长期慢性出血导致红细胞、白细胞和血小板都有所下降
出凝血检查	慢性肝病时,由于肝脏合成凝血因子减少,常导致 APTT、PT 等延长
肝纤维化检查	肝纤四项(PCⅢ、Ⅳ-C、LN 和 HA)及纤维增生相关酶 MAO 和 PH 升高
其他	尿 BIL、尿胆原阳性;血氨升高;电解质紊乱;肾小球滤过率下降;大便隐血阳性等

三、重症肝炎

重症肝炎是肝炎的严重临床类型,以大量肝细胞坏死为主要病理特点,可引起肝衰竭甚至危及生命,多见于病毒性肝炎,也偶见于药物性肝炎、中毒性肝炎及妊娠期急性脂肪肝。根据病理组织学特征和病情发展速度,重型肝炎可分为四类:急性重型肝炎、亚急性重型肝炎和慢性重型肝炎。重型肝炎的发病机制复杂,发现与细胞损伤、功能障碍、病毒感染、机体免疫等相关,但目前未完全阐明。病人可出现进行性黄疸加重,伴有低热、食欲减退、恶心、呕吐、腹胀、便秘或腹泻等现象。

知识点 10-3 重症肝炎的主要实验室指标变化

实验室主要指标变化有:早期 ALT、AST 极度升高,然后出现转氨酶快速下降、BIL 不断升高的"胆酶分离"现象;血清 BIL 进行性升高,TBIL 常 >171μmol/L;血清 Alb 明显下降;PT 延长,致 PTA<40%;血氨升高。

（张 彦）

第三节 病毒性肝炎检验

病毒性肝炎是一种病毒感染全身但主要侵犯肝脏的疾病。该病主要由肝炎病毒引起(HAV、HBV、HCV、HDV 和 HEV),其他病毒感染(巨细胞病毒、疱疹病毒、柯萨其病毒、腺病毒等)也可累及肝脏。病毒性肝炎确诊主要依靠实验室检查。实验室检查主要包括生化检查(肝功能等)和免疫学检查。生化检查见第二节,本节将重点介绍各种病毒性肝炎的病原学相关的检测。

一、常见病毒性肝炎

病毒性肝炎是由 5 型肝炎病毒引起的以肝炎为主要表现的全身性疾病。5 型病毒性肝炎的具体特点见表 10-7。

表 10-7 各型病毒性肝炎的特点

	甲型	乙型	丙型	丁型	戊型
病毒核酸	RNA	DNA	RNA	RNA	RNA
传播途径	粪-口	血液、体液	血液	血液	粪-口
流行性	散发或流行	散发	散发	散发	散发或流行
季节性	秋冬、春季	无	无	无	雨季或洪水后
潜伏期	平均30 (15~45)天	平均75 (28~160)天	平均52 (30~83)天	共同感染与乙肝相似，重复感染为7~50天	平均36 (15~75)天
慢性化	无	有	有	有	无
致癌性	无	有	有	?	无

从流行病学和临床来看，5 型肝炎基本上可分为两大类：

（一）甲型和戊型病毒性肝炎

甲型病毒性肝炎和戊型病毒性肝炎的共同特点是：经粪口传播，有季节性，可引起爆发流行，不转变为慢性。但两者也有以下不同之处。

1. 高发年龄不同 甲型病毒性肝炎一般儿童高发，戊型肝炎则各个年龄阶段都可发病。其可能的原因与罹患甲型肝炎后获得的免疫力通常能持续终身；而 HEV 引起的免疫力持续较短，仅 1 年左右，故可能反复感染发病。

2. 孕妇罹患后的预后不同 孕妇罹患甲型肝炎后，其预后和非孕妇相同，均较良好。而孕妇罹患戊型肝炎后，则较易发展为重症肝炎，病死率可达 10% 以上，其原因尚不清楚。

（二）乙型和丙型及丁型病毒性肝炎

乙型病毒性肝炎、丙型病毒性肝炎和丁型病毒性肝炎的其共同特点是：主要经血液传播，无季节性，多为散发，可转变为慢性。它们的不同点如下：

1. 血液/体液中的病毒量不同 HBV 在血液中的含量很高，阴道分泌物、精液等体液中也有较高含量。而 HCV 在血液中的含量很低，而其他体液中含量则更少。

2. 母婴传播和性传播的意义不同 由于两种病毒在体液中的含量的不同，母婴传播和性传播在 HBV 传播中起重要意义；而在 HCV 传播中意义很小。

3. 检测方法的不同 同样由于两种病毒在血液中的含量的不同，HBV 可以通过检测抗原和应用斑点杂交的方法检测核酸；而 HCV 只能采用灵敏的 RT-PCR 进行检测。

4. 慢性化方面不同 HBV 慢性化主要发生于围生期及婴幼儿感染，成人初次罹患 HBV 时一般不慢性化；而 HCV 的慢性化似与年龄无关，无论小儿或成人罹患后均有 50%~80% 以上变为慢性肝炎，其原因尚不清楚。

这 5 型肝炎病毒均可引起急性肝炎，其临床表现基本一致，均可表现为黄疸型及无黄疸型。但 HAV 及 HEV 引起胆汁淤积较多，其中 HEV 引起黄疸常较重。急性肝炎的治疗中，甲型病毒性肝炎、戊型病毒性肝炎和成人急性乙型病毒性肝炎主要为对症治疗；而急性丙型病毒性肝炎则应加用抗病毒治疗。

HBV、HCV 和 HDV 还可引起慢性肝炎，其临床表现也基本相同，均可引起轻度、中度和重度表现。治疗应采取综合治疗，包括抗病毒、减轻肝脏炎症、保护肝细胞、防止肝纤维化，预防肝细胞癌。

笔记

5型肝炎病毒均可引起重症肝炎，其发病率不高，而病死率很高，其临床表现也基本一致。但HAV和HEV仅仅引起急性和亚急性重症肝炎而不引起慢性重症肝炎。治疗主要是维持病人生命，等待和促进肝细胞的恢复和再生。

综上所述，不同肝炎病毒导致的不同肝炎、不同病程的预后和治疗效果具有很大的差异，因此需要对疑似病毒性肝炎的患者，明确病因和病程以帮助临床医生选择合适的治疗方案。

二、甲型病毒性肝炎

（一）甲型肝炎病毒标志物

甲型肝炎病毒标志物在病程中的变化见图10-1/文末彩插10-1。

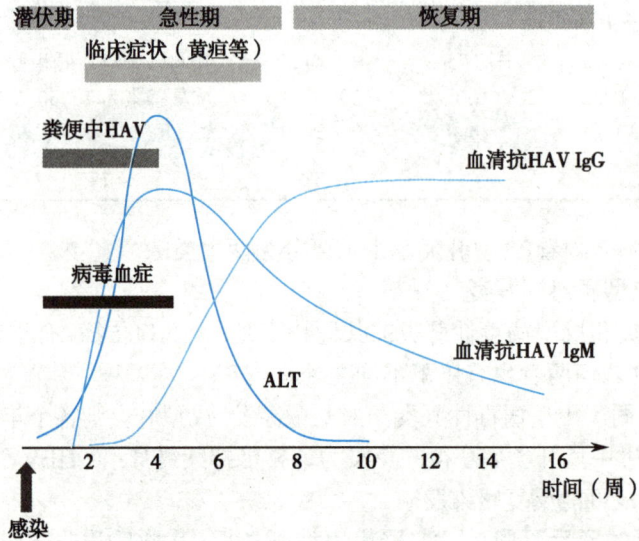

图 10-1　甲型肝炎病毒标志物的变化情况

（二）甲型病毒性肝炎检验分析路径

甲型病毒型肝炎检验分析路径见图10-2。

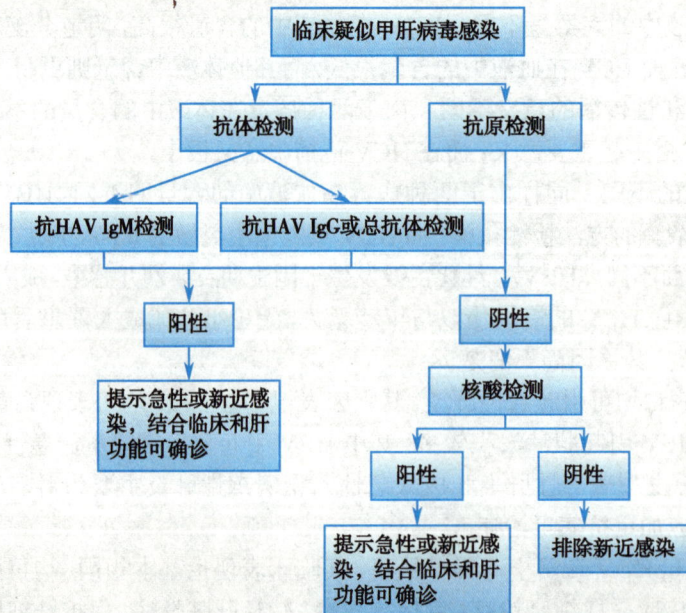

图 10-2　甲型病毒型肝炎实验室分析路径

144

（三）甲型肝炎病毒检测指标的临床应用

1. 抗体检查 血清中甲肝抗体检测是临床常规检测内容：①血清中抗 HAV IgM 是目前甲型病毒性肝炎诊断的重要指标，也是目前最常用的特异性诊断指标；②血清中抗 HAV IgG 或 HAV 总抗体在患者发病早期和恢复期有 4 倍以上变化提示急性甲肝；③单次测定抗 HAV IgG 或 HAV 总抗体可用于流行病学调查和疫苗接种后的效果评价。

2. 抗原检查 潜伏期和部分急性期患者的粪便和血液中可以检测到甲肝病毒抗原，有利于甲型肝炎的确诊。但由于就诊时，粪便和血液中病毒含量下降或消失，有一定漏诊率。其不是常规诊断项目。

3. 核酸检测 检测到血清中 HAV 核酸，提示急性感染，但阴性结果不能完全排除感染。其不是常规诊断项目。

知识点 10-4　甲型肝炎病毒检测指标的临床应用

1. **抗体检查** HAV IgM 是诊断指标，抗 HAV IgG 或 HAV 总抗体可提示病情。
2. **抗原检查** 血液和粪便中病毒抗原可做确诊指标。
3. **核酸检测** 非常规诊断项目。

三、乙型病毒性肝炎

HBV 属嗜肝 DNA 病毒科哺乳动物病毒属。HBV 颗粒直径 42nm，分外膜和核心两部分。电镜下，HBV 呈 3 种颗粒，一种是大圆形颗粒，又称 Dane 颗粒，即 HBV 完整颗粒；第二种是小圆形颗粒；第三种是管状颗粒，后两者均由 HBV 的外膜蛋白组成。HBV 外膜由外膜蛋白组成，核心主要由核心蛋白组成，其中央为乙肝病毒脱氧核糖核酸（HBV DNA）及 DNA 聚合酶。HBV DNA 中的 S 区编码 pre-S1 蛋白、pre-S2 蛋白及 S 蛋白，共同组成外膜蛋白，其中 S 蛋白又称表面抗原（HBsAg）。HBsAg 和前 S 抗原均可与肝细胞膜上相关受体结合，帮助 HBV 进入肝细胞。HBV DNA 中的 pre-C 区和 C 区共同编码的 p25e 蛋白酶切后形成 HBeAg，释放至血液中；是 HBV DNA 中的 C 区单独编码核心蛋白（HBcAg）。HBV 有 A～G 多种基因型，不同地区和国家的基因型不同，我国主要为 B、C 亚型。

HBV DNA 突变较多，很多临床上的特殊表现大都与突变有关。S 区突变，可能导致 HBsAg 的表达可能较低，或其抗原性改变较大，用现有试剂检测不出来。PreC/C 区突变，常导致不能形成 p25e 蛋白，从而形成不了 HBeAg，因此这种变异株在临床上就表现为 HBeAg 阴性、抗 HBe 阳性的肝炎。至于为什么抗 HBe 会阳性，目前还不十分清楚，有可能是在变异发生前，病人体内已经产生抗 HBe，但与 HBeAg 形成免疫复合物，HBeAg 消失后，抗 HBe 自然会被检出。其产生突变的原因包括：①自然发生：HBV 在复制过程中有一个反转录过程，缺少校正机制，故较易发生变异；②免疫压力：机体对 HBV 产生特异性免疫后，诱使 HBV 产生变异；③治疗压力：一般治疗后 e 抗原转阴，e 抗体转阳。其有两种可能，一种是治疗抑制了 HBV 的复制，另一种是治疗引起了 HBV 变异。因此以 e 抗原作为药物治疗考核的指标，具有一定的局限性，必须结合临床表现和血清中 HBV DNA 的情况来判定。

（一）乙型肝炎病毒标志物

1. 急性乙型病毒性肝炎的 HBV 标志物的变化 如果人体的免疫系统功能正常，若感染 HBV 后，常呈急性乙型肝炎而顺利痊愈。其病毒标志物的变化规律是：病程早期 HBsAg、HBeAg 及 HBV DNA 均阳性，恢复期均阴转而出现各种抗体，但抗 HBs 出现较晚（图 10-3）。

2. 慢性乙型肝炎及慢性 HBsAg 携带者 HBV 标志物变化 标志物变化情况比较复杂。一般在病程早期常表现为 HBsAg、HBeAg 及抗 HBc 阳性，晚期常表现为 HBsAg、抗 HBe 及抗 HBc 阳性。但也可以表现为其他形式，如单纯 HBsAg 阳性、HBsAg 及抗 HBc 阳性，甚至 HBsAg 阴性而其他标志物（如 HBV DNA）阳性等。这可能由于 HBsAg 滴度太低或试剂不灵敏或病毒变异所致。

3. 急性重症乙肝时 HBV 标志物的变化　目前认为急性重症乙肝主要由 HBV 免疫复合物引起的超敏反应所致，故急性期 HBsAg 及抗 HBs 常均阴性，或仅抗 HBs 阳性，至恢复期则可出现 HBsAg 或抗 HBs 阳性。

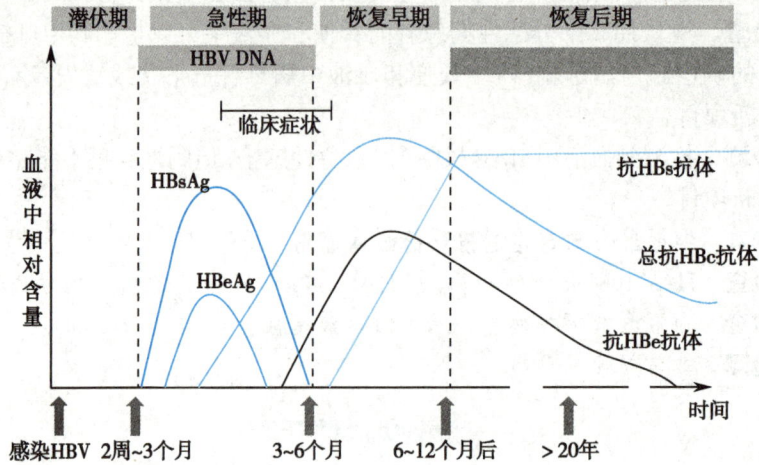

图 10-3　急性乙型肝炎病毒标志物的变化情况

（二）乙型病毒性肝炎检验分析路径

目前乙型病毒性肝炎的实验室检测包括抗原抗体检测和核酸检测：

①抗原抗体检测：主要包括三个抗原抗体系统，HBsAg 与抗 HBs、HBeAg 与抗 HBe、HBcAg 和抗 HBc。由于 HBcAg 在血液中难以测出，故临床上通常不检测，俗称"乙肝两对半"；但也有将抗 HBc 分为抗 HBcIgM 和抗 HBcIgG，俗称"乙肝假三对"。此外还有 pre-S1 抗原和 pre-S1 抗体、pre-S2 抗原和 pre-S2 抗体。目前常用 ELISA 定性测定 HBV 标志物，用于判断 HBV 是否感染；化学发光免疫法定量 / 半定量测定，用于 HBV 治疗效果评估。

②HBV 核酸检测：包括 PCR 定性法、荧光定量法和核酸杂交法检测 HBV DNA，以及 HBV 基因型检测和变异检测。

乙肝病毒检验分析路径见图 10-4。

（三）乙型肝炎病毒标志物检测在诊疗中的应用

1. 病人是否感染 HBV 且具有传染性　HBsAg、HBe Ag、抗 HBc IgM、pre-S1 抗原、pre-S2 抗原和血清中 HBV DNA 的发现都提示病人已感染 HBV。

除了 HBsAg 以外的其他指标，如 HBe Ag、抗 HBc IgM、pre-S1 抗原、pre-S2 抗原和血清中 HBV DNA 的发现还提示病毒正在复制，具有较强的传染性。

HBsAg 阳性表示体内有 HBV 或 HBV DNA 片段整合到肝细胞 DNA 中。患者可能是急性乙型肝炎，也可能是 HBsAg 携带者或无症状的轻型慢性乙型肝炎。因体内有 HBV 当然可以产生 HBsAg，但即使体内已无完整的 HBV，只要有 HBV DNA 片段整合到肝细胞 DNA 中，就有可能产生 HBsAg。此种病人虽然血中 HBsAg 阳性，但体内无完整的 HBV，故并无传染性。

2. 慢性 HBV 感染的急性发作与急性乙型肝炎的鉴别　慢性 HBV 感染的急性发作在临床上很难与急性乙型肝炎鉴别，而两者的预后及治疗原则很不相同。为了鉴别，可同时检测抗 HBc IgM 和抗 HBc IgG。如 IgG 强阳性，IgM 阴性或滴度很低则为慢性 HBV 感染的急性发作；如 IgM 强阳性，IgG 阴性或滴度很低则为急性乙型肝炎。此外，动态观察，如急性期 HBsAg 阳性，恢复期 HBs 转阴或抗 HBs 转阳也可诊断为急性乙型肝炎。

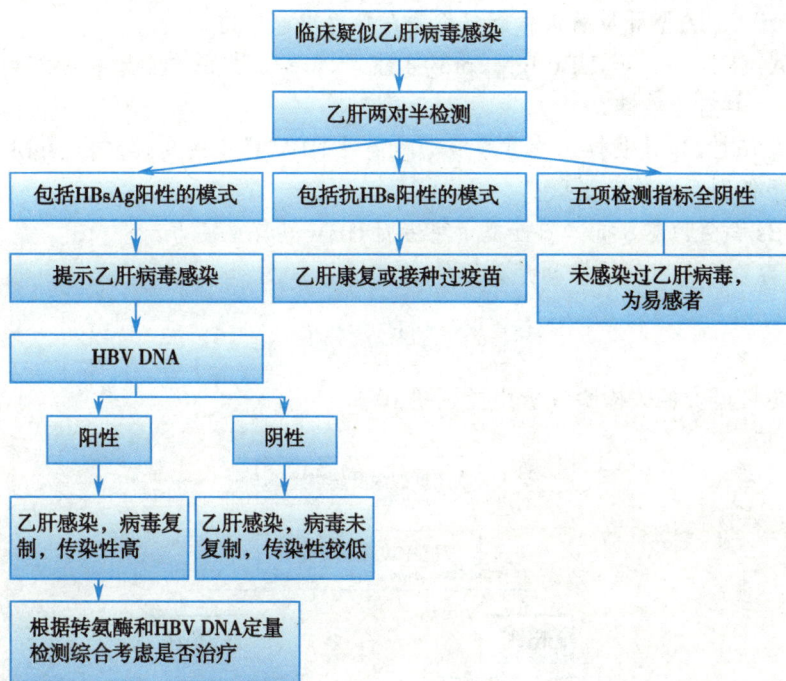

图 10-4 乙肝病毒实验室分析路径图

3. 患者是否对 HBV 具有免疫力 抗 HBs 和两种前 S 抗体都是中和抗体，能阻止 HBV 侵犯肝细胞，清除 HBV，因此是保护性抗体。这三种抗体阳性说明对 HBV 感染有了免疫力，不会再感染同型 HBV。

4. 抗病毒治疗方案的选择和疗效评价 急性乙型肝炎一般预后良好，一般不需要抗病毒治疗。但慢性乙型肝炎或慢性 HBsAg 携带者的急性发作需要抗病毒治疗。HBV 基因型可能与感染的慢性化及感染后病情的转归有一定的关系。A 基因型慢性乙型肝炎病人对干扰素治疗的应答率高于 D 基因型，B 基因型高于 C 基因型，A 和 D 基因型又高于 B 和 C 基因型。

慢性乙型肝炎病人抗病毒治疗的判断标准：最理想的监测指标是 HBV DNA 定量检测。治疗效果判断：①定期检查，建议 2 周查 1 次；②HBV DNA 波动在 1 个数量级以内，说明含量没有明显变化，抗病毒治疗未必显效。某些药物治疗可促进变异发生，产生抗药性，故一般治疗 9 个月后注意耐药变异的监测。慢性乙型肝炎治疗选择和流程见图 10-5。

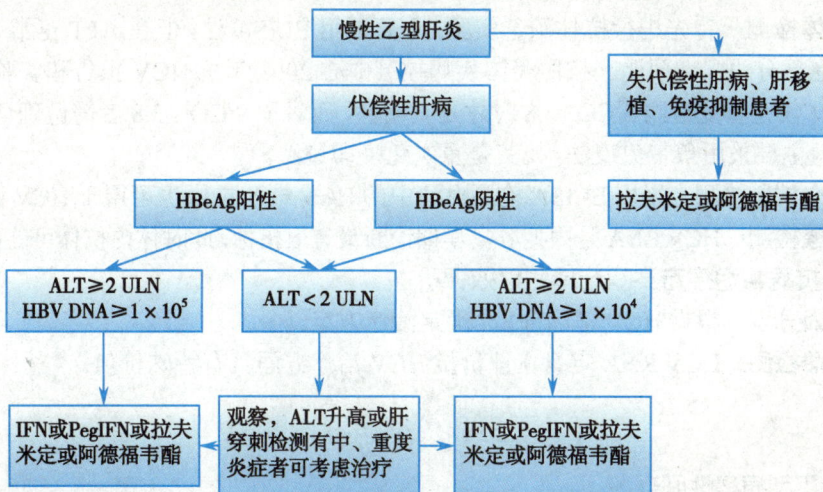

图 10-5 慢性乙型肝炎治疗选择和流程

知识点 10-5　乙型肝炎病毒标志物检测在诊疗中的应用

1. HBsAg、HBe Ag、抗 HBc IgM、pre-S1 抗原、pre-S2 抗原和血清中 HBV DNA 提示病人感染 HBV 且具有传染性。

2. IgG 强阳性，IgM 阴性或滴度很低则为慢性 HBV 感染的急性发作；IgM 强阳性，IgG 阴性或滴度很低则为急性乙型肝炎。

3. 抗 HBs 和两种前 S 抗体阳性提示患者对 HBV 具有免疫力。

4. 抗病毒治疗方案的选择和疗效评价。

四、丙型病毒性肝炎

丙型病毒性肝炎相关检验分析路径见图 10-6。

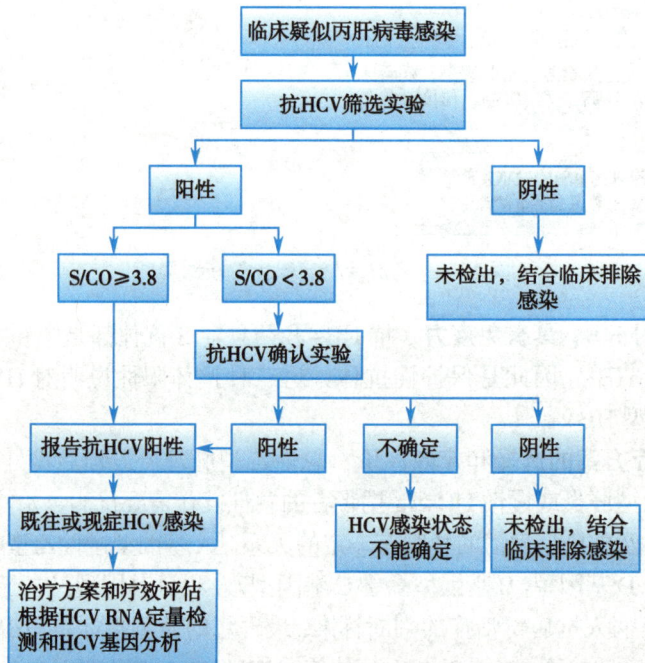

图 10-6　丙型病毒性肝炎相关检验分析路径

（一）HCV 感染检验

1. 抗体检测　首先进行抗体筛选实验，主要采用 ELISA 法，但在 ALT 正常者、健康献血者仍存在部分假阳性问题。按照美国疾病控制中心 2003 年抗 HCV 报告和实验室检测指南，抗 HCV 仅在重复检测 S/CO≥3.8 时才是真阳性，而对于 S/CO＜3.8 者需做确认试验。抗体确认试验主要采用条带免疫法，尤其是重组免疫印迹法。

2. 核心抗原检测　采用 ELISA 检测血清中的 HCV 核心抗原也可用于 HCV 感染检测。

3. 核酸检测　HCV RNA 是丙型肝炎早期诊断最有效指标，此时体内抗体可能尚未产生。

（二）抗病毒治疗方案的选择和疗效评价

1. 基因分型　根据 HCV 基因分型，确定治疗方案。

2. 核酸检测　HCV RNA 定量在评价抗 HCV 治疗方面具有特殊价值。

五、丁型和戊型病毒性肝炎

（一）丁型病毒性肝炎

HDV 感染可明显抑制 HBV DNA 复制，在 HDAg 表达处于高峰时 HBV DNA 常可阴转，随着 HDAg 阴转和抗 -HD 阳转，HBV DNA 又可恢复至原来水平。

丁型肝炎病毒检验分析路径见图 10-7。

```
           临床疑似丁肝病毒感染
            ┌──────┴──────┐
        抗体检测          抗原检测
          │                │
        阳性              阴性
          │                │
       结合临床         HBV RNA
       提示感染          检测
                    ┌──────┴──────┐
                  阳性            阴性
                   │              │
            结合临床提示感染   未检出，结合临床排除感染
```

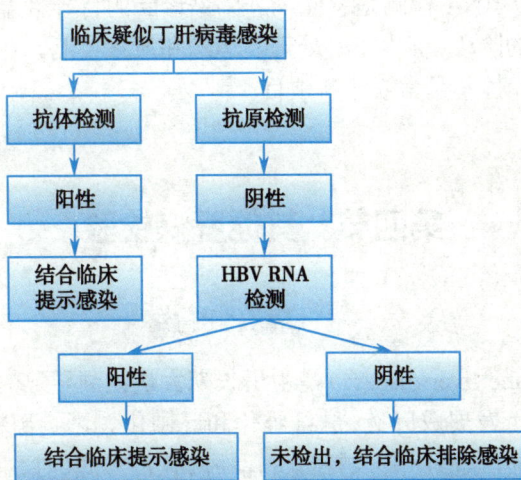

图 10-7 丁型肝炎病毒检验分析路径图

HDV 感染诊断常用的检验指标包括：

1. 抗体检测 抗 HDV IgM 是 HDV 急性感染时最先可以检测出的抗体，尤其是联合感染时，其往往是唯一可检出的 HDV 感染的标志物。抗 HDV 总抗体在慢性 HDV 感染中，持续保持高滴度，即使 HDV 感染终止后仍可存在数年。

2. 抗原检测 HDV 抗原主要存在于受感染者的干细胞核和胞质内，在 HDV 血症时，血清中也可查到。直接检测血清中或肝活检组织中的 HDV 抗原，需用去垢剂去除表面的 HBsAg。血清中 HDV 抗原主要见于急性丁型肝炎的早期，在慢性 HDV 感染中，HDV 抗原可呈波动性的反复阳性。

3. 核酸检测 HDV RNA 是病毒存在的直接证据。

（二）戊型病毒性肝炎检验

戊型肝炎病毒检验分析路径见图 10-8。

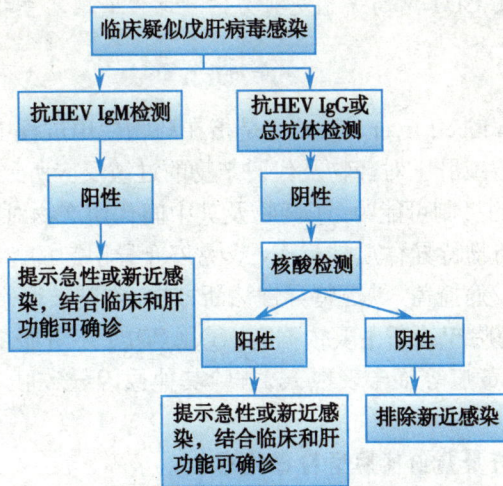

```
             临床疑似戊肝病毒感染
             ┌──────────┴──────────┐
        抗HEV IgM检测         抗HEV IgG或
                              总抗体检测
             │                    │
           阳性                 阴性
             │                    │
       提示急性或新近感       核酸检测
       染，结合临床和肝    ┌─────┴─────┐
       功能可确诊        阳性         阴性
                         │            │
                  提示急性或新近感  排除新近感染
                  染，结合临床和肝
                  功能可确诊
```

图 10-8 戊型肝炎病毒检验分析路径

HEV 感染的诊断常用的实验室指标包括：

1. 抗体检测 ①血清中抗 HEV IgM 是目前戊型病毒性肝炎诊断的重要指标，也是目

前最常用的特异性诊断指标；②血清中抗 HEV IgG 或总抗体在患者发病早期和恢复期有 4 倍以上变化提示急性戊肝。

2. 核酸检测　HEV RNA 检测是急性戊肝感染诊断的特异性金标准，但其水平通常较低，其敏感性依赖疾病的阶段、标本正确处理及运送和质量控制。在低流行国家 HEV RNA 检测是有用的确认试验，但不是常规诊断项目。

（唐　敏）

第四节　其他肝病检验

一、酒精性肝病

酒精性肝病（alcoholic liver disease）是由于长期大量饮酒导致的肝脏疾病，最初表现为肝细胞脂肪变性，进而可发展成肝炎、肝纤维化和肝硬化。影响酒精性肝损伤进展或加重的因素主要包括：饮酒量、饮酒年限、酒精饮料品种、饮酒方式、性别、种族、肥胖、肝炎病毒感染、遗传因素、营养状况等。

该病发病机制主要是乙醇及其衍生物在代谢过程中，直接或间接诱导的炎症反应、氧化应激、肠源性内毒素、炎性介质、营养失衡和自身免疫等多种因素相互作用最终导致的结果。

乙醇诱导肝细胞中微粒体 GGT 合成增多，导致血清中 GGT 升高；同时乙醇对肝细胞的毒性作用主要为增强代谢负担，使细胞器受损，因此转氨酶升高，并且 AST/ALT > 2 是酒精性肝病的特点。禁酒后这些指标可明显下降，通常 4 周内基本恢复正常，有助于确诊。由于乙醇导致病人对叶酸、维生素 B_{12} 等的吸收减少，平均红细胞体积（mean corpuscular volume, MCV）常常 > 96fl。有研究显示缺糖基转铁蛋白（carbohydrate deficient transferrin, CDT）是诊断慢性酒精中毒较好的一个指标。但其与酒精性肝病的关系尚不清楚。

知识点 10-6　酒精性肝病的诊断标准

临床诊断酒精性肝病标准包括：①有长期饮酒史，一般超过 5 年；②禁酒后 ALT、AST 和 GGT 明显下降，4 周内基本恢复正常，即在 2 倍正常上限值以下；肿大的肝脏 1 周内明显缩小，4 周基本恢复正常；③诊断时还应除外病毒性肝炎、药物等引起的肝损伤。此外 AST/ALT > 2，MCV 增高，血清 CDT 增高等也是有力的辅助诊断实验室指标。

二、药物性肝病

药物性肝病（drug-induced liver disease）是指在药物使用过程中，由于药物或其代谢产物引起的肝细胞毒性损害或肝脏对药物及代谢产物的过敏反应所致的疾病。

药物引起肝脏损伤的机制可能为：①药物及其中间代谢产物对肝细胞和（或）胆管细胞的直接毒性作用；②对药物特异体质性反应，或免疫介导引起的特发性肝损伤。由于该病临床表现不明显或被原发病掩盖，缺乏特异性诊断方法，常常被误诊或忽视。

目前，药物性肝病的临床诊断主要依据有：①用药史：患者服用某种药物一段时间后，出现发热、瘙痒、皮疹和黄疸等临床表现；②排除其他原因导致肝功能损伤；③停药后，肝功能指标应有所缓解。

知识点 10-7　药物性肝病的实验室检查特点

药物性肝病实验室检查包括：转氨酶升高（程度不定）、BIL 增高（程度不定），ALP 和 GGT 升高（程度不定）。另外血常规中嗜酸性粒细胞 > 6% 有利于药物性肝病的诊断。

根据 ALT 和 ALP 升高程度可将药物性肝病分为肝细胞损伤型、胆汁淤积型和混合型三种，见表 10-8。

表 10-8 药物性肝病分型

	ALT 和（或）ALP	ALT/ALP
肝细胞损伤型	仅 ALT > 2ULN	≥5
胆汁淤积型	仅 ALP > 2ULN	≤2
混合型	ALT 和 ALP 都 > 2ULN	2～5

三、胆汁淤积性肝病

黄疸是 BIL 代谢紊乱所致。其紊乱包括 4 个方面：① BIL 生成过多；②肝对 BIL 的摄取减少；③肝 DBIL 的功能受损；④ BIL 从肝到胆管的排泌降低。前三种类型的紊乱呈现以 IBIL 为主的高胆红素血症，比如溶血性黄疸（详见第四章第五节溶血性贫血检验）。第四种类型的紊乱引起 DBIL 增高为主的高 BIL 血症和 BIL 尿，即胆汁淤积性肝病。

胆汁淤积性肝病系指各种原因引起肝细胞、毛细胆管、肝内胆管及肝外胆管任何一部分的功能性或器质性异常，导致胆汁排泄障碍，胆汁流量减少，胆汁成分通过被破坏的肝细胞侧膜面的紧密结构，使其逆向性渗入血中，其结果导致细胞器代谢紊乱，最终发生胆汁淤积性黄疸。病人早期可无症状，后期可出现疲乏、瘙痒、黄色瘤、骨质疏松引起背痛、脂肪泻及继发于维生素 A 或锌缺乏的味觉减退等。

胆汁淤积肝病分为两种：一种是肝细胞至肝内所属胆道系统的肝内胆汁淤积，见于肝细胞性黄疸（病毒性肝炎或酒精性肝炎）、药物性肝病、原发性胆汁性肝硬化和原发性硬化性胆管炎等疾病，主要采取内科治疗；另一种则是肝门到乏特壶腹的肝外胆管水平的肝外胆汁淤积，常见胆囊结石、胰头肿瘤、胆管肿瘤等疾病，外科治疗是其首选。病人如出现黄疸，及时判定黄疸的类型，分清内、外科黄疸，对于黄疸病的治疗尤为重要，如果把肝内胆汁淤积误认为肝外胆汁淤积而行手术治疗，定会加重病情，甚至死亡。反之，势必延误手术时机。

知识点 10-8 胆汁淤积性肝病的主要检验指标变化

胆汁淤积性疾病检验的共同特点是：①血 TBIL 增高以 DBIL 为主，尿 BIL 阳性，由于 TBIL 从胆汁中排出减少，粪胆原（大便颜色变浅）及尿胆原均减少；② ALP 和 GGT 同时显著性升高；③转氨酶可轻度升高；④蛋白可轻度升高或正常；⑤血清总胆固醇增高。进一步通过影像学检查发现胆管扩张，支持肝外胆汁淤积；如胆管未见扩张，则疑有肝内胆汁淤积。

肝内胆汁淤积通常还具有以下检验指标异常：血清铜、铜蓝蛋白不同程度的升高；免疫球蛋白异常（IgG↑考虑病毒性、IgA↑考虑酒精性；IgM↑免疫性）；通过前述相关章节的方法，对病毒性、酒精性和药物性肝炎鉴别诊断，在排除上述疾病后，可通过血清抗核抗体、抗线粒体抗体、抗中性粒细胞胞质抗体等自身抗体的检测，判断是否为原发性胆汁性肝硬化、原发性硬化性胆管炎等免疫相关疾病（详见第十九章第五节血管炎检验）。

（唐 敏）

小 结

肝胆疾病病因和病原多样、损伤类型、程度和定位不同，要了解肝胆的功能状态、判断疗效等，需要进行实验室检查。但肝胆功能的实验室检查项目种类繁多，目前尚无特异性好、灵敏度高的、对不同疾病选择性好的实验项目，任何单项的检查项目并不能概括肝胆功能的全貌，因此在实际工作中，必须遵循下述原则对肝胆功能项目进行选择和组合：①根据实验项目的性质和特点；②按照临床实际应用的需要；③结合具体病情。

第十一章
肾脏疾病检验

11章

学习目标与要求

掌握 肾功能检测指标分类，肾小球肾炎、肾病综合征、急慢性肾损伤和糖尿病肾病的主要检验项目。

熟悉 肾功能检测指标的评估，肾功能检测指标的选择。肾小球肾炎、肾病综合征、急慢性肾损伤的诊断依据；糖尿病肾病的临床分期。

了解 肾功能检测指标应用，肾病综合征、急慢性肾损伤和糖尿病肾病的鉴别诊断；其他肾脏疾病检验。

肾脏（kidney）是机体内重要的排泄器官，其主要的生理功能是通过生成和排泄尿液，排泄机体代谢产物，对维持机体内环境的稳定起重要作用。肾脏也是一个内分泌器官，主要作用是调节血压、红细胞生成和骨骼生长等。肾脏疾病是临床的常见病、多发病。

第一节 肾脏疾病检验指标的选择与应用

肾脏疾病是临床常见病、多发病，种类较多，病因及发病机制各有不同，肾脏具有强大的储备能力。肾脏疾病的早期诊断很大程度上需要实验室检查作为依据。肾功能实验的灵敏度和特异性不同，熟悉肾功能检测指标的特性，合理应用各种临床实验室检测指标，发挥其在肾脏疾病诊断、疗效评估等方面的作用。

一、肾功能检测指标分类

检查肾功能的指标较多，可根据肾功能检查的部位与功能分类，见表11-1。

表11-1 肾功能检查项目的分类

检查部位	检测功能	标准试验项目	临床首选项目	临床次选项目
肾小球	滤过功能	菊粉清除率	内生肌酐清除率 血胱抑素C	血尿素、血肌酐 血尿素/血肌酐比值
	屏障功能		尿蛋白定性 24h尿蛋白定量 尿蛋白电泳	尿微量白蛋白 尿蛋白选择性指数
近端小管	重吸收功能	葡萄糖最高再吸收率（TmG）	尿钠、滤过钠排泄分数	尿小分子蛋白质
	排泌功能	对氨基马尿酸最大排泄率（TmPAH）		酚红

续表

检查部位	检测功能	标准试验项目	临床首选项目	临床次选项目
远端小管	水、电解质调节功能		尿比重、尿渗量	浓缩稀释试验 渗量溶质清除率 自由水清除率
	酸碱平衡功能	HCO_3^- 排泄分数	尿 pH 尿总酸测定	氨滴定测定 酸、碱负荷试验
肾血管	肾血流量	对氨基马尿酸清除率 碘锐特清除率		肾放射性核素扫描

二、肾功能检测指标的评估

1. 尿液常规分析　包括尿量、尿比重、尿蛋白定性、尿糖定性以及尿沉渣镜检等,是临床上最常见的一项初步筛查检验,常检验出蛋白尿或者尿沉渣有形成分等肾脏早期病变。尿液检验异常是肾脏或尿路疾病的第一个指征,因其敏感性较低,不利于肾脏疾病,特别是肾小管早期损害的诊断。

2. 肾小球功能检查　肾小球滤过功能的检查以内生肌酐清除率作为常规首选指标,尿微量白蛋白检测作为协同指标,这两个指标的联合应用能对肾小球滤过功能的早期损伤进行评估。血尿素、血肌酐测定,为临床常用的评估肾小球滤过功能的标志检验项目,敏感性低,对肾衰竭、晚期肾脏病有较大的临床意义。胱抑素 C(cystatin C,CysC)是评估肾小球滤过功能的新标志物。肾清除试验类型及其临床意义见表 11-2。

表 11-2　肾清除试验类型及其临床意义

物质	肾脏对物质的清除方式			清除值临床意义
	肾小球滤过	肾小管重吸收	肾小管排泌	
菊粉	√	×	×	反映肾小球滤过功能的"金标准"
肌酐	√	×	极少	反映肾小球滤过功能
IgG、Alb	×*	部分	×	计算过筛系数或选择性指数可反映肾小球屏障功能
β_2- 微球蛋白	√	全部	×	清除率为 0,反映肾小管重吸收功能
葡萄糖	√	全部	×	清除值为 0,接近肾糖阈时反映肾小管重吸收功能
HCO_3^-	√	大部分	×	清除率低,HCO_3^- 排泄分数能反映肾小管尿液酸化功能
Na^+	√	大部分	×	清除率低,滤过钠排泄分数能反映肾小管重吸收功能
对氨基马尿酸	部分	×	√	肾血流量;接近阈值时反映肾小管排泌功能

注:√表示能进行;×表示不能;*肾小球疾病时可以滤过

3. 肾小管功能检查　肾小管间质性疾病的确诊依赖于肾活检组织的病理学检查、肾小管损伤标志物的实验室检查,作为肾小管间质疾病诊断和监测的手段。目前临床上常规使用的肾小管损伤标志物为尿低分子蛋白质、尿液中肾小管组织抗原和尿酶。

肾小管重吸收功能检查一般以 α_1- 微球蛋白(α_1-microglobulin,α_1-MG)、β_2- 微球蛋白(β_2- microglobulin,β_2-MG)和视黄醇结合蛋白(retinoid binding protein,RBP)等作为评价指

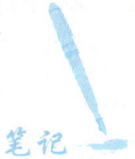

标，这类低分子量蛋白质在尿中出现和增加，反映肾小管重吸收功能障碍。近端小管损伤还可用 N- 乙酰 -β-D- 氨基葡萄糖苷酶（N-acetyl-β-D-glucosaminidase，NAG）作为灵敏标志物，髓袢和远端小管损伤以 Tamm-Horsfall 蛋白（THP）为标志物。

三、肾功能检测指标的选择

肾功能试验的敏感度及其所反映的肾单位功能各有不同，根据患者的具体情况选择检验项目。

知识点 11-1　选择肾功能检测指标时应注意

1. 必须明确检查的目的，是为了早期诊断、估计预后，还是为了观察病情。

2. 按照所需检查的肾脏病变部位，选择与之相应的功能试验，方法应用由简到精、由易到难。

3. 要了解左、右肾的功能时，需插入导尿管分别收集左、右肾尿液。

4. 在评价检查结果时，必须结合患者的病情和其他临床资料，全面分析，作出判断。

知识点 11-2　肾功能指标评估时应注意

1. 肾脏具有强大的储备能力，早期肾病变往往没有或极少有症状和体征，当肾功能检查结果正常时，不能排除肾功能损害或器质性病变。

2. 肾外因素对肾功能影响较大，如水肿、休克、心力衰竭、尿道梗阻等。

3. 对可能发生的肾损伤，要及早选用有关肾损伤早期标志物检查，以便早发现、早诊断、早治疗，如高血压、糖尿病、感染、药物或化学毒物等对肾脏的损伤。

4. 机体的病理变化，可原发于肾脏，也可能由全身性疾病而累及肾脏，在疾病的诊断及评价检验项目结果时，要全面综合分析患者的整体状况与各种检查数据，得出正确的结论。

四、肾功能检测指标应用

（一）高度敏感试验

知识点 11-3　肾功能高度敏感检验项目

内生肌酐清除率、酚红排泄试验、尿蛋白、尿白蛋白、α_2- 巨球蛋白、α_1- 微球蛋白、β_2- 微球蛋白、胱抑素 C 等试验对肾功能变化反应较敏感，当功能性肾单位丧失达 25% 时，出现结果异常。

（二）中度敏感实验

尿素、血肌酐、尿酸等测定，当功能性肾单位丧失达 50% 时，才出现结果异常。

（三）低度敏感实验

血清磷、血清钾、浓缩 - 稀释实验，对肾功能损害不敏感，只有在肾衰竭末期时，才会出现结果异常。

尿稀释试验：能反映远端肾小管的稀释功能，但必须在短时间内大量饮水，对于有肾功能障碍以及心血管疾病的患者可引起不良反应，甚至引发水中毒，而且影响试验结果的因素较多，故临床上很少采用。

（李　艳）

第二节　肾小球肾炎检验

肾小球疾病系指一组有相似的临床表现（如血尿、蛋白尿、高血压等），但病因、发病机制、病理改变、病程和预后不尽相同，病变主要累及双肾肾小球的疾病。

一、急性肾小球肾炎

急性肾小球肾炎（acute glomerulonephritis，AGN）简称急性肾炎，临床以急性肾炎综合征为主要表现的一组疾病。其特点为大多数为链球菌感染后，急性发病，出现血尿、蛋白尿、水肿和高血压为主要特征，可伴有一过性的肾功能不全。

（一）病因与发病机制

常见 β- 溶血性链球菌"致肾炎菌株"感染所诱发的免疫反应引起，细菌胞质成分（内链素）或分泌蛋白（外毒素 B 及其酶原前体）为主要致病抗原，形成循环免疫复合物沉积于肾小球致病，或种植于肾小球的抗原与循环中的特异抗体相结合形成原位免疫复合物而致病。自身免疫也参与了发病机制。肾小球内的免疫复合物激活补体，导致肾小球内皮及系膜细胞增生，并可吸引中性粒细胞和单核细胞浸润，引起肾脏病变。病变类型为弥漫性肾小球病变，以内皮细胞及系膜细胞增生为主要表现，急性期可伴有中性粒细胞和单核细胞浸润。病变严重时，增生和浸润的细胞可压迫毛细血管袢使管腔狭窄或闭塞。

（二）临床表现

急性肾炎多见于 3～8 岁儿童，男性多于女性。通常于前驱感染后 1～3 周（平均 10 天左右）起病，潜伏期相当于致病抗原初次免疫后诱导机体产生免疫复合物所需的时间，呼吸道感染者的潜伏期较皮肤感染者短。本病起病较急，病情轻重不一，轻者呈亚临床型（仅有尿常规及血清 C3 异常）；典型者呈急性肾炎综合征表现，重症者可发生急性肾衰竭。本病大多预后良好，常可在数月内临床自愈，但是部分患者也可遗留慢性肾脏病。

知识点 11-4　急性肾小球肾炎的主要临床表现

尿液异常、80% 以上患者均有水肿、约 80% 患者出现一过性轻、中度高血压、肾功能异常和充血性心力衰竭。

1. 尿液异常　几乎全部患者均有肾小球源性血尿，30% 患者出现肉眼血尿，常为起病首发症状和患者就诊原因。可伴有轻、中度蛋白尿，少数患者（<20%）可呈肾病综合征范围的大量蛋白尿。尿沉渣除红细胞外，早期尚可见白细胞和上皮细胞稍增多，并可有红细胞管型。

2. 水肿　80% 以上患者均有水肿，常为起病的初发表现，典型表现为晨起眼睑水肿或伴有下肢轻度可凹性水肿，少数严重者可波及全身。

3. 高血压　约 80% 患者出现一过性轻、中度高血压，常与水、钠潴留有关，利尿后血压可逐渐恢复正常。少数患者可出现严重高血压，甚至高血压脑病。

4. 肾功能异常　患者起病早期可因肾小球滤过率下降，水、钠潴留而尿量减少，少数患者甚至少尿（<400ml/d）。肾功能可一过性受损，表现为血肌酐轻度升高。多于 1～2 周后尿量渐增，肾功能于利尿后数天可逐渐恢复正常。仅少数表现为急性肾衰竭。

5. 充血性心力衰竭　常发生在急性肾炎综合征期，严重水、钠潴留和高血压为主要的诱发因素。患者可有颈静脉怒张、奔马律和肺水肿症状，常需紧急处理。

（三）诊断依据

知识点 11-5　急性肾小球肾炎诊断依据

1. 有少尿、血尿、水肿、高血压表现。
2. 伴随链球菌感染的证据，抗"O"（或 ASO）明显升高，2 周内血清补体 C3 下降。

（四）实验室检查

1. 尿常规检查　血尿为急性肾炎重要表现，可见肉眼血尿或镜下血尿，常为首发症状或就诊的原因。尿蛋白定量通常为 1～3g/24h，多属非选择性蛋白尿。尿量减少，尿渗量大于 350mOsm/（kg·H_2O）。

2. 血液生化检查 血浆白蛋白轻度下降，因水、钠滞留，血容量增加，血液稀释所致；血浆蛋白电泳多见白蛋白降低，γ球蛋白增高；尿钠减少，一般可有轻度高血钾。

3. 肾功能检查 急性期肾小球滤过一过性受损，而肾血流量多数正常，内生肌酐清除率（Ccr）降低。肾小管功能相对良好，TmG 和 TmPAH 轻度下降或正常，肾浓缩功能仍多保持。

4. 免疫学和其他检查 急性肾炎病程早期，血总补体及补体 C_3 明显下降，可降至正常 50% 以下，其后逐渐恢复，6～8 周时恢复正常，此动态变化是链球菌感染后急性肾炎典型表现，可视为急性肾炎病情活动的指标。尿FDP的测定能正确地反映肾血管内凝血。

二、慢性肾小球肾炎

慢性肾小球肾炎（chronic glomerulonephritis）又称慢性肾炎，系指蛋白尿、血尿、高血压、水肿为基本临床表现，起病方式各有不同，病情迁延，病变缓慢进展，可有不同程度的肾功能减退，最终将发展为慢性肾衰竭的一组肾小球疾病。

（一）病因和发病机制

慢性肾炎的病因、发病机制和病理类型不尽相同，少数慢性肾炎是由急性肾炎发展所致起始因素多为免疫介导炎症。导致病程慢性化的机制有免疫因素和非免疫非炎症因素。慢性肾炎常见类型有系膜增生性肾小球肾炎（包括 IgA 和非 IgA 系膜增生性肾小球肾炎）、系膜毛细血管性肾小球肾炎、膜性肾病及局灶节段性肾小球硬化等，其中少数非 IgA 系膜增生性肾小球肾炎可由毛细血管内增生性肾小球肾炎（临床上急性肾炎）转化而来。病变进展至后期，均可转化为程度不等的肾小球硬化、肾小管萎缩、肾间质纤维化等。

（二）临床表现

慢性肾炎多数起病缓慢、隐袭。临床表现呈多样性，蛋白尿、血尿、高血压、水肿为其基本临床表现，可有不同程度肾功能减退，病情时轻时重、迁延，渐进性发展为慢性肾衰竭。以中青年为主，男性多见。

患者早期可无任何症状，可有乏力、疲倦、腰部疼痛和食欲缺乏；水肿可有可无，一般不严重；血压可正常或轻度升高；肾功能正常或轻度受损，这种情况可持续数年，甚至数十年，肾功能逐渐恶化并出现相应的临床表现（如贫血、血压增高等），最后进入终末期肾衰竭。有的患者除上述慢性肾炎的一般表现外，血压（特别是舒张压）持续性中等以上程度升高，严重者可有眼底出血、渗出、甚至视盘水肿。如血压控制不好，肾功能恶化较快，预后较差。

（三）诊断依据

尿液异常（蛋白尿、血尿）、伴或不伴水肿及高血压病史达 3 个月以上，无论有无肾功能损害均应考虑此病，在除外继发性肾小球肾炎及遗传性肾小球肾炎后，临床上可诊断为慢性肾炎。

（四）实验室检查

1. 尿常规检查异常 早期可有不同程度的血尿和（或）蛋白尿，可有红细胞管型，部分患者出现大量蛋白尿，尿蛋白定量 >3.5g/d。大部分患者早期血常规正常，或仅有轻度贫血，白细胞和血小板无明显异常。

2. 肾功能检查 出现尿液稀释浓缩功能障碍，血肌酐明显升高，内生肌酐清除率下降。

3. 其他检查 病因诊断，可做肾脏活体组织检查以确定病理类型，这对指导治疗和判断预后非常重要。

（李 艳）

第三节　肾病综合征检验

肾病综合征(nephrotic syndrome,NS)可由多种病因引起,以肾小球基膜通透性增加,表现为大量蛋白尿、低蛋白血症、高度水肿、高脂血症的一组临床综合征。

一、肾病综合征诊断依据

知识点 11-6　肾病综合征诊断标准

肾病综合征诊断标准是:①尿蛋白大于 3.5g/24h;②血浆白蛋白低于 30g/L;③水肿;④高脂血症。其中①、②两项为诊断所必需。

同时,肾病综合征诊断应包括三个方面:①确诊肾病综合征;②确认病因:首先排除继发性和遗传性疾病,才能确诊为原发性肾病综合征;最好进行肾活检,做出病理诊断;③判断有无并发症。

二、肾病综合征检验

NS 根据其临床表现及实验室检查特点,一般不难做出诊断,原发性肾病综合征不典型者需要与继发性肾病相鉴别。

(一)实验室主要检验项目

知识点 11-7　肾病综合征主要检验项目

1. 24 小时尿蛋白定量　尿蛋白定量≥3.5g/24h。

2. 血清总蛋白和白蛋白检验　均有白蛋白减少造成的血清总蛋白含量降低。一般白蛋白 <30g/L 即可辅助诊断。

3. 血清蛋白质电泳　可发现 α_2 球蛋白和 β 球蛋白增高。

4. 血脂系列相关检验　血清 TG、TC、LDL-C 浓度增高。

5. 肾小球功能相关检验　原发性肾病综合征患者随肾病病变程度由轻到重,肾功能损害逐步加重。针对疑似肾病综合征者,应做肾小球功能检验包括内生肌酐清除率、血清尿素及肌酐测定、胱抑素 C 检验等。

6. 其他　血常规可见缺铁性或小细胞性贫血;尿常规中蛋白定性可在"+++"以上,尿沉渣常含各种管型,也可出现不同程度血尿;血清补体 C3 在原发性肾病综合征系膜毛细血管性肾小球肾炎中持续降低;金属结合类蛋白含量减少,凝血因子、纤维蛋白含量异常。

(二)鉴别诊断

1. 过敏性紫癜肾炎　好发于青少年,有典型皮肤紫癜,常于四肢远端对称分布,多于出皮疹后 1～4 周出现血尿和(或)蛋白尿。

2. 系统性红斑狼疮性肾炎　好发于女性,青少年及中年居多,免疫学检查可见多种自身抗体,以及多系统的损伤,可明确诊断。

3. 乙型肝炎病毒相关性肾炎　多见于儿童及青少年,临床主要表现为蛋白尿或肾病综合征,常见病理类型为膜性肾病。诊断依据:①血清乙型肝炎病毒(HBV)抗原阳性;②患肾小球肾炎,并且排除其他继发性肾小球肾炎;③肾活检切片找到 HBV 抗原。

4. 糖尿病肾病　好发于中老年,常见于病程 10 年以上的糖尿病患者。早期可发现尿微量白蛋白排出增加,以后逐渐发展成大量蛋白尿、肾病综合征。糖尿病病史及特征性眼底改变有助于鉴别诊断。

5. 肾淀粉样变性病　好发于中老年,肾淀粉样变性是全身多器官受累的一部分。肾受累时体积增大,常呈肾病综合征表现。肾淀粉样变性常需肾活检确诊。

6. 骨髓瘤性肾病 好发于中老年，男性多见，患者可有多发性骨髓瘤的特征性临床表现，如骨痛、血清单株球蛋白增高、蛋白电泳 M 带及尿本周蛋白阳性，骨髓象显示浆细胞异常增生（占有核细胞的 15% 以上），并伴有质的改变。

（倪培华）

第四节　急性肾损伤和慢性肾衰竭检验

肾衰竭（renal failure，RF）是各种肾脏疾病发展到后期引起的肾功能部分或者全部丧失的一种病理状态。RF 可分为急性肾损伤（acute kidney injury，AKI）及慢性肾衰竭（chronic renal failure，CRF）。

一、急性肾损伤

AKI 是肾脏本身或肾外原因引起肾脏泌尿功能急剧降低，以致机体内环境出现严重紊乱的临床综合征。

（一）急性肾损伤的诊断依据

知识点 11-8　急性肾损伤诊断标准

肾功能在 48 小时内突然减退，血清肌酐绝对值升高≥26.5μmol/L（0.3mg/dl）或 7 天内血清肌酐增至≥1.5 倍基础值，或尿量<0.5ml/（kg·h），持续时间>6 小时。

（二）急性肾损伤的检验

1. 尿量测定 在临床维持期时多为少尿或无尿状态。

2. 血尿素血肌酐比值 存在氮质血症时，可出现血尿素和肌酐升高，其中，血尿素/肌酐的比值≤10 是诊断 AKI 的重要指标。

3. 电解质检验 血钾>5.5mmol/L，血镁、血磷增高，血钙降低，存在肾小管中毒情况。尿钠≥30mmol/L 时，提示滤过钠重吸收障碍。急性肾损伤时，尿钠排泄增多，常超过 40～60mmol/L。

4. 血气分析 血 pH 常低于 7.35，HCO_3^- 浓度多低于 20mmol/L，甚至低于 13.5mmol/L，呈现出代谢性酸中毒状态。

5. 急性肾损伤早期的生物学标记物检验 主要检测有：①尿酶：谷胱甘肽 -S- 转移酶（GST）、γ-GT、ALP、NAG 等；②尿低分子蛋白：CysC、α1-MG、β2-MG、RBP；③中性粒细胞明胶酶相关性脂质运载蛋白（NGAL）；④肾损伤分子 -1（KIM-1）；⑤ Na^+-H^+ 交换子 -3；⑥白细胞介素（IL）：IL-6、IL-8、IL-18 等；⑦角质细胞衍生趋化因子及其同构体 Gro-α；⑧核因子 -κB 及其二聚体，以及其他分子：如 Cyr 61、亚精胺 / 精胺 -N- 乙酰转移酶（SSAT）、丙二醛。

6. 其他检验 尿常规及尿沉渣镜检中，AKI 患者尿 pH<7.0，尿蛋白定性一般为"+～++"或以上，呈小管性蛋白尿，存在粗大颗粒管型；尿渗透压一般<350mOsm/（kg·H_2O）；血常规检验中，少数 AKI 病人可有红细胞及血红蛋白下降，白细胞增多，血小板减少。

（三）急性肾损伤的鉴别诊断

依据病程发展的快慢，区别 AKI 与 CRF。此外，慢性肾衰竭病人多具有典型特征，如：贫血、尿毒症病容、神经病变、营养不良等。AKI 需与肾前性氮质血症相互鉴别（表 11-3）。

表 11-3　肾前性氮质血症和急性肾小管坏死的鉴别

尿液检测	肾前性氮质血症	急性肾损伤
尿比重	>1.018	<1.012
尿渗量[mOsm/（kg·H_2O）]	>500	<250

续表

尿液检测	肾前性氮质血症	急性肾损伤
尿钠浓度（mmol/L）	<10	>20
钠滤过分数（%）	<1	>2
肾衰指数（mmol/L）	<1	>1
尿/血渗量	>1.5	<1.1
血尿素/血肌酐	>20	<10～15
尿尿素/血尿素	>8	<3
尿肌酐/血肌酐	>40	<20
尿沉渣	透明管型	污浊的棕色管型

二、慢性肾衰竭

慢性肾衰竭（CRF）是指各种原发或继发性原因造成慢性进行性肾实质损害，致使肾脏明显萎缩，肾脏基本功能不能维持，临床出现以代谢产物潴留，水、电解质、酸碱平衡失调，全身各系统受累为主要表现的临床综合征，CRF 终末期也称为尿毒症。

（一）慢性肾衰竭的诊断依据

CRF 的病因以各种原发性及继发性肾小球肾炎占首位，其次为泌尿系统先天畸形。遗传性疾病、全身性系统疾病、肾间质小管损害、糖尿病肾病、自身免疫性疾病肾损害等都可恶化导致 CRF 发生。

根据肾功能损害程度及临床表现，可将慢性肾脏病划分为五个阶段（表 11-4）。

表 11-4　慢性肾脏病分期及建议

分期	特征	GFR[ml/(min·1.73m²)]
1	GFR 正常或升高	≥90
2	GFR 轻度降低	60～89
3a	GFR 轻到中度降低	45～59
3b	GFR 中到重度降低	30～44
4	GFR 重度降低	15～29
5	终末期肾病（end stage renal disease，ESRD）	<15 或透析

（二）慢性肾衰竭的检验

知识点 11-9　慢性肾衰竭的主要检验项目

慢性肾衰竭的主要检验项目有：肾小球滤过率测定、24 小时尿蛋白测定、胱抑素 C 测定、血清尿素和肌酐测定等。

1. GFR 测定　正常成人 GFR 大于 90ml/min，低于 60ml/min 时处于 CRF，需要接受针对性治疗，低于 15ml/min 时应开始进行透析治疗。GFR 测定较为复杂，现多采用计算的方法：

（1）简化 MDRD 公式：$GFRml[(min·1.73m^2)]=186×Scr-1.154×年龄-0.203×(0.742×女性)$

或 $c-aGFR[(min·1.73m^2)]=186×Scr-1.154×年龄-1.154×(女性×0.742)×(中国人×1.233)$

注：Ccr 为内生肌酐清除率；GFR 为肾小球滤过率；Scr 为血清肌酐（mg/dl）；年龄以岁为单位；体重以 kg 为单位。

(2) EPI 公式：GFR = a×(Scr/b)c×(0.993)age

注：Scr 为血清肌酐（mg/dl）；a 值根据性别与人种分别采用：黑人（女性 = 166，男性 = 163）；白人及其他人种（女性 = 144，男性 = 141）。b 值根据性别不同分别采用：女性 = 0.7；男性 = 0.9。c 值根据年龄与血清肌酐值的大小分：女性（血清肌酐 ≤0.7mg/dl = -0.329；血清肌酐 >0.7mg/dl = -1.209）；男性（血清肌酐 ≤0.7mg/dl = -0.411；血清肌酐 >0.7mg/dl = -1.209）。

2. 24 小时尿蛋白测定 定性"+～++"或以上，则需进行总蛋白／肌酐或白蛋白／肌酐比值测定。尿蛋白／肌酐 >45mg/mmol 或白蛋白／肌酐 >30mg/mmol 时，则考虑尿蛋白阳性。2 次以上尿蛋白阳性患者（其中间隔 1～2 周复查）可诊断为持续性蛋白尿。慢性肾病患者在检测蛋白尿时使用定量方法。

3. 胱抑素 C 检验 胱抑素 C 是判断肾脏早期损伤的常用指标，胱抑素 C 升高提示肾脏可能有早期损伤。

4. 尿渗透量检验 CRF 者尿渗透量降低。

5. 血清肾功能检验 CRF 者一般尿素、肌酐均有升高。

6. 血常规 CRF 者血红蛋白 <80g/L，终末期尿毒症阶段血红蛋白含量可下降至 20～30g/L，可伴有血小板降低或白细胞偏高。

7. 电解质检验及血气分析 CRF 患者相较 AKI 患者，体内电解质紊乱和血液酸碱平衡异常的情况更为严重，且更为明显。CRF 患者血钙 <2.0mmol/L，血磷 >1.7mmol/L；机体常呈现为代谢性酸中毒状态，晚期 pH 下降，实际碳酸氢盐、标准碳酸氢盐及碱剩余降低，PCO_2 呈代偿性降低。

8. 甲状旁腺激素测定 CRF 发展到尿毒症阶段时，甲状旁腺激素（PTH）往往代偿性合成，含量处于高浓度。

（倪培华）

第五节 糖尿病肾病检验

糖尿病肾病（diabetic nephropathy，DN）是糖尿病全身微血管病性合并症之一。2007 年美国肾脏病基金会（NKF）制定了肾脏病生存质量指导指南（NKF/KDOQI），建议用糖尿病肾病（diabetic kidney disease，DKD）取代 DN。

知识点 11-10 糖尿病肾病的定义

2014 年美国糖尿病协会与 NKF 达成共识，认为 DKD 是指由糖尿病引起的慢性肾病，主要包括肾小球滤过率（GFR）低于 60ml/(min·1.73m²)或尿白蛋白／肌酐比值（ACR）高于 30mg/g 持续超过 3 个月。

一、糖尿病肾病临床分期

1987 年 Mogensen 建议，根据糖尿病肾病的病理生理特点和演变过程，将 1 型糖尿病患者的糖尿病肾病分为五期，见表 11-5。

表 11-5 DKD 临床分期

临床分期	病理生理特点
Ⅰ期	急性肾小球高滤过期，肾小球入球小动脉扩张，肾小球内压增加，GFR 升高，伴或不伴肾体积增大
Ⅱ期	正常白蛋白尿期，尿白蛋白排泄率（UAE）正常（<20μg/min 或 <30mg/24h）（如休息时），或呈间歇性微量白蛋白尿（如运动后、应激状态），病理检查可发现肾小球基底膜轻度增厚

续表

临床分期	病理生理特点
Ⅲ期	早期糖尿病肾病期（UAE 20～200μg/min 或 30～300mg/24h），以持续性微量白蛋白尿为标志，病理检查肾小球基底膜（GBM）增厚及系膜进一步增宽
Ⅳ期	临床（显性）糖尿病肾病期，进展性显性白蛋白尿，部分可进展为肾病综合征，病理检查肾小球病变更重，如肾小球硬化，灶性肾小管萎缩及间质纤维化
Ⅴ期	肾衰竭期

二、糖尿病肾病的检验

尿白蛋白和 GFR 对糖尿病肾病诊断极具重要性，是目前糖尿病肾病的筛检项目。

知识点 11-11 糖尿病肾病的主要检验项目

糖尿病肾病的主要检验项目有：尿蛋白选择性和微量白蛋白测定、血尿素氮和肌酐测定、肾病理活检以及视网膜眼底检查等。

（一）肾小球性蛋白尿检查

1. SPI 检测 当 SPI<0.1 者，表明肾小球损害较轻，治疗反应和预后大多较好；SPI>0.2者，表明肾小球损害较重。

2. 尿微量白蛋白检验 在肾脏病早期，尿常规阴性时，尿 mAlb 含量可发生变化。尿白蛋白排出率（UAER）持续 >200μg/min 或常规尿蛋白定量 >0.5g/24h，可作为临床诊断糖尿病肾病的依据之一。微量白蛋白尿反映肾脏异常渗漏蛋白质，是糖尿病肾病、高血压肾病等早期肾脏受损的表征，也已确定为肾脏病预后及死亡的独立预测因子。

（二）血肾功能检验

早期筛查试验中可做 GFR。临床期糖尿病性肾病可选用肾病综合征的肾功能检查指标。

（三）肾病理活检

肾活检不仅可确定诊断，而且有助于鉴别诊断。

（四）其他检验

1. 视网膜眼底检查 糖尿病视网膜病变被 NKF/KDOQI 指南作为 2 型糖尿病患者糖尿病肾病的诊断依据之一。

2. 特异性分子标记物 如 TGF-β1、IgG、TRF、细胞外基质（ECM）、肾损伤分子 1（Kim-1）及 NGAL。

三、糖尿病肾病的诊断与鉴别

DKD 的诊断分为病理诊断和临床诊断。肾脏病理被认为是诊断金标准。糖尿病主要引起肾小球病变，表现为肾小球系膜增生、基底膜增厚和 K-W 结节等，是病理诊断的主要依据。糖尿病还可引起肾小管间质、肾微血管病变，如肾间质纤维化、肾小管萎缩、出球动脉透明变性或肾微血管硬化等，这些改变亦可由其他病因引起，在诊断时仅作为辅助指标。

（倪培华）

第六节　其他肾脏疾病检验

一、小动脉性肾硬化症

小动脉性肾硬化症（arteriolar nephrosclerosis）是指由于肾动脉及分支和（或）小动脉的硬化而影响肾血管功能的一类疾病。根据病情进展的快慢分为良性小动脉性肾硬化症及恶性小动脉性肾硬化症两种。

（一）小动脉性肾硬化症的检验

1. 良性小动脉性肾硬化症 表现为尿素和血浆肌酐浓度的缓慢进行性升高，高尿酸血症；尿液分析典型表现为少量细胞或管型，蛋白排泄通常＜1g/24h。肾小管浓缩功能障碍表现（夜尿多、低比重及低渗透压尿），当肾小球缺血病变发生后，尿液检查有轻度蛋白尿，少量红细胞及管型；肾小球功能渐进受损（内生肌酐清除率下降，而后血清肌酐增高），并逐渐进展至终末期肾衰竭。

2. 恶性小动脉性肾硬化症 患者出现血尿（约 1/5 患者出现肉眼血尿）、蛋白尿（约 1/3 患者出现大量蛋白尿）、管型尿及无菌性白细胞尿，肾功能进行性恶化，常于发病数周至数月后出现少尿，进入终末期肾衰竭。

3. 血液学检查 血液异常（微血管病性溶血性贫血，弥散性血管内凝血）常见。极高水平的肾素和醛固酮很典型。

（二）小动脉肾硬化症的鉴别

小动脉肾硬化症主要与肾实质性高血压鉴别，肾实质性高血压者无高血压家族史，而有肾炎既往史；尿异常在先，而后才出现高血压；尿蛋白多，有形成分多；肾小球功能损害在先，且病程进展比较快。

二、肾小管性酸中毒

肾小管性酸中毒（renal tubular acidosis，RTA）是由于各种病因导致肾脏酸化功能障碍而产生的一种临床综合征，主要表现是血浆阴离子间隙正常的高氯性代谢性酸中毒，而与此同时肾小球滤过率则相对正常。

（一）肾小管性酸中毒分类和诊断

1. Ⅰ型 RTA 远端 RTA：①多见于 20～40 岁成年人，70%～80% 为女性；②临床上肾结石、肾钙化多见，部分伴有软骨病或佝偻病；③低钙、低磷血症及高钙尿症；④高氯、低钾性酸中毒伴尿 pH＞5.5；⑤不完全型氯化钙试验阳性。

2. Ⅱ型 RTA 近端 RTA：①多发于幼儿期，男性多见；②低钾明显，而低钙与骨病较轻，表现为骨软化及骨质疏松；③高氯、低钾性酸中毒；④重碳酸盐再吸收试验阳性，尿中 HCO_3^- 排量＞15%。

3. Ⅲ型 RTA 兼有Ⅰ型和Ⅱ型的临床特征，尿可滴定酸及氨排出减少，在正常血浆 HCO_3^- 浓度下，尿 HCO_3^- 排量＞15%。

4. Ⅳ型 RTA 高血钾型 RTA：①多有慢性肾小管间质病史，伴有中等度肾小球滤过率降低；②类似Ⅱ型肾小管酸中毒，但尿中 HCO_3^- 排量＜10%；③高氯性酸中毒伴高钾血症；④尿氨减少，血肾素及醛固酮水平降低。

（二）肾小管性酸中毒的检验

1. 血液生化检查 ①各型血浆 pH 值、[HCO_3^-] 或 CO_2 结合力降低；②Ⅰ、Ⅱ型血钾降低，Ⅲ型正常，Ⅳ型增高，阴离子间隙正常；③血 ALP 升高。

2. 尿液检查 ①尿比重低；②Ⅰ型病人尿 pH 经常在 5.5 以上；Ⅱ型病人只有在严重酸中毒时尿 pH 才升高，酸中毒不严重时尿 pH 可＜5.5；Ⅲ、Ⅳ型病人尿 pH 均＜5.5；③除Ⅲ型尿钾排泄不增加外，其余各型的尿钠、钾、钙、磷排出增加；④除Ⅰ型外，其余类型尿中可滴定酸和尿氨均显著减少；④Ⅰ、Ⅱ型的肾小球滤过率正常，Ⅲ、Ⅳ型则减低。

3. HCO_3^- 排泄分数（$FE_{HCO_3^-}$） 正常值＜5%。方法：从每日口服碳酸氢钠 2～3mmol/kg 起，逐日增加剂量至酸中毒纠正，然后测定血和尿中 [HCO_3^-] 和肌酐（Cr），按下列公式计算：

$$FE_{HCO_3^-} = (尿[HCO_3^-]/血[HCO_3^-]) \div (尿 Cr/血 Cr) \times 100\%$$

4. 氯化铵负荷试验　血[HCO_3^-]降至 20mmol/L 以下时，尿 pH>6 具有诊断价值。尿 pH<5.5，则可排除本病。氯化铵负荷试验对明显酸中毒者不宜应用。

5. 肾功能检查　早期为肾小管功能降低。待肾结石、肾钙化导致梗阻性肾病时，可出现肾小球滤过率下降，血肌酐和尿素升高。

6. 其他检查　心电图检查发现低钾血症者有 ST 段下移，T 波倒置，出现 U 波。X 线和骨密度检查显示骨骼骨密度普遍降低和佝偻病表现，可见陈旧性骨折。腹部平片可见泌尿系结石影和肾钙化。

（三）肾小管性酸中毒鉴别诊断

肾小管性酸中毒与肾性酸中毒可从以下 4 个方面进行鉴别：①阴离子间隙：RTA 阴离子间隙正常；肾性酸中毒常升高；②血液生化检查：RTA 血氯升高、磷正常或下降；肾性酸中毒血氯常正常、磷多升高；③肾小球滤过功能：RTA 多正常或轻度损害；肾性酸中毒中度损害；④发病机制：RTA 是由于各种病因导致肾脏酸化功能障碍；肾性酸中毒因肾单位减少导致 NH_4^+ 生成减少，泌氢功能障碍。

三、间质性肾炎

间质性肾炎（interstitial nephritis）是由各种原因引起的肾小管间质性急、慢性损害的临床病理综合征。分为急性间质性肾炎（acute interstitial nephritis，AIN）、慢性间质性肾炎（chronic interstitial nephritis，CIN）两类。

（一）间质性肾炎的检验

1. 尿液检查　尿蛋白定量多在 0.5～1.5g/24h，尿沉渣检查可有镜下血尿、白细胞及管型尿，偶见嗜酸性粒细胞。

2. 血液检查　部分患者有低钾血症、低钠血症、低磷血症和高氯性代谢性酸中毒等表现。血尿酸常正常或轻度升高。AIN 患者外周血嗜酸性粒细胞比例升高，可伴血 IgE 升高。CIN 贫血发生率高且程度较重，常为正细胞正色素性贫血。

3. 影像学检查　AIN 者 B 超可显示肾脏呈正常大小或体积增大，皮质回声增强。CIN 者 B 超、CT 等影像学检查通常显示双肾缩小、肾脏轮廓不光整。

4. 肾活检病理　除感染相关性 AIN 外，其他类型均应积极行肾穿刺，以区别肾间质浸润细胞的类型及纤维化程度。

（二）间质性肾炎的诊断

感染或药物应用史、临床表现、一些实验室及影像学检查有助于诊断，但肾脏病理仍然是诊断间质性肾炎的金标准。

临床出现不明原因的急性肾功能不全时要考虑急性间质性肾炎可能。具有下列临床特征者应考虑慢性间质性肾炎：①存在导致慢性间质性肾炎的诱因，如长期服用止痛剂、慢性尿路梗阻等，或有慢性间质性肾炎家族史；②临床表现有肾小管功能障碍，如烦渴、多尿、夜尿增多、肾小管性酸中毒等，或肾功能不全但无高血压、无高尿酸血症等；③尿液检查表现为严重肾小管功能受损。少量小分子蛋白尿（<2.0g/24h）、尿 RBP、溶菌酶、尿 β_2- 微球蛋白、NAG 升高，可有糖尿、氨基酸尿。慢性间质性肾炎还须根据病史和临床病理特征进一步明确病因。

（倪培华）

小 结

　　本章主要介绍肾脏功能指标的评价和检测指标的选择，以及肾小球肾炎、肾病综合征、急性肾衰竭、慢性肾衰竭、糖尿病性肾病等实验室检查项目的选择及实验室诊断。

　　肾脏疾病的试验检测及其临床意义主要是：①尿常规检查：包括尿液的一般性状、干化学检查和尿沉渣中的细胞、管型等检查，可初步判断有无肾脏疾患；②对蛋白尿和血尿的性质和来源进行检查可初步评估肾小球疾病；③同时通过尿微量白蛋白、α1-MG、β1-MG、cysC 和尿酶 NAG 等定量检测早期诊断肾功能损伤；④血肌酐、尿素、尿酸等在急性肾衰竭或肾脏严重损伤时出现明显升高；⑤通过内生肌酐清除率、尿渗量、自由水清除率等试验，评估肾小球和肾小管的功能状态；⑥肾脏病理活检不仅可诊断疾病，而且有助于鉴别诊断。

　　肾脏疾病是临床常见病、多发病，种类较多，病因及发病机制不尽相同，因此，只有充分了解肾脏疾病和肾功能检测指标的特性，才能合理应用各种临床实验室检测指标，发挥其在肾脏疾病诊断、疗效评估等方面的作用。

第十二章
呼吸性疾病检验

12章

学习目标与要求

掌握 血气分析的注意事项；引起肺感染的常见病原体特点及检验诊断；哮喘的常规检验及其意义；区分积液性质的常规检验；结核性与癌性胸腔积液的鉴别。

熟悉 支气管哮喘的诊断标准；支气管哮喘的鉴别诊断；发生胸腔积液的机制；呼吸衰竭的检验诊断；肺栓塞检验诊断与鉴别诊断。

了解 慢性阻塞性肺疾病诊断标准与临床严重度分级；呼吸衰竭分类及发病机制；肺栓塞的治疗监测。

第一节　慢性阻塞性肺疾病检验

慢性阻塞性肺病（chronic obstructive pulmonary disease，COPD）简称慢阻肺，是一种破坏性的、以持续气流受限为特征的疾病，气流受限通常呈进行性发展并与肺对香烟烟雾等有害颗粒或气体的异常慢性炎症反应有关。COPD 是一种可以预防和改善的慢性炎症性疾病，患病率和死亡率居高不下，是呼吸系统中的常见病和多发病。

一、慢阻肺诊断标准与临床严重度分级

（一）慢阻肺诊断标准

主要根据患者是否吸烟、临床症状、体征和肺功能检查等，排除可以引起类似肺功能改变症状的其他疾病，综合分析确诊。肺功能检查发现持续性气流受限是慢阻肺诊断的必备条件，吸入支气管扩张剂后，第一秒用力呼气容积/用力肺活量（FEV_1/FVC）<0.7 为确定存在持续性气流受限的界限。

（二）慢阻肺临床严重度分级

1. 稳定期病情严重程度评估　多主张对稳定期慢阻肺采用综合指标体系进行病情严重程度评估。可采用改良版英国医学研究委员会呼吸困难问卷（mMRC 问卷）进行评估（表 12-1）。

表 12-1　COPD 稳定期病情严重程度评估表

mMRC 分级	呼吸困难症状
0 级	剧烈活动时出现呼吸困难
1 级	平地快步行走或爬缓坡时出现呼吸困难
2 级	由于呼吸困难，平地行走时比同龄人慢或需要停下来休息
3 级	平地行走 100m 左右或数分钟后既需要停下来喘气
4 级	因严重呼吸困难而不能离开家，或在穿衣服时既出现呼吸困难

2. 肺功能评估　可使用 GLOD 分级,慢阻肺患者吸入支气管扩张剂之后 $FEV_1/FVC < 0.7$,再根据其 FEV_1 下降程度进行气流受限的严重程度进行分级(表 12-2)。

表 12-2　COPD 患者肺功能评估表

肺功能分级	患者肺功能 FEV_1 占预计值的百分比($FEV_1\%pred$)
GOLD1 级:轻度	$FEV_1\%pred \geq 80\%$
GOLD2 级:中度	$50\% \leq FEV_1\%pred < 80\%$
GOLD3 级:重度	$30\% \leq FEV_1\%pred < 50\%$
GOLD4 级:极重度	$FEV_1\%pred < 30\%$

肺功能检查是判断气流受限的主要客观指标,对 COPD 诊断、严重程度评估、疾病进展、预后及治疗反应有重要意义。FEV_1/FVC 是评价气流受限的一项敏感指标。患者肺功能 FEV_1 占预计值的百分比($FEV_1\%pred$)是评估 COPD 严重程度的良好指标,其变异性小,易于操作。

3. 急性加重风险评估　上一年发生两次或以上急性加重或 $FEV_1\%pred < 50\%$,均提示今后急性加重的风险增加。根据上述症状、肺功能改变和急性加重风险等,即可对稳定期慢阻肺患者的病情严重程度作出综合评估,并依据该评估结果选择稳定期的主要治疗药物(表 12-3)。

表 12-3　COPD 患者急性加重风险评估

患者综合评估分组	特征	肺功能分级	上一年急性加重次数	mMRC 分级	首选治疗药物
A 组	低风险,症状少	GOLD 1～2 级	≤1 次	0～1 级	SAMA 或 SABA,必要时
B 组	低风险,症状多	GOLD 1～2 级	≤1 次	≥2 级	LAM 或 LABA
C 组	高风险,症状少	GOLD 3～4 级	≥2 次	0～1 级	ICS+LABA,或 LAMA
D 组	高风险,症状多	GOLD 3～4 级	≥2 次	≥2 级	ICS+LABA,或 LAMA

SAMA:短效抗胆碱能药;SABA:短效 β_2 受体激动剂;LABA:长效 β_2 受体激动剂;LAMA:长效抗胆碱能药;ICS:吸入糖皮质激素

4. 血气分析　常用于判断机体是否存在酸碱平衡失调以及缺氧和缺氧程度。常用指标有酸碱度(pH)、二氧化碳分压($PaCO_2$)、氧分压(PaO_2)、标准碳酸氢根(SB)、实际碳酸氢根(AB)、阴离子间隙(AG)、剩余碱(BE)等。$PaO_2 < 60mmHg$,$PaCO_2 \leq 45mmHg$,表明 COPD 伴有 I 型呼吸衰竭;$PaO_2 < 60mmHg$,$PaCO_2 \geq 50mmHg$,表明伴有 II 型呼吸衰竭,pH 正常范围为 7.35～7.45 之间,其值可帮助判断有无酸碱失衡。

知识点 12-1　血气分析的采集与保存

进行血气分析时应注意以下几点:

(1)标本采集:常使用动脉血,能真实反映体内的氧化代谢和酸碱平衡状态。

(2)检测前标本准备:应避免标本与空气接触,与空气接触后可使 PaO_2 升高,$PaCO_2$ 降低,并污染血标本。

(3)标本放置时间:宜在 30 分钟之内检测。因为全血中有活性的 RBC 代谢,不断地消耗 O_2,并产生 CO_2,影响结果的准确性。如 30 分钟内不能检测,应将标本置于冰水中保存,最多不超过 2 小时。

二、肺感染常见病原体检验

感染是 COPD 发生发展的重要因素之一,病毒、支原体、细菌感染可以造成气管、支气管黏膜的损伤和慢性炎症,使支气管管腔狭窄而形成不完全阻塞,从而导致 COPD。细菌是引起 COPD 的常见病原体，近年来随着检测技术的发展和非典型病原体认识的加深，大量国内外流行病学研究显示，引起肺感染的病原体构成谱出现了新的变化，肺炎链球菌仍然是最常见的病原体，其他如肺炎支原体、流感嗜血杆菌、肺炎衣原体等也很常见。

（一）肺炎链球菌

肺炎链球菌是 α 溶血性链球菌，有较强的侵袭力，可产生多种侵袭性酶和外毒素，引起侵袭性、变态反应性疾病。其引起的肺炎大都急骤起病，以高热、寒战、咳嗽、血痰及胸痛为特征。实验室检查如下：

知识点 12-2 肺炎链球菌检验

1. 常规检验 可见白细胞升高，中性粒细胞多在 80% 以上，并有核左移。

2. 细菌分离鉴定 痰直接涂片做革兰染色后镜检发现革兰染色阳性带荚膜的双球菌或链球菌可初步作出诊断：①分离培养：采用羊血琼脂平板培养有助于识别溶血特性和进一步鉴定；②初步鉴定：取分离平板上生长的菌落周围呈现溶血或者不溶血的单个菌落作涂片，革兰染色镜检，若为革兰染色阳性球菌，链状或短链状排列，进一步做触酶试验阴性，6.5% NaCl 不生长者可确定为链球菌属细菌（表 12-4）。

表 12-4 肺炎链球菌与其他非 β 溶血链球菌属细菌鉴别表

菌种	Optochin 敏感试验	胆汁溶菌试验	胆汁七叶苷试验
肺炎链球菌	S	+	−
草绿色链球菌	R	−	−
牛链球菌	R	−	+

S：敏感；R：不敏感

（二）肺炎支原体

肺炎支原体感染呈全球性分布，平时散在发病，3～5 年出现一次地区性流行。传染源为患者或者带菌者，主要经飞沫传播。典型的肺炎支原体形态类似酒瓶状，无细胞壁，仅有细胞膜，其抗原结构主要是细胞膜中的糖脂抗原和蛋白质抗原。支原体 P1 膜蛋白是支原体的主要型特异性抗原，其抗原性常用生长抑制试验（GIT）与代谢抑制试验（MIT）鉴定，此两种方法可将支原体分成若干血清型。

1. 肺炎支原体检验程序 检验程序见图 12-1。

2. 肺炎支原体检验

知识点 12-3 肺炎支原体的检验

（1）常规检查：血常规常可见淋巴细胞轻微增高，也有表现为中性粒细胞或单核细胞增多，常规生化检查正常。

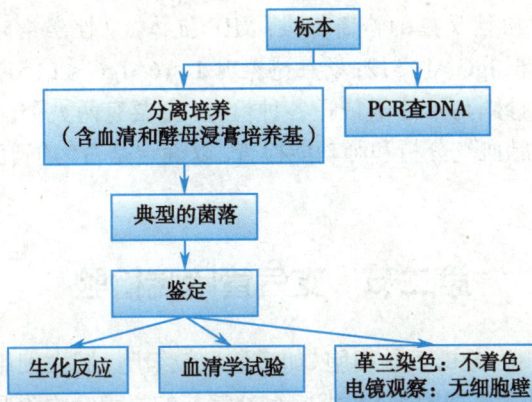

图 12-1 肺炎支原体检验程序

（2）病原学检查：痰、鼻咽拭子、胸腔积液等培养出支原体对于诊断有决定意义。其分离培养与鉴定方法：①分离培养：典型菌落为油煎蛋样，但是阳性率不高，对临床快速诊断意义不大，对流行病学调查有重要意义；②鉴定：支原体缺乏细胞壁，在固体培养基上生长出典型油煎蛋样菌落表明标本中有支原体，还需要进一步进行生化反应和血清学鉴定以确定是否为支原体。

（3）肺炎支原体抗原检测：酶联免疫吸附试验是目前诊断肺炎支原体感染最可靠的方法。

（三）流感嗜血杆菌

是一种革兰阴性短小球杆菌，无芽胞、无鞭毛、多数有荚膜。常引起原发化脓性感染及继发性感染，包括脑膜炎、鼻咽炎、关节炎、心包炎、鼻窦炎及中耳炎等。其分离培养和鉴定如下：

知识点 12-4　流感嗜血杆菌检验

1. 分离培养　流感嗜血杆菌营养要求苛刻，生长需要 X、V 因子，临床标本中常夹杂着大量杂菌，应用选择培养基（如在巧克力琼脂中加入抗菌药物万古霉素、杆菌肽、克林霉素等）经过 35℃、18～24 小时培养，可以出现灰白色，圆形光滑的小菌落。

2. 鉴定　流感嗜血杆菌与金黄色葡萄球菌一起培养时可见到靠近葡萄球菌菌落的流感嗜血杆菌菌落较大，而远离葡萄球菌的流血嗜血杆菌菌落较小，这种现象称之为"卫星现象"，可用来鉴别流感嗜血杆菌。

（四）肺炎衣原体

肺炎衣原体是人类呼吸道疾病的重要病原体，通过飞沫或呼吸道分泌物传播，主要引起青少年急性呼吸道感染，还可引起肺炎、支气管炎、咽炎和鼻窦炎等，其感染具有散发和流行交替出现的周期性。此外，急性心肌梗死和慢性冠心病、支气管哮喘和慢性阻塞性肺疾病等与肺炎衣原体性的感染也有关。

肺炎衣原体检验：

知识点 12-5　肺炎衣原体检验

1. 常规检验　白细胞计数正常或稍增高，红细胞沉降率增快。

2. 分离培养与鉴定

（1）直接显微镜镜检：由于衣原体可以在宿主细胞质内出现包涵体，染色后显微镜观察有一定意义，但是此种方法敏感性较低。

（2）分离培养：常选用 HEP-2 和 H-292 细胞系，加入抗代谢物质放线菌酮于含有 10% 小牛血清的 EagleMEM 培养基中，经 48 小时培养后可用单克隆抗体做直接或间接法荧光染色观察，并计算包涵体数目。

（3）抗体检测：以微量免疫荧光试验（MIF）最为敏感，该试验阳性者 50%～70% 可分离出肺炎衣原体。血清学阳性反应的诊断标准：MIF 抗体，急性感染时双份血清抗体效价升高 4 倍以上或 IgM≥1:16，IgG≥1:512；既往感染时 1:16≤IgG < 1:512。

慢性阻塞性肺病的诊断与治疗需依托各种检查，主要有两大类，即实验室检查，包括感染菌培养与鉴定以及动脉血气分析和肺功能检查，以确定是否为气流受限，确定临床用药。

（李贵星　应斌武）

第二节　支气管哮喘检验

支气管哮喘简称哮喘，是由多种细胞（如嗜酸性粒细胞、肥大细胞、T淋巴细胞、中性粒细胞、平滑肌细胞、气道上皮细胞等）和细胞组分参与的气道慢性炎症性疾病。主要特征包括气道慢性炎症，气道对多种刺激因素呈现的高反应性，广泛多变的可逆性气流受限以及随病程延长而导致的一系列气道结构的改变，即气道重构。哮喘是一种复杂的具有多基因遗传倾向的疾病，其发病具有家族聚集现象，亲缘关系越近，患病率越高。临床表现为反复发作性的喘息、气急、胸闷或咳嗽等症状，常在夜间及凌晨发作或加重，多数患者可自行缓解或经治疗后缓解。根据全球和我国哮喘防治指南提供的资料，经过长期规范化治疗和管理，80%以上的患者可以达到哮喘的临床控制。

一、支气管哮喘的诊断标准与检验

（一）支气管哮喘的诊断标准

主要有以下几项要素：

1. 反复发作喘息、气急、胸闷或咳嗽，多与接触变应原、冷空气、物理、化学性刺激、病毒性上呼吸道感染、运动有关。

2. 发作时双肺可闻及散在或弥漫性、以呼气相为主的哮鸣音，呼气相延长。

3. 上述症状可经平喘药物治疗后缓解或自行缓解。

4. 除外其他疾病所引起的喘息、气急、胸闷或咳嗽。

5. 临床表现不典型者（如无明显的喘息或体征）应有下列三项中至少一项阳性：①支气管激发试验或运动试验阳性；②支气管舒张试验阳性；③昼夜最高呼气流量（PEF）变异率≥20%。

符合1～4条或者4、5条者，可以诊断为哮喘。

（二）支气管哮喘常规检验

知识点12-6 支气管哮喘的常规检验

1. 痰液检查 部分患者痰涂片显微镜下可见较多嗜酸性粒细胞。诱导痰标本中嗜酸性粒细胞和中性粒细胞所占比重决定哮喘患者气道炎症类型。

2. 特异性变应原检测 外周血变应原特异性IgE增高，结合病史有助于病因诊断；有文献报道，哮喘常用3个检查指标，血嗜酸性粒细胞数、呼出气一氧化氮分数（FENO）及血清总IgE水平。FENO在哮喘患者诊断中优于血清总IgE水平，血清总IgE测定对于哮喘诊断价值不大，但其增高程度可作为重症哮喘使用抗IgE抗体治疗及调整剂量的依据。体内变应原试验包括皮肤变应原试验和吸入变应原试验，前者可通过皮肤点刺等方法进行。

3. 肺功能检查

（1）通气功能检测：哮喘发作时呈阻塞性通气功能障碍表现，用力肺活量（FVC）正常或下降，1秒钟用力呼气容积（FEV1）、1秒率（$FEV_1/FVC\%$）以及最高呼气流量（PEF）均下降，残气量及残气量与肺总量比值增加。其中以$FEV_1/FVC\% < 70\%$或FEV_1低于正常预计值的80%为判断气流受限的最重要指标。缓解期上述通气功能指标可逐渐恢复，病变迁延、反复发作者，其通气功能可逐渐下降。

（2）支气管激发试验（BPT）：用于测定气道反应性。常用吸入激发剂为乙酰甲胆碱和组胺，观察指标包括FEV_1、PEF等。结果判断与采用的激发剂有关，通常FEV_1下降≥20%判为阳性，提示存在气道高反应性。90%以上哮喘患者激发试验阳性，但气道高反应性增高者并非都是哮喘，需结合临床综合判断。

（3）支气管舒张试验（BDT）：用以测定气道的可逆性改变。常用的吸入性支气管舒张剂有沙丁胺醇、特布他林。当吸入支气管舒张剂20分钟以后，重复测定肺功能，FEV_1较用药前增加≥12%，且其绝对值增加≥200ml，判断结果为阳性，提示存在可逆性的气道阻塞。支气管舒张试验阳性有助于哮喘的诊断，但结果阴性则不足以据此否定哮喘的诊断，尤其是晚期重症患者或合并慢性支气管炎的哮喘患者。

（4）呼气峰值流速（PEF）及其变异率的测定：呼气峰值流速是指在用力呼气时气流通

过气道的最快速率，PEF 可以反映气道阻塞情况和病情严重程度。哮喘发作时 PEF 下降，由于哮喘有通气功能时间节律变化的特点，监测 PEF 日间、周间变异率有助于哮喘的诊断和病情评估。若昼夜 PEF 变异率≥20%，提示存在可逆性的气道改变。

4. 动脉血气分析 严重哮喘发作时可出现缺氧。由于过度通气可使 $PaCO_2$ 下降，pH 上升，表现为呼吸性碱中毒，若病情进一步恶化，可同时出现缺氧和 CO_2 滞留，表现为呼吸性酸中毒。当 $PaCO_2$ 较前增高，即使在正常范围内也要警惕严重气道阻塞的发生。若缺氧明显，可合并代谢性酸中毒。

5. 基因检查 近年来，点阵单核苷酸多态性基因分型技术，也称全基因组关联研究（GWAS）的发展给哮喘的易感基因研究带来了革命性的突破。目前采用 GWAS 鉴定了多个哮喘易感基因位点，如 5q12,22,23, 17q12～17, 9q24 等。具有哮喘易感基因的人群发病与否受环境因素的影响较大，深入研究基因 - 环境相互作用将有助于揭示哮喘发病的遗传机制。

二、支气管哮喘的鉴别诊断

支气管哮喘的诊断应与以下几种病鉴别诊断。

（一）心源性哮喘

心源性哮喘常见于左心衰患者，发作时与重症哮喘症状相似，但心源性哮喘患者常有高血压、冠状动脉硬化性心脏病、风湿性心脏病等病史和体征，突发气急，端坐呼吸，阵发性咳嗽，常咳出粉红色泡沫样痰，两肺可闻及广泛的湿啰音和哮鸣音，左心界扩大，心率增快，心尖部可闻及奔马律。胸部 X 线检查可见心脏增大，肺淤血症。

（二）慢性阻塞性肺病

慢性阻塞性肺病（COPD）患者常中年发病，多有长期吸烟或接触有害气体的病史和慢性咳嗽史，喘息常年存在，有加重期。体检双肺呼吸音明显下降，可有肺气肿体征，两肺或可闻及湿啰音。症状进程缓慢，有慢性咳嗽、咳痰，呼吸困难为进行性、持续性，活动或呼吸道感染后加重。区分慢性阻塞性肺疾病和哮喘有时十分困难，用支气管舒张剂和口服或吸入激素做治疗性试验可能有帮助。如患者同时具有哮喘和慢阻肺的特征，可以诊断哮喘合并慢阻肺或慢阻肺合并哮喘。

（三）上气道阻塞

复发性多软骨炎、中央型支气管肺癌、气管支气管结核等气道疾病或异物气管吸入，导致支气管狭窄或伴发感染时，可出现喘鸣或类似哮喘样呼吸困难，肺部可闻及哮鸣音。但上气道阻塞根据病史、症状如吸气性呼吸困难，痰细胞学或细菌学检查，肺部影像、支气管镜检查，常可明确诊断。

（四）变态反应性支气管肺曲霉菌病

变态反应性支气管肺曲霉菌病（ABPA）常以反复哮喘发作为特征，可咳出棕褐色黏稠痰块或咳出树枝状支气管管型。痰嗜酸性粒细胞增加，痰镜检或培养可查及曲霉菌。胸部 X 线呈游走性或固定性浸润病灶，CT 可显示近端支气管呈囊状或柱状扩张。曲菌抗原皮肤试验呈双相反应，曲菌抗原特异性沉淀抗体（IgG）测定阳性，血清总 IgE 显著升高。

（五）支气管肺癌

中央型肺癌导致支气管狭窄或伴有感染时或类癌综合征，可出现喘鸣或类似哮喘样呼吸困难，肺部可闻及哮鸣音。但肺癌的呼吸困难及哮喘症状进行性加重，常无诱因，咳嗽可有血痰，痰中可找到癌细胞，胸部 X 线片、CT 或 MRI 检查或纤维支气管镜检查常可明确诊断。

支气管哮喘的诊断需结合患者所处环境因素，家族因素以及常规检验，目前并不能根治，但长期规范化治疗可达到良好或完全的临床控制。轻症患者容易控制，病情重，气道反应性增高明显。出现气道重构，或伴有其他过敏性疾病者则不易控制，若长期反复发作，可并发肺源性心脏病。

（李贵星　应斌武）

第三节　胸腔积液检验

胸膜腔是位于肺和胸壁之间的一个潜在的腔隙，在正常情况下胸膜腔内含有微量胸腔积液，其产生和吸收处于动态平衡，在呼吸运动时起润滑作用。任何可以使胸膜腔内液体形成过快或吸收过缓的因素都能产生胸腔积液，简称胸水。按积液性质可分为渗出性、漏出性、血性以及乳糜液。按常见病因可分为炎症性、结核性、癌性、免疫性疾病、心源性、外伤以及胸膜外疾病合并症等。

一、胸腔积液的发生机制和检验

（一）胸腔积液的发生机制

胸腔积液是常见的内科问题，肺、胸膜和肺外疾病均可引起，临床上将胸腔积液常分为漏出液和渗出液，漏出液为非炎性积液，而渗出液为炎性，肿瘤、细菌感染等都可引起。二者可通过实验室检查进行鉴别，主要从常规检验和生物化学检验两大方面各指标进行区分。

知识点 12-7　**漏出液和渗出液的产生机制和原因**（表 12-5）

表 12-5　漏出液和渗出液的产生机制和原因

积液	发生机制	常见原因
漏出液	毛细血管流体静压增高	静脉回流受阻、充血性心力衰竭和晚期肝硬化
	血浆胶体渗透压降低	血浆白蛋白浓度明显减低的各种疾病
	淋巴回流受阻	丝虫病、肿瘤压迫等所致的淋巴回流障碍
	钠水潴留	充血性心力衰竭、肝硬化和肾病综合征
渗出液	微生物的毒素、缺氧以及炎性介质	结核性、细菌性感染
	血管活性物质增高、癌细胞浸润	转移性肺癌、乳腺癌、淋巴瘤、卵巢癌
	外伤、化学物质刺激等	血液、胆汁、胰液和胃液等刺激，外伤

（二）区分积液性质的常规检验

区分积液性质对明确病因诊断至关重要，大多数积液的原因可以通过胸腔积液分析确定。疑为渗出液必须做胸腔穿刺，若有漏出液病因则避免胸腔穿刺。不能确定时也应做胸腔穿刺抽液检查。胸腔积液常规检查指标有外观、气味、pH、透明度，镜检观察红细胞、有核细胞、间皮细胞以及异常细胞等可区分是漏出液还是渗出液；胸腔积液生化检查指标有总蛋白、白蛋白、葡萄糖、离子、酶类（乳酸脱氢酶、腺苷脱氨酶）等可区分良性胸腔积液还是恶性胸腔积液。积液性质判断对于诊断和预后可以产生不同的结局。

1. 胸腔积液常规检验

（1）外观和气味：漏出液透明清亮，静置不凝固，比重在 $1.016 \sim 1.018$ 之间。血性胸腔积液呈洗肉水样或静脉血样，多见于肿瘤、结核和肺栓塞。乳状胸腔积液多为乳糜胸；巧克力色胸腔积液考虑阿米巴肝脓肿破溃入胸腔的可能；黑色胸腔积液可能为曲霉感染；黄绿色胸腔积液见于类风湿关节炎；厌氧菌感染的胸腔积液常有臭味。

（2）细胞：胸膜炎症时，胸腔积液中可见各种炎症细胞及增生与退化的间皮细胞。漏出液细胞以淋巴细胞和间皮细胞为主。渗出液的白细胞常超过 $500 \times 10^6/L$。胸水中红细胞超过 $5 \times 10^9/L$ 时，可呈淡红色，多由恶性肿瘤或结核所致。肺癌是引起恶性胸腔积液最常见

笔记

的病因,约占恶性胸腔积液的1/3,乳腺癌次之,淋巴瘤也可以引起恶性积液。恶性胸腔积液的确诊主要依据镜下观察到恶性肿瘤细胞,对胸腔积液标本中凝块固定及切片行组织学检查观察到恶性肿瘤细胞的病理变化。

(3)pH:正常胸腔积液pH接近7.6。pH降低见于脓胸、食管破裂;结核性和恶性积液也可降低。

(4)病原体:胸腔积液涂片查找细菌操作简便,结果快速,有助于病原诊断。除涂片镜检外还可做需氧菌和厌氧菌的培养,结核性胸腔积液沉淀后做结核菌培养。

2. 胸腔积液生化检验

(1)葡萄糖:正常胸腔积液中葡萄糖含量与血中含量相近。漏出液与大多数渗出液葡萄糖含量正常;SLE、结核和恶性胸腔积液中含量可 < 3.3mmol/L。若胸膜病变范围较广,葡萄糖和pH均较低,提示肿瘤广泛浸润,其胸腔积液肿瘤细胞发现率高,胸膜活检阳性率高,患者存活时间亦短。类风湿性关节炎所伴的胸腔积液糖含量亦降低,有时低于0.12mmol/L。

(2)蛋白质:渗出液的蛋白质含量较高(> 30g/L),胸腔积液 / 血清比值大于0.5,黏蛋白试验(Rivalta试验)阳性。漏出液蛋白含量较低(< 30g/L),以白蛋白为主,黏蛋白试验(Rivalta试验)阴性。

(3)脂类:乳糜胸腔积液呈乳状混浊,离心后不沉淀,苏丹Ⅲ染成红色,甘油三酯含量 > 1.24mmol/L,胆固醇不高,多见于胸导管破裂。假性乳糜胸的胸腔积液呈淡黄色或暗褐色,含有胆固醇结晶及大量退变细胞(淋巴细胞、红细胞),胆固醇多大于5.18mmol/L,甘油三酯含量正常,多见于陈旧性结核性胸膜炎,也见于恶性、肝硬化和类风湿关节炎胸腔积液等。

(4)酶:胸腔积液生化酶学指标有乳酸脱氢酶、淀粉酶和腺苷脱氨酶。

渗出液乳酸脱氢酶(LDH)含量升高,大于200U/L,且胸腔积液 / 血清LDH比值大于0.6。LDH是反映胸膜炎症程度的指标,其值越高,表明炎症越明显。LDH > 500U/L常提示为恶性肿瘤或并发细菌感染。

急性胰腺炎、恶性肿瘤等淀粉酶均可升高。急性胰腺炎伴胸腔积液时,淀粉酶溢漏致使该酶在胸水中含量高于血清中的含量。部分患者胸痛剧烈、呼吸困难,可能掩饰其腹部症状,此时胸腔积液淀粉酶已经升高,临床诊断应予以注意。淀粉酶同工酶检测有助于肿瘤的诊断,如唾液型淀粉酶升高而非食管破裂所致,则恶性肿瘤可能性极大。

腺苷脱氨酶(ADA)结核性胸膜炎时,因细胞免疫受刺激,淋巴细胞明显增多,ADA在淋巴细胞内含量较高,故胸腔积液中ADA多高于45U/L。其诊断结核性胸膜炎的敏感度为87%～100%,特异性81%～97%。HIV合并结核患者ADA不升高。

3. 肿瘤标志物 癌胚抗原(CEA)在恶性胸水中早期即可升高,明显高于良性胸腔积液。若胸水CEA升高或胸水 / 血清CEA > 1,常提示为恶性胸水。其他肿瘤标志物如糖链肿瘤相关抗原、细胞角蛋白19片段、神经元特异烯醇化酶、间皮素等,可作为诊断的参考。联合检测多种标志物,可提高阳性检出率。

4. 免疫学检查 类风湿关节炎、结核病、癌症等胸腔积液中类风湿因子 > 1∶320。结核性胸膜炎胸腔积液中γ干扰素增高,其敏感性和特异性均较高。系统性红斑狼疮(SLE)和类风湿性关节炎(RA)引起的胸腔积液中补体C3、C4成分降低,且免疫复合物的含量增高。SLE胸水中抗核抗体(ANA)滴度可达1∶160以上。

5. 细胞因子 胸腔积液中可溶性白介素 -2受体(sIL-2R)水平可用于区别结核性与非结核性胸腔积液,恶性胸腔积液sIL-2R水平显著低于结核性胸腔积液。恶性胸腔积液中γ干扰素、肿瘤坏死因子(TNF)、表皮生长因子(EGF)含量均低于结核性胸腔积液。

6. 染色体检查 恶性胸腔积液细胞染色体以超二倍体为主,同时伴有结构异常。若以出现 10% 以上的超二倍体以及多倍体细胞为恶性胸腔积液的诊断标准，其阳性率为 97%～100%。

知识点 12-8　漏出液和渗出液的鉴别（表 12-6）

表 12-6　漏出液和渗出液的鉴别

项目	漏出液	渗出液
病因	非炎症性	炎症性、外伤、肿瘤或理化刺激
颜色	淡黄色	黄色、红色、乳白色
透明度	清晰透明或琥珀色	混浊或乳糜样
比密	<1.015	>1.018
凝固性	不易凝固	易凝固
Rivalta 试验	阴性	阳性
蛋白质定量（g/L）	<25	>30
积液蛋白 / 血清蛋白	<0.5	>0.5
葡萄糖（mmol/L）	接近血糖	<3.33
乳酸脱氢酶（LD, U/L）	<200	>200
积液 LD/ 血清 LD	<0.6	>0.6
细胞总数（×10^6/L）	<100	>500
有核细胞分类	淋巴细胞为主，可见间皮细胞	炎症以中性粒细胞为主，慢性炎症或恶性积液以淋巴细胞为主
细菌	无	有
pH	>7.3	<7.3

二、结核性和癌性胸腔积液的鉴别

结核性和癌性胸腔积液在临床上均较常见，其治疗和预后迥然不同。开胸或胸腔镜下胸膜活检为确定胸腔积液病因的"金标准"，但此项检查创伤大，手术风险较高，因此从物理性状以及某些检查指标对二者进行鉴别尤其重要（表 12-7）。

知识点 12-9　结核性和癌性胸腔积液的鉴别

表 12-7　结核性和癌性胸腔积液的鉴别

鉴别点	结核性	恶性
胸腔积液量	多为中，少量	多为大量，生长快
外观	黄色、血性	多见血性
腺苷脱氨酶（ADA, U/L）	>45	<45
积液 ADA/ 血清 ADA	>1.0	<1.0
溶菌酶（Lzm, mg/L）	>27	<15
积液 Lzm/ 血清 Lzm	>1.0	<1.0
癌胚抗原（CEA, μg/L）	<5	>15
积液 CEA/ 血清 CEA	<1.0	>1.0
铁蛋白（μg/L）	<500	>1000
γ 干扰素	显著升高	低（<2U/ml）
乳酸脱氢酶（LDH, U/L）	>200	>500
细菌	结核杆菌	无
细胞类型	淋巴细胞为主	大量间皮细胞
脱落细胞检查	阴性	可找到肿瘤细胞

胸腔积液为胸部或全身疾病的一部分,病因治疗尤为重要。中量以上的胸腔积液诊断不难,症状和体征都较明显。少量积液仅表现为肋膈角变钝,有时易与胸膜黏连混淆。诊断性胸穿后可用上述指标鉴别积液的性质,已明确是漏出液还是渗出液,再采取相应的治疗措施。

(李贵星 应斌武)

第四节 呼吸衰竭检验

一、呼吸衰竭分类及发病机制

呼吸衰竭(respiratory failure)是指各种病因(表 12-8)引起的肺通气和(或)换气功能严重障碍,以致在静息状态下亦不能维持足够的气体交换,导致低氧血症伴(或不伴)高碳酸血症,进而引起一系列病理生理改变和相应临床表现的综合征,其临床表现缺乏特异性,确诊有赖于动脉血气分析。

表 12-8 呼吸衰竭的病因

病因	疾病
气道阻塞性病变	气管 - 支气管炎症、痉挛、肿瘤、异物、纤维化瘢痕等,以慢性阻塞性肺疾病常见
肺组织病变	各类累及肺泡或肺间质的病变:肺炎、肺气肿、肺结核、硅肺等
肺血管疾病	肺栓塞、肺血管炎等可引起肺通气 / 血流比例失调,导致换气功能不良
胸廓与胸膜病变	胸部外伤、严重的自发性或外伤性气胸、大量胸腔积液、脊柱畸形等
神经肌肉病变	脑血管病变、颅脑外伤、脑炎等

(一)呼吸衰竭分类

1. 按动脉血气分类

(1)Ⅰ型呼吸衰竭:仅有缺氧,无二氧化碳潴留,即 $PaO_2 < 60mmHg$,$PaCO_2$ 降低或正常,见于换气功能障碍。

(2)Ⅱ型呼吸衰竭:既有缺氧又有二氧化碳潴留,即 $PaO_2 < 60mmHg$,$PaCO_2 > 50mmHg$,系肺泡通气不足所致。

2. 按发病急缓分类

(1)急性呼吸衰竭:肺呼吸功能正常情况下,因某些突发的致病因素,引起通气和(或)换气功能严重损害,在短时间内导致呼吸衰竭。如机体不能很快代偿,且未及时抢救,将危及病人生命。

(2)慢性呼吸衰竭:原有慢性疾病,如慢性阻塞性肺疾病、肺结核、间质性肺疾病、神经肌肉系统疾病等,导致呼吸功能损害逐渐加重,经过较长时间才发展为呼吸衰竭。由于缺氧和二氧化碳潴留为逐渐加重,机体可代偿适应,多能胜任轻工作或日常活动,此为代偿性慢性呼衰。若在此基础上并发呼吸系统感染或气道痉挛等,可出现急性加重,在短时间内 $PaCO_2$ 明显上升和(或)PaO_2 明显下降,则称为慢性呼吸衰竭急性加重。

3. 按照发病机制分类 可分为通气性呼吸衰竭和换气性呼吸衰竭,也可分为泵衰竭和肺衰竭。通常泵衰竭主要引起通气功能障碍,表现为Ⅱ型呼吸衰竭。肺衰竭的肺实质和肺血管病变,常引起换气功能障碍,表现为Ⅰ型呼吸衰竭,严重的气道阻塞疾病(如慢阻肺)影响通气功能,可造成Ⅱ型呼吸衰竭。

(二)呼吸衰竭发病机制

1. 缺氧和二氧化碳潴留的发生机制

(1)肺通气不足:健康成人在静息状态下呼吸空气时,有效肺泡通气量约为 4L/min,方可维持正常肺泡氧（PAO_2）和二氧化碳分压（$PACO_2$）与肺泡毛细血管之间的分压差，使气体交换能有效进行。肺泡通气量减少会引起 PAO_2 下降和 $PACO_2$ 上升，导致缺氧和二氧化碳潴留，此为Ⅱ型呼吸衰竭的主要发病机制。

（2）弥散障碍：O_2、CO_2 等气体通过肺泡膜进行交换的物理弥散过程发生障碍。由于 O_2 弥散能力仅为 CO_2 的 1/20，故在弥散障碍时，通常以低氧为主，此为Ⅰ型呼吸衰竭的主要发病机制。

（3）通气/血流（V/Q）比例失调：通气/血流比例是指每分钟肺泡通气量（V）与每分钟肺毛细血管总血流量（Q）之比，正常成年人安静时 V/Q 约为 0.8，若 V/Q＞0.8，表明通气过剩，血流不足，常见于肺血管病变，如肺栓塞；若 V/Q＜0.8 则表明通气不足，血流过剩，部分血液流经通气不良的肺泡，未能充分氧合，形成肺动-静脉样分流，常见于肺部病变，如肺泡萎缩、肺不张、肺水肿等。通气/血流比例失调通常仅产生缺氧，而无二氧化碳潴留，为Ⅰ型呼吸衰竭的发病机制之一。

（4）肺动-静脉解剖分流：肺动脉内的静脉血未经氧合直接流入肺静脉，导致 PaO_2 降低，是通气/血流失调的特例，常见于肺动-静脉瘘。此时提高吸氧浓度并不能提高肺静脉的血氧分压，为Ⅰ型呼吸衰竭的发病机制之一。

（5）氧耗量增加：可使肺泡氧分压下降，正常人将借助增加通气量以防止缺氧。对于氧耗量增多的病人，如发热、寒战和抽搐等，同时伴有通气功能障碍，则会出现严重缺氧。

2. 缺氧和二氧化碳潴留对机体的影响　低氧血症和高碳酸血症能够影响全身各系统脏器，如中枢神经系统、循环系统、呼吸系统、消化系统及肾脏功能的代谢、功能，甚至组织结构的变化，呼吸衰竭的初始阶段机体可产生一系列代偿，以改善组织供氧、调节酸碱平衡，当呼吸衰竭后期则出现代偿不全，表现为各系统脏器严重的功能和代谢紊乱。

（1）急性呼吸衰竭：由于 CO_2 潴留，H_2CO_3 浓度增高，可导致 pH 迅速下降，出现呼吸性酸中毒。随着病情进展，因组织细胞能量代谢的中间过程，如三羧酸循环、氧化磷酸化和有关酶受到抑制，能量合成减少，导致体内乳酸和无机磷产生堆积，可导致代谢性酸中毒，此时患者为呼吸性酸中毒合并代谢性酸中毒；同时因能量不足，体内转运离子的钠泵功能障碍，使细胞内 K^+ 转移至血液，而 NA^+ 和 H^+ 进入细胞内，造成细胞内酸中毒和高钾血症。

（2）慢性呼吸衰竭：因 CO_2 潴留发展缓慢，肾脏可通过减少 HCO_3^- 的排出来维持 pH 恒定。当体内 CO_2 长期增高时，HCO_3^- 维持在较高水平，也可导致呼吸性酸中毒合并代谢性碱中毒，此时 pH 尚可维持在正常范围。同时因血中主要阴离子 HCO_3^- 和 Cl^- 之和相对恒定，当 HCO_3^- 持续增加时，血中 Cl^- 相应降低，可出现低氯血症。当呼吸衰竭恶化，CO_2 潴留进一步加重时，HCO_3^- 不能进一步代偿，则出现失代偿性呼吸性酸中毒合并代谢性碱中毒。

二、呼吸衰竭检验

呼吸衰竭除原发疾病、低氧血症及 CO_2 潴留所致临床表现外，其主要诊断依靠动脉血气分析。而结合肺功能、胸部影像学和纤维支气管镜等检查则用于明确呼吸衰竭原因。动脉血气分析对判断呼吸衰竭和酸碱失衡的严重程度及指导治疗均非常重要。

（一）呼吸衰竭诊断标准

在海平面、静息状态、呼吸空气条件下 PaO_2＜60mmHg，伴或不伴 $PaCO_2$＞50mmHg，并排除心内解剖分流和原发于心排出量降低因素，即为呼吸衰竭。

（二）血气分析

1. 呼吸衰竭的血气分析分类诊断　见表 12-9。

2. 与呼吸衰竭相关的酸碱失调判断　见表 12-10。

表 12-9 Ⅰ型呼吸衰竭和Ⅱ型呼吸衰竭比较

	Ⅰ型呼吸衰竭	Ⅱ型呼吸衰竭
别称	低氧性呼吸衰竭	高碳酸性呼吸衰竭
定义	缺氧而无 CO_2 潴留	缺氧伴有 CO_2 潴留
血气分析	$PaO_2 < 60mmHg$，$PaCO_2$ 降低或正常	$PaO_2 < 60mmHg$，伴有 $PaCO_2 > 50mmHg$
病因	肺换气功能障碍	肺通气功能障碍
常见疾病	间质性肺疾病、严重肺部感染性疾病（ARDS 等）、急性肺栓塞等	慢性阻塞性肺疾病（COPD）

表 12-10 酸碱失调判断标准

指标	正常范围	临床意义
pH	7.35～7.45	pH < 7.35：酸中毒；pH > 7.45：碱中毒
PaO_2	90～100mmHg	< 60mmHg：诊断呼吸衰竭
$PaCO_2$	35～45mmHg	> 50mmHg：Ⅱ型呼吸衰竭
AB（实际 HCO_3^-）	22～27mmol/L	AB > SB：呼吸性酸中毒；AB < SB：呼吸性碱中毒
SB 标准状态下 HCO_3^-）（排除呼吸因素影响）	24mmol/L	SB < 正常值：代谢性酸中毒 SB > 正常值：代谢性碱中毒
BE（碱剩余）	0±3mmol/L	正值：代谢性碱中毒；负值：代谢性酸中毒

（三）其他检验

尿中可见红细胞、蛋白及管型，血清丙氨酸氨基转移酶、尿素氨升高。亦可出现高血钾、低血钠、低血氯等电解质紊乱。

（应斌武　李贵星）

第五节　肺栓塞检验

一、肺栓塞检验诊断与鉴别诊断

肺栓塞（pulmonary embolism，PE）是我国常见的心血管系统疾病，在美国等西方国家也是常见的三大致死性心血管疾病之一。PE 是以内源性或外源性栓子阻塞肺动脉或其分支引起肺循环障碍的一组疾病或临床综合征的总称，包括肺血栓栓塞症（pulmonary thromboembolism，PTE）、脂肪栓塞综合征、羊水栓塞、空气栓塞、肿瘤栓塞等。

肺血栓栓塞症是其中最常见的类型，通常所称的 PE 即指 PTE，指来自静脉系统或右心的血栓阻塞肺动脉或其分支所致疾病，以肺循环和呼吸功能障碍为主要临床表现。深静脉血栓形成（deep venous thrombosis，DVT）是引起 PTE 的主要血栓来源，DVT 多发于下肢或者骨盆深静脉，脱落后随血流循环进入肺动脉及其分支。PTE 与 DVT 在发病机制上存在相互关联，是同一种疾病病程中两个不同阶段的临床表现，因此统称为静脉血栓栓塞症（venous thromboembolism，VTE）。

（一）肺栓塞危险因素

静脉血栓栓塞症的危险因素包括任何可致静脉血液淤滞、静脉系统内皮损伤和血液高凝状态的因素。

1. 原发性危险因素　由遗传变异引起，常引起患者反复静脉血栓形成和栓塞，包括 V 因子突变、蛋白 C 缺乏、蛋白 S 缺乏、抗凝血酶缺乏等。如患者特别是 40 岁以下的患者无明显诱因反复发生 DVT 和 PTE，或发病呈家族聚集倾向，应注意做相关原发危险因素的检查。

2. 继发性危险因素　由后天获得的易发生 DVT 和 PTE 的多种病理生理改变,包括高龄、骨折、创伤、手术、恶性肿瘤、口服避孕药等。上述危险因素可同时存在,协同作用,其中年龄是独立危险因素,随年龄增长,DVT 和 PTE 的发病率逐渐增高。

(二)肺栓塞检验诊断

诊断一般按疑诊、确诊、求因三个步骤进行。

1. 疑诊检查　如患者存在危险因素,并出现不明原因的呼吸困难、胸痛、晕厥、休克,或伴有单侧或双侧不对称性下肢肿胀、疼痛等,应进行以下检查。

知识点 12-10　D- 二聚体对 VTE 的排除价值

(1)血浆 D- 二聚体(D-dimer, DD):是交联纤维蛋白在纤溶系统作用下产生的可溶性降解产物,急性血栓形成时,凝血和纤溶同时激活,可引起血浆 D- 二聚体的水平升高。但许多其他情况,如肿瘤、炎症、出血、创伤、外科手术等也有升高,所以 D- 二聚体水平具有较低的阳性预测价值,对 PTE 无诊断价值;但有较高的阴性预测值,可以排除急性 PE 或 DVT。

D-dimer 报告单位通常包括纤维蛋白原等量单位(FEU)和 D- 二聚体单位(DDU)两种形式。FEU 是将 D- 二聚体的量用降解前纤维蛋白原分子的量来表达,因此,用 FEU 表达的 D- 二聚体的量相当于用 DDU 表达的约 1.7~2.0 倍。通常应该直接采用制造商提供的单位,不建议进行形式和量纲的转换。

D-dimer 检测方法包括乳胶凝集法、酶联免疫吸附法(ELISA)、胶体金免疫渗透试验及免疫比浊法。乳胶凝集法为半定量法,敏感性低;ELISA 法不受血红蛋白、胆红素、纤维蛋白原干扰,检测敏感性更高,但操作要求严格费时;胶体金免疫渗透试验简便、快速,适用于急诊检测;免疫比浊法可在全自动分析仪上使用,具有操作简单、快速、稳定、可靠的优点。用于排除 VTE 的方法应先评估其敏感性,如果检测方法敏感性不足,如乳胶凝集法,则不能用于排除 VTE。

D-dimer 定量检测如用于 VTE 评估,实验室应在病人报告中同时报告参考范围和 cutoff 值,参考值上限和 cutoff 值并非总是一致,参考范围上限可用于 DIC 评估,但 cutoff 值则用于 VTE 评估。

如患者已有明显血栓症状与体征,但 D-dimer 仍低于 cutoff 值,应考虑患者有无纤溶活性低下的可能。已经机化的陈旧性静脉血栓,血浆 D-dimer 可以不增高。动脉血栓性疾病,如冠心病、动脉硬化甚至急性心肌梗死,血浆 D-dimer 增高一般不如静脉血栓显著。

D-dimer 随年龄增长而降低,80 岁以上患者下降约 10%。建议使用年龄校正的临界值以提高老年患者 D- 二聚体的评估价值。

(2)动脉血气分析:检测指标不具有特异性,可表现为低氧血症、低碳酸血症、肺泡 - 动脉血氧梯度[$P(A-a)O_2$]增大及呼吸性碱中毒,但多达 40% 的患者动脉血氧饱和度正常,20% 的患者肺泡 - 动脉血氧梯度正常。检测时应以患者就诊时卧位、未吸氧、首次动脉血气分析的测量值为准。

(3)胸部 X 线平片:可显示肺动脉栓塞征、肺动脉高压征、右心扩大征、肺野局部片状阴影等。

(4)下肢深静脉超声检查:下肢为 DVT 最多发部位,超声检查为诊断 DVT 最简便方法。

2. 确诊检查　在临床表现和初步检查提示 PTE 的情况下,应进行确诊检查,以下 4 项中任意 1 项阳性即可明确诊断。

(1)螺旋 CT:目前最常用 PTE 确诊手段。CT 肺动脉造影能准确发现段以上肺动脉内的血栓。

(2)放射性核素肺通气 / 血流灌注扫描:是 PTE 的重要诊断方法。

笔记

（3）磁共振成像和磁共振肺动脉造影：对段以上肺动脉内血栓的诊断敏感性和特异性均较高。

（4）肺动脉造影为 PTE 诊断的经典与参比方法，为有创检查。

3．求因检查　明确有无 DVT，寻找发病诱因。

（三）肺栓塞鉴别诊断

应与冠心病、肺炎、特发性肺动脉高压、主动脉夹层、胸腔积液、晕厥、休克等鉴别。

二、肺栓塞的治疗监测

（一）一般处理与循环支持治疗

对高度怀疑或确诊 PTE 患者，应严密监测血压、呼吸、心率、心电图及动脉血气。

（二）治疗原则

抗凝是基础治疗方法，溶栓是最重要的治疗方法，手术是补救治疗方法。

1．抗凝治疗监测　抗凝治疗为 PTE 和 DVT 的基本治疗方法，可有效防止血栓复发和再形成，为机体发挥自身的纤溶机制溶解血栓创造条件。

（1）抗凝治疗前检验：应测定基础凝血酶原时间（PT）或活化部分凝血酶时间（APTT）及血常规（含血小板计数、血红蛋白）；应注意是否存在抗凝的禁忌证，如活动性出血、凝血功能障碍、未予控制的严重高血压等。

（2）普通肝素治疗监测：普通肝素治疗在初始 24 小时内需每 4～6 小时测定活化的部分凝血活酶时间（APTT）1 次，并根据 APTT 调整普通肝素的剂量，每次调整剂量后 3 小时再测定 APTT，使 APTT 尽快达到并维持于正常值的 1.5～2.5 倍。治疗达到稳定水平后，改为每日测定 APTT 1 次。应用普通肝素可能会引起肝素诱导的血小板减少症（heparin-induced thrombocytopenia，HIT），在使用普通肝素的第 3～5 日必须复查血小板计数。若需较长时间使用普通肝素，应在第 7～10 日和 14 日复查血小板计数，普通肝素使用 2 周后则较少出现 HIT。若患者出现血小板计数迅速或持续降低超过 50%，或血小板计数 $<100×10^9$/L，应立即停用普通肝素，一般停用 10 日内血小板数量开始逐渐恢复。

（3）低分子肝素治疗监测：根据体重给药，一般无需监测 APTT 和调整剂量，但对过度肥胖或孕妇应监测血浆抗 Xa 因子活性，并据此调整剂量。抗 Xa 因子活性的峰值应在最近一次注射后 4 小时测定，谷值则应在下一次注射前测定，每日给药 2 次的抗 Xa 因子活性目标范围为 0.6～1.0IU/ml，每日给药 1 次的目标范围为 1.0～2.0IU/ml。

（4）磺达肝癸钠治疗监测：是选择性 Xa 因子抑制剂，2.5mg 皮下注射，每天 1 次，无需监测，但由于其消除随体重减轻而降低，对体重 <50kg 的患者慎用。严重肾功能不全的患者（肌酐清除率 <30ml/min），因其将在体内蓄积，增加出血的风险，禁用磺达肝癸钠。对于中度肾功能不全的患者（肌酐清除率 30～50ml/min）应减量 50% 使用。

（5）华法林治疗监测：华法林是口服抗凝药物，它通过抑制依赖维生素 K 凝血因子（Ⅱ、Ⅶ、Ⅸ、Ⅹ）的合成而发挥抗凝作用。初始通常与普通肝素、低分子量肝素或磺达肝癸钠联用。

国外指南对于年轻人（<60 岁）或较为健康的门诊患者推荐起始剂量为 10mg，老年人和住院患者为 5mg，5～7 天后根据国际标准化比值（international normalized ratio，INR）调整每日剂量：当 INR 稳定在 2.0～3.0 时停止使用普通肝素、低分子量肝素或磺达肝癸钠，继续予华法林治疗。与西方人比较，亚洲人华法林肝脏代谢酶存在较大差异，中国人的平均华法林剂量低于西方人。我国房颤抗栓临床试验的结果表明，华法林的维持剂量大约为 3mg。为了减少过度抗凝的情况，根据 2013 年《华法林抗凝治疗的中国专家共识》，通常不建议给予负荷剂量，推荐初始剂量为 1～3mg，某些患者如老年、肝功能受损、慢性心力衰竭和出血

高风险患者,初始剂量还可适当降低。为达到快速抗凝目的,华法林应与普通肝素、低分子量肝素或磺达肝癸钠重叠应用 5 天以上,当 INR 达到目标范围(2.0～3.0)并持续 2 天以上时,停用普通肝素、低分子量肝素或磺达肝癸钠。

国内外已经将华法林量效有关的基因多态性检测商品化,主要是 CYP2C9 和 VKORCI,通过基因多态性检测有助于初始剂量的选择。但基因多态性仅能解释 30%～60% 的华法林个体差异,临床仍需综合考虑患者的体表面积、肝肾功能及合并用药等因素来选择合适的剂量。目前,国外指南不推荐对所有服用华法林的患者常规进行基因检测。如有条件,基因检测可作为华法利剂量调整的辅助手段。

2. 溶栓治疗监测　适用于高危(大面积)PTE 患者(有明显呼吸困难、胸痛、低氧血症),溶栓治疗可迅速溶解血栓、减轻血管内皮损伤和恢复肺组织灌注,逆转右心衰竭,增加肺毛细血管血容量及降低病死率和复发率。我国临床上常用的溶栓药物有尿激酶(UK)和重组组织型纤溶酶原激活剂阿替普酶(rt-PA)两种。

(1)溶栓时机:溶栓一般为 14 天以内。

(2)监测指标:每 2～4 小时测定凝血酶原时间(PT)或活化部分凝血活酶时间(APTT),当其水平降至正常值的 2 倍时,应立即启用规范的肝素治疗。

(3)溶栓治疗过程监测指标:

①溶栓前应行血常规、血型、APTT、肝肾功能、动脉血气、超声心动图、胸片、心电图等常规检查,作为基线资料,用以与溶栓后资料作对比以判断溶栓疗效。

②使用 rt-PA 溶栓时,可在第 1 小时内泵入 50mg 观察有无不良反应,如无则在第 2 小时内序贯泵入另外 50mg。在溶栓开始后每 30 分钟做一次心电图,复查动脉血气,严密观察患者的生命体征。

③溶栓治疗结束后,应每 2～4 小时测定一次 APTT,当其水平低于基线值 2 倍时,开始用规范的肝素治疗。

(应斌武　李贵星)

小　结

常见的呼吸性疾病包括慢性阻塞性肺疾病、支气管哮喘、呼吸衰竭和肺栓塞,临床中可通过病史、体格检查、照片和实验室检查对呼吸性疾病进行诊断和鉴别诊断,实验室检查对于疾病的分类和疗效评估尤为重要。特别是呼吸性疾病常出现胸腔积液,其实验室分析对于疾病的准确诊断提供科学的依据。

学习本章应掌握血气分析的注意事项,引起肺感染的常见病原体特点及检验诊断,哮喘的常规检验及其意义,区分积液性质的常规检验,结核性与癌性胸腔积液的鉴别。同时应重点掌握血气分析指标的解读。熟悉支气管哮喘的诊断标准,支气管哮喘的鉴别诊断,发生胸腔积液的机制,呼吸衰竭的检验诊断和肺栓塞检验诊断与鉴别诊断。了解慢性阻塞性肺疾病诊断标准与临床严重度分级,呼吸衰竭分类及发病机制和肺栓塞的治疗监测。

第十三章
胃肠胰疾病检验

学习目标与要求

掌握　胃肠胰疾病的有关检验指标、临床应用。
熟悉　胃肠胰疾病的有关病因、发生机制与生物化学诊断基础。
了解　胃肠胰的结构与生理功能。

　　正常情况下，人体所需的各种营养成分均通过胃、肠和胰腺对食物进行消化、吸收获取。这些消化器官是通过其独特的结构与分泌机制并在神经体液的调节下完成其功能的。胃依靠其主细胞分泌酶，胃壁细胞分泌盐酸以及胃平滑肌的运动将外源性食物消化成食糜。食糜中某些成分尚可吸收，其余即逐步排移至十二指肠供进一步消化。胰腺分泌消化液注入十二指肠，也参与对食糜的消化。胰酶是消化液的主要成分，对食糜消化起着十分重要的作用。食糜被消化成更简单的营养成分后由小肠吸收。此外，胰腺还分泌激素，对糖代谢的平衡具有不可替代的作用；胃分泌的胃泌素，具有促进胃液分泌的作用。肠道各段对食物的消化吸收作用有所不同，小肠承担对糖、脂类、蛋白质、核酸、水、离子和维生素的消化和吸收，大肠主要功能则是吸收水分并为消化后的残渣提供暂时贮存的场所。

　　然而，由于内在的或外部原因，引发体内代谢发生紊乱，继而危及各消化器官的功能，即发生了消化系统疾病。本章分成胃部疾病检验、肠道疾病检验及胰腺检验三节内容，每一节除了论述检验指标外，对消化道疾病的主要临床表现及诊断也作了介绍。

第一节　胃部疾病检验

一、消化性溃疡

　　消化性溃疡（peptic ulcer，PU）主要指发生在胃和十二指肠的慢性溃疡，包括胃溃疡（gastric ulcer，GU）和十二指肠溃疡（duodenal ulcer，DU）。消化性溃疡根据发病的情况及病程分为急性和慢性两种。急性消化性溃疡发病急，病程短，溃疡可腐蚀血管而致出血，偶有穿孔者，多在数周内愈合。也有是在休克、创伤、手术后和严重全身性感染等强烈应激情况下发生，此称急性应激性溃疡（acute stress ulcer）。慢性消化性溃疡的特点是病情发作与缓解交替，通常每年发作2～3次，临床上较为常见。

　　（一）消化性溃疡的检验

　　1. 胃酸测定　胃酸即壁细胞分泌的盐酸。有两种形式，即游离盐酸和结合盐酸（与蛋白质结合）。胃酸检测指标包括基础胃酸分泌量、最大胃酸分泌量和高峰胃酸分泌量。临床胃酸增高见于十二指肠溃疡、胃泌素瘤、慢性胆囊炎、幽门梗阻等；胃酸减低见于萎缩性胃炎、胃癌、继发性缺铁性贫血、胃扩张、甲状腺功能亢进等。

2. 血清胃泌素测定 胃泌素（gastrin）为多肽类激素，又称为促胃液素，主要由胃窦和小肠的 G 细胞分泌，有多种不同的形式，分子量在 2000~5000 之间，其作用为促进胃酸和胃蛋白酶原分泌，使胃窦和幽门括约肌收缩，延缓胃排空，促进胃肠运动和胃肠上皮生长。血清胃泌素的测定除了可以对诊断胃泌素瘤有重要的诊断价值外，也可以用于消化道溃疡的辅助诊断。胃溃疡患者血清胃泌素与正常人比较稍高，但十二指肠溃疡患者的餐后血清胃泌素比正常人要高出许多。

3. 粪便潜血试验 健康人潜血试验为阴性。阳性提示消化道出血或溃疡活动期；若溃疡患者持续阳性，怀疑有癌肿的可能。

4. 幽门螺杆菌检查 幽门螺杆菌（*Helicobacter pylori*，HP）是消化性溃疡的重要致病因子，约 1/6 幽门螺杆菌感染者发生消化性溃疡。通过血清抗幽门螺杆菌 IgG 抗体检测并结合尿素呼气试验，胃溃疡患者、十二指肠溃疡患者检出 HP 感染率可达 70% 以上。检测 HP 还有助于观察溃疡愈合及复发情况，更值得警示的是 HP 也是诱发胃癌的重要元凶之一。通常，健康人不应该检出幽门螺杆菌；但也会有少数带菌而未出现临床症状者。

（二）消化性溃疡的诊断与鉴别诊断

1. 消化性溃疡的诊断 通常依据：①病史如慢性病程，周期性发作的上腹部节律性疼痛；②做 HP 检测，判定有无 HP 感染；③做胃镜或 X 线钡餐检查可以确诊。其他辅助检查如血清胃泌素测定、胃液分析等有辅助诊断消化性溃疡的价值。

2. 消化性溃疡的鉴别诊断

（1）慢性胃炎：部分患者临床表现和消化性溃疡相似，以上腹部隐痛为主，但常常缺乏明确的规律性，服用抗溃疡药物也可缓解，鉴别主要靠内镜检查。

（2）功能性消化不良：较常见，年轻人多见，表现为餐后上腹胀、嗳气、反酸、恶心和食欲减退等。与消化性溃疡鉴别依赖于胃镜检查和 X 线检查。

（3）胃癌：胃癌的症状很难与 GU 鉴别，内镜检查可以直接或染色后观察，并可以在直视下做活组织病理检查。对于怀疑恶性溃疡而一次活检阴性者，必须在短期内复查胃镜，并多部位再次活检，要加强随访。

（4）胃泌素瘤：又称卓 - 艾（Zollinger-Ellison）综合征，由胰腺或胰外 G 细胞或胃窦 G 细胞分泌大量胃泌素导致大量胃酸分泌引起严重的消化性溃疡。胃酸测定和血清胃泌素测定增高，有助于胃泌素瘤定性诊断。超声检查、CT、MRI、选择性血管造影等有助于胃泌素瘤的定位诊断。

（5）慢性胆囊炎：疼痛常位于右上腹，放射至肩部，疼痛发作与进食油腻食物有关。

（6）其他：如食管炎、慢性胰腺炎、慢性胆囊炎、胃淋巴瘤及肠易激综合征等也需和消化性溃疡鉴别。

（三）消化性溃疡的诊断流程（图 13-1）

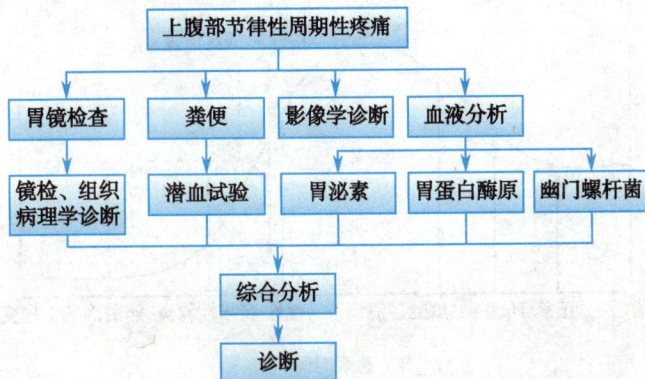

图 13-1 消化性溃疡诊断流程

181

二、慢　性　胃　炎

慢性胃炎指不同病因引起的胃黏膜的慢性炎症或萎缩性病变,是一种常见的消化道疾病,其实质是胃黏膜上皮遭受反复损伤后,由于黏膜特异的再生能力,以致黏膜发生改变,且最终导致不可逆的固有胃腺体的萎缩,甚至消失。最常见的病因是胃黏膜幽门螺杆菌感染,发病率随年龄而增长,多数以胃窦为主的全胃炎,后期以胃黏膜固有腺体萎缩和肠腺化生为主要病理特点。

(一)慢性胃炎的检验

1. HP 检测　对于胃癌前疾病及病变、消化性溃疡、胃肠黏膜相关淋巴瘤的疾病的诊疗具有重要作用。

2. 相关抗体和维生素 B_{12} 水平测定　血清抗壁细胞抗体、内因子抗体及维生素 B_{12} 水平测定,有助于诊断自身免疫性胃炎。

3. 血清胃蛋白酶原测定　胃蛋白酶原(pepsinogen,PG)是胃蛋白酶的前体,分泌进入胃腔的 PG 在胃液的酸性环境中转化为有活性的胃蛋白酶(pepsin),发挥其消化蛋白质的作用。胃蛋白酶原根据生化结构和免疫活性分为胃蛋白酶原 I(PG I)和胃蛋白酶原 II(PG II)两个亚群,分子量均为 42kD 的单链多肽链。

(1)胃蛋白酶原:直接反映胃黏膜腺体和细胞的数量,既反映不同部位胃黏膜的分泌功能,也间接反映了胃黏膜萎缩的程度,是胃癌前兆的亚临床指标。

(2)判断胃功能及胃癌筛查:PG I/PG II 比值进行性降低与胃黏膜萎缩、胃癌进展相关。PG I/PG II 比值还可起到胃底腺黏膜病变及胃癌早期筛查的血清标志物,即"血清学活检"的作用。

(3)评价幽门螺杆菌根除治疗效果:HP 感染与血清 PG 水平间存在相关性;感染者初期,血清 PG I 和 PG II 均高于非感染者(尤其是 PG II),PG I/PG II 比值下降,除菌后血清 PG I 和 PG II 则显著下降。

(4)消化性溃疡复发的判定指标:胃溃疡初发患者 PG I 升高明显;胃溃疡复发者 PG II 升高明显;十二指肠溃疡复发患者的 PG I 和 PG II 均显著升高。

(5)胃癌切除术后复发的判定指标:胃癌切除术后患者血清的 PG 水平显著低于术前;胃癌复发者 PG I/PG II 升高。

(6)胃蛋白酶原含量与胃病关系:见图 13-2。

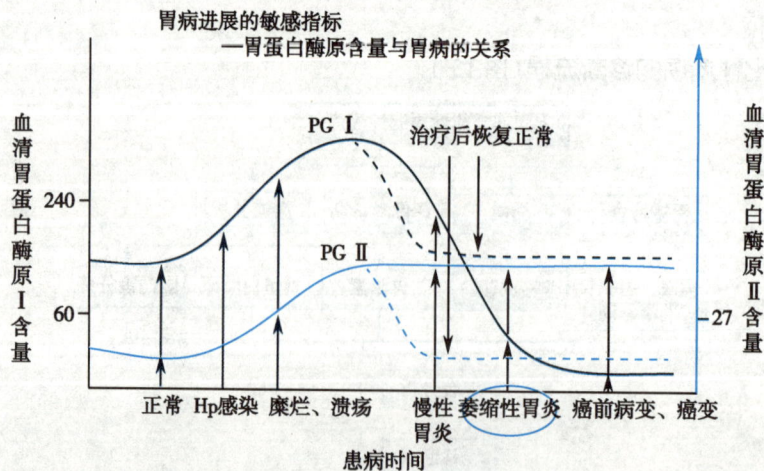

图 13-2　胃蛋白酶原含量与胃病关系

知识点 13-1 胃蛋白酶原含量与胃病关系

随着胃病的发展，血清中 PGⅠ先升高再降低、PGⅡ升高后维持较高水平（见图 13-2），这样 PGⅠ、PGⅡ、PGⅠ/PGⅡ比值的异常会提示不同的胃病，所以 PG 是浅表性胃炎、糜烂性胃炎、胃溃疡、十二指肠溃疡、萎缩性胃炎、胃癌等胃部疾病的初筛选指标和治疗的监控指标。

（二）慢性胃炎的诊断标准

大多数患者无明显症状。可表现为中上腹不适、饱胀、钝痛、烧灼痛等，也可呈食欲缺乏、嗳气、泛酸、恶心等消化不良症状。体征多不明显，有时上腹轻压痛。恶性贫血者常有全身衰弱、疲软、可出现明显的厌食、体重减轻、贫血，一般消化道症状较少。胃镜及组织学检查是慢性胃炎诊断的关键。临床症状程度和慢性胃炎组织学之间没有明显联系。

（三）慢性胃炎的诊断流程（图 13-3）

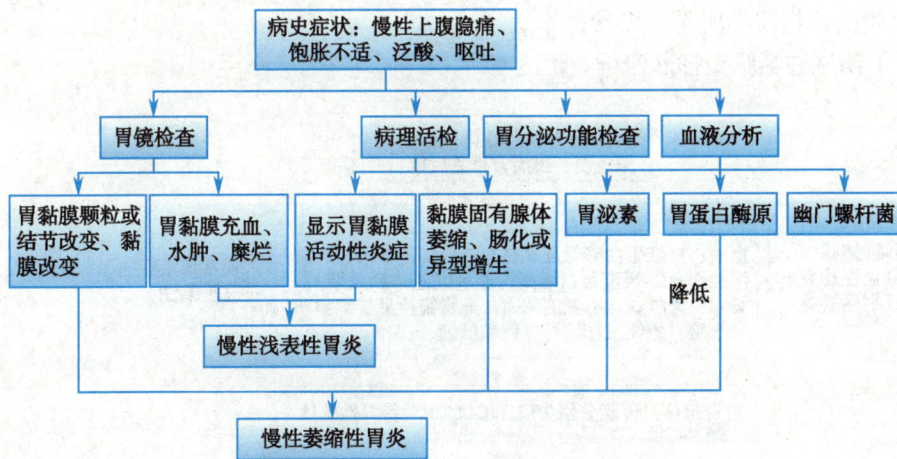

图 13-3 慢性胃炎的诊断流程

（马雅静）

第二节 肠道疾病检验

一、溃疡性结肠炎

溃疡性结肠炎（ulcerative colitis，UC）是一种病因尚不十分清楚的结肠和直肠慢性非特异性炎症性疾病，病变局限于大肠黏膜及黏膜下层，多位于乙状结肠和直肠，也可延伸至降结肠，甚至整个结肠。病程漫长，常反复发作。本病可发生在任何年龄，多见于 20～40 岁，亦可见于儿童或老年。男女发病率无明显差别。我国 UC 近年患病率明显增加，虽然患者病情多较欧美国家的轻，但重症也较常见。

（一）溃疡性结肠炎检验

溃疡性结肠炎的检验项目及其指标变化见表 13-1。

知识点 13-2 溃疡性结肠炎的检验项目及其指标变化

表 13-1 溃疡性结肠炎的检验项目及其指标变化

检查项目	指标变化
血液	血红蛋白降低反映贫血；白细胞数增加、红细胞沉降率加快及 C-反应蛋白增高均提示 UC 进入活动期
粪便	肉眼观常有黏液脓血，显微镜检见红细胞和脓细胞，急性发作期可见巨噬细胞。应注意通过粪便病原学检查，排除感染性结肠炎

检查项目	指标变化
自身抗体	外周血中性粒细胞胞质抗体（p-ANCA）和酿酒酵母抗体（ASCA）可能分别为 UC 和 CD 的相对特异性抗体，如能检出，有助于 UC 和 CD 的诊断和鉴别诊断
结肠镜	是本病诊断与鉴别诊断的最重要手段之一，检查时，应尽可能观察全结肠及末端回肠，确定病变范围，必要时取活检

（二）溃疡性结肠炎诊断标准

具有持续或反复发作腹泻和黏液、脓、血便、腹痛、里急后重感，伴有（或不伴）不同程度全身症状者，在排除急性自限性结肠炎、阿米巴痢疾、慢性血吸虫病、肠结核等感染性结肠炎及结肠 CD、缺血性肠炎、放射性肠炎等基础上，具有上述结肠镜检查重要改变中至少1项及黏膜活检组织学所见可以诊断本病。

（三）溃疡性结肠炎诊断流程（图 13-4）

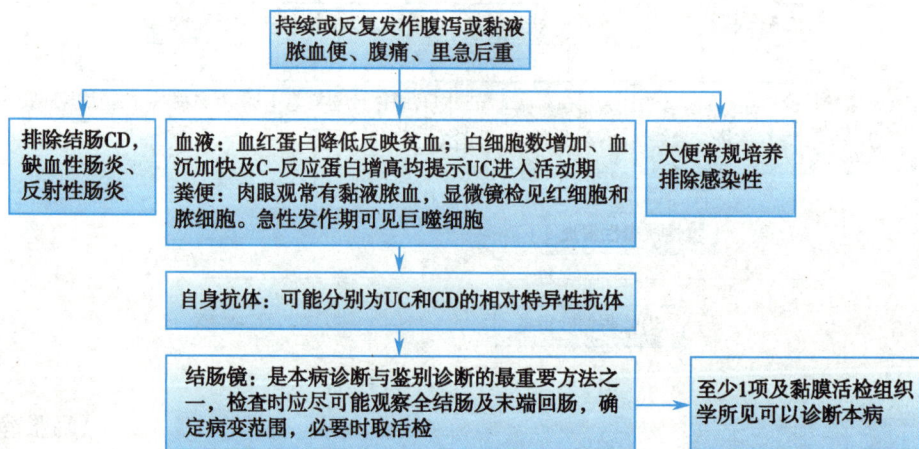

```
          持续或反复发作腹泻或黏液
          脓血便、腹痛、里急后重

排除结肠CD,    血液：血红蛋白降低反映贫血；白细胞数增加、血    大便常规培养
缺血性肠炎,    沉加快及C-反应蛋白增高均提示UC进入活动期    排除感染性
反射性肠炎     粪便：肉眼观常有黏液脓血，显微镜检见红细胞和
              脓细胞。急性发作期可见巨噬细胞

          自身抗体：可能分别为UC和CD的相对特异性抗体

          结肠镜：是本病诊断与鉴别诊断的最重要方法之      至少1项及黏膜活检组织
          一，检查时应尽可能观察全结肠及末端回肠，确      学所见可以诊断本病
          定病变范围，必要时取活检
```

图 13-4 溃疡性结肠炎诊断流程

二、腹 泻

腹泻是指排便次数增多（>3 次 / 日），粪便量增加（>200g/d），粪质稀薄（含水量 >85%）。腹泻可分为急性和慢性两类，病史短于 3 周为急性腹泻，超过 3 周或长期反复发作者为慢性腹泻（chronic diarrhea），是临床上多种疾病的常见症状。

（一）腹泻的检验

知识点 13-3 慢性腹泻的检查项目及指标变化（表 13-2）

表 13-2 慢性腹泻的检查项目及指标变化

检查项目	指标变化
血液	血常规检查及血电解质、血气分析以及血浆叶酸、维生素 B_{12} 浓度和肝肾功能等检测有助于慢性腹泻的诊断与鉴别诊断
粪便	对腹泻的诊断非常重要，一些腹泻经粪便检查就能作出初步诊断。常用检查有大便隐血试验，涂片查白细胞、红细胞、脂肪滴、寄生虫及虫卵、大便细菌培养等
小肠吸收功能试验	粪脂测定、右旋木糖吸收试验、维生素 B_{12} 吸收试验和胆盐吸收试验等有助于了解小肠的吸收功能
相关检查	①超声检查：可了解有无肝胆胰疾病；②X 线检查；③内镜检查：消化道内镜检查对于消化道的肿瘤、炎症等病变具有重要诊断价值

（二）腹泻的诊断标准

慢性腹泻的原发疾病或病因诊断须从病史、症状、体征、实验室检查中获得依据。

（三）腹泻的诊断流程（图13-5）

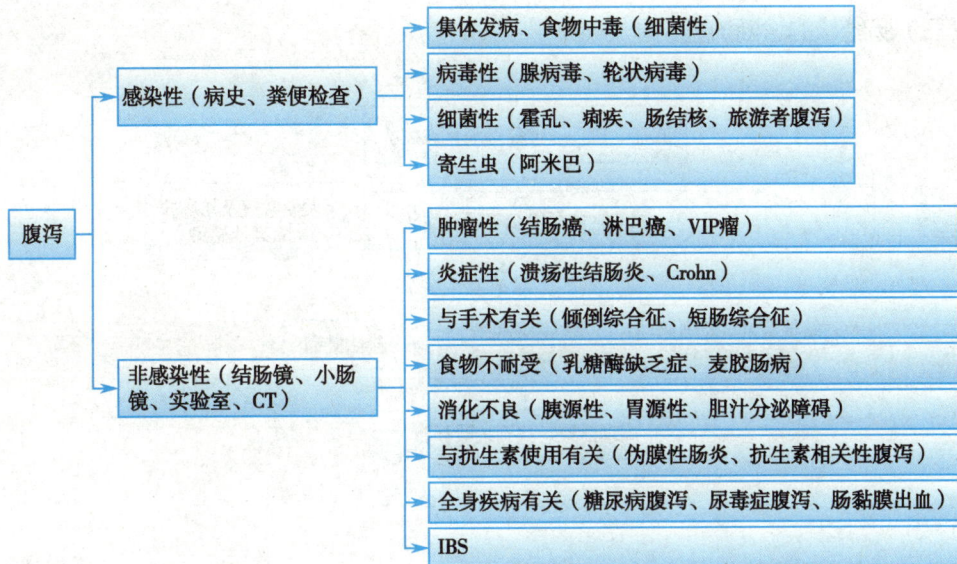

图13-5　腹泻的诊断流程

三、肠　结　核

肠结核（intestinal tuberculosis）是结核分枝杆菌引起的肠道慢性特异性感染。常继发于肺结核，近年因人类免疫缺陷病毒感染率增高、免疫抑制剂的广泛使用等原因，部分人群免疫力低下，导致本病的发病有所增加。

（一）肠结核检验

知识点13-4　肠结核检查项目及指标变化

肠结核检查项目及指标变化见表13-3。

表13-3　肠结核检查项目及指标变化

检查项目	指标变化
实验室	红细胞沉降率多明显增快，可作为估计结核病活动程度的指标之一。粪便中可见少量脓细胞与红细胞。结核菌素试验呈强阳或结核感染T细胞斑点试验（T-SPOT）阳性均有助于本病的诊断
X线钡剂灌肠	溃疡型肠结核，钡剂于病变肠段呈现激惹征象，排空很快，充盈不佳，而在病变的上、下肠段则钡剂充盈良好，称为X线钡剂激惹征。增生型者肠黏膜呈结节状改变，肠腔变窄、肠段缩短变形、回肠和盲肠的正常角度消失
结肠镜	内镜下见回盲肠部等处黏膜充血、水肿，溃疡形成，大小及形态各异的炎症息肉，肠腔变窄等。病灶处活检，发现肉芽肿、干酪坏死或抗酸杆菌时，可以确诊

（二）肠结核的诊断标准

以下情况应考虑本病：

1. 中青年患者有肠外结核，主要是肺结核。

2. 有腹痛、腹泻、便秘等消化道症状；右下腹压痛、腹块、或原因不明的肠梗阻，伴有发热、盗汗等结核毒血症状。

3. X线钡剂检查发现跳跃征、溃疡、肠管变形和肠腔狭窄等征象。

4. 结肠镜检查发现主要位于回盲部的炎症、溃疡、炎症息肉或肠腔狭窄。

5. 结核菌素试验强阳性或 T-SPOT 阳性　如病理活检发现干酪性肉芽肿,具有确诊意义;活检组织中找到抗酸杆菌有助诊断。

(三)肠结核的诊断流程(图 13-6)

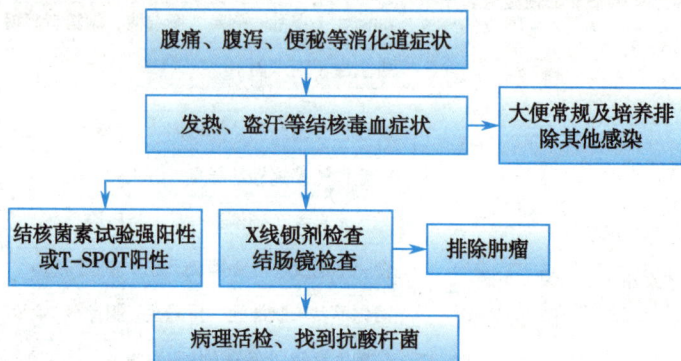

图 13-6　肠结核的诊断流程

（蒋显勇）

第三节　胰腺炎检验

一、急性胰腺炎

急性胰腺炎(acute pancreatitis,AP)是多种病因导致胰腺组织自身消化所致的胰腺水肿、出血及坏死等炎性损伤。临床以急性上腹痛及血淀粉酶或脂肪酶升高为特点。多数患者病情轻,预后好;少数患者可伴发多器官功能障碍及胰腺局部并发症,死亡率高。

(一)急性胰腺炎检验

1. 反映急性胰腺炎病理生理变化的检测指标　见表 13-4。

知识点 13-5　反映急性胰腺炎病理生理变化的检测指标

表 13-4　反映急性胰腺炎病理生理变化的检测指标

检测指标	病理生理变化
白细胞↑	炎症或感染
C 反应蛋白 >150mg/L	炎症
血糖(无糖尿病史)>11.2mmol/L	胰岛素释放减少、胰高血糖素释放增加、胰腺坏死
TB、AST、ALT↑	胆道梗阻、肝损伤
白蛋白↓	大量炎性渗出、肝损伤
BUN、肌酐↑	休克、肾功能不全
血氧分压↓	成人呼吸窘迫综合征
血钙 <2mmol/L	Ca^{2+} 流入腺泡细胞,胰腺坏死
血甘油三酯↑	既是急性胰腺炎的病因,也可能是其后果
血钠、钾、pH 异常	肾功能受损、内环境紊乱

2. 急性胰腺炎几项检验诊断指标　见表13-5。

知识点 13-6　急性胰腺炎几项检验诊断指标的应用与评价

表 13-5　急性胰腺炎几项检验诊断指标的应用与评价

检验指标	应用与评价
淀粉酶	血清淀粉酶测定是急性胰腺炎的重要诊断指标之一，淀粉酶活性升高的程度与胰腺炎损伤程度不一定成平行关系，但活性越高，诊断的正确率越高。尿淀粉酶在急性胰腺炎发病后12~24小时开始升高，可持续1周左右。因尿淀粉酶升高时间较晚且持续升高时间比血淀粉酶长，故临床上测定尿淀粉酶可弥补测定血淀粉酶的不足并具有无创检验的特点。慢性胰腺炎早期淀粉酶活性可一过性增高，后期可不增高或增高不明显
脂肪酶	血清脂肪酶在急性胰腺炎发病后2~12小时内升高，24小时达峰值，一般可持续8~15天。肾小球滤过的脂肪酶可被肾小管全部重吸收，以致尿中一般测不到脂肪酶。因而在急性胰腺炎病程中脂肪酶持续升高的时间比淀粉酶长。故测定血清脂肪酶更适用于急性胰腺炎后期的诊断，特别是在血清淀粉酶和尿淀粉酶已恢复正常时，更有诊断意义。此外，脂肪酶诊断特异性也高于淀粉酶。如腮腺炎伴发腹痛时，可用脂肪酶做鉴别诊断。因为单纯腮腺炎不累及胰腺，只表现为淀粉酶升高而脂肪酶正常
胰蛋白酶原Ⅱ	虽然胰液中含有大量的胰蛋白酶，正常时却很少进入血液循环。血清放免法测定参考值小于400μg/L，急性胰腺炎时可增高10~40倍，阳性率约为淀粉酶的2倍。检测尿中的胰蛋白酶原Ⅱ方法简单、灵敏度高，与胰腺炎的严重程度有很好的相关性。有研究报道急性胰腺炎时尿胰蛋白酶原Ⅱ检测的特异性为95%，敏感性为94%，优于淀粉酶，是一个比较敏感而特异的诊断指标，可作为急诊时的筛选试验
磷脂酶 A2	磷脂酶 A2 由胰腺腺泡合成，以磷脂酶 A2 的酶原形式分泌，其激活时在氨基端裂解下来的一段多肽称为磷脂酶 A2 活性肽（PLAP）。急性胰腺炎时磷脂酶 A2 活性升高，其增高水平与疾病严重程度、预后密切相关，诊断急性坏死型胰腺炎的敏感性为75%，特异性为78%，阳性预测值71%。PLAP 的浓度可反映磷脂酶的激活情况，利用放免法测定尿 PLAP 的峰值出现在急性胰腺炎发作后12~24小时，且与疾病的严重程度正相关，是较灵敏的诊断指标

3. 急性胰腺炎重点关注的几项肾功能指标　急性胰腺炎可合并有肾脏损害，不同患者表现不尽相同，轻者仅出现轻度肾小管及肾小球功能异常，重症急性胰腺炎（severe acute pancreatitis，SAP）常发生少尿、急性肾衰竭。致病机制也和胰酶直接作用、炎性介质以及低氧低灌注有关。严重的肾脏损害被称为胰性肾病，其发生率在 SAP 可达23%，病死率可达50%。主要表现为氮质血症，早期表现为食欲缺乏，后出现频繁的恶心、呕吐。尿量减少，血尿素氮、血肌酐升高；等渗尿，尿比重下降，尿钠排泄增加；肾小管性蛋白尿，淀粉酶清除率/肌酐清除率比值升高。病情进一步发展为少尿、无尿，急性肾衰竭。主要监测指标包括尿量、尿常规、尿渗透压、24小时尿蛋白、尿钠、血尿素氮、血肌酐、B2微球蛋白、肾小球滤过率、肾脏 B 型超声、肾脏核素扫描等。

（二）急性胰腺炎诊断标准

作为急腹症之一，应在患者就诊后48小时内明确诊断，一般具备下列3条中任意2条即可诊断。

1. 急性、持续中上腹痛。
2. 血淀粉酶或脂肪酶＞正常值上限3倍。
3. 急性胰腺炎的典型影像学改变。

（三）急性胰腺炎诊断流程（图 13-7）

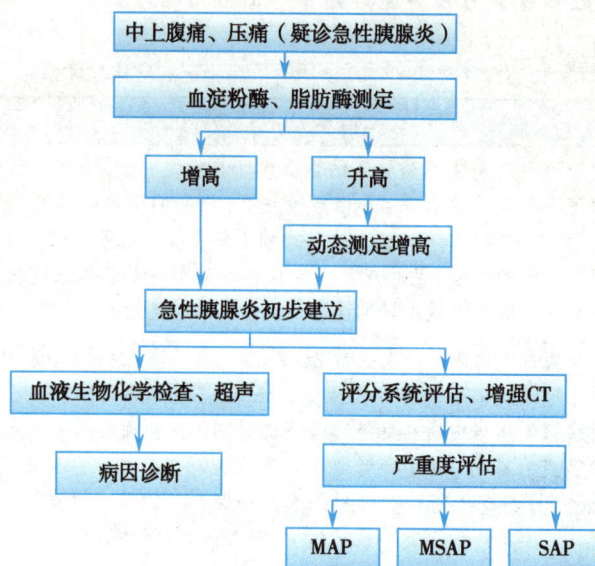

图 13-7　急性胰腺炎的诊断流程

MAP：轻度急性胰腺炎；MSAP：中度急性胰腺炎；SAP：重度急性胰腺炎

二、胰腺炎严重程度判定的 Ranson 标准

20 世纪 70 年代初，Ranson 在研究了 100 名急性胰腺炎患者入院 48 小时的情况后，提出了 Ranson 评分系统。当时其评分系统被认为是急性胰腺炎严重程度估计指标的里程碑。

（一）Ranson 评分细则

知识点 13-7　胰腺炎严重程度判定的 Ranson 标准

该评分系统包括入院时的 5 项临床指标和入院后 48 小时的 6 项指标，各项 1 分，合计 11 分，评分在 3 分以上时即为重症胰腺炎。3 分以下病死率 0.9%，3～4 分为 16%，5～6 分为 40%，6 分以上为 100%。Ranson 评分细则见表 13-6。

表 13-6　Ranson 评分细则

入院时指标	入院后 48 小时指标
年龄大于 55 岁	Hct 减少大于 10%
白细胞数大于 $16 \times 10^9/L$	血 BUN 升高大于 1.8mmol/L
血糖大于 11.1mmol/L	PaO_2 小于 60mmHg
LDH 大于 350U/L	碱缺失大于 4mmol/L
AST 大于 250U/L	血钙浓度小于 2mmol/L
	体液丢失量大于 6L

（二）Ranson 评分的评价

Ranson 评分系统在重症胰腺炎的诊疗过程中曾发挥了很大的作用，但由于其评分是根据病人入院至 48 小时的病情变化，不能动态观察并估计严重度，而且评分无病人的以往健康状况，并且对比 CT 等影像学检查发现其特异性、敏感性均较差。

（蒋显勇）

小　结

　　本章讲述胃部疾病与检验、肠道疾病与检验以及胰腺炎的检验。每一节都对最常见的几种疾病的临床症状、检验项目以及诊断思路作了论述。

　　胃部疾病中消化性溃疡是最常见危害又较重的疾病，消化性溃疡的临床检验诊断有胃酸分析，血液化学以及检测幽门螺杆菌等辅助手段。肠道疾病有多种表现，其中溃疡性结肠炎、慢性腹泻比较常见。对粪便的病原学检测和生化分析有助于对肠道消化功能了解和是否感染的诊断。胰腺炎是最常见也是最凶险的胰腺疾病。对于胰腺炎的诊断，首选淀粉酶测定，其具有简单、快速并具有决定性意义。血液淀粉酶容易排泄至尿中，同时检测血液和尿淀粉酶更有助于发作不同时间胰腺炎的诊断。血液脂肪酶不容易排泄至尿中而具有敏感性；不受唾液腺影响而具有特异性；尿胰蛋白酶Ⅰ与胰蛋白酶Ⅱ比值测定也有助于胰腺炎的诊断。

第十四章

内分泌疾病检验

学习目标与要求

　　掌握　肾上腺疾病、甲状腺疾病、下丘脑 - 垂体疾病、性腺疾病的常用检验指标,常见肾上腺疾病、甲状腺疾病、下丘脑 - 垂体疾病、性腺疾病的诊断标准。
　　熟悉　常见肾上腺疾病、甲状腺疾病、下丘脑 - 垂体疾病、性腺疾病的诊断流程。
　　了解　常见内分泌系统疾病的概念和病因。

　　内分泌(endocrine)是指机体通过腺体或特定的细胞,合成具有生物活性的物质并释放入血液循环中,调节各系统、器官、细胞代谢和功能,维持内环境稳定的过程。人体主要内分泌腺包括:下丘脑、垂体、甲状腺、甲状旁腺、肾上腺、胰岛、性腺及其他分布在心血管、胃肠、肾、脂肪组织、脑(尤其下丘脑)的内分泌组织和细胞。正常情况下体内的各种激素在神经系统参与下,通过精细的调节,维持在与机体所处发育阶段及功能状态相适应的水平。血液中激素水平可通过下丘脑 - 腺垂体 - 内分泌腺调节轴进行的多种反馈调节。

第一节　肾上腺疾病检验

　　肾上腺是由中心部的髓质和周边部的皮质两个独立的内分泌器官组成。肾上腺皮质由外至内分为球状带、束状带和网状带:①球状带分泌盐皮质激素(mineralocorticoid),主要是醛固酮(aldosterone, ALD),属于肾素 - 血管紧张素 - 醛固酮系统(rein-angiotensin-aldosterone-system, RAAS),主要参与血压和体内水盐代谢的调节;②束状带分泌糖皮质激素(glucocor-ticoids, GC),主要是皮质醇(cortisol),属于促肾上腺皮质释放激素(corticotropin-Releasing Hormone, CRH) - 促肾上腺皮质激素(adrenocorticotropic Hormone, ACTH) - 皮质醇(cortisol)轴,即:下丘脑 - 垂体 - 肾上腺轴(the hypothalamic-pituitary-adrenal axis, HPA),主要参与应激反应、物质代谢和免疫功能的调节;③网状带分泌性激素,如脱氢异雄酮(dehydroe-piandrosterone)、雄烯二酮(androstenedione)及少量雌激素,主要参与性腺(睾丸或卵巢)功能和代谢的调节。肾上腺髓质主要由嗜铬细胞和神经突触组成,主要合成和分泌肾上腺素(epinephrine, E)、去甲肾上腺素(norepinephrine, NE)、多巴胺(dopamine, DA),这三个激素统称为儿茶酚胺(catecholamine, CA),其作用主要是在紧急情况时,通过交感神经为机体创造应急反应。

一、库欣综合征

　　库欣综合征(Cushing's syndrome, CS)是机体组织长期暴露于异常增高糖皮质激素下引起的一系列临床症状和体征。因垂体病变而导致 ACTH 过量分泌致病者称之为库欣病

（Cushing's disease，CD）。CS 主要病因是垂体腺瘤、下丘脑 - 垂体功能紊乱、原发性肾上腺皮质肿瘤、异源性 ACTH 或 CRH 综合征等，主要表现为满月脸、多血质外貌、向心性肥胖、痤疮、紫纹、高血压、继发性糖尿病和骨质疏松等。

（一）库欣综合征检验

1. 血浆激素测定 直接测定与肾上腺皮质相关的激素。

（1）血浆促肾上腺皮质激素测定：由垂体分泌，受下丘脑 CRH 的影响，有明显的昼夜节律性。

（2）血皮质醇和皮质醇节律测定：①血浆总皮质醇测定：正常人的血总皮质醇以上午最高，午夜最低，男女无显著性差异；②血浆游离皮质醇测定：其不受皮质醇结合球蛋白（cortisol binding globulin，CBG）影响，反映直接发挥生理作用的皮质醇的量；③皮质醇昼夜节律测定：正常人 24 小时血浆皮质醇浓度曲线可有多种类型和一定差异，CS 病人早期表现为 ACTH 及皮质醇昼夜节律的消失。

2. 尿中激素及其代谢产物测定 ①24 小时尿游离皮质醇：可反映肾上腺皮质的功能状态；②尿 17 羟皮质类固醇（17-hydroxycorticosteroids，17-OHCS）和 17- 酮皮质类固醇（17-ketosteroids，17-KS）测定：是肾上腺皮质分泌的皮质醇经肝脏降解后从尿液排出的产物，女性尿中的 17-KS 可反映肾上腺皮质功能。

3. 下丘脑 - 垂体 - 肾上腺轴动态试验

（1）促肾上腺皮质激素兴奋试验：ACTH 可迅速刺激肾上腺皮质合成释放皮质醇。利用外源性 ACTH 对肾上腺皮质的兴奋作用，测定尿和血中肾上腺皮质激素及其代谢产物的变化可了解 HPA 功能状态，判定肾上腺皮质的最大反应能力。

（2）促肾上腺皮质释放激素兴奋试验：纳洛酮（naloxone，NAL）可促进下丘脑释放 CRH，间接引起垂体 ACTH 分泌。应用 NAL 后，测定血浆 ACTH 可了解垂体的 ACTH 细胞贮备量及肾上腺皮质对垂体和下丘脑的反馈关系。

（3）地塞米松抑制试验：地塞米松（dexamethasone，DXM）属于人工合成 GC 类药物，对垂体释放 ACTH 有抑制作用，使肾上腺 ACTH 分泌减少，血、尿中的皮质醇降低，尿 17-OHCS 和 17-KS 减少。常用方法：①小剂量 DXM 抑制试验（low dose dexamethasone suppression test，LDDST）：正常人服 DXM 抑制下丘脑 - 垂体 - 肾上腺轴，血 ACTH 水平下降，Cushing 综合征患者血 ACTH 不出现反馈抑制，肾上腺肿瘤患者血 ACTH 明显下降；②大剂量 DXM 抑制试验（high-dose dexamethasone suppression test，HDDST）：如果小剂量法结果阴性（17-OHCS 无明显下降），大剂量仍不能抑制，提示肾上腺有自主分泌的皮质腺瘤，或异位 ACTH 分泌综合征；③午夜小剂量 DXM 抑制试验：正常人皮质醇分泌午夜以后上升，在血皮质醇未开始升高前，服用外源性 DXM，测最大抑制 ACTH。

4. 基因检测 对库欣综合征的确诊主要依靠 LDDST 阳性，血 ^{18} 羟和 ^{18} 氧皮质醇含量升高和检测到异常的 *CYP11B1/CYP11B2* 嵌合基因。

（二）库欣综合征诊断标准

在临床上，有下述表现可做筛查试验：①外貌及体型的改变，如肥胖尤其是向心性肥胖；②高血压，尤其是伴有低血钾者；③IGT 或糖尿病；④不明原因的精神失常等表现；⑤多尿，尤其是伴尿钾排泄增多者；⑥血红蛋白升高，血细胞比积增加者；⑦高皮质醇血症者，应想到 Cushing 综合征的可能。

知识点 14-1 库欣综合征诊断标准

1. 筛查试验 ①两次 24 小时尿游离皮质醇（UFC）≥本实验室正常值高限；②过夜 1mg 地塞米松抑制试验（1mg DST），血皮质醇 > 1.8μg/dl（> 50nmol/L）；③两次深夜（23:00）唾液皮质醇 > 145μg/dl（> 4nmol/L）；④经典 LDDST，服药后血皮质醇 > 1.8μg/dl（> 50nmol/L）。

以上试验选用一项即可。

2. 确诊试验 血皮质醇昼夜节律或 LDDST+ 促肾上腺皮质激素释放激素兴奋试验（Dex-CRH）。

3. 结果判断 若筛查试验和确诊试验均阳性，则库欣综合征诊断成立。若筛查试验阳性、确诊试验阴性，但临床高度可疑，则应定期复查。

（三）库欣综合征检验诊断流程（图14-1）

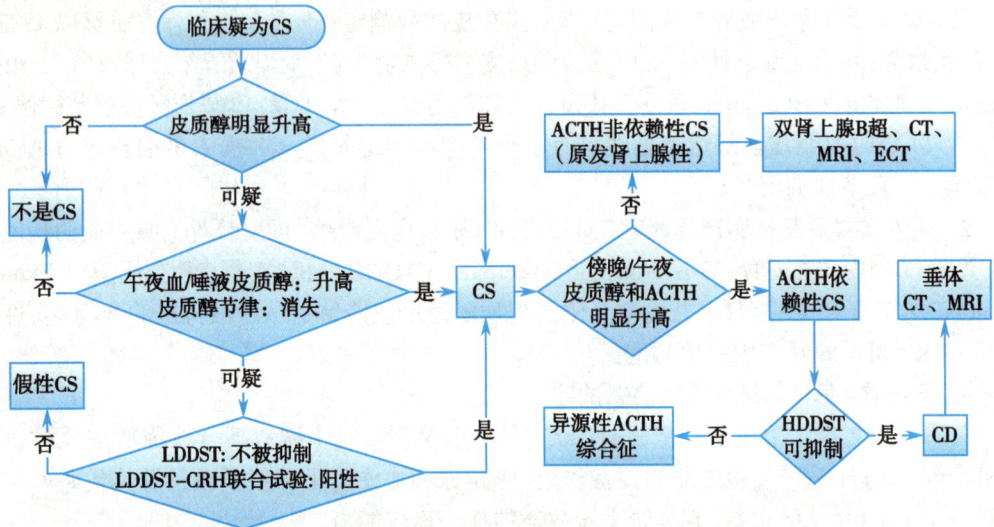

图 14-1 库欣综合征的诊断和鉴别诊断流程

二、醛固酮增多症

醛固酮增多症（aldosteronism）可分为原发性和继发性两类，前者是由于肾上腺皮质本身病变（肿瘤或增生），分泌过多的 ALD，导致水钠潴留、血容量扩张、肾素 - 血管紧张素系统活性受抑制，称原发性 ALD 增多症；后者则是肾上腺皮质以外的因素兴奋肾上腺皮质球状带，使 ALD 分泌增多，称继发性 ALD 增多症。继发性 ALD 增多症分为两大类：一类是使有效血容量减少的疾病，如肾动脉狭窄、充血性心力衰竭、失盐性肾病、滥用利尿药等；另一类是肾素原发性增多，如肾素瘤、Bartter 综合征。主要临床表现为：高血压、低血钾、肌无力和周期性瘫痪、尿比重低、钾排出增多、血浆容量增加、心肌肥厚、心电图有低钾表现等。

（一）醛固酮增多症检验

1. 血浆和尿液激素 直接测定 HPA 轴与 ALD 相关的激素：①血浆肾素活性测定：肾素主要由肾脏肾小球细胞产生、贮存、分泌，是 RAAS 的主要激素；②血浆 ALD 测定：主要用于原发性或继发性 ALD 增多症的诊断和鉴别诊断；③尿 ALD 测定：一般与血浆 ALD 测定同时进行，意义与血 ALD 相同。

2. 下丘脑 - 垂体 - 肾上腺轴动态试验

①DXM 抑制试验：利用 DXM 对垂体释放 ACTH 的抑制作用，了解 HPA 轴功能是否正常，而判断病变的器官。

②卡托普利抑制试验：口服卡托普利（开博通）后，抑制血管紧张素，从而抑制血清醛固酮分泌。但对于自主性分泌醛固酮的患者，无明显抑制作用，因此，该方法可用于区分原发性 ALD 增多症和原发性高血压。

③ ALD/肾素比率测定：为 ALD 不适当分泌的良好指标，主要用于在高血压人群中筛选原发性 ALD 增多症病人。

④盐抑制试验：正常人及一般高血压的病人，高钠饮食后，ALD 的分泌受到抑制，肾远曲小管对钠的重吸收减少，而原发性 ALD 增多症病人由于腺瘤能自主分泌 ALD，高钠摄入，低血钾变得更明显。

（二）醛固酮增多症的诊断标准

诊断分为筛查检验（以明确是否有高 ALD 血症）和确诊试验（以确定其病因类型）。

知识点 14-2　醛固酮增多症的诊断标准

1. 筛查试验　血浆醛固酮 - 肾素比值（ARR）测定。筛查试验须针对高危人群进行。高危人群：①不同时间段检测 3 次的血压均持续高于 150/100mmHg；②血压高于 140/90mmHg 且对 3 种常见抗高血压药物（包括利尿剂）耐受；③需接受四联以上的抗高血压药联合治疗且血压低于 140/90mmHg；④高血压合并肾上腺偶发瘤；高血压伴睡眠呼吸暂停；⑤高血压具有早发性高血压家族史或年轻时即发生脑血管意外（<40 岁）；⑥高血压原发性醛固酮增多症患者的一级亲属。

2. 确诊试验　卡托普利试验、盐抑制试验、地塞米松抑制试验。

（三）醛固酮增多症的实验诊断流程（图 14-2）

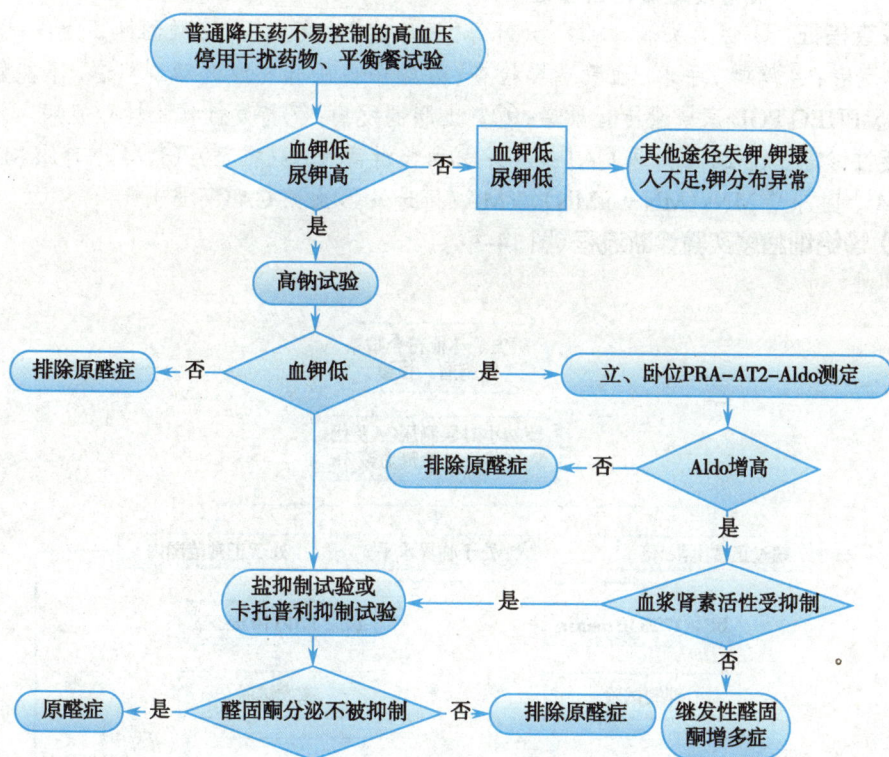

图 14-2　原发性醛固酮增多症实验诊断流程

三、嗜铬细胞瘤

嗜铬细胞瘤（pheochromocytoma）为起源于神经外胚层嗜铬组织的肿瘤，主要分泌儿茶酚胺，在胚胎期分布广泛，出生后仅少量残留在肾上腺髓质、交感神经节和体内其他部位。可形成肿瘤并合成及释放儿茶酚胺，临床表现主要为高血压、头痛、心悸、高代谢状态、高血糖等症状。

（一）嗜铬细胞瘤的检验

1. 可乐定抑制试验　可乐定可抑制神经源性因子所引起儿茶酚胺的释放，而对嗜铬细胞瘤患者升高的儿茶酚胺无明显抑制作用。

2. 血浆去甲肾上腺素类物质检测　去甲肾上腺素类物质（metanephrines，MNs）包括间甲肾上腺素（metanephrine，MN）和去甲变肾上腺素（normetanephrine，NMN），二者在嗜铬细胞瘤患者显著增高。

3. 血 CA 测定　血浆 CA 水平反映交感 - 肾上腺髓质系统的活性或功能状态，对诊断嗜铬细胞瘤、肾上腺髓质增生以及神经母细胞瘤有重要意义。

4. 尿 CA 测定　尿 CA 包括 E、NE 和少量多巴胺。24 小时尿 CA 测定对诊断嗜铬细胞瘤、肾上腺髓质增生以及成神经细胞瘤有重要意义。

5. 尿 CA 代谢产物的测定　CA 几乎全部在体内代谢，仅有少量 CA 出现在尿中，而 E 和 NE 的代谢产物 3- 甲氧基 -4 羟基扁桃酸，亦称香草基苦杏仁酸（vanillylmandelic acid，VMA），可从尿中排出。嗜铬细胞瘤伴持续性高血压病人或阵发性高血压的发作时，尿 VMA 排量高于正常。

6. 24 小时尿总去甲肾上腺素类物质　即 MN＋NMN，在嗜铬细胞瘤患者显著增高。

（二）嗜铬细胞瘤诊断标准

知识点 14-3　嗜铬细胞瘤诊断标准

1. 筛查指征　①伴有头痛、心悸、大汗等"三联症"的高血压；②顽固性高血压；③血压易变不稳定者；④麻醉、手术、血管造影检查、妊娠中血压升高或波动剧烈者，不能解释的低血压；⑤PHEO/PGL 家族遗传背景者；⑥肾上腺偶发瘤；⑦特发性扩张性心肌病。

2. 定性诊断　①24 小时尿 CA（推荐）；②血浆游离 MNs（推荐）；③24 小时尿 MNs（推荐）；④24 小时尿总 MNs（MN＋NMN）、VMA（可选）；⑤血浆 CA（可选）。

（三）嗜铬细胞瘤实验诊断流程（图 14-3）

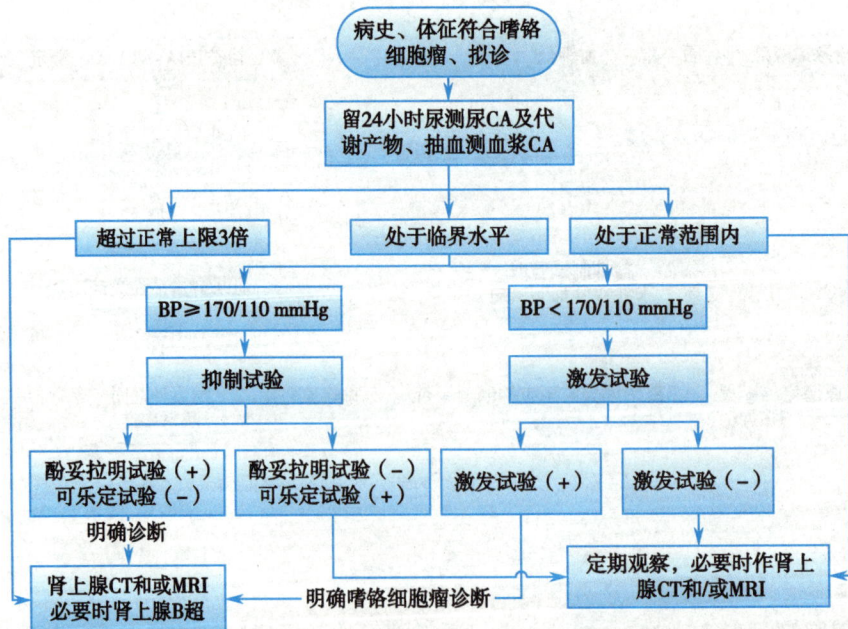

图 14-3　嗜铬细胞瘤实验诊断流程

四、Addison 病

肾上腺皮质功能减退症（adrenocortical insufficiency，ACI）是肾上腺无法分泌足够的皮质醇所引发的疾病。按病因可分为原发性和继发性，原发性者又称 Addison 病（艾迪生病）。原发性 ACI 常见病因为肾上腺的原发性损害，如自身免疫性疾病、并发出血性梗死、结核感染、转移瘤等。继发性 ACI 是由于下丘脑 - 垂体病变引起，如鞍区肿瘤、自身免疫性垂体炎、外伤等，产后大出血可引起垂体大面积坏死，即席汉综合征等。

（一）Addison 病检验

1. 激素测定　直接测定与 HPA 轴相关的血、尿激素：①血浆 ACTH 测定：ACTH 由垂体分泌，受下丘脑 CRH 的影响，有明显的昼夜节律性，可协助判断肾上腺皮质功能减退的病因；②尿游离皮质醇：24 小时尿游离皮质醇可反映肾上腺皮质的功能状态；③尿 17-OHCS 和 17-KS 测定：在肾上腺皮质及垂体功能低下者均下降。

2. 下丘脑 - 垂体 - 肾上腺轴动态试验　① ACTH 兴奋试验：可了解下丘脑 - 垂体 - 肾上腺皮质调节轴功能状态，判定肾上腺皮质的最大反应能力；② CRH 兴奋试验：应用 NAL 后，测定血浆 ACTH 可了解垂体的 ACTH 细胞贮备量及肾上腺皮质对垂体和下丘脑的反馈关系。

3. 肾上腺自身抗体测定　在特发性艾迪生病病人血清中阳性率达 52.5%，可作为艾迪生病病因是特发性或为继发性的鉴别指征。

（二）Addison 病的诊断标准

知识点 14-4　Addison 病的诊断标准

1. 筛查试验　①特征性皮肤色素沉着，全身虚弱，头晕，食欲减退，消瘦，低血压，直立性晕厥，心脏缩小，女性腋毛和阴毛稀少或脱落；②低血钠、高血钾、低血糖、葡萄糖耐量试验呈低平曲线。

2. 确诊试验　①血浆皮质醇及 24 小时尿游离皮质醇降低；② 24 小时尿游离皮质醇可避免血皮质醇的昼夜节律及上下波动，可反映肾上腺皮质功能的实际情况；③血浆 ACTH 明显增高；④肾上腺 CT 可发现病变。

（三）Addison 病的实验诊断流程（图 14-4）

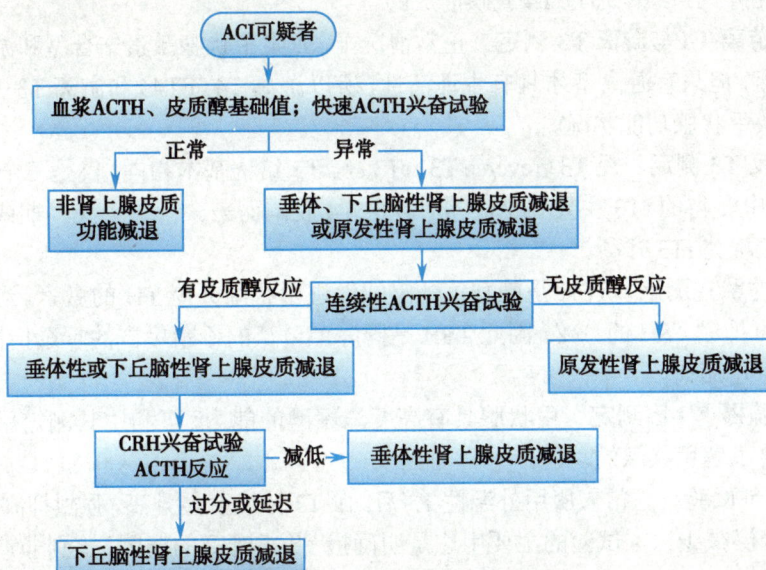

图 14-4　Addison 病实验诊断流程图

（张朝霞　张　琼）

第二节 甲状腺疾病检验

甲状腺组织的基本单位是甲状腺滤泡，其基本功能是浓聚无机碘和合成、分泌甲状腺激素（thyroid hormones，TH）。TH 的合成和分泌主要受下丘脑 - 垂体 - 甲状腺轴调节。血液中游离 T3、T4 水平，负反馈地调节下丘脑对促甲状腺素释放激素（thyrotro-pin-releasing hormone，TRH）及垂体对促甲状腺激素（thyrotropin，thyroid stimulating hormone，TSH）的释放。TRH 为下丘脑产生的一种三肽激素，主要作用为促进腺垂体合成和释放 TSH，亦有弱的促生长激素和催乳素释放作用。

知识点 14-5 甲状腺功能亢进和功能减退诊断

甲状腺功能亢进和功能减退，直接测定甲状腺分泌的 TH 和脑垂体分泌的 TSH，即可初步判断甲亢、甲减及发病部位，而 TRH 兴奋试验用于判断垂体 TSH 细胞贮备量和对 TRH 的敏感性，甲状腺球蛋白及自身抗体测定用于判断病因。

一、甲状腺功能亢进

甲状腺功能亢进症（hyperthyroidism）简称甲亢，系指由多种病因导致体内 TH 分泌过多，引起以神经、循环、消化等系统兴奋性增高和代谢亢进为主要表现的一组疾病的总称。在临床上以弥漫性毒性甲状腺肿伴甲亢（Graves 病，GD）最常见，约占所有甲亢患者的85%，其次为结节性甲状腺肿伴甲亢和亚急性甲状腺炎伴甲亢，其他少见的病因有碘甲亢，垂体性甲亢（TSH 瘤）等。其发病机制主要是甲状腺合成、分泌甲状腺激素过多（甲亢），或甲状腺因破坏而释放甲状腺激素过多（甲状腺炎）、异位甲状腺组织分泌或外源性甲状腺素的使用等。典型临床表现是甲状腺肿大、高代谢综合征、突眼。

（一）甲状腺功能亢进的检验

1. 血清总 T4 测定　血清中的总 T4（TT4）全部由甲状腺分泌而来，故 TT4 是反映甲状腺功能状态的较好指标。

2. 血清总 T3 测定　血清中总 T3（TT3）仅 15%～20% 由甲状腺直接分泌而来，80% 以上的 TT3 是在外周组织中通过 T4 脱碘而成的。

3. 血清游离 T4 与游离 T3 测定　正常情况下，血浆甲状腺激素结合型和游离型之间存在着动态平衡，但只有游离型才具有生理活性，所以游离 T4（FT4）和游离 T3（FT3）的水平更能真实反映甲状腺功能状况。

4. 血清反 T3 测定　反 T3（reverse T3，rT3）与 T3 结构基本相同，仅是三个碘原子在 3、3、5 位，血清中测得的 rT3 主要（95%～98%）由 T4 脱碘而来。一些甲亢早期或甲亢复发初期患者可仅表现为 rT3 升高。

5. 垂体性甲亢测定　TSH 是腺垂体分泌的促进甲状腺分泌 TH 的激素，当甲状腺分泌 TH 增多时，可抑制 TSH 的分泌，因此 TSH 是国际上公认的诊断甲亢的首选指标，可作为单一指标进行甲亢筛查。

6. 甲状腺摄 ^{131}I 率测定　甲状腺具有高度浓聚碘的能力，可利用其测定甲状腺浓集碘的功能来间接了解甲状腺的功能。

7. T3 抑制试验　正常人服用外源性 T3 后，血 T3 浓度明显升高，强烈抑制垂体 TSH 细胞，致 TSH 分泌减少。本试验的主要用途是明确摄 ^{131}I 率升高的病因，鉴别非毒性甲状腺肿和 GD。

8. 促甲状腺素释放激素兴奋试验　TRH 是下丘脑合成及分泌的一种下丘脑激素，可以促进垂体 TSH 的合成与分泌。注射 TRH 后，血浆 TSH 升高程度可反映垂体 TSH 细胞贮备量和对 TRH 的敏感性。

9. 生长抑素抑制试验 生长抑素除了可以抑制垂体生长激素、GH、胰岛素、胃泌素等的分泌外，也抑制 TSH 的释放。可用于评价甲状腺病因和治疗反应。

10. 甲状腺自身抗体测定 甲状腺组织成分的抗原性较强，可产生的自身抗体很多，最主要的是抗甲状腺球蛋白抗体（anti-thyroglobulin antibody，TGAb）和抗甲状腺过氧化物酶抗体（anti-thyroperoxdase，TPOAb），促甲状腺素受体抗体（TRAb）等。自身抗体的产生是导致部分甲状腺炎患者发生的致病因素。

（二）甲状腺功能亢进诊断标准

知识点 14-6 甲状腺功能亢进诊断标准

1. 功能诊断 ①高代谢临床表现；②甲状腺激素水平增高的依据：TT4，FT4（或 TT3、FT3）增高及 TSH 降低；③反映垂体甲状腺轴调节异常：TRH 兴奋试验（已经被高敏感的 TSH 测定所替代）、T3 抑制试验。

2. 病因诊断 Graves 病的诊断标准：①临床甲亢症状和体征；②甲状腺弥漫性肿大（触诊和 B 超证实），少数病例可以无甲状腺肿大；③血清 TSH 浓度降低，TH 浓度升高；④眼球突出和其他浸润性眼征；⑤胫前黏液性水肿；⑥甲状腺 TSH 受体抗体（TRAb 或 TSAb）阳性。以上标准中，①、②、③项为诊断必备条件，④、⑤、⑥项为诊断辅助条件。

（三）甲状腺功能亢进的实验诊断流程（图 14-5）

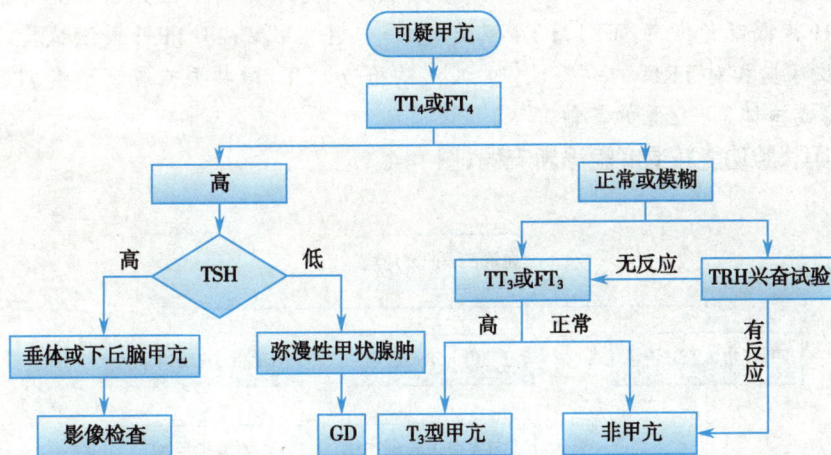

图 14-5 甲亢的诊断流程图

二、甲状腺功能减退症

甲状腺功能减退症（hypothyroidism）简称甲减，为各种原因所致甲状腺激素合成及分泌减少，或甲状腺激素生理效应不好而致的全身性疾病。按起病年龄可分为三型，功能减退始于胎儿或新生儿者称呆小病（cretinism）；始于性发育前儿童称幼年型甲减；始于成人称成年型甲减。呆小病由于因母体缺碘，供应胎儿的碘缺乏，或甲状腺发育不全、TH 合成障碍，引起 T3、T4 合成减少，导致智力和体格均出现发育障碍的特征性症状。而幼年型甲减和成年型甲减可分为 TH 缺乏、TSH 缺乏和周围组织对 TH 不敏感三类，主要由于甲状腺原发性和继发性病变致 TH 缺乏，垂体因肿瘤、手术、放疗和产后坏死致 TSH 缺乏，下丘脑肿瘤等因素使 TRH 分泌不足致 TSH 及 TH 相继减少，以及家族遗传性 TH 不敏感综合征。表现为低代谢综合征、黏液性水肿、精神神经系统异常及内分泌系统紊乱。

（一）甲状腺功能减退症的检验

反映甲状腺功能状态的指标除上述血清 TT4 测定、FT4 与 FT3 测定、TSH 测定、TRH 兴奋试验等以外，还有以下两项测定。

1. 甲状腺自身抗体测定　是自身免疫性甲状腺炎患者发生甲减的致病因素。

2. 基因突变分析　①TSH 受体基因分析：目前发现的突变类型有 Pro162Ala、Ile167Asp、Pro556Leu、Arg109Glu 以及 Trp546X（X 为终止密码）；②T3 受体（T3R）基因分析：最常见的突变为其激素结合区的点突变，少数为受体基因的部分缺失；③先天性 *TPO* 基因缺陷分析：人类 *TPO* 基因位于 2 号染色体短臂，突变后使其失去对碘的有机化活性；④*Tg* 基因突变分析：*Tg* 基因位于 8q24，*Tg* 基因突变可引起 *Tg* 合成异常、*Tg* 转运缺陷或 *Tg* 结构异常而导致甲减；⑤先天性 TSHβ 亚基分析：目前已经发现的基因点突变有 Gly29Arg，Glu12Thr，Cys105Val，Val114Thr 等；⑥*NIS* 基因突变分析：目前已鉴定出的 *NIS* 基因突变类型有 G93R、Q267E、C272X、T354P、Y531 和 G543E。这些基因只有当两个等位基因均有突变时才有临床型甲减的表现，出现碘的浓聚功能减退或丧失。

（二）甲状腺功能减退症诊断标准

知识点 14-7　甲状腺功能减退症诊断标准

1. 筛查试验　①甲减的症状和体征；②TSH 增高，FT4 减低考虑原发性甲减可能。但单凭一次的血清 TSH 测定不能诊断为甲减，对临界性 TSH 值要注意复查。

2. 病因诊断　①甲状腺自身抗体测定，阳性可考虑甲减的病因为自身免疫甲状腺炎；②血清 TSH 减低或者正常，TT4、FT4 减低，考虑中枢性甲减；③TRH 刺激试验，确定垂体 TSH 细胞贮备量和对 TRH 的敏感性；④X 线的检查、CT、磁共振或脑室造影，以寻找或排除颅内肿瘤或垂体、下丘脑的其他病变。

（三）甲状腺功能减退实验诊断流程（图 14-6）

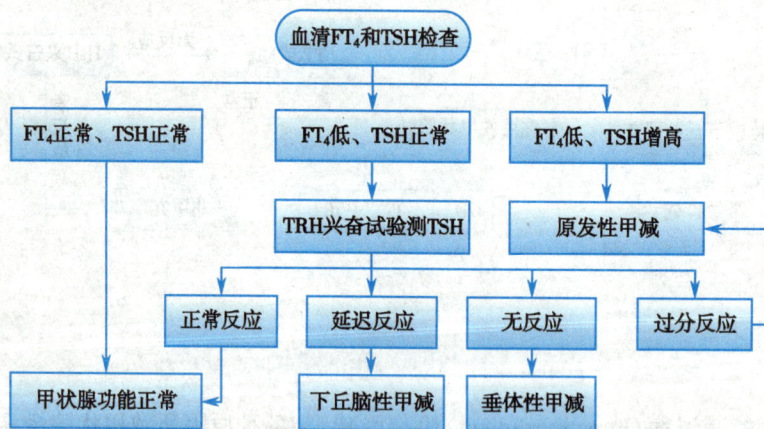

图 14-6　甲状腺功能减退实验诊断流程图

三、非毒性甲状腺肿

非毒性甲状腺肿（nontoxic goiter）又称为单纯性甲状腺肿（simple goiter），是由于缺碘或其他非炎性原因阻碍 TH 合成分泌不足，TSH 分泌增多，甲状腺滤泡上皮增生，滤泡内胶质堆积而使甲状腺代偿性肿大。一般无临床症状，主要表现为甲状腺肿大，部分病人后期可引起压迫症状。非毒性甲状腺肿有 2 种类型，一种是地方性甲状腺肿（endemic goiter），表现为甲状腺呈弥漫性或多结节性肿大，呈地方性分布，常为缺碘所致；另一种是散发性甲状腺肿（sporadic goiter），呈散发分布，主要是因先天性 TH 合成障碍或致甲状腺肿物质等所致，但也可无明显原因。

（一）非毒性甲状腺肿检验

反映甲状腺功能状态的指标除上述血清 TT_4、TT_3 测定，TSH 测定，甲状腺自身抗体测定外，还有以下几项测定指标。

1. 血清甲状腺球蛋白　甲状腺球蛋白（thyroglobulin, Tg）在甲状腺炎症时常升高。

2. 甲状腺摄 ^{131}I 率测定　测定甲状腺浓集碘的功能来间接了解甲状腺的功能，判断是否呈碘饥饿曲线。

3. 尿碘测定　反映人体碘营养水平的指标。

（二）非毒性甲状腺肿诊断标准

知识点 14-8　非毒性甲状腺肿诊断标准

1. 地方性甲状腺肿　①甲状腺肿大超过受检者拇指末节，或小于拇指末节而有结节者；②排除甲亢、甲状腺炎、甲状腺癌等其他甲状腺疾病；③尿碘低于 50μg/g Cr，吸碘率呈碘饥饿曲线可做参考。

2. 散发性甲状腺肿　①血清 TT_4、TT_3 正常，TT_4/TT_3 的比值常增高；②血清 Tg 水平增高，增高的程度与甲状腺肿的体积成正相关；③血清 TSH 水平一般正常；④血清甲状腺自身抗体阳性；⑤应排除甲亢、甲减、桥本甲状腺肿、急性甲状腺炎、亚急性甲状腺炎、无痛性甲状腺炎、甲状腺癌等疾病后可诊断为单纯性甲状腺肿。

（三）非毒性甲状腺肿实验诊断流程（图 14-7）

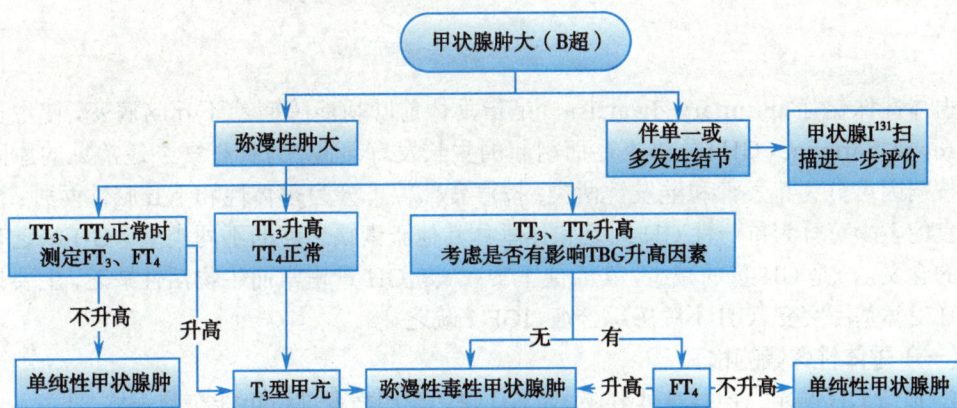

图 14-7　非毒性甲状腺肿实验诊断流程图

（张朝霞　张　琼）

第三节　下丘脑 - 垂体疾病检验

下丘脑是人体内的神经 - 内分泌高级调节中枢，也是神经调节和内分泌调节的汇合部位与转换站。下丘脑与垂体功能、性腺活动、体温调节、食欲控制及水的代谢均有极密切的关系，可以分泌多种促垂体激素释放激素、垂体激素释放抑制因子、抗利尿激素、催产素等多肽。垂体分为神经垂体和腺垂体，其中垂体前叶和中叶总称腺垂体，可分泌一系列蛋白质和多肽激素，下丘脑 - 垂体可合成和分泌的激素见表 14-1。此外，还可分泌许多神经递质、细胞因子、生长因子、兴奋性氨基酸、NO 等物质，并不断发现新的激素和活性物质。下丘脑神经分泌细胞又含有各种激素受体，接受旁分泌 / 自分泌激素、垂体激素、循环血液而来的内分泌激素与代谢物的反馈调节。垂体根据细胞分泌颗粒的激素性质可分为 GH 细胞，PRL 细胞、TSH 细胞、ACTH 细胞、LH/FSH 细胞等。

表 14-1　下丘脑 - 垂体激素

下丘脑	垂体	主要生理作用
GH 释放激素（GHRH）	刺激垂体释放 GH	促进机体生长
GH 抑制激素（GHIH）	抑制 GH 分泌及胰岛素、胰高糖素分泌	
催乳素抑制激素（PIF）	抑制 PRL 分泌	抑制乳房发育及泌乳
催乳素释放激素（PRH）	刺激 PRL 分泌	促进乳房发育及泌乳
促甲状腺激素释放激素（TRH）	刺激垂体分泌 TSH 和 PRL	促进 TH 合成及释放，刺激乳房发育及泌乳
促肾上腺皮质素释放激素（CRH）	刺激垂体分泌 ACTH	促进肾上腺皮质激素合成及释放
促性腺激素释放激素（GnRH）	刺激垂体分泌 LH 及 FSH	促排卵和黄体生成，刺激孕、雄激素分泌
促黑素细胞激素释放因子（MRF）	兴奋 MSH 的释放和合成	促黑色细胞合成黑色素
促黑素细胞激素抑制因子（MIF）	抑制 MSH 释放和合成	抑制黑色细胞合成黑色素
抗利尿激素（ADH, AVP）	垂体后叶贮存、释放	收缩血管，促进集尿管对水重吸收
催产素（OXT）	垂体后叶	促进子宫平滑肌收缩，乳腺射乳，加速精子发育成熟

一、垂体性侏儒症

垂体性侏儒症（pituitary dwarfism）是指垂体前叶功能障碍或下丘脑病变，使生长激素（growth hormone, GH）分泌不足而引起的生长发育缓慢，为身材矮小最常见的原因之一。按病因可分为特发性和继发性两类；按病变部位可分为垂体性和下丘脑性两种；按受累激素的多少可分为单一性 GH 缺乏和伴垂体其他激素缺乏症的不同类型。GH 缺乏有两方面的含义，一是 GH 量的减少，其活性正常；二是 GH 量正常而生物活性缺乏，主要见于 GHRH 受体基因突变、GH 不敏感综合征、IGF-1 缺乏。

（一）垂体性侏儒的检验

1. 血清 GH 测定　由脑垂体分泌，当 GH 缺乏表明病变部位可能在脑垂体。

2. 垂体功能储备试验　可鉴别下丘脑性或是垂体本身原因引起的腺垂体功能减退。

（1）GHRH 兴奋试验：正常人注射 GHRH 后 GH 分泌的峰值大于 7μg/L。如试验结果峰值＜5μg/L，则考虑为垂体疾患引起的 GH 缺乏。

（2）左旋多巴兴奋试验：口服左旋多巴后，于 0、30、60、90、120 分钟抽血测 GH。正常峰值在 60 分钟出现。GH 峰值过低，则提示垂体 GH 储备功能减退。

（3）可乐定激发试验：口服可乐定后，于 0、30、60、90、120 分钟抽血测 GH。正常峰值在 60 分钟出现。GH 峰值过低，则提示垂体 GH 储备功能减退。

（二）垂体性侏儒的诊断标准

知识点 14-9　垂体性侏儒的诊断标准

身高低于同年龄、同性别正常人 - 2SD 或第 3 百分位。生长速率＜4cm/ 年。X 线骨龄落后于同年龄、同性别正常均值 2 年以上。三种 GH 激发试验（左旋多巴、可乐定及 GHRH）的血 GH 峰值均＜10μg/L。排除其他造成生长迟滞的因素。

（三）垂体性侏儒的实验诊断流程（图14-8）

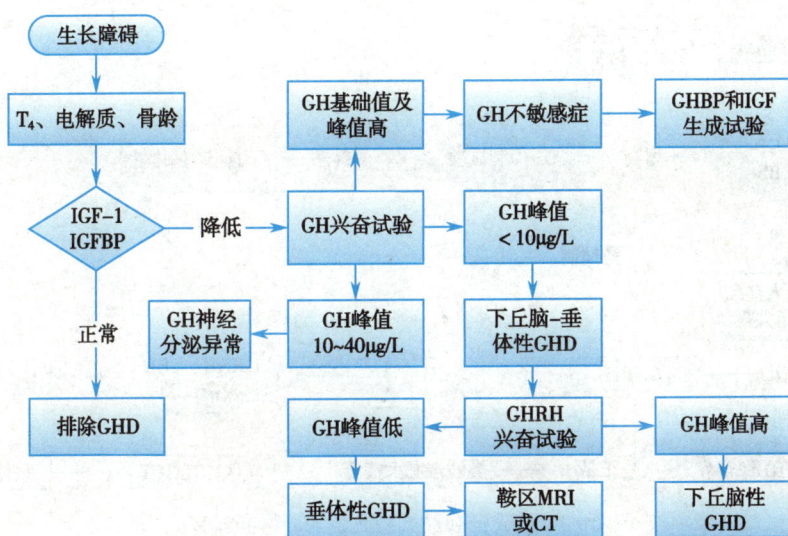

图14-8 垂体性侏儒实验诊断流程图

二、巨人症和肢端肥大症

肢端肥大症（acromegaly）和巨人症（gigantism）一般是由于GH持久过度分泌所引起的内分泌代谢疾病，GH过度分泌的原因主要为垂体GH瘤或垂体GH细胞增生，但肿瘤或增生的病因未明。发生在青春期后、骨骺已融合者表现为肢端肥大症，其发展慢，以骨骼、软组织、内脏的增生肥大为主要特征，发病年龄以20～29岁者为多见，无明显性别差异。发生在青春期前、骨骺未融合者可表现为巨人症，较少见，男性多于女性。一般认为，男性身高大于2.0m，女性身高大于1.85m者可称为巨人症。巨人症患者不仅骨骼异常，且内脏器官普遍增大。

（一）巨人症和肢端肥大症检验

1. 血清GH测定 由脑垂体分泌，可直接反映GH分泌情况。

2. TRH兴奋试验 注射TRH后正常人GH不增高，而GH腺瘤因细胞膜上有异常的TRH受体，故GH即显著升高，增加50%。

3. GH抑制试验（葡萄糖耐量试验） 正常人GH的分泌可以受到急性高血糖状态的抑制，而在垂体GH瘤患者由于GH瘤细胞分泌功能具有自主性，不受急性高血糖状态抑制。因此可用于诊断肢端肥大症或巨人症。

4. 血IGF-1测定 血清IGF-1水平是反映慢性GH过度分泌的最优指标。

5. 血IGF结合蛋白测定 IGF结合蛋白（IG-FBP）为血中存在的与IGF-1和IGF-2结合的蛋白质，IG-FBP至少有6种，与GH状态密切相关的是IG-FBP-1和IG-FBP-3。血IG-FBP-1测定对肢端肥大症和巨人症的诊断及疗效判断都具有一定的价值。

（二）巨人症和肢端肥大症诊断标准

知识点14-10 巨人症和肢端肥大症诊断标准

1. 典型的症状与体征。

2. 头颅X片、CT扫描与磁共振 蝶鞍增大，床突被侵蚀，指端骨丛毛状，以及其他颅骨、长骨及脊椎骨表现。

3. 内分泌检查 测定血浆生长激素（GH）水平，患者GH值一般>20μg/L，甚至高达数百μg/L。口服葡萄糖耐量试验不能抑制患者的GH水平。TRH或促性腺激素释放激素（GnRH）试验，正常人GH无反应，而患者却可明显升高。血清IGF-1可明显升高。

（三）巨人症和肢端肥大症的实验诊断流程（图 14-9）

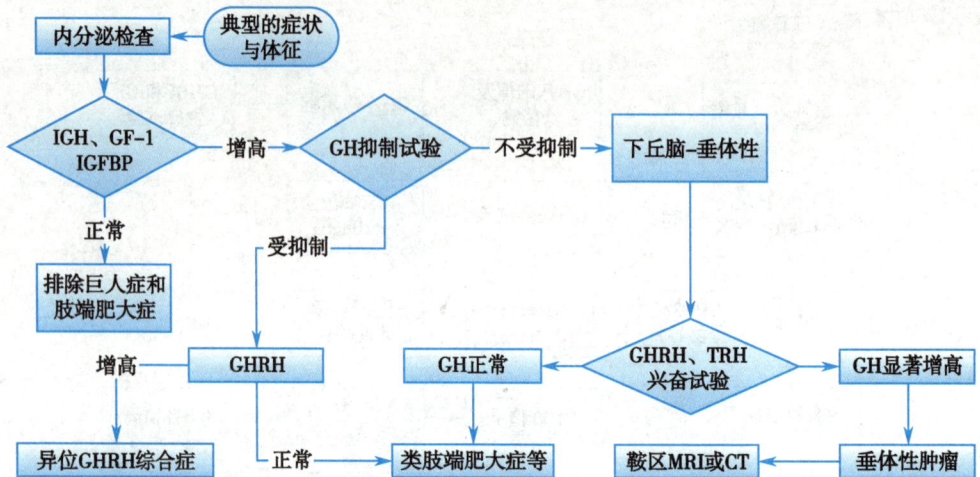

内分泌检查 ← 典型的症状与体征

IGH、GF-1、IGFBP —增高→ GH抑制试验 —不受抑制→ 下丘脑-垂体性

IGH、GF-1、IGFBP —正常→ 排除巨人症和肢端肥大症

GH抑制试验 —受抑制→

排除巨人症和肢端肥大症 —增高→ GHRH

下丘脑-垂体性 → GHRH、TRH兴奋试验

GHRH、TRH兴奋试验 → GH正常 / GH显著增高

GHRH —增高→ 异位GHRH综合症

GHRH —正常→ 类肢端肥大症等

GH正常 → 类肢端肥大症等

GH显著增高 → 垂体性肿瘤

垂体性肿瘤 → 鞍区MRI或CT

图 14-9　巨人症和肢端肥大症实验诊断流程图

三、催乳素瘤

催乳素（prolactin，PRL）瘤是由垂体泌乳素细胞瘤分泌过量 PRL 引起的下丘脑 - 垂体疾病中常见的一种疾病，典型的临床表现有闭经、溢乳、不孕（育）、高催乳素血症及垂体占位性病变。该病在垂体功能性肿瘤中发生率占首位，女性发病率高于男性。

（一）催乳素瘤的检验

血清 PRL 测定：正常非妊娠、非哺乳女性及正常男性的基础 PRL 分泌一般小于 20μg/L，脉冲幅度不大，检测随机血清 PRL 水平有诊断价值。

（二）催乳素瘤诊断标准

知识点 14-11　催乳素瘤诊断标准

1. 典型临床表现　女性有闭经 - 乳溢 - 不育、男性性功能减退或不育。
2. 血清 PRL 水平明显升高，并排除其他特殊原因引起的高催乳素血症。
3. CT 或 MRI 显像有垂体瘤存在。

（三）PRL 血症实验诊断流程（图 14-10）

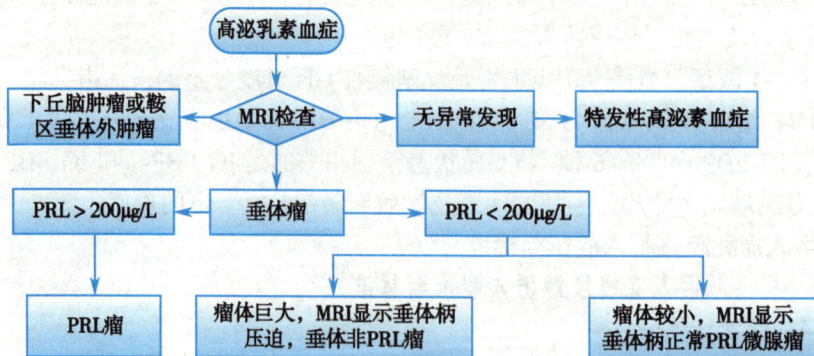

高泌乳素血症 → MRI检查

MRI检查 → 下丘脑肿瘤或鞍区垂体外肿瘤

MRI检查 —无异常发现→ 特发性高泌素血症

MRI检查 → 垂体瘤

垂体瘤 → PRL > 200μg/L → PRL瘤

垂体瘤 → PRL < 200μg/L

PRL < 200μg/L → 瘤体巨大，MRI显示垂体柄压迫，垂体非PRL瘤

PRL < 200μg/L → 瘤体较小，MRI显示垂体柄正常PRL微腺瘤

图 14-10　催乳素瘤诊断流程图

四、尿崩症

尿崩症（diabetes insipidus）是由于下丘脑 - 神经垂体功能低下，抗利尿激素（antidiuretic

hormone，ADH，AVP）分泌和释放不足，或者肾脏对 AVP 反应缺陷而引起的一组临床综合征，主要表现为多尿、烦渴、多饮、低比重尿和低渗透压尿。病变在下丘脑 - 神经垂体者，称为中枢性尿崩症或垂体性尿崩症；病变在肾脏者，称为肾性尿崩症。中枢性尿崩症的病因有原发性（AVP 合成酶缺陷）、继发性（脑外伤或手术后、肿瘤、感染）与遗传性（X- 连锁隐性遗传）三种，肾脏尿崩症病因有遗传性（X- 连锁隐性遗传）与继发性（多种疾病导致的肾小管损害）两种。

（一）尿崩症的检验

1. 血浆抗利尿激素测定　直接反映神经垂体贮存并释放抗利尿激素情况。

2. 抗利尿激素动态试验　常用 AVP 分泌的兴奋试验有禁水加压素试验、高渗盐水滴注试验、简易盐水滴注试验，AVP 分泌的抑制试验有水负荷试验等。主要用于观察肾小管对使用垂体后叶素后的反应，协助诊断尿崩症。

3. 尿比重和尿液渗透压及血浆渗透压测定　反映肾小管对水的重吸收功能。

（二）尿崩症的诊断标准

知识点 14-12　尿崩症的诊断标准

1. 病史与临床表现　多饮、多尿，每日尿量 2500ml 以上，原发性者可有家族史，继发性者有头颅创伤、下丘脑 - 垂体手术、肿瘤、感染、血管病变史。

2. 实验室检查　①尿比重小于 1.005，血浆渗透压可高于 300mmol/L；②禁水加压素试验阳性；③血清抗利尿激素水平低下。

3. 鞍区磁共振检查，有颅脑原发病。

4. 除外低渗性肾原性多尿病、精神性烦渴多饮症。

（三）尿崩症的实验诊断流程（图 14-11）

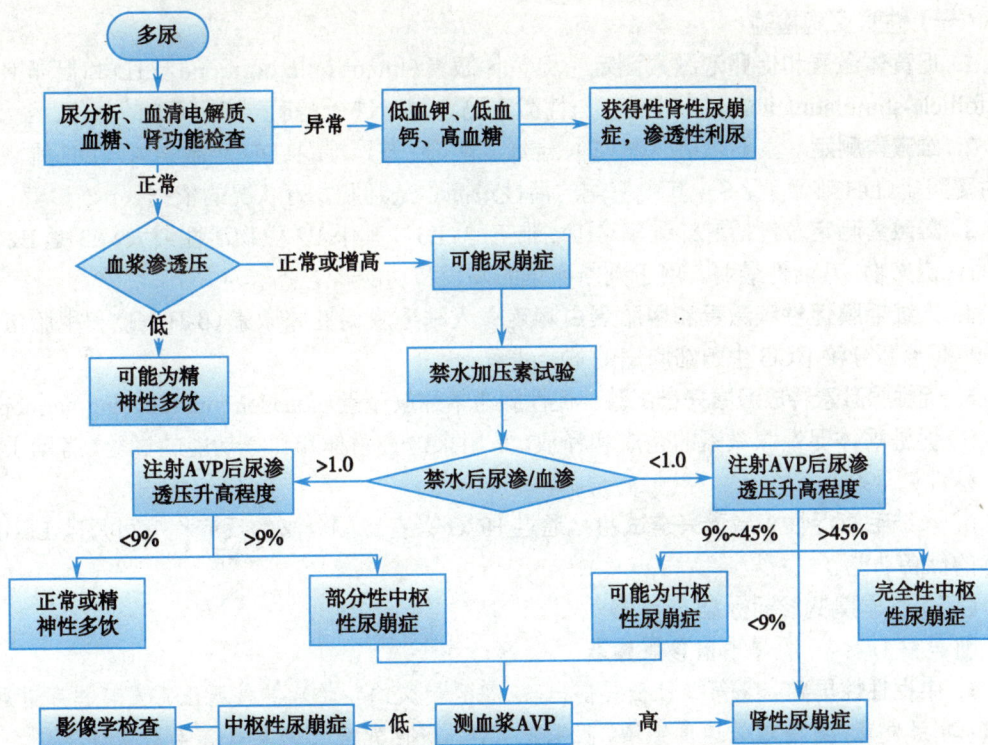

图 14-11　尿崩症诊断流程图

（张　琼　张朝霞）

第四节 性腺疾病检验

正常的性分化从胚胎发育开始至青春期发育成熟，是一个连续的过程。在性分化过程中，胚胎期的性腺分化形成人的主要性征，青春期的性腺发育加速，此时性激素分泌增多，使第二性征发育明显，最终成为性成熟的男性和女性。睾丸、卵巢、肾上腺的性激素分泌异常或性激素本身的作用异常可引起人类性征变化，与性别决定相关的基因和染色体的异常是许多性腺疾病的分子基础，使性器官的发育异常、性激素的分泌或作用障碍。

知识点 14-13　性腺疾病的定性诊断

性腺疾病的定性诊断主要依靠测定雌激素、孕激素判断卵巢功能和女性性腺发育，测定雄激素判断睾丸功能，测定 LH、FSH 用于分析病变部位，而 GnRH 兴奋试验可判断垂体功能，HCG 兴奋试验可判断 Leydig 细胞的储备功能。此外，染色体和超声影像技术可协助病因学诊断。

一、性 早 熟

性早熟（precocious puberty）是指男童在 9 岁前，女童在 8 岁前呈现第二性征。按发病机制和临床表现分为中枢性（促性腺激素释放激素依赖性）性早熟和外周性（非促性腺激素释放激素依赖性）性早熟，以往分别称真性性早熟和假性性早熟。中枢性性早熟（central precocious puberty，CPP）具有与正常青春发育类同的下丘脑 - 垂体 - 性腺轴（hypothalamic-pituitay-gonadal axis，HPGA）发动、成熟的性程序，直至生殖系统成熟，其内、外生殖器发育和第二性征过程完整。外周性性早熟是缘于各种原因引起的体内性甾体激素升高至青春期水平，故只有第二性征的早现，不具有完整的性发育过程。

（一）性腺疾病检验

1. 促黄体激素和促卵泡激素测定　促黄体激素（luteotropic hormone，LH）和促卵泡激素（follicle-stimulating hormone，FSH）与性激素测定同时进行，利于判断病变的部位。

2. 雄激素测定　主要包括睾酮（T）、雄烯二酮、脱氢异雄酮（DH 雌激素 A）、DH 雌激素 A 的硫酸盐（DH 雌激素 AS），其中睾酮的活性最高。是判断发育状况的依据。

3. 雌激素测定　包括 E2、雌酮（E1）、雌三醇（E3），其中 E2 生物活性最大，E3 是 E2 和 E1 的代谢产物，其活性最弱。用于判断卵巢的发育和功能。

4. 人绒毛膜促性腺激素和甲胎蛋白测定　人绒毛膜促性腺激素（β-HCG）和甲胎蛋白（AFP）是诊断分泌 HCG 生殖细胞瘤的重要线索。

5. 促性腺激素释放激素兴奋试验　促性腺激素释放激素（gonadotropin-releasing hormone，GnRH）促进垂体促性腺激素的合成和释放，是用来检查垂体和卵巢功能的试验，有助于判断中枢性性早熟。

6. 人绒毛膜促性腺激素兴奋试验　通过 HCG 兴奋睾酮分泌的反应程度可反映 Leydig 细胞的储备功能。

（二）性早熟的诊断标准

知识点 14-14　性早熟的诊断标准

1. 中枢性性早熟　①第二性征提前出现（符合定义的年龄），并按照正常发育程序进展，女孩：乳房发育，身高增长速度突增，阴毛发育，一般在乳房开始发育 2 年后初潮呈现。男孩：睾丸和阴茎增大，身高增长速度突增，阴毛发育，一般在睾丸开始增大后 2 年出现变声和遗精；②有性腺发育依据，女孩按 B 超影像判断，男孩睾丸容积≥4ml，发育过程中呈现身高增长突增；③促性腺激素升高至青春期水平；④可有骨龄提前，但无诊断特异性。不完全性中枢性性早熟中最常见的类型为单纯性乳房早发育,表现为只有乳房早发育而不呈现其他第二性征,乳晕无着色,呈非进行性自限性病程,乳房多在数月后自然消退。

2. 外周性性早熟　①第二性征提前出现(符合定义的年龄);②性征发育不按正常发育程序进展;③性腺大小在青春前期水平;④促性腺激素在青春前期水平。

(三)性早熟诊断试验

1. 确定中枢性或外周性性早熟　除按临床特征初步判断外,需作以下辅助检查:

①基础性激素测定:如 LH<0.1IU/L 提示未有中枢性青春发动,LH>3.0~5.0IU/L 可肯定已有中枢性发动。若不能确诊时需进行激发试验。β-HCG 用于诊断分泌 HCG 生殖细胞瘤。雌激素和睾酮水平升高有辅助诊断意义。

② GnRH 激发试验:如用化学发光法测定,激发峰值 LH>3.3~5.0IU/L 是判断真性发育界点,同时 LH/FSH 比值>0.6 时可诊断为中枢性性早熟。

③子宫卵巢 B 超:单侧卵巢容积≥1~3ml,并可见多个直径≥4mm 的卵泡,可认为卵巢已进入青春发育状态;子宫长度>3.4~4cm 可认为已进入青春发育状态,可见子宫内膜影提示雌激素呈有意义的升高。但单凭 B 超检查结果不能作为 CPP 诊断依据。

2. 性早熟的病因学诊断　①中枢性性早熟病因诊断:确诊为中枢性性早熟后需做脑 CT 或 MRI 检查(重点检查鞍区),尤其是确诊为 CPP 的所有男孩、6 岁以下发病的女孩、性成熟过程迅速或有其他中枢病变表现者;②外周性性早熟病因诊断:按照具体临床特征和内分泌激素初筛后进行进一步的内分泌检查,并按需做性腺、肾上腺或其他相关器官的影像学检查。如有明确的外源性性甾体激素摄入史者可酌情免除复杂的检查。

(四)性早熟实验诊断流程(图 14-12)

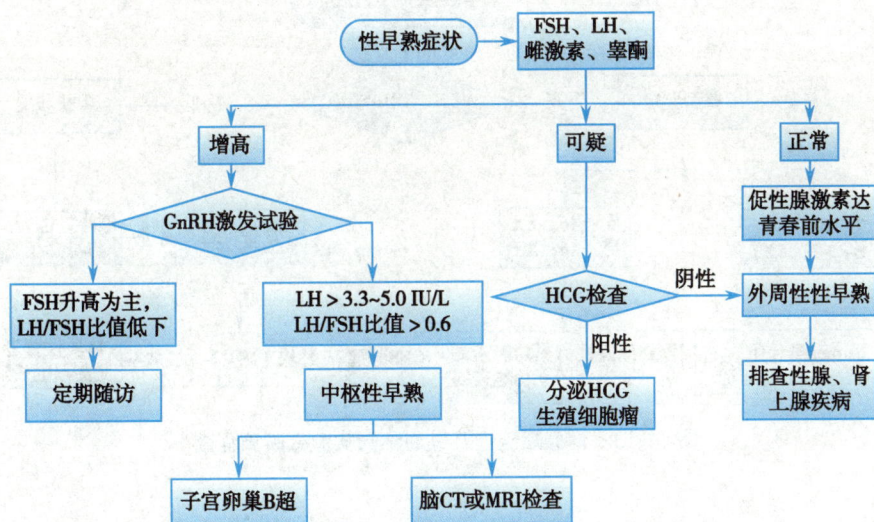

图 14-12　性早熟实验诊断流程图

二、青春期延迟及性幼稚

青春期发育延迟(delayed puberty, late puberty)可定义为至青春期发育平均年龄加 2 个标准差年龄以后尚未出现青春期发育者,一般男孩到 14 岁的睾丸容积<4ml,女孩到 13 岁时仍无月经初潮可认为是青春期发育延迟。根据病因特点可分为三类:①体质性(特发性)青春期延迟,或严重的慢性全身性疾病;②低促性腺激素性青春期延迟;③性腺发育不全。

笔记

（一）青春期延迟及性幼稚的检验

青春期延迟及性幼稚的检验指标有：① LH 和 FSH 测定：与性激素测定同时进行，有利于对比和分析性腺功能低下的病变部位和原因；②雄激素测定：是判断男性性腺发育状况的依据；③雌激素测定：判断女性性腺发育状况的依据；④ GnRH 兴奋试验：用于了解垂体功能；⑤ HCG 兴奋试验：HCG 的分子结构和生理效能与 LH 相似，HCG 兴奋睾酮分泌的反应程度可反映 Leydig 细胞的储备功能。除此以外还有以下几点。

1. 氯米芬试验 氯米芬（氯底酚胺）试验可用于鉴别下丘脑和垂体病变，近年认为此试验对卵巢储备功能的评价有一定价值。

2. 阴道脱落细胞检查 阴道上皮细胞随卵巢激素水平的变化而变化，脱落细胞的成熟程度可反映雌激素水平的变化。

3. 遗传学检查 是核型和性染色体异常性腺疾病的诊断方法。

（二）青春期延迟及性幼稚的诊断标准

知识点 14-15 青春期延迟及性幼稚的诊断标准

1. 女童 13～13.5 岁未出现乳腺发育，15 岁无阴毛生长，18 岁未见月经初潮者，可诊断为青春期发育延迟，男性 13.9 岁左右睾丸体积小于 4～6ml，16 岁不出现第二性征发育。

2. 性激素水平低于正常，LH 和 FSH 相对减低。GnRH 兴奋试验 LH 一般为低弱反应。连续注射 HCG 后睾酮分泌反应逐渐达到正常水平。T3 及 T4 水平正常，TSH 对 TRH 兴奋的反应大多数正常。ACTH- 皮质醇轴功能正常，GH 分泌正常。

（三）青春期延迟及性幼稚的实验诊断流程（图 14-13）

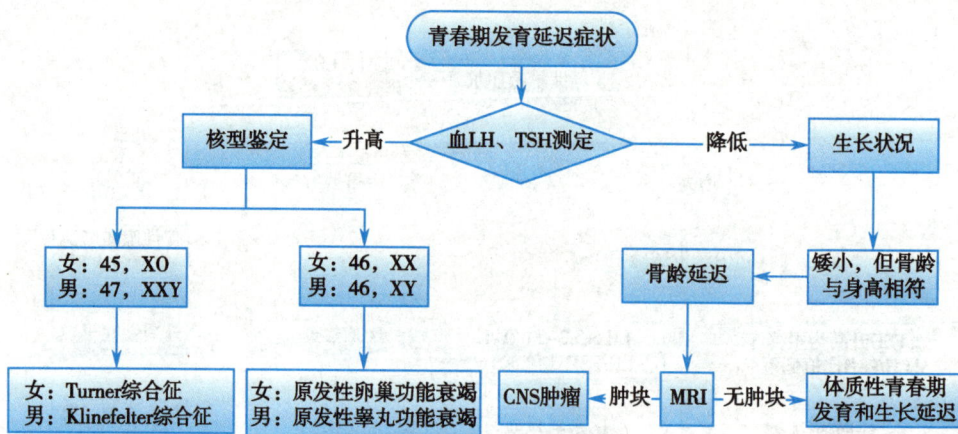

图 14-13 青春期延迟及性幼稚的实验诊断流程图

三、卵巢功能紊乱

卵巢功能紊乱主要包括先天性卵巢发育不全、卵巢早衰、无排卵、黄体功能障碍、卵巢肿瘤等。这些疾病可为先天性、获得性、功能性、器质性，主要表现为性激素和相关的垂体激素异常，实验室检测主要用于临床病因诊断。

（一）卵巢功能紊乱检验

卵巢功能紊乱检验指标主要有：LH 和 FSH 测定、雌激素（E2）测定、孕激素（P）测定、PRL 测定、抗苗勒管激素（AMH）测定等。其中 AMH 能更灵敏及更准确地反映卵巢的储备功能，循环中的孕激素孕酮和 17- 羟孕酮，主要用于判断卵巢功能。

（二）卵巢功能紊乱的诊断依据

1. 妇科超声　评估卵巢，首选阴道超声。最能准确反映卵巢"库存"。

2. 基础性激素　FSH、LH、E2、P、雄激素（T）、AMH、PRL 异常。

（三）卵巢功能紊乱的实验诊断流程（图 14-14）

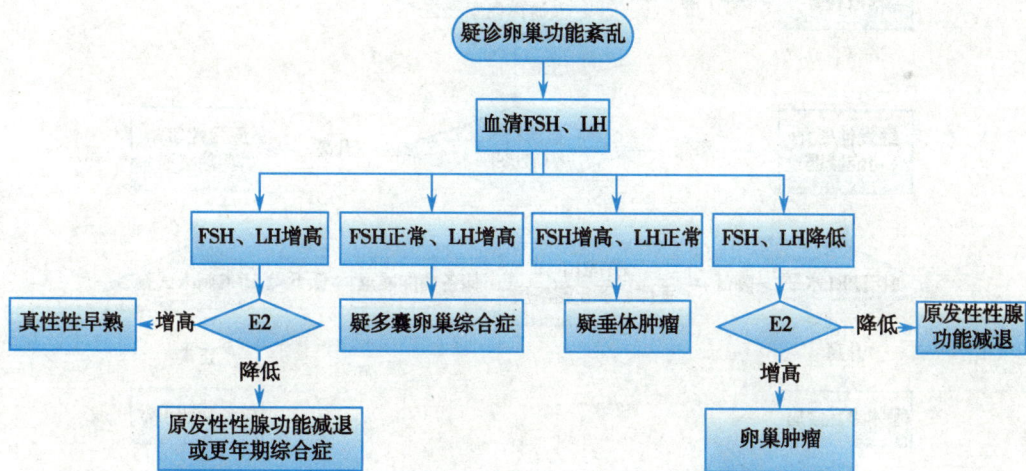

图 14-14　卵巢功能紊乱的实验诊断流程图

四、睾丸功能紊乱

　　睾丸内分泌疾病包括原发性睾丸功能减退和因下丘脑 - 垂体病变所致的继发性睾丸功能减退。此外，某些全身性疾病或接触某些物理、化学因素也可能对睾丸功能造成损害。从致病病因上看，睾丸疾病可起因于先天性缺陷或后天获得性异常。此外，还有青春期发育异常、不育、性功能异常和睾丸肿瘤等。实验室相关检测主要用于临床病因诊断。

（一）睾丸功能紊乱检验

　　睾丸功能紊乱检验指标有：LH 和 FSH 测定、血清总睾酮和游离睾酮测定、孕激素测定、PRL 测定、精液检查、HCG 兴奋试验、LHRH 兴奋试验等。其中，HCG 兴奋睾酮分泌的反应程度可反映 Leydig 细胞的储备功能；促性腺激素释放激素试验，在鉴别诊断体质性青春发育延迟和男性低促性腺激素性性功能减退有重要的意义。

（二）睾丸功能紊乱的诊断依据

　　除影像和体征外，血清睾酮和双氢睾酮水平低，原发性者垂体 FSH、LH 水平升高，对 LHRH 兴奋试验有过分反应；继发性者正常或降低。对 LHRH 兴奋试验无反应或高峰延迟，对鉴别病变在下丘脑、垂体或是睾丸有价值。

笔记

（三）睾丸功能紊乱的实验诊断流程（图14-15）

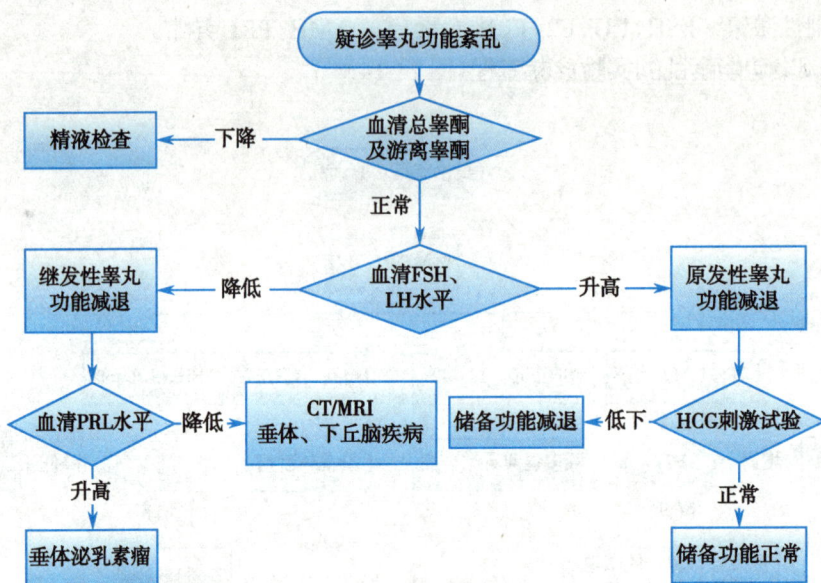

图14-15　睾丸功能紊乱的实验诊断流程图

（张　琼　张朝霞）

小　结

内分泌疾病是指内分泌腺或内分泌组织本身疾病而致激素的分泌功能异常、结构异常，或激素受体异常所导致的生理紊乱，物质代谢失常的综合征。人体内分泌的功能有主要由下丘脑-垂体-内分泌腺-激素系统的调节与反馈调节达动态平衡。内分泌疾病主要包括分泌功能亢进和功能减退。下丘脑-腺垂体疾病、肾上腺疾病、甲状腺疾病及性腺疾病的常见病、多发病的实验室检查指标、诊断标准及检验诊断流程中的共同点是先由不同内分泌疾病具有的特殊临床表现为筛查启动依据，检测可疑的内分泌腺体激素的水平即可明确诊断，检测下丘脑-垂体的促释放激素、促激素的高低，以及动态试验可判断病变部位和性质，通过颅脑和内分泌腺体超声、影像学检查可发现病灶寻找病因，有助于区别原发病和继发病，自身免疫抗体的检测有利于判断是否为自身免疫性疾病，染色体检测可用于筛查遗传性疾病，最后排除下丘脑-垂体-内分泌腺以外的疾病导致物质代谢失常而引起的内分泌紊乱。

第十五章
骨疾病检验

15章

学习目标与要求

掌握 骨代谢标志物的种类、主要特性、临床应用；钙代谢异常、磷代谢异常的机制；骨质疏松症的病因诊断及标志物的变化、佝偻病及骨软化症标志物的选择与应用；佝偻病及骨软化症的检验诊断；骨与关节感染疾病的检验诊断。

熟悉 各种骨疾病的概念；骨质疏松症的临床表现、佝偻病及骨软化症发病机制；骨与关节感染的疾病及特征。

了解 PTH、CT 及 $1,25\text{-}(OH)_2D_3$ 的合成与分泌及其调节；其他骨疾病。

骨不仅是支持人体的框架，还具有保护脏器、参与钙、磷等矿物质的储备、代谢调节等功能。在整个生命过程中，骨处于不断代谢更新之中，骨矿物质（钙、磷等）、肠和肾脏的功能、内分泌激素（甲状旁腺激素、降钙素等）、活性维生素 D_3 等是影响骨代谢的关键因素。当这些因素异常时，可导致代谢性骨病的发生。此外，病原微生物的感染也是导致骨疾病发生的重要原因。骨疾病的诊断除了依据典型症状、影像学检查外，临床实验室生化标志物的测定在骨病的诊断、病因的确定、治疗方案的制订和疗效的监测方面发挥越来越重要的作用。

第一节　骨疾病相关标志物检验

骨组织由骨组织细胞和细胞间质组成。骨在生长、发育和衰老的过程中，不断进行骨吸收和骨形成的代谢重建过程。骨代谢在甲状旁腺激素等激素和骨矿物质的调控下维持动态平衡。当骨吸收和骨形成失去相对稳定状态时，便可出现各种骨代谢疾病。从血液和尿液中可检测出的骨代谢生化产物或相关激素被称作骨代谢生化标志物，其大致分为一般生化标志物（主要指血钙、血磷、尿钙、尿磷等）、骨代谢相关激素（甲状旁腺激素、维生素 D 及其代谢产物等）和骨转换标志物（bone turnover markers，BTMs），BTMs 又可分为骨形成标志物和骨吸收标志物。骨代谢生化标志物的检测对骨疾病的早期诊断、预测骨丢失、制订治疗方案和监测药物疗效等，均具有重要的临床意义。

一、骨形成标志物

骨形成（bone formation）是指由成骨细胞介导的新骨发生和成熟过程。包括骨的有机质形成和骨盐的沉积。成骨细胞首先分泌蛋白多糖和胶原，分泌的胶原聚合成胶原纤维作为骨盐沉积的骨架，骨盐沉积于纤维的表面，先形成无定形的磷酸氢钙，继而形成羟磷灰石结晶，形成坚硬的骨质，完成骨的矿化。骨形成过程中，成骨细胞可产生不同的代谢产物，构成了骨形成标志物,主要包括骨钙素、骨碱性磷酸酶和Ⅰ型前胶原前肽。

(一)骨钙素

1. 生化特性　骨钙素(osteocalcin, OC)由活跃的成骨细胞合成,其合成依赖维生素K,同时受 1,25-$(OH)_2D_3$ 调控,完整的骨钙素是由 49 个氨基酸残基组成的多肽,为人骨中含量最多的一种非胶原蛋白质。成骨细胞合成的 OC,大部分与羟磷灰石中的钙离子结合,少量被释放入血,由肾清除。其主要功能是保持骨的正常矿化和抑制异常羟磷灰石结晶形成。

2. 骨钙素测定的临床应用　循环中的 OC 半衰期仅 5 分钟左右,血清 OC 水平基本上能反映近期成骨细胞活性和骨形成状况。血清中的 OC 有多样性,主要包括完整 OC 片段、OC 的 N 端片段(N-MID,氨基酸 1～43)和 C 端氨基酸短肽(氨基酸 44～49),完整 OC 片段和 C 端氨基酸片段不稳定,而 OC 的 N-MID 片段稳定,能很好地反映骨转换的变化。

(二)骨碱性磷酸酶

1. 生化特性　血清中碱性磷酸酶(ALP)主要来自肝和骨,来自于骨的 ALP 称为骨碱性磷酸酶(bone alkaline phosphatase, B-ALP),由成骨细胞合成和分泌。它在成骨过程中能水解多种磷酸酯,为羟基磷灰石沉积提供所需磷酸,同时水解焦磷酸盐,解除其对骨盐形成的抑制作用,促进骨矿化。成骨细胞活性和骨形成增加时,B-ALP 活性增加。

2. 血清 B-ALP 测定的临床应用　血浆 B-ALP 半衰期为 1～2 天,稳定而没有昼夜变化,在反映成骨细胞活性和骨形成上特异性较高,优于骨钙素。B-ALP 属于组织特异性 ALP。当成骨细胞活性增强和骨形成增加时,血中 B-ALP 活性升高。B-ALP 活性降低临床上少见。

(三)Ⅰ型前胶原前肽

1. 生化特性　Ⅰ型胶原占骨胶原总量的 90%,由成骨细胞以前胶原肽形式分泌。成骨细胞合成并分泌前胶原后,在蛋白水解酶作用下,两端的肽被切断,形成成熟的Ⅰ型胶原。被切掉的肽称为Ⅰ型前胶原羧基端前肽(procollagen Ⅰ carboxy-terminal propeptide, PICP)和Ⅰ型前胶原氨基端前肽(procollagen Ⅰ amino-terminal propeptide, PINP)。

2. PICP 和 PINP 测定的临床应用　PICP 和 PINP 大部分进入血液循环,且其与所形成的胶原分子存在 1:1 的对应关系,故可反映胶原的合成及成骨细胞活性,当成骨细胞活性增强时,Ⅰ型前胶原合成增多,PICP 和 PINP 入血增多。

二、骨吸收标志物

骨吸收是指在破骨细胞作用下骨的溶解和消失,包括骨基质水解和骨盐溶解。破骨细胞分泌酸性物质溶解矿物质,合成蛋白水解酶消化有机质。骨吸收过程中,破骨细胞降解的骨基质成分和分泌的产物可进入血液和尿液,这类物质被称作骨吸收标志物,主要包括:抗酒石酸酸性磷酸酶和Ⅰ型胶原交联降解产物等。

(一)抗酒石酸酸性磷酸酶

1. 生化特性　血浆中的酸性磷酸酶有 6 种同工酶,其中一种同工酶具有抗酒石酸的特性,称为抗酒石酸酸性磷酸酶(tartrate-resistant acid phosphatase, TRAP),其主要来源于骨。TRAP 是成熟破骨细胞的主要标志,在骨吸收时,破骨细胞产生并分泌 TRAP,TRAP 随后进入破骨细胞与骨表面之间的间隙,参与骨基质中钙磷矿化底物的降解。

2. 抗酒石酸酸性磷酸酶测定的临床应用　骨吸收期间,破骨细胞产生和分泌的 TRAP 部分入血,血清中的 TRAP 可反映破骨细胞活性和骨吸收状况。

(二)Ⅰ型胶原交联降解产物

1. 生化特性　Ⅰ型胶原是构成骨基质的主要成分,在胶原纤维成熟过程中,所有胶原分子内部和分子之间均形成交联,以维持其刚度和强度。骨组织中最多的交联物是吡啶酚

（pyridinoline，Pyr）和脱氧吡啶酚（deoxypydinoline，D-Pyr）。当破骨细胞吸收骨基质时，胶原纤维降解，产生大小不等的游离吡啶交联物（Pyr 和 D-Pyr）或与端肽结合的吡啶交联物，即 I 型胶原交联 N- 端肽（cross-linked N-telopeptide of type I collagen，NTX）和 I 型胶原交联 C- 端肽（cross-linked C-telopeptide of type I collagen，CTX），其中游离型占 40%，结合型占 60%。它们被释放到血液循环中，不经肝进一步降解而经肾以原形直接排泄到尿中，故可作为反映骨吸收的指标。

2. I 型胶原交联降解产物测定的临床应用 Pyr 和 D-Pyr、CTX 和 NTX 是反映骨吸收的良好指标。骨吸收增加时，这些物质释放到血液中的量及随尿排泄量均增加。Pyr 和 D-Pyr 的测定常以尿液作为标本，血清和尿液标本均可用于测定 NTX 和 CTX。以尿液作为标本通常需要用尿肌酐来校正。

值得一提的是，尿羟脯氨酸（urinary hydroxyproline，HOP）曾被作为骨吸收的标志物。由于 HOP 主要存在于胶原蛋白中，其在胶原蛋白的降解过程中被释放出来，所以尿中 HOP 含量可大致反映骨吸收的情况。但在胶原蛋白降解时产生的 HOP 大部分在肝中代谢，只有 10% 从尿排泄，而且有相当数量的新合成的胶原蛋白很快降解，故也受骨形成的影响。另外，除受其他疾病和一些包括食物等因素的影响外，其他组织如皮肤和肌肉也含有一定比例的胶原，所以用尿 HOP 反映骨吸收的特异性不佳，现已不作为骨吸收的常规标志物。

三、骨代谢相关激素

骨代谢的平衡有赖于甲状旁腺激素、降钙素以及 $1,25-(OH)_2D_3$ 等多种激素的调节。骨、肠和肾是激素发挥调节作用的主要靶器官，一旦激素的调节异常，将可能引起骨代谢的紊乱，对骨代谢相关激素进行检测有助于代谢性骨病的诊断。

（一）甲状旁腺激素

1. 生化特性 甲状旁腺激素（parathyroid hormone，PTH）是由甲状旁腺主细胞合成和分泌的一种单链多肽激素，由 84 个氨基酸残基组成。PTH 是维持血钙正常水平最重要的激素，其合成与分泌主要受细胞外液中 Ca^{2+} 浓度的负反馈调节。PTH 作用的主要靶器官是骨骼和肾，其次是小肠。PTH 总的作用是升高血钙，降低血磷，升高血镁，酸化血液，促进骨吸收：①对骨的作用：PTH 能促进溶骨，升高血钙；②对肾的作用：PTH 促进磷排出和钙重吸收，降低血磷，升高血钙；③对小肠的作用：$1,25-(OH)_2D_3$ 有促进小肠对钙和磷吸收的作用，PTH 通过促进 $1,25-(OH)_2D_3$ 的生成间接提高小肠对钙和磷的吸收。PTH 也是参与镁代谢调节的主要激素。PTH 对镁的代谢调节类似于对钙代谢的调节作用。

2. 甲状旁腺激素测定的临床应用 PTH 在血液循环中有 4 种形式：完整的 $PTH_{1\sim84}$ 片段，占 5%～20%，具有生物活性；N 端 $PTH_{1\sim34}$（即 PTH-N），具有生物活性，但量很少，半衰期短（约几分钟）；C 端 $PTH_{56\sim84}$（即 PTH-C）；中段 PTH（PTH-M）。后两者占 75%～95%，半衰期长，但无生物活性。目前应用最广的是测定 PTH-C、PTH-M 和完整 PTH 片段。

（二）降钙素

1. 生化特性 人降钙素（calcitonin，CT）由甲状腺滤泡旁细胞合成、分泌，是 32 个氨基酸残基组成的单链多肽类激素。CT 的分泌受血钙水平调节，血钙升高时，CT 分泌增加。CT 作用的靶器官主要是骨骼和肾，其次是小肠，其主要作用是降低血钙和血磷：①对骨的作用：通过抑制破骨细胞产生、降低破骨细胞活性、促进成骨细胞生成，达到抑制骨吸收、促进骨形成的作用，下调血钙、血磷水平；②对肾的作用：抑制肾小管对钙、磷的重吸收，增加尿钙、尿磷的排泄，降低血磷和血钙，另外，CT 可抑制肾小管对镁的重吸收，降低血镁浓度；③对小肠的作用：CT 通过抑制 $1,25-(OH)_2D_3$ 生成间接抑制小肠对钙的吸收。

2. 降钙素测定的临床应用 CT 与 PTH 共同参与体内钙代谢调节，效应相反，对血钙形成双重激素调节机制。与 PTH 相比，CT 对血钙浓度的调节作用快速而短暂，能快速调节高钙饮食引起的血钙升高，使血钙浓度迅速降至正常水平。

（三）活性维生素D

1. 生化特性 维生素 D（vitamin D）为固醇类衍生物，主要包括维生素 D_2 和 D_3，D_3 除来自食物外，也可在体内合成。维生素 D 须经肝、肾代谢才能转变为活性形式，首先在肝脏经过 25α- 羟化酶作用转化为具有微弱活性的 25-(OH)D_3，后者经血运输至肾脏，在肾小管上皮细胞中 1-α 羟化酶作用下，羟化生成具有生物学活性的 1,25-(OH)$_2D_3$。1,25-(OH)$_2D_3$ 是维生素 D 最主要的生物活性形式。

1,25-(OH)$_2D_3$ 的合成受其负反馈调节和 PTH、血钙、血磷的调节。其作用的靶器官主要是小肠、骨骼和肾，总的调节作用是升高血钙和血磷，调节骨盐溶解和沉积，促进骨生长和更新：

①对小肠的作用：1,25-(OH)$_2D_3$ 进入小肠黏膜细胞，与胞质受体结合，促进肠黏膜对钙的吸收；使 Ca^{2+}-ATP 酶合成增多，将肠细胞内钙转运出肠细胞，进入血液循环。小肠黏膜还可通过与 Na^+，K^+-ATP 酶偶联的 Na^+-Ca^{2+} 交换体系，将 Ca^{2+} 转运至血液。1,25-(OH)$_2D_3$ 在增加钙吸收的同时也促进磷和镁吸收。

②对骨的作用：一方面增强成骨细胞活性，促进骨盐沉积和骨形成。另一方面，血钙浓度降低时，提高破骨细胞活性，促进骨吸收，使血钙浓度升高。另外，1,25-(OH)$_2D_3$ 能增强 PTH 对骨的作用。

③对肾的作用：1,25-(OH)$_2D_3$ 通过增加细胞内钙结合蛋白，促进肾小管上皮细胞对钙、磷重吸收。

2. 维生素 D 测定的临床应用 25-(OH)D_3 是血液中维生素 D_3 存在的主要形式，是评估和监控体内维生素 D 含量及营养状态的理想指标；1,25-(OH)$_2D_3$ 是维生素 D_3 的活性形式，是反映维生素 D 功能的最适指标。国际骨质疏松基金会（IOF）建议血清 25-(OH)D_3 低于 20μg/ml 判断为维生素 D 缺乏，23～30μg/ml 为维生素 D 不足，老年人高于 30μg/ml 可降低骨折危险。

> **知识点 15-1 PTH、CT 和 1,25-(OH)$_2D_3$ 的调节作用**
>
> PTH、CT 和 1,25-(OH)$_2D_3$ 对钙、磷代谢的调节作用：PTH 总的作用是升高血钙，降低血磷，升高血镁，酸化血液，促进骨吸收。CT 主要作用是抑制骨吸收、促进骨形成，降低血钙和血磷。1,25-(OH)$_2D_3$ 总的调节作用是升高血钙和血磷，调节骨盐溶解和沉积，促进骨生长和更新。

（四）甲状旁腺激素相关蛋白

1. 生化特性 甲状旁腺激素相关蛋白（parathyroid hormone-related protein，PTHrP）是一种多肽类物质，其 N- 端与 PTH 的 N- 端具有类似氨基酸序列，能通过 N- 端与 PTH 受体结合，发挥 PTH 样生物学活性，升高血钙、降低血磷。现已证实，PTHrP 不仅高表达于肿瘤组织，在肿瘤相关性高钙血症中发挥重要作用。

2. 甲状旁腺激素相关蛋白测定的临床应用 目前，已经建立了几种不同片段的免疫分析法测量血液中的 PTHrP 浓度。临床上，测量血中 PTHrP 的浓度对诊断由 PTHrP 引起的高血钙症是一项很有价值的指标。

四、骨矿物质

骨矿物质又称骨盐，钙、磷、镁是构成骨的主要矿物质。血液中这些物质的浓度会影响骨组织代谢发育，而骨组织中的细胞本身对血液中钙、磷和镁的浓度也有调控作用，钙、磷、镁的代谢，特别是钙、磷的代谢与骨代谢密切相关。

（一）钙的代谢与血钙测定

钙（calcium，Ca）是人体内含量最丰富的矿物质，约占人体体重的 1.5%～2.2%，分布于细胞内外，其中 99% 存在于骨组织中，骨骼是钙的最大储备库。其余 1% 存在于体液及软组织中。血浆中的钙约占机体总钙的 0.1%。

1. 钙的吸收和排泄

①钙的吸收：正常成人每日摄入钙量在 0.6～1.0g 之间。小肠是钙吸收的主要场所，活性维生素 D 是影响钙吸收的决定因素，食物中 $Ca^{2+}:P^{3+}=2:1$ 时吸收最佳。

②钙的排泄：人体每日排出的钙，约有 80% 经肠道、20% 经肾排出。若肠道钙吸收障碍，钙随粪便排出增多，超过摄入量，将导致负钙平衡。尿钙排出量受血钙浓度直接影响，血钙升高，尿钙增多。

2. 血钙　通常指血浆钙，以三种形式存在：①离子钙：约占 50%；②蛋白结合钙：与血浆蛋白（主要是白蛋白）结合，约占 40%；③可扩散结合钙：10% 的血钙与有机酸根离子结合，如柠檬酸钙、磷酸钙等。可扩散结合钙和离子钙可以透过毛细血管壁，统称为可扩散钙。

知识点 15-2　血液 pH 值和血浆蛋白浓度对血钙的影响

pH 降低，结合钙减少，离子钙增加；pH 升高，离子钙减少。当碱中毒时，血浆总钙无改变，血浆离子钙浓度降低，也可发生手足搐搦，测定离子钙应同时测定血液 pH 值。血浆白蛋白浓度降低，结合钙降低，总钙浓度降低，但离子钙浓度一般正常。

3. 钙代谢异常　指血清总钙和（或）离子钙水平异常升高或低下，包括高钙血症和低钙血症：

①低钙血症：血清钙低于 2.25mmol/L，或血清 Ca^{2+} 浓度低于 1.10mmol/L 时，称为低钙血症（hypocalcemia）。临床上较为常见，引起低钙血症的病因见表 15-1。

②高钙血症：血钙浓度大于 2.75mmol/L 时，称为高钙血症（hypercalcemia）。临床上高钙血症较少见，恶性肿瘤和原发性甲状旁腺功能亢进是高钙血症的最常见原因。

表 15-1　引起低钙血症的常见病因

甲状旁腺功能减退	维生素 D 代谢障碍	慢性肾衰竭	其他
①PTH 合成和分泌减少 ②PTH 合成和分泌正常，但 PTH 靶器官受体异常，致 PTH 抵抗	①维生素 D 缺乏：食物中维生素 D 缺乏或紫外线照射不足或肠吸收障碍 ②维生素 D 羟化障碍：肝硬化、肾衰、遗传性 1α-羟化酶缺乏等，活性维生素 D 减少	①肾小球滤过率降低，磷酸盐排出受阻，血磷升高，血钙降低 ②肾实质破坏，1,25-$(OH)_2D_3$ 生成不足，肠钙吸收减少	慢性肝病、肾病综合征及营养不良等造成的低清蛋白血症；长期腹泻引起的肠道钙吸收不良

4. 血钙测定的临床应用　临床上血钙的测定包括总钙和离子钙，在评价钙的生物学活性方面，以离子钙为佳，但反映机体钙的总体代谢状况，总钙更为客观，两者不能完全相互替代。

（二）磷的代谢与血磷测定

磷（phosphorus，P）占成人体重的 0.8%～1.2%，其中 85% 存在于骨组织中，含量仅次于钙。磷是构成骨矿物质的重要元素，在骨组织中主要与钙形成羟基磷灰石结晶和无定形的磷酸氢钙的形式存在，血磷浓度是骨代谢的关键因素。

1. 磷的吸收与排泄

①磷的吸收：正常成人每日摄取磷约 1.0～1.5g。小肠对食物中磷的吸收率较高，因磷吸收不良而引起的磷缺乏较为少见。但食物中钙、镁、铁等金属离子过多时，可与无机磷酸

盐结合形成不溶性磷酸盐而影响磷吸收。

②磷的排泄：肾是磷排泄的主要器官，占磷总排出量的70%，30%从粪便排出。血磷浓度降低时，肾小管对磷的重吸收作用增强。肾功能不全时，尿磷减少，血磷升高，并可抑制肠钙吸收，使血钙下降，可引起肾性佝偻病。

2. 血磷 血液中的磷以有机磷和无机磷两种形式存在，有机磷主要存在于红细胞中，血浆中主要含有的是无机磷，主要以HPO_4^{2-}的形式存在。血浆中10%的磷酸盐与蛋白质结合，血浆蛋白水平对血磷影响不大。

3. 磷代谢异常 表现为血浆中无机磷水平异常升高或低下。

（1）低磷血症：血磷低于0.97mmol/L时为低磷血症（hypophosphatemia）。引起低磷血症的常见病因见表15-2。

表15-2 引起低磷血症的常见病因

肠道吸收减少	磷向细胞内转移	肾丢失
饥饿、呕吐、腹泻、维生素D缺乏、使用磷结合剂（主要为含铝的制酸药物）等	康复期肠道外营养治疗使磷进入细胞、呼吸性碱中毒（激活细胞内磷酸果糖激酶，加快糖酵解而增加磷消耗）、使用促进合成代谢的胰岛素和糖类等	原发性或继发性甲状旁腺功能亢进、慢性酒精中毒、肾小管性酸中毒、Fanconi综合征等

注：肿瘤性高钙血症常伴低磷血症

（2）高磷血症：血磷浓度成人高于1.62mmol/L，儿童高于2.10mmol/L为高磷血症（hyperphosphatemia）。引起高磷血症的常见原因见表15-3。

表15-3 引起高磷血症的常见病因

肾排磷减少	摄入过多	磷向细胞外转移
肾小球滤过率降低，甲状旁腺功能减退（PTH缺乏）、假性甲状旁腺功能减退（PTH耐受）、肢端肥大症（活动期生长激素增多，促进肠钙吸收和减少尿磷排泄）	如经口或静脉补给磷酸盐药或使用含磷酸盐的缓泻剂和灌肠液等	大量溶血、淋巴瘤或白血病化疗、横纹肌溶解症、乳酸酸中毒、呼吸性酸中毒、糖尿病酮症酸中毒等

4. 血磷测定的临床应用 血磷测定通常是指血浆中无机磷的测定。血磷浓度是骨矿化和骨吸收的关键因素。正常人血钙、血磷浓度（以mg/dl计）的乘积在36～40之间。当两者乘积大于40，钙磷以骨盐形式过度沉积于骨组织；若小于35，则妨碍骨钙化，甚至可使骨盐溶解，易发生佝偻病。

第二节　佝偻病检验

佝偻病（rickets）发生于儿童骨骼生长期，由骨基质矿化缺陷引起。骨骼及软骨基质的生长板均钙化欠佳。骨骼钙化不足，故硬度不足，不能正常地承受体重而变形。佝偻病和骨软化症的发病机制相同，但骨软化症发生于成年期。

一、佝偻病的分类与临床特点

（一）佝偻病的分类

根据佝偻病的发病原因可将其分为营养不良性佝偻病、维生素D依赖性佝偻病Ⅰ型、维生素D依赖性佝偻病Ⅱ型和遗传性磷代谢障碍所致的佝偻病。

1. 营养不良性佝偻病 其最主要的病因是维生素 D 缺乏、磷酸盐缺乏所致。

（1）病因：①合成不足：由于日光照射不足，皮肤合成的维生素 D_3 减少；②膳食缺乏、进食不足；③肠道吸收障碍：血液中的 $25-(OH)D_3$ 从肝脏排出后有 85% 被肠回吸收。这一肝肠循环在肝、胆或肠有疾病时就会致维生素 D 缺乏。

（2）发病机制：当膳食钙或维生素 D 缺乏时发生低钙血症，机体产生系列调整作用：①PTH 分泌增加；②骨钙、磷从骨中被释放至血液；③肾重吸收钙增加；④ $1,25-(OH)_2D_3$ 形成增加，促进肠对钙和磷的吸收；⑤ PTH 的分泌使肾排磷增加。此代偿的结果是：短期内血磷正常或稍低，血钙正常，一定程度的继发性甲状旁腺功能亢进。但若膳食钙长时间缺乏，骨钙逐渐耗损，可发生佝偻病。

当维生素 D 或磷缺乏时发生低磷血症，机体产生系列调整作用：①肾脏 $1,25-(OH)_2D_3$ 合成增加；②骨钙磷释放增加；③低磷血症直接作用于肾脏，使肾排磷减少；④因 $1,25-(OH)_2D_3$ 增多，肠对钙磷的吸收增多；⑤由于骨释出的钙和肠吸收的钙均增多，PTH 分泌受到抑制；⑥ PTH 分泌减少使肾对钙重吸收减少，尿钙增多，并使磷排出减少。代偿的结果是：血磷暂时恢复正常，血钙亦正常，若长期维生素 D 或膳食磷不足，亦发生佝偻病。

2. 维生素 D 依赖性佝偻病 I 型 该病为罕见的先天性疾病。其特点是用一般治疗佝偻病的维生素 D 量无效，故称之为"假性维生素 D 缺乏症"。从家族史研究，此病属常染色体隐性遗传。此种患者肾脏缺乏 25-羟维生素 D-羟化酶活性，不能够合成 $1,25-(OH)_2D_3$。

3. 维生素 D 依赖性佝偻病 II 型 属罕见的常染色体隐性遗传性疾病，该病是由于 $1,25-(OH)_2D_3$ 受体（VDR）缺陷所致，血 $1,25-(OH)_2D_3$ 虽然正常或升高，但仍表现为佝偻病。

此外，还有罕见的遗传性磷代谢障碍所致的佝偻病，患者均因基因突变，导致肾排磷增加，引起低磷血症所致。

（二）佝偻病的临床特点

1. 营养不良性佝偻病 主要表现为神经精神症状，如容易激动、睡眠不安；骨骼畸形，如 O 形或 X 形足，肋骨"串珠"，前额隆起，胸骨下沟；其他表现：如多汗、智力发育迟缓、毛发稀疏、枕秃、肌肉无力、抵抗力弱等。

2. 维生素 D 依赖性佝偻病 I 型 其临床表现同营养不良性佝偻病，但给予足够的生理量的维生素 D 和良好的喂养仍然发生佝偻病，且给予通常的治疗佝偻病的剂量亦无疗效。给予超常规剂量的维生素 D 方有疗效，且需终生治疗。

3. 维生素 D 依赖性佝偻病 II 型 该病多数于幼年发生，常小于 2 岁。主要的临床特点是：①严重程度不等的佝偻病；②无缺维生素 D 及钙的病史及因素；③大剂量的维生素 D 对有些患者有效，有些患者无效。

二、佝偻病标志物的选择与应用

佝偻病发生在儿童骨骼生长期，生化指标改变比较明显。

1. 一般生化指标 血钙、血磷：低血钙与低血磷合并存在，对于诊断维生素 D 不足或代谢异常具有价值。低血钙与低血磷可发生于许多情况，必须逐一排除，如低白蛋白血症可造成血总钙降低，会误以为有低钙血症，应同时测定血清白蛋白，计算出校正后血钙数值，或测定血离子钙，较为准确。

2. 骨形成标志物

①ALP：成骨细胞活性增高是该病特征之一，几乎所有佝偻病患者血清 ALP 水平会显著升高。ALP 升高和治疗后下降还代表疾病发展和好转，对评估预后有价值。

②血浆 B-ALP：其诊断小儿佝偻病的灵敏度高于临床诊断或 X 线诊断，故测定血浆 B-ALP 有利于早期发现、预防和治疗佝偻病。

3. 骨吸收标志物 尿D-Pyr：迟发性佝偻病可引起尿D-Pyr升高，故尿D-Pyr可作为迟发性佝偻病辅助诊断的可靠指标。

4. 维生素D 血清 $25-(OH)D_3$ 是评价营养状况和诊断佝偻病的可靠指标；血清 $1,25-(OH)_2D_3$ 用于鉴别营养不良性佝偻病和维生素D依赖性佝偻病Ⅰ型/Ⅱ型。

三、佝偻病的检验诊断与鉴别诊断

佝偻病的诊断要根据病史、症状、体征、生化检查和X线影像作全面综合考虑，因为任何一种表现和检查结果都无特异性，但综合资料和检查可确诊。临床上检测的生化标志物主要包括血钙、血磷、血ALP和B-ALP、尿D-Py、血清 $25-(OH)D_3$ 和 $1,25-(OH)_2D_3$，生化标志物的检测不仅可辅助诊断佝偻病、监测疗效，也可辅助佝偻病类型的鉴别诊断。

知识点15-3　佝偻病的检验诊断与鉴别诊断

营养不良性佝偻病、维生素D依赖性佝偻病Ⅰ型和Ⅱ型的鉴别诊断。营养不良性佝偻病：血钙、血磷降低；血ALP升高；血清 $25-(OH)D_3$ 和 $1,25-(OH)_2D_3$ 降低；通常剂量维生素D治疗有效。维生素D依赖性佝偻病Ⅰ型：血钙、血磷降低；血ALP升高；血清 $25-(OH)D_3$ 正常或降低；$1,25-(OH)_2D_3$ 显著降低；维生素D剂量为 $1000\sim3000\mu g/d$ 治疗有效。维生素D依赖性佝偻病Ⅱ型：血钙、血磷降低；血ALP升高；血清 $25-(OH)D_3$ 和 $1,25-(OH)_2D_3$ 正常或降低；大于 $3000\mu g/d$ 剂量的维生素D治疗部分疗效。

第三节　骨质疏松症检验

骨质疏松症（osteoporosis，OP）是由多种原因引起的一种全身性骨代谢障碍疾病，在骨代谢疾病中最为常见，凡是骨吸收过多或骨形成不足而引起骨代谢平衡失调的因素都会造成骨质疏松。其特征是骨量减少和骨微细结构的变化。表现为骨质脆性增加，骨折危险增大。其中骨量减少表现为骨矿物质成分和骨有基质等比例地减少，骨组织微细结构破坏是由于骨组织吸收和形成失衡等原因。

一、骨质疏松症的分类与临床特点

（一）骨质疏松症的分类

根据骨质疏松症的病因可将其分为原发性、继发性和特发性骨质疏松症三类。原发性骨质疏松症最为常见，本节重点学习原发性骨质疏松症。

1. 原发性骨质疏松症 是随着年龄增长而发生的一种退行性病变，与患者的年龄有显著的相关性，又分为Ⅰ型骨质疏松症即绝经后骨质疏松症（postmenopausal osteoporosis，PMOP）和Ⅱ型骨质疏松症即老年性骨质疏松症（senile osteoporosis，SOP）。

（1）Ⅰ型骨质疏松症：一般发生在绝经后5～10年内，以骨吸收增加、骨量快速丢失为其特点，主要累及松质骨（腰椎），发病的基本原因是绝经后卵巢功能减退导致的雌激素分泌不足。多数患者的骨转换（turnover）率增高，即骨形成与骨吸收均增加，但骨吸收大于骨形成，亦称高转换型骨质疏松症。

骨的发育和代谢依赖于性激素的作用，但机制尚不十分清楚，雌激素缺乏的最终后果是引起破骨细胞功能亢进，使骨吸收多于骨形成而发生骨量丢失。雌激素缺乏可能主要使一些细胞因子的表达紊乱，刺激破骨细胞生成，抑制破骨细胞凋亡，使其寿命延长，致骨吸收增加。另外，绝经后，随着年龄增加肠钙吸收减少，$1,25-(OH)_2D_3$ 生成下降，血PTH逐年升高，可致骨吸收增多，部分Ⅰ型骨质疏松症患者有轻度原发性甲状旁腺功能亢进的临床表现和实验室依据，称为绝经后原发性甲状旁腺功能亢进症。血钙、ALP、骨钙素和血PTH均增高,骨转换率加速。

(2)Ⅱ型骨质疏松症:多见于 70 岁以上老年人,男女均可受累,是生理性退行性病变,具有松质骨和皮质骨(四肢)均逐渐丢失的特点,骨转换有下降趋势。其病因复杂,除性激素水平低下外,与身体功能退化密切相关,如骨重建功能减退、钙和维生素 D 缺乏等,其发病机制见图 15-1。

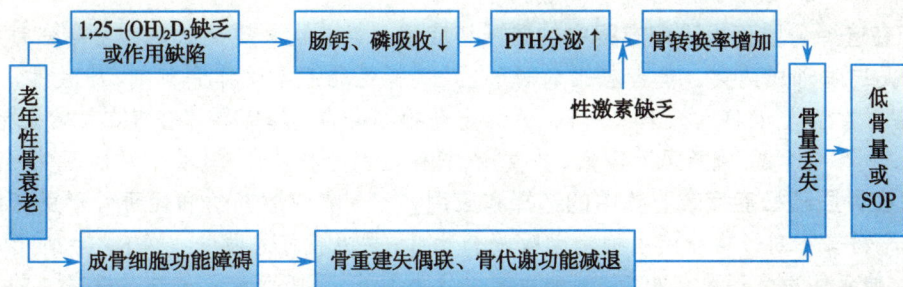

图 15-1 老年性骨质疏松的发病机制

2. 继发性骨质疏松症 是指基于已知病因的骨量丢失。其病因主要包括内分泌疾病(如性腺功能减退症、甲亢、甲状旁腺功能亢进、库欣综合征、1 型糖尿病等)或肿瘤、钙缺乏、营养和吸收不良、药物等引起。

3. 特发性骨质疏松症 包括特发性青少年或特发性成人骨质疏松症,分别指青春发育期(8～14 岁)和成年女性在绝经前、男性在 60 岁以前无确切病因的骨质疏松症,多伴有家族遗传史,女性多见。

(二)骨质疏松症的临床特点

1. 骨痛和肌无力 轻者无症状,仅在 X 线摄片或骨矿密度(bone mineral density,BMD)测量时被发现。疼痛是较重患者最常见、最主要的症状,有腰背疼痛、不适、乏力或全身骨痛。

2. 骨折 是常见并发症,多发为脊柱、髋骨和前臂。脊柱压缩性骨折多见于绝经后骨质疏松症患者,髋骨骨折以老年性骨质疏松症患者多见。

二、骨质疏松症标志物的选择与应用

骨代谢生化标志物可反映骨代谢状态,是协助代谢性骨病的诊断、鉴别诊断、治疗以及疗效评价的重要指标,已广泛地应用于骨质疏松症诊疗的全过程。

(一)一般生化指标的选择和应用

对于原发性骨质疏松症患者,一般生化指标血尿钙、磷通常没有明显改变,并发骨折时可有血钙降低、血磷升高,部分患者尿钙排出增多。继发性骨质疏松症因原发病而导致血清钙和磷有相应变化,具体情况因原发病的不同而异。

(二)骨代谢相关激素的选择和应用

Ⅰ型骨质疏松症患者,血 PTH 一般正常,多数患者维生素 D 下降;Ⅱ型骨质疏松症患者,血 PTH 有升高的趋势,血清维生素 D 明显下降。继发性骨质疏松症因原发病而导致血清 PTH、维生素 D 有相应变化。

(三)骨转换标志物的选择和应用

知识点 15-4 骨转换标志物的选择和应用

1. 在骨质疏松诊断分型和鉴别诊断中的选择和应用 骨转换标志物可反映骨代谢状况。绝经后女性骨转换标志物均值高于绝经前,但随着绝经年限的增加而逐渐下降,如果明显升高(超过参考值上限 1.5 倍),则应该排除继发性骨质疏松或其他代谢性骨病。因此,

笔记

Ⅰ型骨质疏松症患者，血清 OC、B-ALP、TRAP、尿 NTX/Cr 比值明显增高，呈高转换型。Ⅱ型骨质疏松症多数患者表现为骨形成与骨吸收的指标正常或有降低倾向，呈现低转换型。

2. 在骨折风险预测和骨折后评估中的选择和应用　绝经后骨质疏松症患者，骨丢失可致骨密度下降，增加骨折风险。骨转换标志物在骨折风险预测中有一定价值。在骨密度降低的人群中，骨转换标志物升高会额外增加骨折风险；而骨转换标志物水平低于绝经前女性平均值的个体，其骨折风险显著降低。

3. 在选择骨质疏松治疗方案中的选择与应用　目前抗骨质疏松药物主要分为抑制骨吸收和促进骨形成两类。前者包括二膦酸盐、选择性雌激素受体调节剂、雌激素、降钙素等，后者以重组人 PTH 为代表。所以，临床上药物方案的选择需要综合考虑骨转换标志物、骨密度、脆性骨折史、骨折风险因素、并发症、是否有药物禁忌证、药物依从性等多种因素。

4. 在骨质疏松症疗效监测中的选择和应用　抑制骨吸收药物和促进骨形成药物对骨转换标志物有不同影响。使用抑制骨吸收药物后，骨吸收标志物先下降，之后骨形成标志物下降；使用促进骨形成药物后，骨形成标志物先上升，骨吸收标志物随后升高。药物导致的骨转换标志物改变还与剂量和给药途径有关。剂量越大，骨转换标志物变化程度越大；静脉给药比口服变化更快。CTX 和 PINP 对药物治疗反应较好且个体内变异小，被国际骨质疏松基金会（IOF）推荐为监测骨质疏松症患者疗效和依从性的首选标志物。

三、骨质疏松症的检验诊断与鉴别诊断

骨质疏松症的诊断主要依据临床症状、详细的病史、放射学检查、骨密度测量和骨组织学检查结果，其中骨密度结果是最重要的诊断依据，以世界卫生组织推荐的基于双能 X 线吸收法测定骨矿密度（BMD）为标准，即 BMD 值低于同性别、同种族正常成人骨峰值 2.5 个标准差为骨质疏松症。然而，骨强度主要由 BMD 和骨质量两个方面决定，BMD 仅反映了骨强度的一部分，其有意义的变化至少需要半年以上才能由骨密度仪检测出来。同时，BMD 本身不能为骨质疏松症的鉴别诊断提供更多的临床信息，在判断骨转换率、选择干预措施、疗效监测和依从性等方面，BMD 也无法充分满足临床需求。骨代谢生化标志物则可从一定程度上弥补 BMD 在骨质疏松诊治过程中的不足，对骨质疏松症的诊断、分型、预测骨丢失和骨折的危险性、监测药物疗效等提供了许多有价值的信息。

（一）骨质疏松症的检验诊断

临床上不能直接通过检测患者血液和尿液中的骨代谢生化标志物直接诊断骨质疏松症，但可反映骨代谢的状况，辅助诊断。在诊断疾病时，如骨转换标志物超过参考范围上限的 1.5 倍，可认为骨转换率明显升高。

知识点 15-5　骨代谢生化标志物的变化

1. 骨代谢生化标志物的变化　在骨质疏松症检验诊断中，骨代谢生化标志物的变化：

①Ⅰ型骨质疏松症：多数表现为骨形成和骨吸收均增高，呈现高转换状态。患者与绝经前妇女比较，血清钙、磷、ALP 一般无差异，但血清骨 OC、B-ALP、TRAP、尿 NTX/Cr 比值明显增高。多数患者血清维生素 D 水平下降。

②Ⅱ型骨质疏松症：多数患者表现为骨形成与骨吸收的生化指标正常或有降低倾向，呈现低转换型。血清 $1,25\text{-}(OH)_2D_3$ 明显下降，血清 PTH 有升高的趋势。性激素（如女性雌二醇和男性睾酮）下降。

2. 影响骨转换标志物水平的因素　骨转换标志物的变异性可分为分析前变异和分析变异两类。分析变异主要由实验室进行质量控制，而临床医师在决定检查和结果解读时需要充分考虑分析前变异。升高骨转换标志物水平的因素包括绝经、骨折、制动、妊娠与哺乳、药物（抗惊厥药物、促骨形成药物如重组人 PTH 素等）；降低骨转换标志物的因素包括高龄、药物（糖皮质激素、噻嗪类利尿剂、肝素、抗骨吸收药物如二膦酸盐等）。

3. 骨转换标志物水平的参考范围与结果解读　建议各实验室参照35～45岁绝经前健康女性的骨转换标志物水平建立本地的成人参考范围。建立参考范围时，需注意受试者的维生素D状态正常，且应避免疾病和药物的影响。诊断疾病时，如BTMs超过参考范围上限的1.5倍，可认为骨转换率明显升高，常见于新发骨折、甲状旁腺功能亢进症、多发性骨髓瘤或骨质软化症等疾病。

（二）骨质疏松症的鉴别诊断

1. Ⅰ型骨质疏松症和Ⅱ型骨质疏松症的鉴别诊断　在排除继发性骨质疏松症后，老年女性患者要考虑绝经后骨质疏松症、老年性骨质疏松症或两者合并存在等可能性，可根据既往病史、BMD和骨代谢生化标志物测定结果予以鉴别。Ⅰ型（绝经后）和Ⅱ型（老年性）骨质疏松症的特点见表15-4。

表15-4　Ⅰ型（绝经后）和Ⅱ型（老年性）骨质疏松症的特点

	Ⅰ型	Ⅱ型
年龄	50～70岁	70岁以上
性别（女：男）	>6∶1	>2∶1
主要病因	雌激素缺乏	衰老
钙吸收	降低	降低
维生素D	继发性减少	原发性减少
骨丢失	松质骨（腰椎）	松质骨和皮质骨（四肢）
骨丢失速率	加速性	匀速性
骨折部位	脊柱骨为主	脊椎骨和髋部
骨代谢	高转换型	低转换型
骨形成标志物	升高	正常或降低
骨吸收标志物	升高	正常或降低趋势

2. 原发性骨质疏松症和其他继发性骨质疏松症的鉴别诊断　根据需要，选择必要的生化或特殊检查逐一排除，如原发性甲状旁腺功能亢进的骨骼改变主要为纤维囊性骨炎，早期可仅表现为低骨量，测定血PTH、血钙和血磷一般可予鉴别。原发性骨质疏松症和其他继发性骨质疏松症的鉴别诊断见表15-5。有时原发性和继发性骨质疏松症也可同时或先后存在，应予注意。

表15-5　原发性与数种继发性骨质疏松症的鉴别

	原发性OP	原发性甲状旁腺功能亢进	原发性甲状旁腺功能减退	肾性骨病	类固醇性骨质疏松症	佝偻病或骨软化
病因	未明	PTH瘤或主细胞增生	PTH缺乏	肾衰，肾小管性酸中毒	骨吸收↑，肠钙吸收↓	维生素D缺乏
主要骨损害	BMD↓	纤维囊性骨炎，BMD↓	BMD↓	BMD↓	BMD↓，无菌性骨坏死	骨质软化，骨畸形，BMD↓
血PTH	→（↑）	↑↑	↓↓	↑↑	↓	↑↑
血钙	→	↑	↓	↓（→）	→	↓（→）
血磷	→	↓	↑	↑↑	→	↓（→）
血骨钙素	↑（→）	↑	→	↑	→（↑）	→
血1,25-$(OH)_2D_3$	→（↓）	↑	↓	↓	↓	↓↓

续表

	原发性OP	原发性甲状旁腺功能亢进	原发性甲状旁腺功能减退	肾性骨病	类固醇性骨质疏松症	佝偻病或骨软化
尿吡啶啉/Cr	↑	↑	↓	↑	↑	→(↑)
尿钙/Cr	↑(→)	↑	↓	↑(→)	↑	↓
尿磷/Cr	→	↑↑	↓	↓	→	→(↑)
尿羟脯氨酸/Cr	↑(→)	↑(→)	↓	↑	↑	→
肠钙吸收	↓	↑↑	↓	→(↑)	↓	↓

注：↑表示升高；→表示无变化；↓表示下降；Cr表示肌酐

第四节　骨软化症检验

骨软化症（osteomalacia）是以新近形成的骨基质矿化障碍为特点的一种骨骼疾病。早期症状不多。主要表现有骨痛，下肢、骨盆和腰骶部为主，胸廓、骨盆等部位有压痛。严重者活动受限，走路呈鸭步状。骨畸形，骨盆变形呈三叶状，可导致骨盆变小，引起骨盆狭窄。可使颈椎变短，腰椎前凸，胸椎后凸，导致脊柱侧弯畸形、驼背，身高缩短等。

该病与生活环境、营养程度和生活习惯等相关。随着人们生活质量的改善，传统型骨质软化症（维生素D营养性缺乏）的发病率下降。环境因素和生活方式改变导致该病的发病率上升，女性高于男性。

一、骨软化症的发病机制

1. 维生素D缺乏　骨软化症与佝偻病的发病机制基本相同，见本章第二节。

2. 维生素D的活性障碍　该机制不是由于机体维生素D缺乏，而是转变为1,25-$(OH)_2D_3$过程中的代谢障碍。肝肾是维生素D活化的场所，严重的肝肾病变可致1,25-$(OH)_2D_3$的水平降低，影响骨矿化。此外，肝病时，蛋白合成障碍，维生素D和1,25-$(OH)_2D_3$的结合蛋白减少，影响其转运。药物考来酰胺可与内源性的25-$(OH)_2D_3$结合，加重血中25-$(OH)_2D_3$减少等。

3. 磷的代谢障碍　磷的缺乏及代谢障碍也是引起骨质软化症的重要原因。导致磷缺乏或不足，除了营养、肾病、肠道疾病、维生素D不足或缺陷等原因外，遗传因素也是导致磷缺乏的重要原因，例如，X连锁低磷酸盐血症（X-linked hypophosphatemia, XLH），又称抗维生素D佝偻病，为伴性显性遗传，典型特征为肾小管对磷重吸收减少致低磷血症以及骨和牙组织的矿化缺陷。

4. 骨矿化部位的矿物质缺乏　因机体摄入钙、磷、镁等矿化物质不足或从肠、肾大量丢失，也会出现骨代谢异常或矿化障碍，导致骨质软化症。

5. 其他原因及机制

①骨细胞和骨基质紊乱：在新骨形成最早阶段，产生由多种糖蛋白、黏多糖和胶原组成基质或类骨质。骨基质的矿化必须在类骨质成熟之后才开始。骨基质和成骨细胞的紊乱会影响骨矿化的速度和质量，导致骨质变软。

②肿瘤性骨软化症（tumor-induced osteomalacia, TIO）：是一种罕见的伴瘤综合征，多见于30岁以上的成年人。患者所患肿瘤多为磷酸盐尿性间叶组织肿瘤的中胚层组织来源的良性肿瘤，其中以骨肿瘤居多，软组织肿瘤次之。肿瘤性骨软化症的发生机制尚不明确，可能由肿瘤细胞分泌多种激素类物质，如成纤维细胞生长因子23（fibroblast growth factor 23,

FGF23），通过与其受体结合，抑制近段肾小管对磷的重吸收，增加尿磷排泄，导致体内磷代谢调节过程紊乱所致。

③酸中毒：多种原因导致的酸中毒也可引起骨软化症的发生。

二、骨软化症标志物的选择与应用

成骨细胞活性增高是本病的特征之一，可为佐证。血清成纤维生长因子23（FGF23）水平升高对于肿瘤性骨软化症有辅助诊断意义。其他骨软化症标志物的选择与应用的原则见本章第二节"佝偻病标志物的选择与应用"。

三、骨软化症的检验诊断与鉴别诊断

知识点 15-6　骨软化症的检验诊断

1. 骨软化症的检验诊断　①血清总 ALP、B-ALP 显著升高（肾小管源性除外的所有骨软化症）；HOP 轻、中度升高；②钙源性骨软化症：血钙水平明显降低、尿钙水平降低；血磷水平可降低；血 PTH 升高；血 25-(OH)D_3 降低（营养缺乏性）；1,25-(OH)$_2D_3$ 正常或减低；维生素代谢异常（1α 羟化酶缺乏）常会出现单纯 1,25-(OH)$_2D_3$ 减低；维生素 D 抵抗者 1,25-(OH)$_2D_3$ 升高；③磷源性骨软化症：血钙通常正常；血磷显著降低（为特征性）、尿磷水平升高；1,25-(OH)$_2D_3$ 可能正常；血 PTH 水平可能正常；④血清 FGF23 水平在肿瘤性骨软化症时升高。

2. 骨软化症的鉴别诊断　对典型的骨软化症的诊断不难，通过病史、体征、实验室检查等可确定。主要鉴别诊断有骨质疏松症、甲状旁腺功能亢进（表 15-6）。

表 15-6　骨软化症、骨质疏松症和甲状旁腺功能亢进的生化标志物变化

代谢性骨病	骨形成标志物	骨吸收标志物	PTH	25-(OH)D_3	1,25-(OH)$_2D_3$	血钙	血磷
甲状旁腺功能亢进	↑	↑	↑↑	↓/N	↑	↑	↓
骨软化症	↑↑	↑	↑	↑/↓	N/↑/↓	↓/N	↓/N
骨质疏松症（高转换型）	↑	↑↑	↑/N	↓	—	N	N
骨质疏松症（低转换型）	N/↓	N/↓	↑/N	↓	↓	↓	N

第五节　骨与关节感染检验

一、骨与关节感染常见微生物

骨与关节感染涉及病原微生物和宿主两方面，在病原微生物中，金黄色葡萄球菌是骨与关节感染最常见的致病菌，其他还有肠杆菌科细菌、凝固酶阴性葡萄球菌和链球菌。铜绿假单胞菌是院内感染的主要致病菌，真菌感染少。骨与关节结核病由结核杆菌经血液循环到达骨与关节部位所致。

引起血源性骨髓炎的主要病原微生物有金黄色葡萄球菌、表皮葡萄球菌、铜绿假单胞菌、黏质沙雷菌和大肠埃希菌，其中约 90% 由金黄色葡萄球菌引起。

化脓性脊椎炎（suppurative spondylitis）临床上比较少见。其有两种类型，一种为椎体化脓性骨髓炎，以金黄色葡萄球菌最为多见；另一种为椎间隙感染，以金黄色葡萄球菌与白色葡萄球菌最为常见。

化脓性关节炎（suppurative arthritis）为关节内化脓性感染。50% 以上的致病菌为金黄色葡萄球菌，其次为链球菌、肺炎链球菌、大肠埃希菌、流感嗜血杆菌、产气杆菌等。感染途径多数为血源性传播,少数为感染直接蔓延。急性化脓性关节炎的致病菌多为葡萄球菌,其次为链球菌。淋病奈瑟菌,肺炎链球菌则很少见。

骨与关节结核是一种继发性结核病,原发病灶为肺结核或消化道结核,在原发病灶活动期,结核杆菌经血液循环到达骨与关节部位。

骨关节内植入物与关节假体感染:最常见的是凝固酶阴性葡萄球菌感染(30%～43%)和金黄色葡萄球菌(12%～23%),其他依次为混合菌群(10%～11%)、链球菌(9%～10%)、G^-菌(3%～6%)、肠球菌(3%～7%)和厌氧菌(2%～4%);明确感染但病原菌检查阴性的占11%。金黄色葡萄球菌是假体相关性感染的主要致病菌。

二、骨与关节感染疾病及特征

1. 急性血源性骨髓炎(acute blood-borne osteomyelitis) 是骨组织(包括骨髓、骨和骨膜)的化脓性感染,以骨质吸收、破坏为主。其病因是致病菌由身体其他部位感染病源(如痈、脓肿等,或咽峡炎、扁桃体炎、中耳炎等)经血液回流传播至骨形成感染。常见的发生部位是胫骨和股骨,其次为肱骨、髂骨和指骨。

该病起病急骤,有寒战,继而高热至39℃以上,有明显的毒血症症状;重者有昏迷与感染性休克。早期只有患区剧痛,肿胀不明显。数天后局部出现水肿,骨膜下脓肿形成,压痛更为明显。脓肿穿破后成为软组织深部脓肿,疼痛可减轻,但局部红、肿、热、压痛都更为明显。病灶邻近关节,可有反应性关节积液。脓液沿髓腔播散,疼痛与肿胀范围更为严重。其自然病程可维持3～4周。脓肿穿破后形成窦道,病变转入慢性期。部分病例致病菌毒性较低,特别是白色葡萄球菌所致骨髓炎,表现不典型,缺乏高热与中毒性症状,体征也较轻,诊断较困难。

疑及本病时,应行骨髓穿刺、涂片、大体上能确定起病菌。

2. 慢性血源性骨髓炎(chronic blood-borne osteomyelitis) 以死骨形成和新生骨形成为主,临床表现在病变不活动阶段可以无症状,骨失去原有的形态,肢体增粗及变形。皮肤色泽暗;有多处瘢痕,稍有破损即引起经久不愈的溃疡。或有窦道口,长期不愈合,窦道口肉芽组织突起,流出臭味脓液。因肌肉的纤维化可以产生关节挛缩。急性感染发作表现为有疼痛,表面皮肤转为红、肿、热及压痛。体温可升高。由于体质不好或身体抵抗力低下可诱发急性发作,发作频次为数月、数年一次。长期多次发作使骨骼扭曲畸形,增粗,皮肤色素沉着,因肌挛缩出现邻近关节畸形,窦道口皮肤反复受到脓液的刺激会癌变。偶有发生病理性骨折。根据病史和临床表现,诊断不难。

3. 化脓性脊椎炎 在临床上较少见。可分为椎体化脓性骨髓炎和椎间隙感染:

①椎体化脓性骨髓炎起病急骤,有畏寒、寒战及高热,毒血症症状明显。腰背痛或颈背痛明显,卧床不起,不能翻身或转颈。椎旁肌肉痉挛明显,并有叩击痛。

②椎间隙感染以泌尿道感染最为常见,细菌系来自脊椎静脉丛的反流。因手术污染所致的椎间隙感染起病或急骤,或缓慢。由溶血性金黄色葡萄球菌所致的感染往往起病急骤,有寒战与高热,腰背痛加剧,并有明显的神经根刺激症状。有腰部肌痉挛与压痛体征。由毒性较低的细菌,如白色葡萄球菌所致的感染则起病缓慢,全身症状与体征都比较轻,病程趋向于慢性。

4. 化脓性关节炎(pyogenic arthritis) 是由化脓性细菌直接感染,并引起关节破坏及功能丧失的关节炎,又称细菌性关节炎或败血症性关节炎。任何年龄均可发病,但好发于儿童、老年体弱和慢性关节疾患者,男性居多,男女之比约(2～3):1。

细菌侵入关节后,先有滑膜炎,关节渗液,关节有肿胀及疼痛。根据细菌毒力、机体防御能力及感染的时限,分为浆液性、浆液纤维蛋白性以及脓性渗出期。临床表现可轻可重,甚至全无。急性期主要症状为中毒的表现,患者突有寒战高热,全身症状严重,小儿患者则因高热可引起抽搐。局部有红肿疼痛及明显压痛等急性炎症表现。关节液增加,有波动,髌骨漂浮征。在疑有血源性化脓性关节炎病人,应做血液及关节液细菌培养及药物敏感试验。X线检查在早期帮助不大。

5. 骨与关节结核(tuberculosis of bone and joint) 是常见病,多继发于肺或肠结核,少数病例是结核杆菌感染人体后直接进入骨关节、脊椎等部位。进入骨关节部位的结核杆菌,机体的抵抗力正常时可将其消灭,在机体免疫力低下或存在营养不良、过度劳累等不良因素时,进入骨关节、脊椎等部位的结核杆菌可迅速繁殖,并产生一系列的病理反应,最终将正常的骨组织侵蚀破坏。

发病以青少年最多,一般为单发,常发生在脊椎,其次为膝、髋及肘关节等。一般病程缓慢,偶有急性发作。可有下午低热、乏力、盗汗、消瘦、食欲缺乏及贫血等症状,患处疼痛、压痛、叩痛及肌肉痉挛,关节活动受限。稍晚期形成不红、不热脓肿,称为寒性脓肿;破溃以后,形成窦道,继发混合感染可出现关节强直。病变活动期红细胞沉降率增快,白细胞分类中,淋巴细胞增高;脓液中可能找到结核杆菌,病理检查有助于确诊。

三、骨与关节感染的疾病检验

知识点 15-7 骨与关节感染的疾病检验诊断内容

骨与关节感染的疾病检验诊断内容主要包括:血象检查,包括白细胞计数与分类;红细胞沉降率测定;病原生物鉴定,包括染色、培养、鉴定、药敏试验等;分子诊断以及生物化学以及免疫学指标测定等。最基本原则,一旦怀疑感染,在抗生素应用前先行培养,包括必要时的厌氧培养。

知识点 15-8 急性血源性骨髓炎的检验诊断

1. 急性血源性骨髓炎 ①涂片检查:直接抽出混浊液体或血性液可做涂片检查与细菌培养,涂片中发现多是脓细胞或细菌即可明确诊断;②细菌培养:将骨髓穿刺液做细菌培养与药物敏感试验,包括厌氧培养;③白细胞计数与分类:白细胞计数一般都在 $20 \times 10^9/L$ 以上,分类中性粒细胞可占90%以上,核左移;④其他:红细胞沉降率增加,C-反应蛋白升高。

知识点 15-9 化脓性关节炎的检验诊断

2. 化脓性关节炎的检验诊断

①关节液检查:关节穿刺和关节液检查对早期诊断很有价值,应做细胞计数,分类,涂片革兰染色找病原菌。外观可为浆液性(清的),纤维蛋白性(混的)或脓性(黄白色)。镜检可见多量脓细胞,或涂片做革兰染色,可见成堆阳性球菌。

②细菌培养:抽出物应做细菌培养和药物敏感试验。

③白细胞计数与分类:外周血白细胞计数增高可至 $10 \times 10^9/L$ 以上,多量中性多核白细胞。

④红细胞沉降率增快。

知识点 15-10 骨关节结核检验诊断

3. 骨关节结核检验诊断

①染色与培养:取脓肿液或关节腔穿刺液涂片、染色(抗酸染色)、培养。从单纯性冷脓肿获得脓液的结核杆菌培养阳性率约70%,从混合性感染窦道中获得脓液的结核杆菌培养阳性率极低。

②分子诊断:取脓肿液或关节腔穿刺液进行 PCR-TB-DNA,阳性有助于诊断。

③免疫学检测:PPD-IgG 检测,阳性有助于诊断。

④红细胞沉降率:是用来检测病变是否静止和有无复发的重要指标。红细胞沉降率在活动期明显增快;病变趋向静止或治愈,红细胞沉降率逐渐下降至正常。

⑤血象检查：轻度贫血，白细胞计数一般正常，有混合感染时白细胞计数增高。

第六节　其他代谢性骨病检验

一、成骨不全

成骨不全（osteogenesis Imperfecta）又称脆骨症（fragililis ossium），原发性骨脆症（idiopathic osteopsathyrosis）及骨膜发育不良（periosteal dysplasia）等，俗称瓷娃娃。其特征为骨质脆弱、蓝巩膜、耳聋、关节松弛，是由于间充质组织发育不全、胶原形成障碍造成的先天性遗传性骨疾病。

1. 发病机制　病因不明，大多数情况下，成骨不全症是由基因中的显性突变引起，大约10%的成骨不全症被认为是由胶原通道上的其他基因的隐性突变引起。该病是由遗传性中胚层发育障碍造成的结缔组织异常累及巩膜、骨骼、韧带等而出现相应症状，患儿常有多组织、多器官的改变。可分为先天型及迟发型两种。先天型指在子宫内起病，又分为胎儿型及婴儿型，病情严重，大多为死亡，或产后短期内死亡；迟发型者病情较轻，又可分为儿童型及成人型，可长期存活。一共有4大类型，见表15-10，最常见的是第一型，其次是其他3种类型。

2. 临床表现　该病的典型临床表现为：①骨脆性增加；②蓝巩膜（约占90%以上）；③耳聋（约占25%，11～40岁出现）；④关节过度松弛；⑤头面部畸形；⑥牙齿发育不良；⑦侏儒等。成骨不全遗传学分型见表15-7。

表 15-7　成骨不全遗传学分型

分型	遗传	生化	预后	特征
第一型	常染色体显性	Ⅰ型胶原蛋白不足	轻	骨骼脆弱、蓝巩膜、齿质不良、部分患者伴随听力障碍
第二型	常染色体隐性或显性	Ⅰ型胶原蛋白结构异常	致命	常在出生前或生产过程中就死亡
第三型	常染色体突变所致	Ⅰ型胶原蛋白的结构异常	严重	显性体型短小，脸型呈倒三角形，生长迟缓，有些阅读能力会比一般人好，蓝色眼珠蓝巩膜
第四型	常染色体显性遗传	胶原纤维的前驱物 α键过短	轻	正常

3. 检验指标　该病的诊断主要有4项诊断标准：骨质疏松和骨的脆性增加、蓝巩膜、牙质形成不全、早熟性耳硬化，上述4项中出现2项特别是前2项，即可诊断。检验一般用于辅助诊断。患者血钙、磷和ALP一般正常，少数病人ALP也可增高；尿羟脯氨酸增高；部分伴氨基酸尿和黏多糖尿。有2/3的患者血清T4升高。由于甲状腺素增高，白细胞氧化代谢亢进有血小板聚集障碍。

二、肾性骨病

由慢性肾衰竭导致肾性骨营养不良（renal osteodystrophy），简称肾性骨病（renal osteopathy），是指发生于终末期肾病时，由于钙、磷、维生素D代谢障碍，继发甲状旁腺功能亢进，酸碱平衡紊乱等因素而引起的代谢性骨病。

1. 发病机制　可能与下列因素有关：慢性肾衰竭时，肾小球的滤过功能低下导致钙磷代谢障碍；肾衰竭时，肾单位受损，数量降低，肾小管细胞内 1α 羟化酶活性明显减弱引起维生素 D 代谢障碍；肾衰竭早起即有甲状旁腺增生与血 PTH 增高，继发甲状旁腺功能亢进；另外，会出现代谢性酸中毒；肾脏透析，导致血铝升高，骨铝沉积等不同的途径引起骨骼的病变。具体机制见图 15-2。

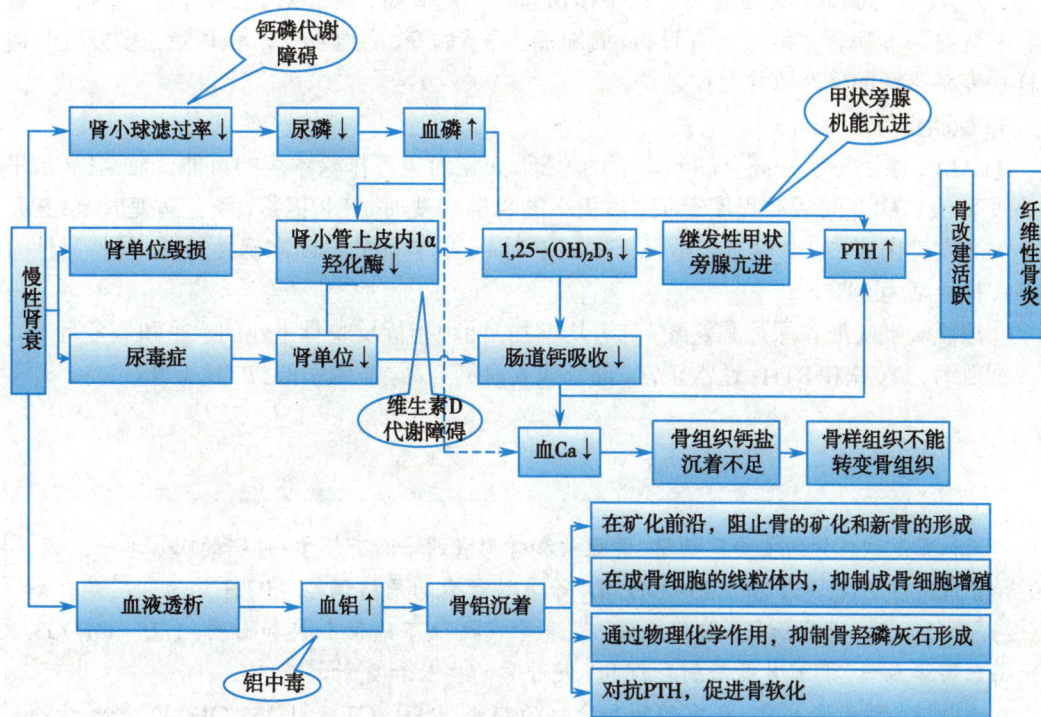

图 15-2　肾性骨病的发病机制

2. 临床表现　肾性骨营养不良症的临床表现多种多样。根据病理类型可分为四种：①高转换性骨病：也称为继发性甲状旁腺功能亢进骨病，常表现为纤维性骨炎，也可伴有骨质疏松和骨质硬化；②低转换性骨病：表现为骨质软化与骨质减少；③混合性骨病：兼有上述两种骨病病理表现；④血液透析性骨病：常见于长期血液透析的患者，表现为骨与关节的 β_2- 微球蛋白淀粉样沉积。

3. 检验指标　除了具有血清尿素、肌酐升高等肾衰竭表现外，主要检测指标如下：①血清钙总量：有骨软化症状者，血清钙总量一般都低；有纤维骨炎者，一般为正常或较高；有严重肾衰竭者，血清的蛋白结合钙和离子钙都低；②血清无机磷一般都升高，甚至极高；③血清碱性磷酸酶、血清镁和血尿素都升高；血浆的碳酸盐因酸中毒而降低，有蛋白尿和低尿钙。

三、变形性骨炎

变形性骨炎即 Paget 骨病（Paget disease of bone），又名"畸形性骨炎"、"Paget 综合征"。为原因尚不明的慢性进行性局灶性病变。其病变特点是病灶处所有骨重建过程（吸收、形成和矿化）增加，由于过高的破骨细胞活性及破骨细胞数量增加引起高速的骨溶解，并导致成骨细胞增多和骨形成过多，形成的新骨常呈交织状而非板状，结构脆弱。该病是仅次于骨质疏松症的第二个常见骨病。

1. 发病机制　Paget 骨病的病因未明。目前多认为是慢性病毒性感染，证据如下：①超微结构观察发现，破骨细胞内有典型的包涵体，与呼吸道合胞病毒的包涵体极其相似；②潜伏期较长，呈亚急性临床过程；③骨破坏及骨形成伴随纤维性变，为慢性炎症反应；④大量多核巨细胞聚集在病变部位,可能是多核合体巨细胞的遗留;⑤本病发病有一定地区性;⑥不少病例有家族史。

2. 临床表现　Paget 骨病在不同个体之间因病变范围、部位和程度以及伴随的合并症不同而临床表现差异很大。多数常无症状,呈隐匿起病。症状有疼痛、僵硬感、易疲劳、骨畸形、头痛、听力减低、头颅增大。轻微损伤即可引起骨折,最常见于股骨、胫骨、肱骨、脊椎骨和骨盆。本病合并症主要有骨折、腰腿痛、关节病变、心血管异常和耳聋。多发性骨肉瘤样病变是该病的最严重并发症之一。

3. 检验指标

① ALP:原因不明升高有助于本病的诊断,正常时也不排除本病的可能。血 ALP 水平与病变范围和病变的活动程度有关,体积小的骨骼病变时 ALP 正常,颅骨病变时 ALP 升高。如并发骨肉瘤,ALP 可急剧增高。B-ALP 对 Paget 骨病的诊断准确性最高,其特异性为 100%、灵敏度为 84%。

②尿脱氧吡啶酚和尿羟脯氨酸:二者均增加,两项指标反映骨重建的水平和病变程度。

③血钙、磷、镁和 PTH:通常正常,部分病人血钙升高,血磷稍低,PTH 上升。

小　结

钙和磷是构成骨的主要矿物质,骨吸收和骨形成的平衡有赖于钙、磷的正常水平。钙、磷和骨代谢受 PTH、CT 和 $1,25\text{-}(OH)_2D_3$ 等多种激素的严格调控。PTH 总的作用是升高血钙,降低血磷,升高血镁,酸化血液,促进骨吸收;CT 降低血钙和血磷;$1,25\text{-}(OH)_2D_3$ 升高血钙和血磷,调节骨盐溶解和沉积,促进骨的生长和更新。

体内钙/磷代谢异常、严重的肠和肾脏的病变、PTH、CT 和 $1,25\text{-}(OH)_2D_3$ 等激素的紊乱、病原微生物的感染等均可影响骨代谢,当骨吸收和骨形成失去动态平衡时,便可出现各种骨疾病。骨钙素、骨碱性磷酸酶和Ⅰ型前胶原前肽是反映骨形成的标志物;抗酒石酸酸性磷酸酶、尿半乳糖羟赖氨酸以及吡啶酚、脱氧吡啶酚、Ⅰ型胶原交联 N-端肽和Ⅰ型胶原交联 C-端肽是反映骨吸收的标志物。常见的骨疾病包括骨质疏松症、佝偻病和骨质软化病、肾性骨营养不良症、变形性骨炎、成骨不全、感染性骨病等,临床上,结合患者病史、症状和体征、影像学检查的结果,检测血钙和血磷浓度、相关激素的水平和骨代谢生化标志物,可以及时动态地反映正在进行的骨重建状况,对疾病的早期诊断、预测骨丢失和监测药物疗效等,均具有极其重要的临床意义。

(常晓彤　贾天军)

第十六章
超敏反应性疾病检验

16章

学习目标与要求

掌握 超敏反应概念及分型；Ⅰ型超敏反应体外检测项目及检测方法，总IgE和sIgE检测方法及临床意义；新生儿溶血症不完全抗体检测方法及临床意义；循环免疫复合物检测及临床意义。

熟悉 Ⅰ~Ⅳ型超敏反应的发生机制；Ⅰ~Ⅳ型超敏反应的常见疾病及变应原。

了解 Ⅰ~Ⅳ型超敏反应的特定；Ⅰ型超敏反应体内检测方法；Ⅳ型超敏反应皮肤试验原理及结果判定。

第一节　超敏反应的分型与发生机制

一、超敏反应的定义与分型

（一）超敏反应的定义

超敏反应（hypersensitivity），又称变态反应（allergy），指已被某些抗原致敏的机体再次接触相同抗原时出现的以组织细胞损伤或生理功能紊乱为特征的异常适应性免疫应答。

（二）超敏反应分型

Gell和Coombs根据超敏反应发生的速度、机制和所致疾病的临床特点，将其分为四型：①Ⅰ型超敏反应，又称速发型超敏反应（immediate hypersensitivity）；②Ⅱ型超敏反应，又称溶细胞型（cytolytic type）或细胞毒型（cytotoxic type）超敏反应；③Ⅲ型超敏反应，又称免疫复合物型（immune complex type）或血管炎型（vasculitis type）超敏反应；④Ⅳ型超敏反应，又称迟发型超敏反应（delayed type hypersensitivity，DTH）。其中，Ⅰ、Ⅱ、Ⅲ型均由抗体介导，可经血清被动转移；Ⅳ型由T细胞介导，可经细胞被动转移。

超敏反应造成组织损伤或功能紊乱引起临床表现、病理症状，此类疾病称为超敏反应性疾病。超敏反应性疾病涉及超敏反应、各种溶血反应、自身免疫性疾病和传染性变态反应等诸多领域。

二、超敏反应的发生机制

（一）Ⅰ型超敏反应的发生机制

Ⅰ型超敏反应（type Ⅰ hypersensitivity）是指由IgE类抗体介导，肥大细胞和嗜碱性粒细胞释放的活性介质引起的生理功能紊乱和（或）组织损伤。其可发生在局部，也可发生于全身。引起Ⅰ型超敏反应的抗原性物质称为变应原（allergen）。引起Ⅰ型超敏反应的变应原种类繁多，常见的有：食物变应原，如鸡蛋、牛奶、鱼虾、蟹贝等海产品；某些药品类变应原，如青霉素、磺胺、普鲁卡因、阿司匹林和有机碘等化合物；吸入性变应原，如植物花粉、动物皮毛、真菌孢子和菌丝、昆虫毒液、尘螨及其排泄物等。这些变应原通过呼吸道、消化道、皮肤及注射等多种途径进入机体。

I型超敏反应有明显的个体差异性，有遗传倾向。变应原初次进入机体，选择性诱发能合成 IgE 的 B 细胞产生 IgE 类抗体。IgE 抗体可在不结合抗原的情况下，以其 Fc 段与肥大细胞、嗜碱性粒细胞膜表面的 FcεRⅠ结合，使机体处于致敏状态。通常致敏状态可持续数月甚至更长，如长期不接触相同的变应原，致敏状态可逐渐消失。将细胞膜表面结合于特异性 IgE 的肥大细胞和嗜碱性粒细胞称为致敏靶细胞。处于致敏状态的机体再次接触相同变应原时，变应原即与致敏靶细胞表面的两个或两个以上相邻的 IgE 特异性结合，发生 FcεRⅠ交联，活化细胞内各种酶，钙离子内流，细胞脱颗粒，释放生物活性介质。相同变应原再次进入机体时，与致敏靶细胞表面的 IgE Fab 段特异性结合，使得靶细胞膜发生变化，活化肥大细胞、嗜碱性粒细胞并使其脱颗粒合成新的活性介质。颗粒中生物活性介质和新合成的活性介质作用于效应组织和器官，引起局部或全身过敏反应。

知识点 16-1　I型超敏反应的特点

I型超敏反应的特点：①由 IgE 抗体引起；②反应迅速、强烈，发生快，消失快，为可逆性；③引起效应器官功能紊乱，无实质性病理损害；④具有明显的个体差异和遗传倾向。

（二）Ⅱ型超敏反应的发生机制

Ⅱ型超敏反应（type Ⅱ hypersensitivity）由靶细胞表面抗原与相应 IgG 或 IgM 类抗体介导，在补体、巨噬细胞和 NK 细胞参与下，引起的以细胞溶解或组织损伤为主的病理性免疫反应。Ⅱ型超敏反应的变应原多位于细胞表面，可以是细胞膜本身的成分，也可以是吸附在细胞膜上的外来半抗原。不论是细胞表面的自身抗原（同种异型抗原、异嗜性抗原），还是经修饰的自身抗原或外来的药物性半抗原，它们均能刺激机体发生免疫应答，诱导抗体产生。

IgG 和 IgM 类抗体与细胞膜表面的相应抗原结合后，可通过以下途径杀伤靶细胞或导致靶细胞功能紊乱：①补体介导的细胞毒作用：即 IgM 或 IgG（IgG1、IgG2 或 IgG3）类抗体与靶细胞表面抗原特异性结合后，通过经典途径激活补体，形成膜攻击复合物，直接引起膜损伤，导致靶细胞溶解死亡；②巨噬细胞的吞噬作用：即抗体与靶细胞表面特异性抗原结合后，通过其 Fc 段与吞噬细胞表面的 Fc 受体结合，从而促进吞噬细胞吞噬破坏靶细胞；③ ADCC 作用：即抗体与靶细胞表面特异性抗原结合后，通过其 Fc 段与 NK 细胞、Mφ、中性粒细胞表面 Fc 受体结合，对靶细胞进行溶解破坏；④刺激或抑制靶细胞：即某些抗细胞表面受体的自身抗体与相应受体结合后，导致靶细胞功能亢进或低下，表现为受体介导的对靶细胞的刺激或抑制作用。如重症肌无力患者体内产生抗乙酰胆碱受体的自身抗体，该抗体与乙酰胆碱受体结合后，因受体内吞和胞内降解，使得受体数目减少，从而阻断了乙酰胆碱介导的神经 - 肌肉信号传导，引起进行性肌肉萎缩，导致肌无力。

知识点 16-2　Ⅱ型超敏反应的特点

特点是：①抗原或抗原抗体复合物存在于细胞膜上；②介导的抗体是 IgG 和 IgM；③有补体、吞噬细胞、NK 细胞参与；④结果是靶细胞被破坏。

（三）Ⅲ型超敏反应的发生机制

Ⅲ型超敏反应（type Ⅲ hypersensitivity）是由可溶性抗原和抗体结合形成中等大小的可溶性免疫复合物（immune complex, IC），在一定条件下沉积于局部或全身毛细血管基底膜，经激活补体，在中性粒细胞、嗜碱性粒细胞、血小板等的参与下，引起的以充血水肿、局部组织坏死和中性粒细胞浸润为主要特征的炎症反应和组织损伤。

血液循环中的可溶性抗原与相应抗体结合，形成可溶性抗原抗体复合物即 IC。多数情况被免疫系统清，无致病作用，只有在特定的情况下，才出现病理反应。中等大小可溶性 IC

在血管基膜上的沉积是引发Ⅲ型超敏反应的关键。影响可溶性 IC 沉积的因素很多：局部组织学结构血流动力学因素导致血流缓慢、形成涡流，有利于循环 IC 沉积和嵌入到血管内皮细胞间隙之中；炎症发生、补体系统活化，造成过敏性毒素和血管胺物质释放，造成毛细血管通透性增加，促进 IC 沉积。IC 沉积导致组织细胞损伤的机制包括：

①IC 通过经典途径激活补体系统，产生补体裂解片段 C3a 和 C5a。C3a 和 C5a 能与嗜碱性粒细胞、肥大细胞上的 C3a 和 C5a 受体结合，使其释放组胺等炎性介质，导致局部毛细血管通透性增加，渗出增多，加重局部水肿。

②中性粒细胞在吞噬 IC 的同时可释放多种溶酶体酶，如蛋白水解酶、胶原酶、弹性纤维酶等，使血管基底膜和周围组织细胞损伤。

③沉积的 IC 激活血小板，产生 5-羟色胺，引起血管扩张、血管通透性增加，加重充血水肿。血小板聚集使局部形成微血栓，造成局部组织缺血、出血、坏死。

知识点 16-3　Ⅲ型超敏反应的特点

Ⅲ型超敏反应的特点：①介导的抗体是 IgG、IgM、IgA；②中等大小的 IC 的形成并沉积与小血管基底膜是诱发Ⅲ型超敏反应的关键；③有补体系统、中性粒细胞、嗜碱性粒细胞、血小板参与反应；④以中性粒细胞浸润、释放溶酶体酶为主要损伤机制。

（四）Ⅳ型超敏反应的发生机制

Ⅳ型超敏反应（type Ⅳ hypersensitivity）由效应 T 细胞介导，单核细胞浸润、活化及产生的细胞因子引起炎症反应和组织损伤。此型反应发生较慢，一般在接触抗原 18～24 小时后才出现反应，48～72 小时达到高峰；此型超敏反应与抗体和补体无关，但与效应 T 细胞和炎症细胞因子参与致病有关。

引起Ⅳ型超敏反应的抗原一般是胞内寄生菌、病毒、寄生虫和化学物质（如重金属、有毒植物、化妆品、染料、油漆等）。其中，胞内寄生菌是引起Ⅳ型超敏反应最常见的抗原。这些抗原经抗原提呈细胞摄取、加工处理成抗原肽-MHC 分子复合物，表达于提呈细胞表面，经 T 细胞表面的特异性抗原受体识别后，T 细胞活化、分化为效应性 T 细胞。CD4$^+$Th1 介导炎症反应，导致组织损伤；CD8$^+$T 细胞介导的细胞毒作用，使靶细胞溶解破坏或凋亡。

知识点 16-4　Ⅳ型超敏反应的特点

Ⅳ型超敏反应的特点：①其过程与细胞免疫过程基本一致；②无抗体、补体参与；③由效应 T 细胞及其产生的细胞因子或细胞毒性介质引起；④病理损害是以单核细胞、淋巴细胞浸润为主的炎症反应。

第二节　Ⅰ型超敏反应性疾病检验

一、常见的Ⅰ型超敏反应性疾病

（一）过敏性休克

是一种最严重的Ⅰ型超敏反应性疾病，常发生在再次接触过敏原后数秒至数分钟内，若抢救不及时，可导致死亡。

1. 药物过敏性休克　最常见引起的药物是青霉素、链霉素和普鲁卡因。青霉素分子量小，本身无免疫原性，其降解产物青霉素噻唑醛酸和青霉烯酸与组织蛋白质结合后刺激机体产生特异性抗体 IgE，使得机体致敏。当青霉素再次进入机体即可发生过敏性休克。

2. 血清过敏性休克　临床上用动物免疫血清（抗毒素）治疗或紧急预防时，可能会发生过敏性休克。因为这些个体曾经注射相同的血清制品而被致敏。临床表现与药物过敏性休克类似。

（二）呼吸道过敏反应

1. 过敏性哮喘 是由多种细胞（如嗜酸性粒细胞、肥大细胞、T淋巴细胞、中性粒细胞、平滑肌细胞、气道上皮细胞等）和细胞组分参与的气道慢性炎症性疾病。是最常见的呼吸道过敏反应，多因吸入花粉、真菌、尘螨、动物皮毛等变应原后触发的支气管平滑肌痉挛、气道变应性炎症。临床表现为反复发作的喘息、气急、胸闷或咳嗽等，常在夜间及凌晨发作或加重。

2. 过敏性鼻炎 变应原吸入引起鼻黏膜水肿、分泌增加，患者表现为流涕、打喷嚏等。

（三）消化道过敏反应

少数人进食鱼虾、牛奶、鸡蛋等后可引起消化道过敏。临床表现为恶心呕吐，腹痛腹泻。

（四）食物过敏反应

某些人可因药物、食物、花粉、羽毛及冷热刺激等引起皮肤过敏反应。主要表现为皮肤荨麻疹、湿疹、血管神经性水肿。

二、Ⅰ型超敏反应性疾病检验

查明变应原、避免与之接触是防止Ⅰ型超敏反应性疾病发生的最有效方法。变应原检测分为体内检测和体外检测两种。

（一）Ⅰ型超敏反应体内检验

Ⅰ型超敏反应体内检测包括皮肤试验和激发试验。

1. 皮肤试验 当变应原通过皮肤挑刺、划痕、皮内注射等方法进入致敏者皮肤，与吸附在肥大细胞或嗜碱性粒细胞上的特异性IgE结合，导致肥大细胞或嗜碱性粒细胞脱颗粒，释放生物活性介质。20～30分钟内局部皮肤出现红晕、红斑、风团及瘙痒感，数小时后消失。若出现此现象者判断为皮试阳性，即对该变应原过敏；未出现上述现象者判断为皮试阴性，即对该变应原不过敏。

（1）皮内试验：阳性结果以风团面积为准，判定标准见表16-1。

知识点16-5 Ⅰ型超敏反应皮内试验的分级标准

表16-1 Ⅰ型超敏反应皮内试验的分级标准*

分级	风团直径（mm）	红晕直径（mm）
−	<5	<5
+	5～10	10～20
++	10～15	20～30
+++	15～20	30～40
++++	20以上	40以上

注：*风团平均直径是分Ⅴ级的主要依据，红晕大小仅做参考；皮试风团若有伪足，其结果判定可上调1级，但最多为（++++）级

（2）挑刺试验（prick test）：也称点刺试验。此法较皮内试验安全，假阳性较少，但敏感性低于皮内试验。其阳性结果以红晕为主，分级标准见表16-2。

知识点16-6 Ⅰ型超敏反应挑刺试验的分级标准

表16-2 点刺试验分级标准

级别	点刺结果	级别	点刺结果
++++	风团反应大于阳性对照*	+	风团反应为阳性对照的1/3
+++	风团反应和阳性对照相同	−	无风团反应
++	风团反应为阳性对照的2/3		

*阳性对照为5mg/ml磷酸组胺，相当于1.8mg/ml组胺基质

（3）临床应用：

①寻找变应原：通过皮肤试验检测出引起超敏反应的变应原，为患者防止该病再次发生提供预防依据。如支气管哮喘和荨麻疹患者，可用皮肤试验来确定变应原。因食物过敏与皮肤试验的相关性较差，可能是食物的抗原提取液与肠道吸收的物质有所不同，并且食物过敏的变应原容易被发现，一般不做皮肤试验。

②预防药物或疫苗过敏：某些药物如青霉素、链霉素、普鲁卡因等易引起变态反应。若首次使用前或已有较长时间未用者，使用前均应进行皮试检测。阳性者应更换其他药物。注射异种抗血清（如破伤风抗血清、狂犬病抗血清）者也应在使用前做过敏试验。阳性反应者应更换精制抗体，或进行脱敏治疗，即少量多次注射，以达到暂时消耗肥大细胞和嗜碱性粒细胞上结合的 IgE，使得机体暂时处于脱敏状态。但该疗法应密切观察，一旦出现反应，应立即终止使用，并积极采取应急措施。

2. 激发试验（provocation test）　是模拟自然发病途径，以少量致敏原引起一次较轻微的变态反应发作，从而判定是否过敏。激发试验分为特异性激发试验和非特异性激发试验。激发试验主要用于 I 型超敏反应，亦可用于 IV 型超敏反应的检查，特别是在皮肤试验或其他试验不能获得肯定结果时，此法可排除皮肤试验中的假阳性和假阴性反应。由于激发试验具有诱发严重过敏反应的潜在风险性，多数情况下只用于实验研究。但食物激发试验和现场激发试验分别作为食物变态反应和职业性哮喘诊断的金标准，常规应用于临床实验室中。

（二）I 型超敏反应体外检验

体外血清学检测变应原是一种安全、可靠、准确的方法，且不受药物限制的影响。尤其针对一些哮喘需要控制的患者，体内试验有激发哮喘发作的可能，在不能停药治疗的情况下，血清学检测是最佳选择。

1. 血清总 IgE 检测　血清总 IgE（total IgE, tIgE）是血清中各种抗原特异性 IgE 的总和。正常成人 tIgE 含量极少，约为 20～200IU/ml，一般认为大于 333IU/ml 时为异常升高。因种族、遗传、年龄、环境、检测方法及取样标准等因素的影响，不同国家和地区报道的正常人群 tIgE 水平相差甚远。

血清 tIgE 水平升高常见于过敏性哮喘、过敏性鼻炎、特发性皮炎、湿疹、药物间质性肺炎、支气管肺曲霉病、寄生虫感染、急慢性肝炎和 IgE 型多发性骨髓瘤等疾病。血清 tIgE 含量受多种因素的影响，如年龄、种族、地域、环境、遗传及检测方法等。因此在分析其结果时须参考当地人群水平。

2. 特异性 IgE 检测　特异性 IgE（specific IgE, sIgE）是指能与某种变应原特异性结合的 IgE。用纯化的特异变应原替代抗 IgE 进行检测。sIgE 的测定在超敏反应诊断中占有重要地位。

sIgE 升高对 I 超敏反应性疾病的诊断具有重要价值，可以确定变应原的种类。需要注意的是，变应原具有明显的地域性和同属不同种现象。还有一些小分子变应原，其 sIgE 测定敏感性不高，如青霉素降解产物。对这类变应原，若 sIgE 检测不出，不排除发生 I 型超敏反应的可能。另外，虽然 sIgE 的检测与变应原皮试和支气管激发试验之间的符合率高达约80%，但不能单纯依靠 sIgE 的检测的结果进行诊断。同时，其可以与变应原皮试和支气管激发试验互为补充，但不能完全代替，因后两种试验更能反映机体的整体情况。

3. 细胞脱颗粒测定

（1）类胰蛋白酶测定：类胰蛋白酶是肥大细胞活化、脱颗粒的指标。血清类胰蛋白酶水平升高提示昆虫叮咬、药物或食物变态反应及肥大细胞增多症。由于类胰蛋白酶的半衰期很短，必须在 3～6 小时内检测，超过检测时限，即使是典型的严重过敏反应，其结果亦为正常。

（2）人嗜碱粒性细胞脱颗粒试验（human basophile degranulation test, HBDT）：嗜碱性粒细胞是肥大细胞外周血中的同源细胞，嗜碱性粒细胞脱颗粒试验阳性不仅能够证实 sIgE 的存在,可直观反映嗜碱性粒细胞颗粒释放能力,从细胞水平阐明Ⅰ型超敏反应性疾病的发病机制,评估脱敏治疗、免疫治疗的疗效。由于 HBDT 简单、经济,与皮肤试验和 RAST 的符合率在 80% 以上,可作为寻找特异性变应原的有效手段之一。

第三节　Ⅱ型超敏反应性疾病检验

一、常见的Ⅱ型超敏反应性疾病

(一)输血反应

多发生于 ABO 血型不符的输血。如将 A 型血误输给 B 型受血者,由于 A 型血红细胞表面有 A 抗原,受血者血清中有天然抗 A 抗体(IgM),两者结合后激活补体可使红细胞溶解破坏引起溶血反应。输血反应也可发生在 Rh 血型不合的输血中。

(二)新生儿溶血症

是指由于母婴血型不合引起的胎儿或新生儿同族免疫性溶血性疾病。其中 ABO 血型不合是引起新生儿溶血病的最常见原因,其次是 Rh 血型不合。发病机制为母婴血型不合引起的抗原抗体反应,母亲体内不存在胎儿的某些父源性红细胞血型抗原,当胎儿红细胞通过胎盘进入母体循环后或母体通过其他途径(输血等)接触这些抗原后,母体被该抗原致敏,产生相应的抗体以清除这些抗原,但当此抗体经胎盘进入胎儿血液循环时与胎儿红细胞表面的相应抗原结合,这些被免疫抗体覆盖的红细胞随之在单核巨噬细胞系统被巨噬细胞及自然杀伤细胞释放的溶酶体酶溶解破坏引起溶血,溶血严重时出现贫血、水肿和黄疸等一系列表现。

(三)自身免疫性溶血性贫血

某些病毒如流感病毒、EB 病毒感染后或服用甲基多巴类药物后,能使红细胞表面成分发生改变,从而刺激机体产生抗红细胞自身抗体。这种抗体与自身改变的红细胞特异性结合,可引起自身免疫性溶血性贫血。多为慢性血管外溶血,起病缓慢,成年女性多见,以贫血、黄疸和脾大为特征。可并发血栓栓塞性疾病,以抗磷脂抗体阳性为多见。感染等诱因可使溶血加重,发生溶血危象及再障危象。10%~20% 的患者可合并免疫性血小板减少,称为 Evans 综合征。

(四)药物过敏性血细胞减少症

青霉素、磺胺、安替比林、奎尼丁和非那西汀等药物抗原表位能与血细胞膜蛋白或血浆蛋白结合获得免疫原性,从而刺激机体产生药物抗原表位特异性抗体。这种抗体与药物结合的红细胞、粒细胞或血小板作用,或与药物结合形成抗原抗体复合物后再与具有 Fc-γ 受体的红细胞、粒细胞或血小板结合,可引起药物性溶血性贫血、粒细胞减少症和血小板减少性紫癜。

二、Ⅱ型超敏反应性疾病检验

(一)抗血细胞抗体和自身抗体

1. 抗血细胞抗检测　机体产生的抗血细胞抗体与血细胞膜抗原结合后,导致血细胞破坏,引起贫血、粒细胞减少、血小板减少等。抗血细胞抗体多属于不完全抗体,这种抗体与相应抗原结合后不产生凝集反应。

2. 自身抗体检测　常见的介导Ⅱ型超敏反应的自身抗体有乙酰胆碱受体抗体、抗促甲状腺素受体抗体、抗肾小球基底膜Ⅳ型胶原抗体和抗肾小管基底膜抗体等。常用方法是间接免疫荧光试验。该试验以特异性组织切片为检测基质,依次滴加稀释后的血清标本和荧光素标记的二抗,在荧光显微镜下观察是否有特异性荧光出现,从而判断是否存在相应的自身抗体和自身抗体效价。

（二）临床应用

抗血细胞抗体是目前临床上引起输血反应或溶血性疾病的主要原因。对于有输血史、妊娠史及需要反复输血治疗的患者进行抗血细胞抗体的筛查，不仅能探究其病因，还能有效避免相应疾病的发生。为防止因 Rh 血型不合导致新生儿溶血症的发生，应对 Rh 阴性的孕妇尽早进行 Rh 抗体监测。ABO 血型一致的输血，如贫血现象始终得不到缓解或原无溶血现象，输血后出现溶血，或在原有溶血的基础上溶血加重，均应监测患者血清有无 Rh 抗体。在临床配血时，抗体筛查试验如出现特异性凝集，应进一步排查干扰因素，如因服用药物或自身免疫性疾病引起的假阳性，对配血无影响，则为非血型抗体干扰，无临床意义。

第四节　Ⅲ型超敏反应性疾病检验

一、常见的Ⅲ型超敏反应性疾病

（一）局部免疫复合物病

1. 实用性局部过敏反应　又称 Arthus 反应。该反应是给家兔皮下多次注射无毒性抗原（如马血清）后，若再次注射，局部可发生水肿、出血、坏死等剧烈反应。原因是前几次注射的异种血清刺激机体产生大量抗体，当再次注射同种抗原时，两者相遇于局部，形成的免疫复合物沉积于血管基底膜上，激活补体，吸引中性粒细胞及血小板聚集于该处，血管通透性增加，出现水肿、炎症。

2. 人类局部过敏反应　若给体内已产生高水平的胰岛素抗体的患者抗体的患者注射胰岛素，可在局部出现水肿和充血，继而出血坏死，数日后可逐渐恢复。此外，多次注射狂犬病疫苗或使用抗毒素（马血清），亦可出现上述现象。

（二）全身性免疫复合物病

1. 血清病　通常发生在初次大量注射抗毒素（马血清）后 1～2 周。其主要临床症状是发热、皮疹、淋巴结肿大、关节痛和一过性蛋白尿等。这是由于患者体内已产生抗抗毒素的抗体，而抗毒素尚未完全排除，二者结合形成中等大小可溶性循环免疫复合物所致。血清病具有自限性，停止注射抗毒素后症状可自行消退。有时应用大剂量青霉素、磺胺等药物也可引起类似血清病反应。

2. 肾小球肾炎　通常发生于 A 群溶血性链球菌感染后 2～3 周，此时体内已产生抗链球菌抗体，后者与链球菌可溶性抗原结合形成循环免疫复合物，沉积在肾小球基底膜上，可使肾损伤引起免疫复合物行肾炎。80% 以上的肾小球肾炎属Ⅲ型超敏反应。除溶血性链球菌外，葡萄球菌、肺炎球菌、乙型肝炎、疟原虫等感染也能诱发此型肾小球肾炎。

3. 类风湿关节炎　是一种以侵蚀性、对称性多关节炎为特征的、慢性全身性自身免疫性疾病。基本病理改变为滑膜炎、血管翳形成，并逐渐出现关节软骨和骨破坏，最终导致关节畸形和功能丧失。其病因尚未查明。发病机制是体内 IgG 分子发生了变性，从而刺激机体产生抗变性 IgG 的自身抗体。这种自身抗体以 IgM 为主，也可以是 IgG 或 IgA 类抗体，临床称之为类风湿因子（rheumatoid factor, RF）。当自身变性 IgG 与类风湿因子结合形成的免疫复合物，沉积于关节滑膜时即可引起类风湿性关节炎。

4. 系统性红斑狼疮　是一种多系统损害的慢性自身免疫性疾病。临床表现多种多样，病程漫长、迁延不愈。肾脏损伤、感染、神经系统损伤是其死亡的主要原因。发病机制是体内出现了多种自身抗体与相应抗原形成免疫复合物，难以被免疫系统清除，此复合物沉积全身各系统的相应器官，诱导Ⅲ型超敏反应造成组织炎症和损伤。

笔记

二、Ⅲ型超敏反应性疾病检验

（一）Ⅲ型超敏反应检验

IC检测是Ⅲ型超敏反应的主要检测指标，对诊断疾病、疗效观察、判断预后有重要意义。

IC在体内有两种形式：组织中固定的IC和血液中的IC。固定于组织中的IC多采用免疫组织化学技术，用光学显微镜或电子显微镜观察它们在局部组织中的沉着，以判断病理改变情况。循环IC的检测方法分为抗原特异性方法和非抗原特异性方法。前者通过区别游离的抗原和与抗体结合的抗原，选择性测定含有某种特定抗原的免疫复合物，如DNA-抗DNA、HBsAg-HBsAb等。后者根据免疫球蛋白分子在结合抗原以后发生的物理学和生物学特性的改变进行检测。通常情况下，IC抗原性质不清，故抗原特异性方法不常用。临床上多采用抗原非特异性方法。

（二）临床应用

检测免疫复合物虽不是疾病诊断的主要指标，但在发病机制研究、了解病情进展、判断疗效方面可提供有意义参考。目前已证实某些疾病（如类风湿性关节炎、系统性红斑狼疮、急性肾小球肾炎、慢性活动性肝炎、硬皮病、肝癌、白血病等）血清中可检测到一定数量的IC。对有蛋白尿、关节痛、血管炎、浆膜炎、紫癜症状等诊断不明确的患者，可考虑检测循环IC，并结合局部IC的免疫组化检测结果以明确病变是否与Ⅲ型超敏反应有关。

第五节　Ⅳ型超敏反应性疾病检验

一、常见的Ⅳ型超敏反应性疾病

（一）传染性迟发型过敏反应

当机体受到胞内寄生的病原体感染时，免疫系统抵抗病原体的同时，造成组织损伤所引起的一类疾病。如结核菌素试验阳性者，表示已感染过结核杆菌，出现了传染性超敏反应，对再次感染结核杆菌具有免疫力。肺部再次感染结核杆菌时出现的病灶范围比初次感染更局限，这是细胞免疫的作用。结核病人肺部空洞形成、干酪样坏死和麻风病人皮肤肉芽肿形成，以及结核菌素皮试引起的局部组织损伤，均与迟发型超敏反应有关。

（二）接触性皮炎

某些人皮肤接触油漆、染料、农药、化妆品、药物如磺胺、青霉素或某些化学物质如二硝基氯/氟苯等后可发生接触性皮炎。由于这些小分子抗原能与表皮细胞角蛋白结合形成完全抗原，刺激机体产生小分子抗原表位特异性的效应T细胞。当机体再次接触相应抗原，一般是24小时后，即可发生接触性皮炎，48~96小时达高峰。局部皮肤出现红肿、皮疹、水疱，严重者可出现剥脱性皮炎。

二、Ⅳ型超敏反应性疾病检验

（一）Ⅳ型超敏反应皮肤试验

1. 结核菌素试验　抗原用旧结核菌素（old tuberculin, OT）或结核杆菌的纯蛋白衍生物（purified protein derivative, PPD），在一定浓度下，于前臂内侧皮内注射，48~72小时后观察结果。阳性结果以红肿和硬结为主，判定标准见表16-3。

2. 斑贴试验　取一定大小纱布浸蘸变应原溶液，贴敷于受检者前臂内侧或背部正常皮肤上，用玻璃纸或蜡纸遮盖住药纱后，再用纱布等固定，24~72小时后观察结果。如有明显不适，随时揭开查看，并进行适当处理。阳性结果以红肿和水疱为主，判定标准见表16-3。

知识点 16-7 Ⅳ型超敏反应皮肤试验结果的判定标准

表 16-3 Ⅳ型超敏反应皮肤试验结果的判定标准

反应程度	皮内试验	斑贴试验
−	无反应或小于对照	无反应或小于对照
+	仅有红肿	轻度红肿、瘙痒
++	红肿伴硬结	明显红肿，时有红斑
+++	红肿、硬结、水疱	红肿伴豆疹、水疱
++++	大疱或（和）溃疡	红肿、水疱、溃疡

（二）临床应用

1. 寻找变应原 避免接触变应原是防治超敏反应的重要手段。斑贴试验主要用于寻找接触性皮炎变应原。

2. 结核菌素皮试的应用 ①了解机体是否对结核分枝杆菌有免疫力及接种卡介苗后的免疫效果观察：人群中约 96% 的人均感染过结核分枝杆菌，细胞免疫正常者，皮试试验结果应为阳性；②排除结核菌感染：如细胞免疫正常，皮试结果阴性，可排除结核菌感染，但值得注意的是在患者免疫力极度低下时，即使感染了结核菌，反应仍可为阴性；③了解机体细胞免疫功能状态。

3. 传染病的诊断 对于某些传染病，用该种病原体特异性抗原进行皮试，可起到诊断或鉴别诊断的作用。如对布鲁菌病、真菌感染、某些病毒感染、寄生虫感染等。

小　结

　　超敏反应是机体受到某些抗原持续刺激或再次受到相同抗原刺激后出现的以组织细胞损伤或生理功能紊乱为特征的异常免疫应答。根据其发生速度、机制及临床特点，将其分为Ⅰ、Ⅱ、Ⅲ、Ⅳ四型。Ⅰ、Ⅱ、Ⅲ型由抗体介导，Ⅳ型由 T 细胞介导。Ⅰ型超敏反应主要由 IgE 类抗体介导，以肥大细胞和嗜碱性粒细胞释放生物活性介质导致机体生理功能紊乱为主。Ⅱ型超敏反应主要由 IgG 或 IgM 类抗体直接与靶细胞表面结合，在补体、吞噬细胞和 NK 细胞参与下，导致靶细胞溶解。Ⅲ型超敏反应因抗原与相应抗体结合，形成中等大小可溶性免疫复合物，沉积于血管基底膜，激活补体，活化血小板，使中性粒细胞聚集，引起以小血管为中心的炎症反应。Ⅳ型超敏反应相对发生迟缓，由致敏的 Th1 和 CTL 再次接触相同抗原后释放细胞因子和发挥杀伤作用所致，表现为以单个核细胞浸润为主的炎性损伤。

　　常见的超敏反应疾病有过敏性哮喘、过敏性鼻炎、食物过敏症、急性输血反应、新生儿溶血症、系统性红斑狼疮、类风湿性关节炎等。同一种抗原物质，如青霉素可引起Ⅰ、Ⅱ、Ⅲ、Ⅳ型超敏反应。同一种疾病，如链球菌感染后肾小球肾炎和系统性红斑狼疮均可通过Ⅱ、Ⅲ型超敏反应引起。因此，在临床上遇到具体病例时，应结合具体情况进行分析判断。

　　Ⅰ型超敏反应性疾病检测主要包括血清 tIgE 测定、血清 sIgE 测定及细胞脱颗粒测定。Ⅱ型超敏反应性疾病检测主要有抗血细胞抗体、自身抗体检测。Ⅲ型超敏反应性疾病检测主要是循环免疫复合物测定。Ⅳ型超敏反应常用检测主要是Ⅳ型超敏反应皮肤试验，用以判断机体是否对变应原过敏，或反映机体的细胞免疫功能状态。

（徐广贤　丁淑琴）

第十七章
移植排斥反应检验

学习目标与要求

掌握 器官移植前的组织配型检验，移植排斥反应的免疫学检验。
熟悉 移植排斥反应的类型，移植排斥反应的发生机制，移植排斥反应的防治策略。
了解 常见的器官移植种类。

移植（transplantation）在临床上是用自体或异体的健康细胞、组织或器官替代或补偿机体已丧失的结构和（或）功能的一种治疗方法。被移植的细胞、组织或器官称为移植物，提供移植物的个体称为供者，接受移植物的个体称为受者。根据移植物来源及其遗传背景不同，移植可分为自体移植、同系移植、同种异体移植和异种移植；根据移植部位不同，可分为原位移植和异位移植；根据移植物种类不同，又可分为器官移植、组织移植和细胞移植。移植能否成功，不仅取决于器官保存技术及外科技术水平，更取决于术后是否发生移植排斥反应和该反应的强弱。广泛分布于细胞表面的组织相容性抗原，是触发移植排斥反应的主要成分。移植排斥反应（transplantation rejection）是指移植后受者免疫系统对移植物抗原产生的免疫应答或移植物中免疫细胞对受者组织抗原产生的免疫应答，前者称为宿主抗移植物反应（host versus graft reaction，HVGR），后者称为移植物抗宿主反应（graft versus host reaction，GVHR）。HVGR 多见于实质器官移植，如心、肝、肾的移植，GVHR 主要发生于骨髓移植或其他免疫细胞移植。

移植免疫学是研究组织相容性抗原及其诱导的移植排斥反应机制的学科。移植免疫检验主要是研究移植前供、受者的组织分型和配型，移植后受者的免疫学检测，以及免疫抑制剂血药浓度检测的相关指标和实验技术。

第一节 移植排斥反应的发生机制

移植后，移植物能否长期存活主要取决于以下三个方面：①移植物在移植过程中活力的保持；②手术时血管吻合和血液循环重建的质量；③移植排斥反应的控制。其中移植排斥反应是导致移植物功能丧失的根本原因。同种异体间的器官移植一般均会发生排斥反应，本质上是受者免疫系统针对移植物抗原的免疫应答，具有特异性和记忆性。T 细胞在移植排斥反应中起关键作用。

一、引起同种异体移植排斥反应的抗原

知识点 17-1 引起同种异体移植排斥反应的抗原
引起同种异体移植排斥反应的抗原包括：组织相容性抗原、次要组织相容性抗原、ABO

血型抗原以及组织特异性抗原等，其中主要组织相容性抗原是引起移植排斥反应的主要成分。

20世纪初发现同种属不同个体间的组织或器官移植后会发生排斥反应，即组织不相容现象。其后证明，组织不相容现象本质上是一种特异性免疫应答，由细胞表面的同种异型抗原介导，这种代表个体特异性的抗原称为组织相容性抗原（histocompatibility antigen）或移植抗原。其中主要组织相容性抗原是引起移植排斥反应的主要成分。此外，其他同种抗原，包括次要组织相容性抗原、ABO血型抗原、组织特异性抗原等也参与移植排斥反应。

（一）主要组织相容性抗原

哺乳动物都有主要组织相容性抗原。编码主要组织相容性抗原的基因称为主要组织相容性复合体（major histocompatibility complex，MHC）。MHC是一组决定移植组织是否相容、与免疫应答密切相关的、紧密连锁的基因群。它们的产物MHC分子是介导抗原提呈和T细胞激活的关键分子，显示了极为丰富的多态性，在免疫应答的启动和免疫调节中发挥重要作用。人类MHC又称为人类白细胞抗原（human leukocyte antigen，HLA）基因，位于第6号染色体短臂上，分为HLA-Ⅰ类、Ⅱ类和HLA-Ⅲ类基因区。HLA-Ⅰ类基因包括经典的HLA-A、B、C和非经典的HLA-E、F、G、MIC等；HLA-Ⅱ类基因包括经典的DR、DQ、DP和非经典的HLA-DN、DO、DM等。位于HLA-基因区之间的Ⅲ类基因，由编码一些补体系统的蛋白、细胞因子、热休克蛋白的基因组成。

关于HLA的命名规则如下：

①以HLA前缀开始，用"-"与基因位点分隔。

②基因位点以大写字母表示，如A、B、C（C位点的抗原特异性仍写作Cw，与补体系统区别）、DR、DQ、DP等，其中DR、DQ、DP基因以A、B分别表示α、β链基因，以数字表示该基因的功能区，如DRBl*04:01和DRBl*04:02，表示DR位点β链第一功能区。基因位点后面接"*"号。

③基因分型用数字表示，共四部分，各部分之间用"："分隔。

④第一部分表示与血清学特异性相对应的基因分型。

⑤第二部分表示等位基因亚型，是外显子发生碱基取代导致蛋白编码的改变。

⑥第三部分表示外显子发生的碱基同义突变。

⑦第四部分表示基因内含子的碱基取代。

⑧在末端可加尾缀，表示基因在表达上的差别，如："L"表示基因的低表达；"S"表示只出现在sHLA分子上，不在细胞膜上表达；"N"表示无效基因；"C"表示基因产物只在细胞质中存在；"A"表示对基因能否表达提出怀疑；"Q"表示突变可能会影响表达的水平，见图17-1。

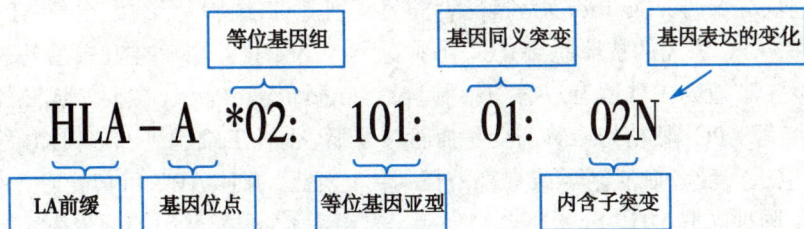

等位基因组　　基因同义突变　　基因表达的变化

HLA – A *02: 101: 01: 02N

LA前缀　　基因位点　　等位基因亚型　　内含子突变

图17-1　HLA命名规则

HLA-Ⅰ类分子在绝大多数有核细胞的膜表面表达，也可以可溶性sHLA-Ⅰ类分子的形式存在于体液中。HLA-Ⅱ类分子主要存在于B细胞、单核/巨噬细胞和树突状细胞等抗原提呈细胞（antigen-presenting cell，APC）、血管内皮细胞、活化的T细胞和精子细胞上，也以可溶性Ⅱ类分子的形式存在于血清、精液和乳汁等体液中。Ⅰ类和Ⅱ类分子是结构相似的细胞膜表面糖蛋白，Ⅰ类分子主要介导 Tc 细胞的细胞毒作用，是重要的移植抗原。Ⅰ类分子对 CD8$^+$T 细胞的抗原识别功能起限制性作用，介导了向 CD8$^+$T 细胞提呈抗原的过程。即 CD8$^+$T 细胞只能识别与相同Ⅰ类分子结合的抗原（多为内源性的细胞抗原，如病毒感染的细胞和肿瘤细胞等），这种现象称为 MHC 限制性。Ⅱ类分子的功能主要是在免疫应答的始动阶段将经过处理的抗原片段提呈给 CD4$^+$T 细胞。与 CD8$^+$T 细胞只能识别与 MHC Ⅰ类分子结合的抗原片段一样，CD4$^+$T 细胞只能Ⅱ识别与类分子结合的抗原片段。Ⅱ类分子主要介导外源性抗原的递呈。在组织或器官移植过程中，MHC Ⅱ类分子是引起移植排斥反应的重要靶抗原，包括引起宿主抗移植物反应（HVGR）和移植物抗宿主反应（GVHR）。

（二）次要组织相容性抗原

在主要组织相容性抗原完全相同的同胞兄妹间进行移植，也可能发生程度较轻、较缓慢的排斥反应，提示还存在其他可诱导排斥反应的抗原，即次要组织相容性抗原（minor histocompatibility antigen，mH 抗原）。mH 抗原表达于组织细胞表面，可被 MHC 分子提呈，主要包括两类：①性别相关的 mH 抗原，即男性 Y 染色体上 *H-Y* 基因编码的抗原，主要表达于表皮细胞表面，女性受者可对 H-Y 抗原产生排斥反应；②常染色体编码的 mH 抗原，有些表达于机体所有组织细胞，有些仅表达于造血细胞和白血病细胞。HLA 完全相同的供受者间发生的移植排斥反应，尤其是 GVHR，主要由 mH 抗原引起的。

（三）其他组织相容性抗原

1. 人类 ABO 血型抗原　ABO 血型抗原不仅分布于红细胞表面，也表达于肝、肾等组织细胞和血管内皮细胞表面。移植器官中带有血型抗原的红细胞一旦进入血型不相容的受者体内，受者血清中的抗体即与之结合，引发的补体级联反应将损伤红细胞，还会危及移植物的存活。A 抗原或 B 抗原大量的存在于大多数实体器官的血管内皮细胞表面，对有相应抗 -A 和抗 -B 的受者可诱发超急性排斥反应。所以移植前做 ABO 血型交叉配合试验很重要，应遵循血型的相合性原则。

2. 组织特异性抗原　指特异性表达于某一器官、组织或细胞表面的抗原。目前认为，同种异体不同组织器官移植后发生排斥反应的强度各异，从强到弱依次为皮肤、肾、心、胰、肝，其机制可能是不同组织的特异性抗原具有的免疫原性不同。

二、受者免疫细胞对移植物 HLA 分子的识别

在移植过程中，受者的免疫细胞（主要为 T 细胞）对移植物表面 HLA 分子的识别存在着直接和间接两种识别方式（图 17-2）。

直接识别（direct recognition）是指受者的免疫细胞（T 细胞）无须经自身 APC 处理，直接识别移植物 APC 表面的抗原肽 -MHC 分子复合物（pMHC），并产生免疫应答。直接识别的过程大致是：移植物中残留有过客白细胞（passenger leukocyte），主要是成熟的树突状细胞和巨噬细胞等 APC；移植物血管与受者血管接通后，受者 T 细胞进入移植物，移植物中的过客白细胞也进入受者血液循环或局部淋巴组织；至此，供者 APC 可与受者 T 细胞接触，并将抗原肽 - 同种同型 MHC 分子复合物直接提呈给后者，引发移植排斥反应。直接识别在急性移植排斥反应的早期起重要作用。

间接识别（indirect recognition）是指供者移植物脱落细胞或可溶性同种异型 MHC 抗原经受者 APC 加工处理后，以供者抗原肽 - 受者 MHC 分子复合物的形式提呈给受者 T 细胞，使之活化进而产生免疫应答。在急性排斥反应早期，直接识别和间接识别均发挥作用，在急性排斥反应中晚期和慢性排斥反应中间接识别更为重要。

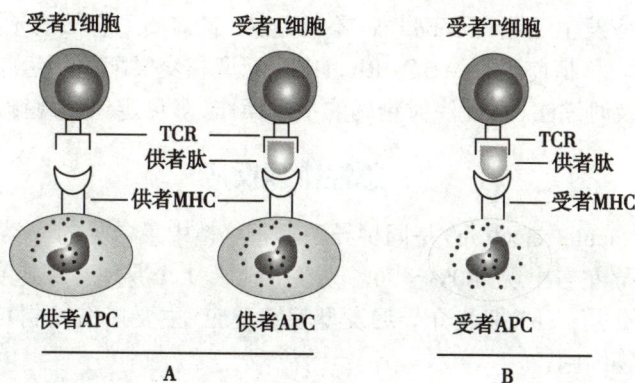

图 17-2 受者 T 细胞对移植物 HLA 分子的直接识别和间接识别

图中标注：受者T细胞、TCR、供者肽、供者MHC、供者APC（A）；受者T细胞、TCR、供者肽、受者MHC、受者APC（B）

三、移植排斥反应的效应机制

T 细胞介导的细胞免疫在同种异体移植排斥反应中发挥关键作用，多种 T 细胞亚群参与了移植排斥反应，其损伤机制主要是：① Th1 细胞通过分泌 IL-2、IFN-γ 和 TNF-α 等细胞因子，聚集单核 / 巨噬细胞等炎性细胞，介导迟发型超敏反应，Th1 细胞介导的介导迟发型超敏反应是造成移植物损伤的主要机制；②同种抗原特异性 CTL 直接杀伤移植物血管内皮细胞和实质细胞。其他免疫细胞如树突状细胞、NK 细胞、NKT 细胞、巨噬细胞也都参与排斥反应的发生或者参与诱导移植耐受。

移植抗原还可激发 B 细胞产生针对同种异型抗原的抗体，通过调理作用、免疫黏附、抗体依赖细胞介导的细胞毒作用（antibody-dependent cell-mediated cytotoxicity，ADCC）、补体依赖的细胞毒作用（complement dependent cytotoxicity，CDC）和补体激活等，导致血管内皮损伤、移植物细胞溶解和炎症介质释放。抗体是参与超急性移植排斥反应的主要效应分子，在急性移植排斥反应中也发挥了作用。

此外，移植物摘取和植入过程中可能出现缺血和缺氧致使组织损伤；手术中的机械性损伤；移植物重建血液循环后可产生大量氧自由基损伤组织细胞。以上作用的最终可诱导继发性炎性级联反应，导致移植物细胞出现炎症、损伤，甚至是死亡。

第二节 移植排斥反应的类型

知识点 17-2 移植排斥反应的类型

移植排斥反应包括 HVGR 和 GVHR 两类。HVGR 是指受者免疫系统对移植物发动攻击，导致移植物被排斥；GVHR 是由移植物中抗原特异性淋巴细胞识别受者的组织抗原而发生的排斥反应。HVGR 根据排斥反应的时间、强度、机制和病理改变等又可分为超急性、急性和慢性排斥反应。

一、超急性排斥反应

超急性排斥反应（hyperacute rejection）指移植器官与受者血管接通后数分钟至 24 小时内发生的排斥反应，见于反复输血、多次妊娠、长期血液透析或再次移植的受者。该反应是由于受者体内预先存在抗供者的抗体，包括抗供者 ABO 血型抗原、血小板抗原、HLA 抗原及血管内皮细胞抗原的抗体等。这些已存在的抗体与移植物中相应的抗原结合，形成的抗原抗体复合物激活了补体系统，从而使移植物发生不可逆性缺血、变性和坏死。

超急性排斥反应发生迅速、反应强烈、不可逆转，目前尚无有效的治疗手段，一旦发现应立即切除移植物。移植前进行 ABO、Rh、HLA 配型和交叉配型，检测群体反应性抗体，切取供者移植物后及时灌注、再灌注时精确的手术操作，多可避免超急排斥反应的发生。

二、急性排斥反应

急性排斥反应（acute rejection）是同种异型器官移植中最常见的一类排斥反应，一般在移植术后数天至 2 周左右出现，80%～90% 发生于术后 1 个月内。细胞免疫应答在急性排斥反应中发挥主要作用：Th1 细胞介导迟发型超敏反应（主要损伤机制）；CTL 直接杀伤表达异型抗原的移植物细胞。

急性排斥反应的发生率极高，取决于供、受者间组织配型程度、移植后的免疫抑制以及诱发因素（如感染）等。一般急性排斥反应发生越早，其临床表现越严重。移植后期发生的急性排斥反应大多进展缓慢，临床症状较轻。移植术后短期内急性排斥反应发生的次数和损伤程度将影响远期慢性排斥反应的发生和发展。

三、慢性排斥反应

慢性排斥反应（chronic rejection）发生于移植后数月甚至数年，病程进展缓慢。慢性排斥反应的病理特点是血管壁细胞浸润、间质纤维化和瘢痕形成。

引起慢性排斥反应的主要原因包括以下几部分：① Th1 和巨噬细胞介导迟发型超敏反应造成的免疫损伤；② Th2 细胞辅助 B 细胞产生抗体，后者激活补体或通过 ADCC 损伤移植物的血管内皮细胞；③急性排斥反应反复发作导致移植物组织器官退行性变；④非免疫相关因素，如局部缺血 - 再灌注损伤、免疫抑制剂的毒副作用、微生物感染等，此外，受者患有高血压或糖尿病也可促使慢性排斥反应发生。慢性排斥反应目前尚未特异性疗法，对免疫抑制疗法不敏感。

四、移植物抗宿主反应

移植物抗宿主反应（GVHR）是由移植物中的抗原特异性淋巴细胞识别受者组织抗原所致的排斥反应。GVHR 主要见于骨髓移植。GVHR 发生的主要因素有：①供受者的 HLA 型别不合；②移植物中含有足够数量的免疫活性细胞；③受者免疫功能低下。

如果受者的免疫系统不能识别移植物的免疫细胞为异体细胞，这些细胞就会在受者体内成功植入并将受者组织器官识别为"异己"，移植物的成熟 T 细胞在受者的组织相容性抗原刺激下，增殖分化为效应 T 细胞，并随血液游走至受者全身，分泌 IL-2、IFN-γ、TNF-α 等细胞因子，对受者组织器官进行攻击破坏。

第三节　器官移植前的组织配型检验

HLA 分子是引起同种移植排斥反应最强烈的抗原，一般供受者的 HLA 匹配程度决定了移植排斥反应的强弱。而 HLA 之所以可以引起强烈的移植排斥反应，是因为 HLA 具有广泛的组织分布和特殊的分子结构。移植前的组织配型检验或称组织相容性试验，即检验供受者的 HLA 匹配程度。根据目前国际上常规的器官移植前检验原则，有三个重要的基因位点 HLA-A、-B、-DR 与器官移植效果密切相关。目前认为 HLA-DR 是最重要的，其次是 HLA-A、HLA-B。不同的器官移植对 HLA 匹配程度要求不同，例如肾脏移植的长期存活与供受者 HLA 抗原，特别是 HLA-DR 抗原相容性密切相关；肝脏移植物中过路细胞为不成熟的树突状细胞，可诱导抑制耐受，故肝移植后排斥反应较弱。骨髓移植时因移植物中含有大量的具有免疫活性的淋巴细胞，HLA 不相配可发生强烈的 GVHR，故对 HLA 配型的要求特别高。通过组织配型检验/组织相容性试验，选择合适的供者，可减少移植排斥反应。

知识点 17-3　组织相容性试验的主要内容

组织相容性试验至少包括：①受者血清中预存的 HLA 抗体检测；②对受者和供者作 HLA 分型；③供受者之间 HLA 交叉配型。此外还应该进行红细胞血型鉴定、次要组织相容性抗原鉴定等。

一、受者血清中预存的 HLA 抗体

受者血清中预存的 HLA 抗体检测，一般采用补体依赖的淋巴细胞毒（complement dependent cytotoxicity，CDC）试验等方法检测受者体内是否存在抗群体或供者淋巴细胞的抗体。

（一）群体反应性抗体

国际上应用群体反应性抗体（panel reactive antibody，PRA）水平，判断器官移植时受体的敏感程度。PRA 是由 HLA 同种异基因免疫诱导产生，如输血、妊娠和器官移植等都能导致 HLA 特异性抗体产生。PRA 水平的高低可预示器官移植受者的敏感程度，也是监测移植后排斥反应的重要指标。高 PRA 状态的受体对所接受的移植器官将构成较大的威胁，尤其在实体器官移植时。PRA 检测方法主要有 CDC 试验、酶联免疫吸附试验（enzyme linked immunosorbent assay，ELISA）和流式细胞术。

1. CDC 试验　挑选具有不同 HLA 抗原的人的淋巴细胞组成一组，采用补体依赖的淋巴细胞毒试验来检查受者体内是否存在相应的 HLA 抗体，计数死细胞（被染色的细胞）百分率，并由此判断 PRA 阳性或阴性。以阳性反应数占总反应数的百分比来表示。如 PRA 为 10% 表示被检受者血清与一百份不同淋巴细胞反应，其中的十份呈阳性反应。由于 CDC 法只能检测补体结合的细胞，而且需要活的淋巴细胞而操作烦琐，且不影响移植效果的 IgM 抗体对其有干扰，因此该方法在临床已经不常用。

2. ELISA　用经纯化的含有人群中绝大部分的 HLA 特异性抗原将酶标板预先包被。检测时加入待检血清并孵育一定时间后，加入酶标记抗人 IgG 或 IgM 单克隆抗体，再加入酶作用的底物显色，根据颜色的深浅，可测定出 HLA 抗体的特异性和效价。该方法是目前临床常用方法，已经有成套试剂盒购买。

3. 流式细胞术　将纯化的人 HLA-Ⅰ和Ⅱ类抗原分别包被在不同的磁性微球上，包被的抗原应该包括所有常见的和稀有的 HLA 分子。检测时加入待测血清孵育后，再加入荧光标记抗人 IgG，然后在流式细胞仪上分析样本中存在的 HLA 抗体及其滴度。

根据 PRA 检测的结果，可将受者分为未致敏（PRA < 10%）、轻度致敏（PRA > 10%～50%）、中度致敏（PRA > 50%～80%）、高度致敏（PRA > 80%）几种状态。致敏与超急性排斥反应密切相关，而且与移植物功能延迟、急性排斥反应、慢性排斥反应及移植物存活率下降关系密切。因此，临床上要求对受者的 PRA 水平及抗体特异性进行定期检测。

（二）HLA 抗体

可以用补体依赖的淋巴细胞毒试验对受者血清先进行抗体筛选，再进行抗体鉴定。

1. 抗体筛选　被筛选的血清来源于经产妇、胎盘及有输血史或其他可能产生 HLA 抗体者。HLA-Ⅰ类抗体由新鲜、冰冻或培养的混合淋巴细胞、T 淋巴细胞来筛选，HLA-Ⅱ类抗体则由 B 淋巴细胞来筛选。HLA 抗体筛选一般采用双盲法，被筛选血清分别与 40 人份以上随机淋巴细胞做补体依赖的淋巴细胞毒试验，凡有阳性反应的血清便进一步作抗体特异性鉴定。

2. 抗体鉴定　HLA-Ⅰ类抗体鉴定细胞，即已知 HLA 特异性淋巴细胞，其表型要准确可靠，需经不同厂家的试剂血清鉴定无误或几个实验室认可。每种抗原最好选 3 份以上的细胞。鉴定方法采用补体依赖的淋巴细胞毒试验,被检血清分别与每份已知 HLA 特异性的淋巴细胞反应。由于淋巴细胞的 HLA 特异性已知,分析反应的格局便可判定被检血清所含抗体的特异性。

HLA-Ⅱ类抗体鉴定:用 B 淋巴细胞进行 HLA-Ⅱ类抗体鉴定。抗体筛选阳性的血清中既可能含有Ⅱ类抗体/Ⅰ类抗体或二者皆有,B 淋巴细胞都能与它们反应。故需先除去其中的Ⅰ类抗体。用只具有Ⅰ类抗原而不具有Ⅱ类抗原的血小板便可除去其中的Ⅰ类抗体,反应后的血清应不再与 T 淋巴细胞反应。抗体鉴定的方法、结果分析等同Ⅰ类抗体鉴定,只是鉴定细胞采用已知 HLA 特异性的 B 淋巴细胞。

所以,实体器官移植前应根据患者血清中有无 HLA 抗体、抗体的水平和抗体的特异性来确定下一步工作。具体的临床作用如下:

①HLA 抗体阳性,PRA>50% 患者的存活率明显低于 PRA<10% 的患者。如果 PRA>80%,一般认为是移植的禁忌证,或者进行血浆置换配合免疫抑制剂使用,以降低受者血中的 HLA 抗体水平。

②由于抗体水平的波动性,应对等待移植的患者定期检测,一般为每月一次。尤其对于有再次免疫刺激的患者更应该注意。

③根据受者体内的 HLA 抗体水平,选择移植的器官和移植手术时间。

④确定抗体特异性,避免选择具有相应靶抗原的供体器官。

⑤HLA 配型可以克服致敏对存活期的影响,特别是对于高致敏患者。

⑥HLA 抗体阳性患者,移植前必须要做交叉配型试验。

⑦移植后要监测 HLA 抗体水平,这有助于判断机体的免疫状态,帮助及时调整治疗方案。

二、HLA 分型

HLA 分型主要有三种方法:血清学方法、细胞学方法和 DNA 方法。血清学方法是使用 HLA 抗体检测淋巴细胞表面的 HLA 抗原,可能出现血清学表型相同但 DNA 核苷酸序列不完全相同的现象;细胞学方法所用的分型细胞来源困难、制备烦琐、耗时长等原因,不适于临床常规检验。因此,目前 HLA 的分型主要依赖于 DNA 方法。*HLA* 基因是共显性表达,*HLA* 基因的多态性属于寡核苷酸多态性,而且寡核苷酸的突变型较通常的寡核苷酸多态性要多,所以需要特殊的聚合酶链反应(polymerase chain reaction,PCR)技术。具体的 HLA 分型技术有:限制性内切酶分析法(restriction fragment length polymorphisms,RFLP)、序列特异性寡核苷酸探针分析法(sequence specific oligonucleotide probe,SSO)、序列特异性引物分析法(sequence specific primer,SSP)、以测序技术为基础的检测方法(sequence based test,SBT)、单链构象多态性 - 聚合酶链反应(single strand conformation polymorphism,SSCP)等方法。其中基于基因测序的 HLA 分型结果最为准确、可靠、直观和彻底,是世界卫生组织推荐的标准分型技术,常用于新等位基因的确定。

三、交叉配型

交叉配型(cross matching)是检验供受者的 HLA 匹配程度的试验。不管是否已经进行过各种 HLA 分型试验,交叉配型对选择移植物都有一定的参考价值。对一些曾经接触过移植抗原的受者,例如有输血史、妊娠史、有不成功移植史患者,尤其要进行审慎的检验。具体的有如下几种:

1. 微量淋巴细胞毒试验 用供者的淋巴细胞作靶细胞,与受者的血清进行补体依赖的淋巴细胞毒试验(CDC);阳性反应说明受者体内含有抗供者的特异性抗体,移植后很有可能发生超急性排斥反应。若要排除患者自身抗体的影响,可应用受者自身的血清和细胞进行细胞毒性试验,若有自身抗体存在,会出现与供者交叉配型的假阳性。

2. 流式细胞仪检测　将供者淋巴细胞与受者血清共同孵育后,用荧光标记的抗人球蛋白对结合有抗体的细胞染色,在流式细胞仪上进行荧光标记的测定,该法比微量淋巴细胞毒法的灵敏度高。

3. 混合淋巴细胞培养　将供者与受者的淋巴细胞做双向混合培养,或者灭活供者的淋巴细胞做单向混合培养,细胞反应的程度与供、受者相容的程度成负相关。此试验目前已较少采用。

4. 细胞介导的淋巴细胞毒试验　将受者淋巴细胞与灭活的供者淋巴细胞做常规单向混合淋巴细胞培养实验,收获致敏的受者淋巴细胞后,再与 ^{51}Cr 标记的植物血凝素(PHA)刺激的供者淋巴细胞做细胞介导的淋巴细胞毒作用(cell-mediatedlymphocytotoxicity, CML)试验。^{51}Cr 释放的程度与供受者相容程度成负相关。此试验目前已较少采用。

第四节　常见组织器官移植及 HLA 配型原则

知识点 17-4　HLA 配型原则

HLA 配型原则是:HLA 各个位点对于临床器官移植的意义不同,HLA-A、-B 位点与移植后的急性排斥反应有关,B 位点的重要性大于 A;HLA-DR、-DQ 位点与慢性排斥反应有关,DR 位点相对更重要。

移植器官的类型不同,对 HLA 配型的要求也不同。各种移植对 HLA 配型要求从高到低的排序为:骨髓移植(外周血干细胞移植)、脐血移植、肺脏移植、肾脏移植、肝脏移植、心脏移植等。HLA 配型原则是:HLA 各个位点对于临床器官移植的意义是不一样的,一般说来,HLA-A、-B 位点与移植后的急性排斥反应有关,B 位点的重要性大于 A 位点;HLA-DR、-DQ 位点与慢性排斥反应有关,DR 位点相对重要一些。因为 HLA-DR 和 *DQ* 基因有很强的连锁不平衡,DR 位点相匹配的个体,通常 DQ 位点也相匹配。由于不同地区 HLA 位点连锁不平衡性存在差异,不同地区 HLA 匹配程度与移植结果的关系不尽相同。1987 年美国成立器官分配联合网(United Network for Organ Sharing, UNOS),其职责是在全美国范围内进行器官分配,并强制进行 HLA-A、-B、-DR 和 ABO 血型相配合原则。采取这样的管理制度可使完全相合的肾移植半衰期达到 20 年。但是由于 HLA 的多态性,只有 20% 的受者可以找到完全相合的供体,对于 80% 的不配合者,可参考交叉反应表、HLA 氨基酸残基配型、"可允许的 HLA 不匹配"等规律,综合匹配供受者。通过运用这些组织配型上的原则,可以大大提高器官移植的成功率。

一、肾脏移植

肾脏移植是临床开展最早、最多和效果最佳的一种器官移植。在供受者 HLA 基因背景相同或相近的病例中,移植肾存活时间可高达十几年或数十年。肾脏移植中,急性、超急性排斥反应和慢性排斥反应均可出现,免疫抑制剂应用导致的病毒等微生物感染,也将影响移植物的存活和受者的健康。根据器官分配联合网对五万多例肾移植的回顾性研究,影响肾脏移植存活率的主要因素依次为:移植中心、供者死因、HLA 配型、HLA 抗体检测(PRA)和供者年龄。如选择 HLA-A、-B、-DR 三个位点 6 个基因匹配的移植,移植后半衰期可长达15.5 年,4 个以上基因匹配的移植,移植后发生急性排斥反应的概率极少。

二、肝脏移植

与肾和心脏移植相比,肝脏移植很少发生由受者体内预存群体反应性抗体(PRA)介导

笔记

的超急性排斥反应,称为"免疫特惠现象"。故传统观点认为肝脏移植无须做 HLA 分型,甚至不需要做交叉配型试验,但对已有的肝移植病例进行回顾性分析发现,HLA 配型对移植肝存活有明显影响,供、受者 *HLA* 基因位点不匹配率高的肝移植患者长期生存率低。临床上不做 HLA 配型不是因为肝脏移植不需要做,而是因为供者稀少,同时免疫抑制剂掩盖了 HLA 差异造成的免疫效应。

三、肺 移 植

肺移植是目前治疗终末期肺病的唯一有效方法,主要适应证为慢性阻塞性肺疾病 / 肺气肿、特发性肺纤维化、囊性纤维化和 α1 抗胰蛋白酶缺乏症,约占 80%。肺移植开展受制约的主要因素是:①供肺严重短缺;②术后医疗要求高。HLA 匹配度高将明显减少急性排斥反应和细支气管阻塞综合征,对 1~3 年的存活率有显著影响,供、受者 HLA-A、-B 相匹配的位点数越多,移植物存活几率越高。但实际上肺移植很难达到 HLA 完全配合,主要原因在于器官保存时间和受者样本池的限制。

四、心脏移植与心肺联合移植

心脏移植手术多属紧急移植手术,受者年龄(>50 岁是早期死亡的主要危险因素)、器官保存时间(器官冷缺血时间 <4 小时)等非免疫性因素影响较大。心肺联合移植的开展晚于心脏移植,因术式相近,心肺联合移植通常归入心脏移植。由于供体来源的局限性,HLA 配型并未成为心脏移植的必做项目。但 HLA 匹配度高的供、受者之间的移植不仅可减少排斥反应的发生,还能减少皮质激素的应用,提高移植物存活率。

五、造血干细胞移植

造血干细胞移植是通过大剂量的放化疗预处理,清除受者体内的肿瘤或异常细胞,再将自体或异体造血干细胞移植给受者,使其重建正常造血功能和免疫功能,广泛应用于恶性血液病、非恶性难治性血液病、遗传性疾病和某些实体瘤的治疗。目前临床上应用的造血干细胞主要有三种来源:骨髓、外周血和脐血。骨髓应用最早,自 1955 年首次开展以来,在相当长一段时间是造血干细胞的唯一来源,故造血干细胞移植又称为骨髓移植。20 世纪 80 年代后,粒系集落刺激因子的应用成功克服了外周造血干细胞采集数量不足的缺点,成为目前最主要的移植方式。90 年代后,脐血来源的造血干细胞逐渐被采用。

骨髓移植物中含有大量的免疫细胞,*HLA* 基因位点的不相配可导致强烈的 GVHR,且不易被免疫抑制剂所控制,故对 HLA 配型的要求很高,目前是对供、受者 5 个基因位点(HLA-A、-B、-C、-DR、-DQ)进行配型。在随机人群中找到 *HLA* 基因完全匹配的供者几乎是微乎其微的,由此,产生了"可允许的 HLA 不匹配"概念。可允许的 HLA 不匹配是指在供受者 HLA 不匹配的骨髓移植中,发生 GVHD 的机会即移植失败率增加不明显,可被临床移植所接受。

针对造血干细胞移植,世界各地纷纷建立了造血干细胞捐献者资料库,又称骨髓库。骨髓库保存的是捐献造血干细胞志愿者的名字、年龄、健康状况、详细地址及 *HLA* 基因检测结果等。中华骨髓库前身是 1992 年卫生部批准建立的"中国非血缘关系骨髓移植供者资料检索库",2001 年在政府支持下,中国红十字会重新启动建设资料库的工作。截至 2016 年 11 月 30 日,中华骨髓库入库造血干细胞志愿捐献者已经超过 230 万人,目前是全世界第四大骨髓库,也是最大的华人骨髓库,累计捐献造血干细胞 6000 多例。虽然世界骨髓库库容(其中包括中华骨髓库)已超过 2800 万人份,仍不能满足临床对造血干细胞捐献的需求,更多的患者需要更强更大的骨髓库。

第五节 移植排斥反应的防治策略

知识点 17-5 移植排斥反应的防治策略

器官移植的成败在很大程度上取决于移植排斥反应的防治,其主要策略是:①严格选择供者;②抑制受者免疫应答;③诱导移植耐受;④加强移植后的免疫监测等。

一、供者选择及移植物和受者预处理

1. 供者选择 供受者间的组织相容性是决定移植术后效果的关键性因素,因此选择理想的供者十分重要。因此,移植术前必须进行一系列检测:①红细胞血型鉴定;②HLA 分型;③受者血清中预存 HLA 抗体的检测;④交叉配型;⑤次要组织相容性抗原鉴定。

2. 移植物预处理 实体脏器移植时,尽可能清除移植物中的过路细胞,以减轻或防止 HVGR 的发生。同种异基因的骨髓移植中,为预防可能出现的移植物抗宿主病,可对骨髓移植物进行预处理,清除其中的 T 细胞。

3. 受者预处理 实体脏器移植中,供、受者间 ABO 血型不符可发生抗原抗体反应,导致强的移植排斥反应。为避免血浆中的 ABO 血型物质对器官移植的影响,有必要对受者预先运用亲和层析技术等方法进行免疫抗体吸附处理。

二、常用免疫抑制剂

免疫抑制剂是指可以降低机体对抗原物质反应性的化学或生物制剂,免疫抑制疗法疗效最为确切,是目前临床器官移植的常规疗法。

1. 化学类免疫抑制药 是临床上最广泛应用的一大类免疫抑制药。

(1)糖皮质激素:如甲泼尼龙、泼尼松龙和泼尼松。

(2)抗增殖类药物:常用药物包括环磷酰胺、麦考酚吗乙酯(mycophenolate mofetil,MMF)和硫唑嘌呤(azathioprine,Aza)。

(3)钙调神经蛋白抑制剂:主要为环孢素 A 和他克莫司。

1)环孢素 A(cyclosporine A,CsA):对某些 T 细胞亚群具有高度特异性抑制作用,其作用机制为在 Ca^{2+} 协同作用下结合胞浆蛋白异构酶,灭活磷酸酯酶 2B 活性,抑制 IL-2、IL-6、IFN-γ 等的合成和释放,也能抑制 B 细胞的增生和促进 B 细胞的凋亡。

2)他克莫司(tacrolimus,又名 FK-506):其作用机制与 CsA 相似,作用于 T 细胞活化的 G1 期初期,抑制 T 细胞 Ca^{2+} 依赖性信号转导,从而抑制 Th 细胞释放多种细胞因子,如 IL-2、IL-4、IFN-γ,抑制 IL-2R 的表达和 CTL 的增殖。

(4)靶抑制剂西罗莫司等。

2. 生物性免疫抑制剂 临床上已使用多种抗免疫细胞膜抗原的免疫抑制剂,主要有:①多克隆抗体:如抗淋巴细胞球蛋白或抗胸腺细胞球蛋白抗体;②单克隆抗体:如针对 CD25 的人源化单抗和人/鼠嵌合抗体;③某些融合蛋白等。

3. 某些中草药 如雷公藤、冬虫夏草等中草药具有免疫调节作用,可用于治疗器官移植后排斥反应。

三、免疫抑制剂血药浓度监测

不同患者甚至是同一患者不同时期的免疫抑制剂血药浓度都有很大差异,因此需要检测受者的血药浓度以便随时调整给药剂量。治疗药物监测(therapeutic drug monitoring,TDM)是采用现代分析测试技术定量检测生物样品中药物及代谢物浓度,并利用药动学原理和公

式推算出个体化给药方案。TDM 作为一新兴医药学领域，已应用于移植排斥反应的防治、肿瘤化疗等领域。

免疫抑制剂药物浓度检测的方法有光谱法、色谱法和免疫学方法。

与其他药物在体内代谢一样，免疫抑制剂在体内也经历了吸收、分布、代谢和排泄过程，在这个过程中血液中的药物浓度在进行动态变化。目前对免疫抑制剂血药浓度的监测主要采用谷浓度（trough level, C-0）、峰浓度（Cmax）和药物浓度 - 时间曲线下面积（area under the concentration versus time curve, AUC）三项指标。C-0 是指服药后最低的血药浓度，通常根据多次给药达稳态时给药后初始时刻至下次给药前的最低浓度得到。Cmax 是指给药后达到的最高血药浓度。AUC 代表药物的生物利用度（药物活性成分从制剂释放吸收进入全身循环的程度和速度），AUC 大则生物利用度高，反之则低。AUC 能更有效地监测急性移植排斥反应，是一更精确的监测指标。

四、移植后免疫检验

临床上，排斥反应发生时受者体内的免疫状态发生一系列变化，移植后的免疫监测能及时发现机体排斥反应的发生，便于进行早期诊断和鉴别诊断，采取合适的防治措施具有重要意义。目前已建立多种免疫监测的方法，但单项指标仍缺乏特异性，一般需结合多项指标及临床表现进行综合分析。

（一）体液免疫水平检测

1. 特异性抗体水平的检测　受者抗体水平的测定，对各种类型的排斥反应均有诊断意义，尤其是急性、超急性排斥反应。相关的免疫指标包括：ABO 血型抗体和 HLA 抗体、抗供者组织细胞抗体、血管内皮细胞抗体、冷凝集素等。测定方法可根据相应抗原的特性分别采取各种交叉配型、补体依赖的细胞毒性试验等。血清 PRA 水平可以判断器官移植时受体对移植物的敏感程度，高 PRA 血清，可针对多个 HLA 抗原发生反应，故处于高 PRA 状态的受体对所接受的移植器官将构成较大的威胁，尤其在实体器官移植时。PRA 测定是心脏移植前的常规项目，若 PRA 超过 5% 则应进行供者淋巴细胞与受者血清的交叉配型，以尽可能预防或减少移植排斥反应发生的机会。

2. 补体水平的检测　补体在急性排斥反应中发挥着重要作用。当移植物遭到免疫排斥时，补体成分的消耗增加，导致血清中总补体或单个补体成分减少，此时可采用溶血法或比浊法进行检测。此外，补体的裂解产物，如 C3a、C3b、C3d 等的测定，对了解补体的活性也有很大的帮助，常用的检测方法有免疫电泳、免疫标记技术等。

（二）细胞免疫水平检测

细胞免疫水平的测定，包括参与细胞免疫的有关细胞数量、功能、免疫细胞表面分子和细胞因子水平的检测。不同检测指标对检测移植排斥反应的发生、判断排斥反应的类型等均具有一定的临床意义。

1. 外周血 T 淋巴细胞检测　临床上常用免疫荧光法或流式细胞仪监测受者外周血 T 细胞及其亚群 CD4⁺、CD8⁺T 细胞数量及比值。在急性排斥反应临床症状出现前 1～5 天，T 细胞总数和 CD4/CD8 比值升高，巨细胞病毒感染时比值降低。一般认为，CD4/CD8 比值大于 1.2 时，预示急性排斥反应即将发生，而比值小于 1.08 时则发生感染的可能性很大，并且动态监测的结果对急性排斥反应和感染具有鉴别诊断意义。但是，只用 CD4⁺、CD8⁺T 细胞数量及比值来反映受者移植术后的免疫状态并不十分可靠，需要进一步分析 CD4⁺、CD8⁺T 细胞亚型情况，CD4⁺T 细胞包括 Th0、Th1、Th2、Th17、Th22、Treg 等细胞亚群，而 CD8⁺T 细胞根据其表面 CD28 表达的情况可分为 CTL（CD8⁺CD28⁺）和 Ts（CD8⁺CD28⁻）两种亚型，亚型情况能更贴切反映受者移植术后的免疫状态。此外，T 细胞表面某些 CD 分子也作为监测免疫状态的指标,目前认为 T 细胞 CD30 和 CD69 是移植受者新的免疫状态监测指标,可预测排斥反应的早期发生。

用 4 小时 T 细胞转化试验来检测受者致敏 T 细胞情况是一项预示急性排斥反应较为满意的方法,即取受者外周血淋巴细胞,不经培养直接加入 ^{3}H-TdR,置 CO_2 孵箱温育 4 小时,检测 ^{3}H-TdR 掺入量。

2. NK 细胞活性测定 移植后因免疫抑制剂的应用,影响了受者 NK 细胞的活性,但在急性排斥时 NK 细胞活性明显升高。常采用单向混合淋巴细胞培养检测这种细胞毒性作用。将供者的淋巴细胞灭活作为刺激细胞,而受者淋巴细胞作为反应细胞,两种细胞做单向混合培养后观察刺激细胞被破坏的情况。如果将受者的外周血总淋巴细胞作为反应细胞,检测结果表示的是 CTL 和 NK 细胞共同作用的结果;如能进一步分选出患者 NK 细胞作为反应细胞,并动态监测 NK 细胞活性则意义更大。

3. 血清细胞因子测定 IL-1、IL-2、IL-4、IL-6 及干扰素 -γ(interferon-γ, IFN-γ)等细胞因子和 sIL-2R 等的检测,已作为监测移植排斥反应的常用项目。目前主要采用 ELISA 法和其他免疫标记技术检测细胞因子含量。在移植排斥反应中,上述细胞因子的水平均升高。其中 IL-2、IFN-γ 和 TNF-α 表达增高可作为早期排斥反应的诊断指标。环孢素的应用可导致肾功能减退,此时血清肌酐值增高,而 IL-2R 却明显降低。但若血清肌酐值和 IL-2R 同时增高,则对急性排斥反应的发生有诊断意义。巨细胞病毒感染时,IL-2R 血清含量的升高将更为明显。另外,受者排斥反应发生时体内某些趋化因子也发生变化,其中 CC 型趋化因子受体 1(C-C chemokine receptor type 1, CCR1)及 CXC 型趋化因子配体 10(C-X-C motif chemokine 10, CXCL10)水平在受者排斥发生前的 48～72 小时即明显升高,可预测排斥反应的发生。值得提出的是,由于没有一个定量的标准能确定细胞因子浓度升高到何种水平时与排斥反应发生有关,使得细胞因子监测在移植排斥反应诊断中受到限制。

4. 其他免疫分子检测 免疫细胞以及血管内皮细胞等细胞膜表面黏附分子及其配体的表达,与急性排斥反应的发生密切相关。诸如内皮细胞黏附分子 -1、血管细胞黏附分子、细胞间黏附分子等。

(三)急性时相反应物质检测

C 反应蛋白(C-reactive protein, CRP)、IL-1、IL-6、肿瘤坏死因子 -α(tumor necrosis factor-α, TNF-α)、高迁移率族蛋白 -1(high mobility group box 1, HMGB-1)以及热休克蛋白(heat shock protein, HSP)等炎症分子,是发生炎症反应的标志性分子,在发生感染性疾病和自身免疫性疾病时均有不同程度的增高。移植排斥反应实际上是针对移植物的免疫反应,在移植排斥反应过程中,炎症分子是否升高自然会引起人们的关注。临床同种异基因干细胞移植时,在移植后发生细菌或真菌感染时受者血清的 CRP 水平增高。在肝、肾移植过程中,CRP 水平与器官移植后并发症的发生相关,且 CRP 水平似乎比白细胞计数或发热更能敏感地反映发生并发症的可能。尽管在临床上,CRP 的测定尚未作为判断器官移植排斥反应的常规项目,但其在血清中的水平与器官移植术时所形成的外科创伤、急性排斥反应的发生以及移植术后的微生物感染等的关系已被人们所认可。近年来,发现 HMGB-1 在移植排斥反应发生时升高,对移植排斥反监测有一定的价值。急性时相反应物质可采用各种免疫学方法进行检测,常用的有免疫电泳、免疫比浊、放射免疫、ELISA 等。

小 结

同种异体移植排斥反应本质上属于特异性免疫应答。引起移植排斥反应的抗原包括:组织相容性抗原、次要组织相容性抗原、ABO 血型抗原以及组织特异性抗原等,其

笔记

中主要组织相容性抗原是引起移植排斥反应的主要成分。移植排斥反应分为宿主抗移植物反应（HVGR）和移植物抗宿主反应（GVHR）。

　　器官移植的成败在很大程度上取决于移植排斥反应的防治，其主要策略是：①严格选择供者；②抑制受者免疫应答；③诱导移植耐受；④加强移植后的免疫监测等。在组织器官移植前要对供者进行选择，HLA 配型检验是选择供者的主要手段。HLA 配型原则为 HLA-A、-B 及 DR 位点相对更重要。HLA 分型方法中 DNA 方法是 WHO 推荐的标准分型技术。组织器官移植后为防止排斥反应的发生，常应用免疫抑制剂。鉴于免疫抑制剂的毒副作用，常对受者血药浓度进行监测，以随时调整给药剂量。组织器官移植后为了解移植物存活情况，需要对受者进行监测，包括免疫功能状态的监测和非特异性炎症反应指标，如 T 细胞、NK 细胞、细胞因子及急性时相反应物质等。

（刘　辉　杜晶春）

第十八章
输血不良反应与输血传播疾病检验

学习目标与要求

掌握 合理用血和成分输血的概念,成分输血的优点、种类;输血不良反应的实验室检查。

熟悉 各种输血不良反应的发病机制及临床表现;艾滋病、乙型肝炎、丙型肝炎、梅毒、HTLV 和 CMV 感染的实验室检查。

了解 艾滋病、乙型肝炎、丙型肝炎、梅毒、HTLV 和 CMV 感染的临床表现。

输血是现代医学重要的一部分,如果应用得当,可以挽救患者生命和改善其健康状况。如果应用不当,会对患者身体造成损害,甚至引起死亡。输血时尽管供者血液经过严格程序的筛查、检测等处理,但依然存在发生输血传播疾病及其他输血不良反应的可能。因此,是否需要输血必须认真负责地权衡利弊,严格掌握输血指征,少输血,输成分血。

第一节　血液成分的临床应用

一、合　理　用　血

合理用血是指输注安全的血液制品,仅用于治疗引起患者死亡或处于严重情况,而又不能用其他方法有效预防和治疗的疾病。要做到合理用血,在临床输血前一定要明确输血适应证,可输可不输的,坚决不输;对于确实需要输异体血的患者,进行输血必要的综合评价和风险评估,充分权衡输血利弊,严格掌握输血指征,在恰当的时机选择正确的血液制品和合适的剂量输注给患者;尽量输少白细胞的成分血,采用新型白细胞滤器,滤除其中的白细胞;应用细胞因子如促红细胞生成素、G-CSF、GM-CSF 等以减少输血;有条件者输注辐照的红细胞或血小板等,减少输血传播病毒的危险,提高临床输血安全性。另外,应积极开展围术期血液保护、术前储备自体血、术中急性等容血液稀释、术中/术后血液回收等措施,大力推广各种自体输血技术,不断加强患者血液管理。

科学合理使用血液或血液制剂的有效举措之一是依据患者病情需要进行成分输血。血液成分制剂的原料主要来自于全血。全血(whole blood,WB)是指将人体一定量的血液采集入含有抗凝保存液的血袋中,不作任何加工的一种血液制剂。我国规定 200ml 全血为 1 个单位。全血的有效成分主要是红细胞、血浆蛋白和部分稳定的凝血因子,其主要功能为携带氧气和维持渗透压。全血输注主要用于同时需要补充红细胞和血容量的患者,如产后大出血、大手术或严重创伤等引起的急性失血量超过自体血容量30%并伴有明显休克症状时,在补充晶体液和胶体液的基础上,可输注全血;新生儿溶血病患儿需要换血治疗可应用全血。适用于各种成分输血的情况均应视为全血输注的相对禁忌证。

二、成分输血

成分输血（blood component therapy）是把血液中各种细胞成分、血浆和血浆蛋白成分用物理或化学的方法加以分离、提纯，分别制成高浓度、高纯度、低容量的制剂，临床根据病情需要，按照缺什么补什么的原则输用，来达到治疗患者的目的。成分输血的原则是只给患者输注其需要的血液成分，从而避免或减少输注患者不需要的血液成分，降低输血不良反应与输血传播疾病的风险。

知识点 18-1　成分输血的主要优点

第一，血液成分制剂的容量小、浓度和纯度高，能够有效提供相关血液成分的生物功能，改善病情。

第二，避免需要改善缺氧时大量全血输注带来的循环血量过多、心脏负荷过重的系列并发症。

第三，血液成分的输注治疗效果普遍好于全血的治疗效果，使用血液成分制剂治疗可以减低对血液输注数量的需求，实现最大限度地节约血液资源。

第四，成分输血为对各种血液成分制剂进行病毒灭活和白细胞去除创造了条件，可以有效降低经血液传播病毒的几率和避免发热等同种免疫性输血不良反应的发生率。

可经输血传播的病原体包括病毒、细菌、梅毒螺旋体、疟原虫和弓形虫等；输血传播的病原体中危害较大的主要是病毒，病毒在各种血液成分中并不是均匀分布，因而各种血液成分传播病毒的危险性也不一样：白细胞传播病毒的危险性最大，血浆次之，红细胞和血小板相对较安全，因此临床医生应根据患者的具体情况制订科学合理的输血治疗方案。

（一）红细胞输注

红细胞制品是由全血去除部分血浆制备而成，从 200ml 全血制备的红细胞制剂为一个单位（U）。红细胞输注（red blood cell transfusion）是根据患者具体病情，选择不同类型红细胞制剂进行输血治疗，其主要目的是补充红细胞，纠正贫血，改善组织缺氧状态。

知识点 18-2　红细胞制品的种类及红细胞输注的适应证

红细胞制品的种类较多，包括悬浮红细胞、浓缩红细胞、少白细胞红细胞、洗涤红细胞、冰冻红细胞、辐照红细胞、年轻红细胞等。红细胞输注适用于循环红细胞总量减少致运氧能力不足或组织缺氧而有临床症状的患者，也可用于输注晶体液/胶体液无效的急性失血患者。

1. 悬浮红细胞（suspended red blood cells，SRBC）　又名添加剂红细胞、红细胞悬液，是目前国内应用最广泛的红细胞制品。它是从全血中尽量移除血浆后加入专门针对红细胞保存而设计的添加剂，使红细胞在体外保存效果更好，静脉输注流畅。

悬浮红细胞的适应证广，适用于临床大多数贫血需要补充红细胞、提高携氧能力的患者，如：①外伤或手术引起的急性失血需要输血者；②心、肾、肝功能不全需要输血者；③血容量正常的慢性贫血需要输血者；④儿童的慢性贫血等。

2. 浓缩红细胞（concentrated red blood cells，CRBC）　也称为压积红细胞，是全血在 2～6℃，3400g 离心 8 分钟去除上层大部分血浆后，剩余的红细胞制剂。与全血相比，其除去了大部分血浆，但具有与全血相同的携氧能力，而容量只有全血的一半，其中的抗凝剂、钠、钾、氨等也比全血少。浓缩红细胞应用于心、肝、肾功能不全的患者较全血安全，可减轻患者的代谢负担。由于浓缩红细胞过于黏稠、临床输注困难、无相应的红细胞保存液，现在临床上已较少使用。

3. 少白细胞红细胞（leukocyte-reduced red blood cells）　是在血液采集后应用白细胞过滤

器滤除白细胞后制备的红细胞制品，要求每单位少白细胞红细胞中残余白细胞数≤$2.5×10^6$个/200ml全血（白细胞过滤器法制备），因其输血不良反应少，已逐渐替代悬浮红细胞。

少白细胞红细胞主要用于：①需要反复输血的如再生障碍性贫血、珠蛋白生成障碍性贫血、白血病等患者；②准备做器官移植的患者；③由于反复输血已产生白细胞或血小板抗体引起非溶血性发热反应的患者等。

4. 洗涤红细胞（washed red blood cells） 是将保存期内的悬浮红细胞、浓缩红细胞、少白细胞红细胞或全血在2～6℃离心后，去除上清液与白膜层，然后加入无菌生理盐水混匀，再次离心去除残余的白细胞，重复洗涤3次，最后加入红细胞量的一半生理盐水或红细胞保存液制成。洗涤红细胞基本上去除了90%以上的血浆，80%以上的白细胞、血小板，保留了至少70%红细胞。输注该制品可显著降低输血不良反应的发生率。洗涤红细胞主要用于：①对血浆蛋白有过敏反应的患者；②自身免疫性溶血性贫血患者；③高钾血症及肝、肾功能障碍需要输血的患者；④既往有输血非溶血性发热反应者等。

5. 冰冻红细胞（frozen red blood cells） 又称冰冻解冻去甘油红细胞（frozen thawed deglycerolized red blood cells），是利用高浓度甘油作为红细胞冷冻保护剂，在−80℃保存，需要使用时再进行解冻、洗涤去甘油处理后的特殊红细胞制品，目前主要用于稀有血型患者输血。该制品解冻后应尽快输注。

6. 辐照红红胞（irradiated red blood cells） 是采用25～30Gy的γ射线照射红细胞，杀灭其中有免疫活性的淋巴细胞，达到预防输血相关性移植物抗宿主病的目的。辐照红细胞主要适用于有免疫缺陷或免疫抑制的患者输血、新生儿换血、受血者接受与已有血缘关系献血者的血等。

7. 年轻红细胞（young red blood cells） 大多为网织红细胞，其体积较大而比重较低，故可用血细胞分离机加以分离收集。它主要用于需要长期反复输血的患者，可以使输血间隔延长，减少输血次数，从而减少或延缓因输血过多所致继发性血色病的发生。

（二）血小板输注

血小板输注（platelet transfusion）主要用于预防和治疗血小板数量或功能异常所致出血，恢复或维持机体正常止血和凝血功能。

1. 血小板制剂的种类

（1）浓缩血小板：从200ml全血中分离制备的浓缩血小板为1个单位，所含血小板数量应≥$2.0×10^{10}$，红细胞混入量≤$1.0×10^9$/U。

（2）单采血小板：采用血细胞分离机在全封闭条件下从单个献血者采集的血小板规定为1个单位（袋）单采血小板，所含血小板数量应≥$2.5×10^{11}$。单采血小板于(22±2)℃振荡条件下可保存5天。

（3）血小板其他制剂：包括洗涤血小板、少白细胞血小板、辐照血小板。

2. 血小板输注的适应证

（1）预防性血小板输注：是指输注血小板使各种血小板计数低下患者的血小板提高到某一水平，降低出血的概率和程度，特别是减少颅内出血和内脏大出血的危险性，降低死亡率。预防性血小板输注的阈值一般是血小板计数<$20×10^9$/L，并伴有导致血小板消耗或破坏增加的因素时，如感染、发热、DIC等。当血小板计数低于$5×10^9$/L时，无论有无明显出血都应及时输注血小板，预防发生颅内出血。若血小板计数低下患者须手术或侵入性检查，血小板计数≤$50×10^9$/L者须预防性输注血小板，同时应考虑手术部位（是否利于压迫止血）和手术大小，脑部或眼部手术须提高患者血小板计数>$100×10^9$/L。临床上超过70%的血小板输注是预防性的。

（2）治疗性血小板输注：用于治疗存在活动性出血的血小板减少患者，血小板生成障碍引起的出血、大量输血所致的血小板稀释性减少、特发性血小板减少性紫癜、血小板功能异常所致严重出血等。临床上治疗性血小板输注不足30%。

3. 血小板输注禁忌证　肝素诱导性血小板减少症、慢性骨髓衰竭、自身免疫性血小板减少、血栓性血小板减少性紫癜、未经治疗的 DIC、脓毒血症和脾功能亢进引起的血小板减少等均为血小板输注的禁忌证。

（三）血浆输注

血浆制品主要有新鲜冰冻血浆（fresh frozen plasma，FFP）和普通冰冻血浆（frozen plasma，FP）两种。其主要区别是相对于 FP，FFP 中保存了不稳定凝血因子 V、Ⅷ 的活性。近年来，为减少输血传播疾病的风险，各种病毒灭活的血浆已经应用于临床。

1. 新鲜冰冻血浆输注　新鲜冰冻血浆（FFP）是由抗凝的新鲜全血于6～8小时内在（4±2）℃离心分离血浆，并迅速在 -50℃ 以下冰冻，保存在 -20℃ 以下。FFP 含有全部凝血因子，一般每袋 200ml 的 FFP 内含有血浆蛋白 60～80g/L，纤维蛋白原 2～4g/L，其他凝血因子 0.7～1.0IU/ml，FFP 在 -20℃ 以下可保存1年，1年后成为 FP。

2. 新鲜冰冻血浆主要用途　主要用于补充体内先天性或获得性各种凝血因子缺乏：①单个凝血因子缺乏如血友病，无相应浓缩制剂时可输注 FFP；②肝病患者获得性凝血功能障碍；③大量输血伴发的凝血功能紊乱；④口服抗凝剂过量引起的出血；⑤血栓性血小板减少性紫癜；⑥免疫缺陷综合征；⑦抗凝血酶Ⅲ缺乏；⑧ DIC 等。

3. 新鲜冰冻血浆输注的禁忌证　①对于曾经输血发生血浆蛋白过敏患者，应避免输注血浆，除非在查明过敏原因后有针对性地选择合适的血浆输注；②对血容量正常的年老体弱患者、重症婴幼儿、严重贫血或心功能不全的患者，因有易发生循环超负荷的危险，应慎用血浆。

4. 普通冰冻血浆输注　普通冰冻血浆（FP）主要包括从保存已超过6～8小时的全血中分离出来的血浆、保存期满1年的 FFP。普通冰冻血浆在 -20℃ 以下可保存5年。FP 主要用于因子 V 和 Ⅷ 以外的凝血因子缺乏患者的替代治疗。

（四）冷沉淀输注

冷沉淀（cryoprecipitate，Cryo）是新鲜冰冻血浆在2～4℃解冻后沉淀的白色絮状物，含有 FFP 的大部分凝血因子。Cryo 在 -20℃ 以下保存，有效期自采血之日起1年。Cryo 主要用于补充 FⅧ、血管性血友病因子（von Willebrand factor，vWF）、纤维蛋白原（fibrinogen，Fg）、纤连蛋白（fibronectin，FN）、FXⅢ 等。

1. Cryo 输注的适应证　①血友病 A（hemophilia A）：血友病 A 的治疗主要是补充 FⅧ，Cryo 是除 FⅧ 浓缩剂外的最有效制剂之一；②先天性或获得性纤维蛋白原缺乏症：对严重创伤、烧伤、白血病和肝衰竭等所致的纤维蛋白原缺乏，输注 Cryo 可明显改善预后；③先天性或获得性 FXⅢ 缺乏症：由于 Cryo 中含有较丰富的 FXⅢ，故常用作 FXⅢ 浓缩剂的替代物；④血管性血友病（von Willebrand disease，vWD）：表现为血浆中 vWF 缺乏或缺陷，vWD 代偿治疗理想制剂之一就是冷沉淀，其中含有较高的 FⅧ 和 vWF；⑤获得性纤连蛋白缺乏症：纤连蛋白是重要的调理蛋白，在严重创伤、烧伤、严重感染、血友病、皮肤溃疡和肝衰竭等疾病时，血浆纤连蛋白水平可明显下降，Cryo 可用于这些获得性纤连蛋白缺乏症患者。

2. 冷沉淀输注的禁忌证是除适应证以外的其他凝血因子缺乏症。

（五）血浆蛋白制品输注

1. 白蛋白制品　输注白蛋白（albumin）是临床常用的血浆容量扩张剂，是从健康人血浆中应用低温乙醇法或利凡诺法，并经60℃加热处理10小时以灭活其中可能存在的病毒而制备的，白蛋白制品于2～6℃保存，有效期5年，使用安全，储存稳定，在临床应用最普及。输注白蛋白的主要作用是提高血浆胶体渗透压，血浆白蛋白浓度与胶体渗透压成正比。

（1）白蛋白制品输注的适应证：①低蛋白血症：低蛋白血症患者输注白蛋白制品，补充外源性白蛋白，提高血浆白蛋白浓度和胶体渗透压，可以减轻水肿和减少体腔积液；②扩充血容量：用于休克、外伤、外科手术和大面积烧伤等患者扩容；③体外循环：用晶体液或白蛋白作为泵的底液，可以减少术后肾衰竭的危险；④血浆置换：在去除含病理成分的血浆同时也去除了其中的白蛋白，常需要使用一定量的白蛋白溶液作为置换液，特别是对于血浆置换量大或伴有严重肝肾疾病患者；⑤新生儿溶血病：白蛋白能结合游离胆红素，阻止游离胆红素通过血 - 脑屏障，预防胆红素脑病。白蛋白制品适用于新生儿溶血病患者，但使用时应注意白蛋白的扩容作用。

（2）白蛋白制品输注的禁忌证：对输注白蛋白制品有过敏反应者、心脏病、血浆白蛋白水平正常或偏高等的患者应慎用。

2. 免疫球蛋白制品输注　免疫球蛋白（immunoglobulin，Ig）是机体接受抗原（细菌、病毒等）刺激后，由浆细胞产生的一类具有免疫保护作用的蛋白质。它能特异地与刺激其产生的抗原结合形成抗原 - 抗体复合物，从而阻断抗原对人体的有害作用。目前，作为血液制品生产和应用的免疫球蛋白主要成分是 IgG。常用的免疫球蛋白制品主要有丙种球蛋白、静脉注射免疫球蛋白和特异性免疫球蛋白。

（1）丙种球蛋白：丙种（γ）球蛋白也称正常人免疫球蛋白，是由上千人份混合血浆中提纯制得，主要含有 IgG，而 IgA 和 IgM 含量甚微。其含有抗病毒、抗细菌和抗毒素的抗体。仅用于肌内注射，禁止静脉注射。

（2）静脉注射免疫球蛋白（intravenous immunoglobulin，IVIG）：是采用胃酶消化、化学修饰、离子交换层析等进一步处理制备的适宜静脉输注的免疫球蛋白，多为冻干粉剂，可配制成 5% 或 10% 溶液使用，主要用于免疫缺陷性疾病、病毒、细菌感染疾病等治疗。

（3）特异性免疫球蛋白：是用相应抗原免疫后、从含有高效价特异性抗体的血浆中提纯制备的，其主要适应证包括：①预防某些病毒感染：如高效价乙型肝炎免疫球蛋白、狂犬病免疫球蛋白；②预防细菌感染：如破伤风免疫球蛋白；③抑制原发性免疫反应：如 RhD 的同种免疫预防可用抗 RhD 免疫球蛋白；④其他用途：抗胸腺免疫球蛋白治疗急性再生障碍性贫血的有效率可以达到 50%。目前国内已能生产和制备特异性免疫球蛋白包括抗牛痘、抗风疹、抗破伤风、抗狂犬病、抗乙型肝炎和抗 -RhD 免疫球蛋白等。对免疫球蛋白制品过敏者应慎用。

3. 凝血因子Ⅷ浓缩剂输注　凝血因子Ⅷ浓缩剂（coagulation factor Ⅷ concentrate）又称抗血友病球蛋白（antihemophilic globulin，AHG），是从 2000～30 000 个供者的新鲜混合血浆中分离、提纯获得的冻干凝血因子浓缩剂，主要适用于治疗 FⅧ缺乏引起的出血和创伤愈合，如血友病 A、vWD 和 DIC 等。与冷沉淀相比，FⅧ浓缩剂活性高，储存、输注方便，过敏反应少，使用前需加注射用水或生理盐水进行稀释。近年来基因重组 FⅧ制品也开始应用于临床。

目前在临床应用的血浆蛋白制品还有纤维蛋白原浓缩剂、凝血酶原复合物浓缩剂、FⅨ浓缩剂、纤维蛋白胶和抗凝血酶浓缩剂、α_2- 巨球蛋白等。

第二节　输血不良反应检验

输血不良反应指输血过程中或输血后，受血者发生了不能用原来的疾病解释的新的症状或体征。按照输血反应发生的时间，可将其分为急性输血不良反应和迟发性输血不良反应，发生于输血 24 小时内的称为急性输血不良反应，发生于输血 24 小时之后的称为迟发性输血不良反应。按照输血反应有无免疫因素参与，又可将其分为免疫性输血不良反应和非免疫性输血不良反应。

一、发热性非溶血性输血反应

发热性非溶血性输血反应（febrile non-haemolytic transfusion reaction，FNHTR）是指在输血中或输血后体温升高≥1℃，并以发热、寒战等为主要临床表现，且能排除溶血、细菌污染、严重过敏等引起发热的一类输血反应。FNHTR 发生率约为 0.5%～1.0%，是最常见的输血不良反应，约占总输血不良反应的 52.1%。FNHTR 在多次输血或多次怀孕妇女中尤为多见。有 FNHTR 病史者，第二次输血时约 15% 再次出现 FNHTR。

（一）病因和发病机制

一半以上的 FNHTR 由 HLA 抗体或抗血小板抗体引起。多次输血或妊娠，受血者容易产生这些同种抗体，其中以 HLA 抗体最为多见。当再次接受输血，发生抗原抗体反应，造成白细胞凝集并在单核 - 巨噬细胞系统内被破坏，释放出内源性致热原，导致 FNHTR。

（二）临床表现

FNHTR 常发生于输血期间至输血后 1～2 小时内，持续时间少则几分钟，多则 1～2 小时，通常不会超过 8～10 小时。发热的高低与血液输注速度、输入的白细胞数量和致热原量成正比。体温可达 38～41℃，伴有寒战、头痛、全身不适、恶心、呕吐、颜面潮红、畏寒、脉搏增快等，血压多无变化。轻者体温升高 1～2℃，常呈自限性。少数患者发热反应后数小时内出现口唇疱疹。

（三）发热性非溶血性输血反应检验

知识点 18-3　发热性非溶血性输血反应检验

1. 检测受血者血浆中 HLA 抗体、抗血小板抗体、抗单核细胞抗体、抗粒细胞特异性抗体及致热原性细胞因子，其中以 HLA 抗体异常多见。

2. 检测受血者血浆中血红蛋白浓度排除溶血性发热反应，FNHTR 时血红蛋白浓度不变而溶血性发热反应时升高。

二、过敏性输血反应

过敏性输血反应（anaphylactic reactions）是常见的输血不良反应，约占全部输血反应 45%。输注全血、血浆或血液制品后可发生轻重不等的过敏反应，特别是在输注血浆蛋白制品后，轻者只出现荨麻疹，重者可发生过敏性休克，甚至死亡，其中以荨麻疹最为多见。

（一）病因和发病机制

1. IgA 抗体　有些受血者体内缺乏 IgA，或 IgA 含量虽然正常但缺乏某一种 IgA 亚型，多次输血后产生 IgA 抗体或同种异型 IgA 抗体，当再次输入相应 IgA 时，发生抗原抗体反应，出现过敏反应。

2. 过敏体质　对于过敏体质的受血者，输血特别是输注血浆或含有变性蛋白的血液可引起过敏反应，常为中或重度荨麻疹。这类抗体属于 IgE，它与肥大细胞和嗜碱性粒细胞结合，遇到相应抗原，即发生反应，释放组胺、5- 羟色胺等引起过敏反应。

3. 被动获得性抗体　过敏体质的供血者，将其抗体输给受血者，如对药物（阿司匹林、青霉素等）或食物及其他成分过敏产生的抗体，当受血者接触相应抗原时可发生过敏反应。

（二）临床表现

过敏性输血反应大体上可分为三种：①无并发症的过敏反应；②类过敏反应；③严重过敏反应。无并发症过敏反应表现为单纯荨麻疹，为局部或广泛荨麻疹，多见于颈部及躯干上部，无其他系统症状、体征。严重过敏反应常发生于输血开始后 1～45 分钟，后果严重，需要立即识别并给予积极治疗，不得再继续输入任何含有血浆的制品。类过敏反应介于两者之间，临床表现为皮肤瘙痒、荨麻疹、红斑、血管神经性水肿，重者支气管痉挛、喉头水

笔记

肿、呼吸困难、发绀、过敏性休克,还可出现恶心、呕吐、腹痛、腹泻。

(三)过敏性输血反应检验

知识点 18-4　过敏性输血反应检验

1. 血小板计数、功能及凝血相关检查　除出血时间可能延长外,其他均为正常。

2. IgA 和抗 IgA 抗体检测　速率散射免疫比浊法检测 IgA,ELISA 法检测抗 IgA 抗体。

三、溶血性输血反应

受血者输入不相容红细胞或存在同种抗体的供者血浆,使供者红细胞或自身红细胞在体内发生破坏而引起的反应称为溶血性输血反应(hemolytic transfusion reaction,HTR)。按发生原因分为免疫性溶血反应和非免疫性溶血反应;按发生缓急分为急性溶血性输血反应(acute hemolytic transfusion reaction,AHTR)和迟发性溶血性输血反应(delayed hemolytic-transfusion reaction,DHTR);按溶血部位分为血管内溶血与血管外溶血。溶血性输血反应的严重程度取决于受血者的基础状态、输入不相容血液的剂量和速度、抗体效价和激活补体的能力、补体浓度、抗原的特性、抗体的特性、单核 - 巨噬细胞系统的功能等。AHTR 发生于输血后 24 小时内,多于输血后立即发生,输入 10ml 不相容血液即可迅速引发 AHTR,大多为血管内溶血。DHTR 大多发生于输血后 3～10 天;部分免疫抗体的产生需要较长时间,输血后 6 周才出现溶血症状;有些症状不明显,数周甚至数月后经血清学检查而明确诊断;DHTR 主要为血管外溶血。

(一)病因和发病机制

1. 急性溶血性输血反应　大多数严重 AHTR 是由 ABO 血型系统不相容输血引起,人为差错是其主要原因,小部分不相容输血与 Kidd、Kell、Duffy 等血型系统抗体有关。

引起 AHTH 的抗体大多为 IgM,少数为补体结合性 IgG。AHTR 发生机制主要是抗体和红细胞膜上血型抗原结合、激活补体,形成膜攻击复合物,造成红细胞溶解,血浆及尿中出现游离血红蛋白。非免疫性的 AHTR 少见,包括低渗液体输注、冰冻或过热破坏红细胞等。急性溶血反应过程中产生的炎症介质如组胺、细胞因子如 IL-1、IL-6、IL-8、TNF 等引起血压下降、休克、支气管痉挛、发热等;抗原抗体反应可导致血小板释放出血小板第 3 因子,激活 FXII 启动内源性凝血系统;TNF 可诱导内皮细胞产生组织因子,激活外源性凝血系统,同时,TNF 及 IL-1 作用于血管内皮细胞,使其表面血栓调节蛋白表达减少,血管内溶血时,白细胞也出现促凝活性,最终导致 DIC。急性溶血时发生肾衰竭的机制目前认为主要是由于缺血所致。

2. 迟发性溶血性输血反应　DHTR 多由 Rh、Kidd、Duffy、Kell、Diego 等血型系统抗体引起。引起 DHTR 的抗体多为 IgG,一般不激活补体,所致溶血多为血管外溶血,或者只能激活 C3,产生的炎症介质水平很低,DHTR 症状通常比 AHTR 轻得多。

DHTR 几乎都是回忆性抗体反应,机体第一次接触红细胞抗原时,初次抗体形成较迟,如抗 -D 出现于输血后至少 4～8 周,也可能 5 个月,此时大多数输入的红细胞已不存在,一般不会发生溶血。随后,抗体水平逐渐下降,意外抗体筛查及交叉配血试验可能阴性,再次输血后,对先前致敏红细胞的抗原产生回忆反应,在几天内产生大量抗体,使供者红细胞破坏。

(二)临床表现

AHTR 多于输血后数分钟至数小时出现烦躁、发热,有时伴畏寒、胸部或背部疼痛、面色发红、呼吸困难、心动过速及血压下降、全身出血及血红蛋白尿、黄疸等。严重者还出现急性肾衰竭、休克及 DIC,甚至死亡。AHTR 典型的起病症状是突然感到恐惧不安、头胀、全身麻木、胸部压迫感、胸痛和背痛;全身出血表现为皮肤瘀点、穿刺处出血和手术伤口渗血。一些严重疾病患者,特别是新生儿和未成熟儿、使用了大剂量镇静剂、全麻患者,临床表现可能极不典型，仅表现为手术止血困难，或没有临床症状，仅在输血后发现贫血更重，甚至因贫血性心力衰竭而死亡。

DHTR 一般较轻，以血管外溶血为主，但也有致死性 DHTR。主要表现为不明原因的发热、贫血、黄疸，偶见血红蛋白血症及血红蛋白尿、肾衰竭、DIC。不少 DHTR 因无明显临床症状而被漏诊，往往在以后需要再次输血时发现直接抗人球蛋白试验（DAT）阳性和（或）检测出新的同种抗体才明确诊断。

（三）溶血性输血反应检验

1. 检查内容怀疑 HTR 时，实验室检查包括 ①检查血液储存条件是否正确，血袋及血液标本有无溶血；②对输血前、后标本重复检测 ABO 及 RhD 血型，注意有无混合凝集现象，排查有无血型错误或不符；③对输血前、后标本重复进行意外抗体筛查，抗体鉴定谱细胞分别与输血前、后标本进行反应；④受血者输血前、后血标本分别与供血者进行交叉配合试验，配合方法必须采用盐水、抗人球蛋白、微柱凝胶卡、聚凝胺、酶介质等试验中两种或两种以上；⑤直接抗人球蛋白试验（DAT）检测红细胞表面的抗体，而间接抗人球蛋白试验检测血清中的抗体；⑥检测血清中游离血红蛋白、胆红素、尿素氮、肌酐、尿血红蛋白及含铁血黄素，进行外周血涂片检查、全血细胞计数、凝血试验等。

知识点 18-5 HTR 实验室检查的结果判断

2. 结果判断 血液储存条件不当、血型错误、交叉配合试验不合、意外抗体存在等均可发生 HTR。另外发生 AHTR 时，实验室检查可能发现血细胞比容下降、受血者血涂片镜下可见破碎红细胞、血浆结合珠蛋白降低、乳酸脱氢酶增高、血浆中出现游离血红蛋白、直接抗人球蛋白试验阳性，6～8 小时后血清胆红素可能增高。发生 DHTR 时，随着被抗体致敏的红细胞从循环中清除，DAT 转为阴性，故即使 DAT 阴性也不能排除 DHTR 可能。

四、大量输血的不良反应

库存血随保存时间延长，血液制剂内钾离子浓度逐渐升高，红细胞内 ATP、2,3-DPG 含量逐渐降低，pH 下降，血小板及凝血因子失活。因此大量输注库存血可导致低体温、电解质及酸碱平衡紊乱、柠檬酸盐中毒、凝血功能障碍等并发症。

1. 出血倾向 库存血液制剂内血小板及凝血因子失活；患者体内凝血因子因大量输血被稀释；血液制剂内柠檬酸钠大量输入可影响患者凝血功能。临床表现为不明原因的手术创面或伤口渗血不止。实验室检查显示凝血因子水平降低、血小板减少、出血时间延长、凝血酶原时间延长。

2. 柠檬酸盐中毒 输入大量含柠檬酸钠抗凝剂的血液制剂时可发生。其机制主要是受血者体内钙离子被螯合所致。临床表现为肌肉震颤、四肢抽搐或惊厥，手术部位渗血，血压下降，心律失常，甚至心搏骤停。实验室检查显示血钙降低，心电图呈现 ST 段延长。为预防低钙性不良反应，大量输血患者需静脉注射 10% 葡萄糖酸钙。

3. 酸碱平衡失调 血液制剂中的抗凝剂柠檬酸钠在患者体内经代谢转化为碳酸氢钠，引起碱中毒。碱中毒时血红蛋白与氧的亲和力增加，影响组织摄氧。严重碱中毒时，可导致组织缺氧。输入大量库存血，钾离子浓度增高，可引起一过性代谢性酸中毒。大量输血患者须根据血气分析结果及临床症状判断酸碱失衡类型并给予相应纠正治疗。

五、细菌性输血反应

细菌性输血反应是指由于血液被细菌污染而造成的严重输血反应。血液的细菌污染情况受许多因素如血制品种类、保存温度及保存时间等影响。根据目前采血、成分血制备及保存技术，新鲜冰冻血浆及冷沉淀中细菌污染概率微乎其微；而其他血制品细菌污染概率则较高,如红细胞为1:143 000,单采血小板为1:2000~1:8000。血小板易被细菌污染的主要原因就是血小板的保存温度(22±2)℃比较适合细菌生长。

(一)病因和发病机制

血液的采集、成分血制备、保存及输注等环节都可能发生细菌污染:①献血员献血时可能存在菌血症;②采血时献血员局部皮肤上的细菌可能进入血袋;③输血器材存在细菌污染等。总之,血液分离、制备、运输、发放及临床输血过程中未严格执行操作规程均可能导致细菌污染血制品。污染血制品的细菌种类相当广泛,其中革兰阳性菌占49%,革兰阴性菌占46%,其他混合杂菌占5%。

(二)临床表现

细菌性输血反应的临床表现取决于污染细菌的种类、进入人体的细菌数量、患者的原发病以及免疫状况等。输注受革兰阴性菌污染的全血或红细胞,通常在输血30分钟后出现症状,重者输入10~20ml血后即可发生输血反应,主要症状包括面色潮红、寒战、高热、烦躁不安、干咳及呼吸困难等。严重者可出现休克、急性肾衰竭及DIC。在全麻状态下的患者可能仅出现血压下降、手术创面渗血不止等体征而不表现出寒战、高热。输注受革兰阳性菌污染的血制品发生输血反应的临床表现相对较轻,有时无输血反应表现,有时仅有发热反应,可能与革兰阳性菌不产生内毒素有关。

(三)细菌性输血反应检验

知识点18-6 **细菌性输血反应检验**

1. 检测血红蛋白 取患者抗凝血标本,离心后检测血浆血红蛋白浓度,排除HTR。

2. 直接涂片 取疑为污染的血液制剂直接涂片或离心后涂片,找到细菌则可直接诊断为细菌污染性输血反应。

3. 细菌培养 对直接涂片阴性的标本,须分别在4℃、22℃、37℃条件下做厌氧和需氧培养,结果阳性即可诊断。

六、其他输血相关性损伤与疾病

(一)输血相关性移植物抗宿主病

输血相关性移植物抗宿主病(transfusion associated graft versus host disease,TA-GVHD)是输血最严重的并发症之一,是指受者输入含有供者免疫活性淋巴细胞(主要是T淋巴细胞)的血液或血液成分后,不被受者免疫系统识别和排斥,供者淋巴细胞在受者体内植活、增殖并攻击破坏受者体内的组织器官及造血系统,是致命性的免疫性输血并发症。

1. 病因和发病机制 TA-GVHD的发病机制较为复杂,主要是受血者不能有效识别和排斥来自供血者的具有免疫活性的T淋巴细胞。TA-GVHD的发生及预后与受血者的免疫状态、输入的淋巴细胞数量及供者HLA有关。

(1)受血者免疫状态:TA-GVHD可发生于任何免疫系统严重缺陷的受血者,其自身缺乏识别、排斥异体抗原的能力。输异体血后,异体T淋巴细胞在受血者体内存活、分裂增殖,将受血者的组织、器官视为异己而进行免疫攻击,造成受血者广泛性的组织、器官损害。

(2)血液制品中的淋巴细胞数量:异基因活性淋巴细胞输注的数量多少与TA-GVHD发生及严重程度密切相关,一次输入10^6个免疫活性T淋巴细胞,可能引起免疫缺陷者发生TA-GVHD,输入异体淋巴细胞数量越多,TA-GVHD病情越严重,死亡率越高。输入白细胞总数为$5.4×10^9$/L以及免疫缺陷儿童输入10^4/kg体重淋巴细胞均可导致TA-GVHD。

(3)受血者HLA单倍型:TA-GVHD的发生与人类HLA单倍型基因密切相关。HLA杂合子的受血者接受了与其HLA单倍型基因完全相同的纯合子供者血液后,受血者的T淋巴细胞不能识别供者淋巴细胞。

2. 临床表现 TA-GVHD 临床表现较为复杂，症状极不典型，缺乏特异性。一般在输血后 10～14 天起病，最短于输血后 2 天，最长于输血后 30 天起病。主要受损的靶器官包括皮肤、肝、胃肠道和骨髓，表现为高热、皮疹、肝功能异常、黄疸、腹泻、全血细胞减少、骨髓增生低下。临床以发热和皮疹最为多见，皮疹开始表现为向心性红斑，以后很快向周身蔓延，甚至可累及远端肢体。在婴儿可出现淋巴组织退行性变、淋巴结病与肝大、脾大。一般在症状出现后 1～3 周迅速死亡，病死率高达 90% 以上，死亡原因以感染多见。

3. 实验室检查

(1) 血常规：外周血红细胞、白细胞和血小板减少。

(2) 骨髓涂片：骨髓造血细胞减少，淋巴细胞增多，骨髓纤维化。

(3) 肝功能：胆红素和转氨酶升高等肝功能异常表现。

(4) 嵌合体细胞检测和 HLA 分型：检测外周血及组织浸润淋巴细胞中存在的嵌合体细胞，以及 HLA 分型是确诊 TA-GVHD 的重要依据。目前常用女性患者检出男性 Y 染色体、DNA 多态性分析及特异分子探针杂交等方法来鉴别患者体内存在的供者淋巴细胞，以证实 TA-GVHD，特异性及敏感性均较好。

（二）输血相关性急性肺损伤

输血相关性急性肺损伤（transfusion-related acute lung injury, TRALI）是指从开始输注血液制品到完毕后 6 小时内，由于输入含有与受血者 HLA 相应的抗 -HLA、人类粒细胞抗原（HNA）相应的抗 -HNA 的全血或含有血浆的血液成分，发生抗原抗体反应，导致突然发生的急性呼吸功能不全或非心源性肺水肿。TRALI 发病率约为 0.02%（1:5000），无性别差异，与年龄无关。THALI 死亡率在 6%～23% 之间，是输血反应中常见的致死原因之一。

1. 病因和发病机制 TRALI 的主要发病机制就是供者血浆中的 HLA 抗体、HNA 抗体引起中性粒细胞在受血者肺血管中聚集，激活补体，导致肺内皮细胞损伤和微血管通透性增加，从而导致水肿。另外，血液制剂中的生物活性物质、潜在感染、外伤或炎症、中性粒细胞的激活和抗原抗体反应也起到了重要作用。

2. 临床表现 TRALI 是一种临床综合征，其肺损伤为可逆性。常在输注含血浆的血液制剂后 6 小时内突然发热，体温升高 1～2℃；患者出现寒战、咳嗽、突然呼吸困难、气喘、发绀、血压下降；可有严重的非心源性肺水肿，两肺可闻及细湿啰音，但无心力衰竭表现；可有严重低氧血症，PaO_2 常降至 30～50mmHg。如处理及时，症状于 48～96 小时缓解且不会造成永久性肺损伤。

知识点 18-7 TRALI 诊断依据

3. 诊断依据 输注的血液成分或血浆中的 HLA 抗体和（或）HNA 抗体的检出；供者血清和受者白细胞做淋巴细胞毒交叉配型阳性；血气分析可显示 PaO_2 降低；在输血 6 小时内，患者表现为暂时性的中性粒细胞减少和低补体血症；为诊断 TRALI 提供重要依据。

另外，输血不良反应还有：血小板输注无效、输血后紫癜、含铁血黄素沉着症等。

第三节 输血传播疾病检验

知识点 18-8 输血传播疾病的定义

输血传播疾病是指输入携带病原体的血液而感染的疾病，常见的有艾滋病、乙型肝炎、丙型肝炎、巨细胞病毒感染、梅毒、疟疾、弓形虫病及人类 T 淋巴细胞病毒感染等。

目前，通过输血传播的疾病与感染已知有二十几种，其中最严重的是艾滋病、乙型肝炎和丙型肝炎。新的病原体还在出现，如 2002 年发现西尼罗病毒可通过输血、器官移植而使受者发生致命性感染。

一、获得性免疫缺陷综合征

获得性免疫缺陷综合征（acquired immunodeficiency syndrome，AIDS），简称艾滋病，是由人类免疫缺陷病毒（human immunodeficiency virus，HIV）所致的侵犯 T 淋巴细胞为主的严重全身性传染病。临床表现为严重的免疫缺陷，常以淋巴结肿大、慢性腹泻、厌食、体重减轻、发热、疲乏等全身症状起病，逐渐发生各种机会性感染、继发性恶性肿瘤、精神与神经障碍而死亡。HIV 感染传播速度快、波及范围广、病死率高，其预防和控制受到全世界的高度关注、世界 5%～10% HIV 感染者是经输血传播。HIV 的实验室检查主要包括 HIV 病原学检查和 HIV 抗体检测。

1. HIV 病原学检验

①p24 抗原检测：ELISA 法检测血清 HIVp24 抗原。p24 一般在感染后 1～2 周内即或检出，随 p24 抗体产生而减少。一般持续 0.5～5 个月，如持续存在或再度出现则提示预后不良。检测 p24 抗原可使 HIV 感染的窗口期缩短近 1 周，在临床上主要用于 HIV 抗体转阳之前。

②HIV 核酸检测：原位杂交、HIV 前病毒 DNA 定性检测和荧光定量 PCR 法进行 HIV-RNA 检测，用于献血者的血液检测、HIV 感染的辅助诊断、监测 HIV 感染的病程进展的抗病毒治疗。

③病毒分离：将受检者的 PBMCs 与经 PHA 激活 3 天的正常人 PBMCs 共同培养，3 周后观察细胞病变、检测反转录酶或 P24 抗原或病毒核酸，确定有无 HIV，如果出现阳性还需进一步做血清免疫印迹试验确认。病毒分离需要 P3 级生物安全实验室，技术难度大，存在受感染的危险，目前一般只用于科研，不作为诊断指标。

2. HIV 抗体检验　HIV-1/HIV-2 抗体检测是诊断 HIV 感染的金标准。HIV 抗体包括初筛试验和确认实验，初筛试验包括 ELISA 法、化学发光法、胶体金快速试验及颗粒凝集法等初筛 / 复检血清 gp24 及 gp120 抗体，灵敏度可高达 99%；免疫印迹法是 HIV 抗体检测的确认试验。$CD4^+T$ 淋巴细胞检测：流式细胞术检测 $CD4^+T$ 淋巴细胞亚群。$CD4^+T$ 淋巴细胞是 HIV 感染最主要的靶细胞，HIV 感染人体后，可出现 $CD4^+T$ 淋巴细胞进行性减少，$CD4^+/CD8^+T$ 淋巴细胞比值倒置，细胞免疫功能受损。

二、病毒性肝炎

凡是由于输血及血液制品引发受血者肝炎，或者虽无肝炎的临床表现，但有阳性的血清学标志者，统称为输血后肝炎（post-transfusion hepatitis，PTH）。病毒性肝炎是目前最常见的输血传播疾病，主要是乙型肝炎和丙型肝炎，近年来研究发现甲型肝炎和戊型肝炎也可通过输血传播。

1. 乙型肝炎病毒检验　乙型肝炎是世界范围的病毒性传染病，全球携带 HBsAg 的人数超过 3 亿人。我国是乙型肝炎的高发区，人群中 40%～60% 感染过 HBV，8%～10% 为 HBsAg 携带者。HBV 传播途径包括母婴传播、血液传播和性接触传播。血液传播途径包括输血、使用污染的注射器、刺伤、共用牙刷和剃刀、污染的外科器械等方式，经微量血液也可传播。

乙型肝炎的实验室检查包括：①肝功能检查：出现血清胆红素、ALT、AST、ALP、LD、总蛋白、白蛋白、球蛋白等可发生改变；②HBV 抗原、抗体检测：HBsAg、抗 -HBs，HBeAg、抗 -HBe 及抗 -HBc；③HBV-DNA 检测：分支链信号扩大技术（bDNA）、荧光定量 PCR 法检测 HBV-DNA，是 HBV 复制和传染性的最直接证据；④其他检查：包括凝血酶原时间、尿常规及血氨检测等对其诊断均有一定指导意义。

笔记

2. 丙型肝炎病毒检验　丙型肝炎的传播途径类似于乙型肝炎。HCV 存在于血液、精液、阴道分泌物、唾液及泪液等，人类对 HCV 普遍易感，急、慢性患者和无症状 HCV 携带者均具有传染性。输血后非甲非乙型肝炎患者血清抗 -HCV 阳性率高达 80% 以上，已成为大多数输血后肝炎的原因。大多数 HCV 感染无症状，但易慢性化，发生肝硬化和肝癌的风险较高。

丙型肝炎实验室检查指标：

① HCV 抗原检测：感染 HCV 后 40 天左右可检测出 HCV 抗原。

②抗 -HCV IgM 和抗 HCV IgG 检测：HCV 抗体不是保护性抗体，是 HCV 感染的标志。抗 -HCV IgM 在发病后即可检测到，一般持续 1～3 个月，因此抗 -HCV IgM 阳性提示现症 HCV 感染。抗 HCV IgG 阳性提示现症感染或既往感染。

③ HCV-RNA 检测：HCV 感染后血清 HCV-RNA 要比抗 -HCV 早出现数周，检测血清 HCV-RNA 已成为早期 HCV 病毒血症的"金指标"，可采用 bDNA 探针技术、巢式 PCR 法、荧光定量 PCR 法检测。

④其他实验室检查包括肝功能、尿常规及血氨检测等。

三、巨细胞病毒感染

巨细胞病毒（cytomegalovirus，CMV）是人类疱疹病毒属的一种 DNA 病毒。CMV 感染在正常人群中抗 -CMV 阳性率高达 40%～90%。CMV 感染很少引起临床症状，但将含 CMV 的血液及血液制品输给早产儿、造血干细胞移植、器官移植、恶性肿瘤、AIDS 等免疫功能缺陷或抑制的患者，可引起输血后 CMV 感染的临床症状，甚至死亡。

CMV 在体内分布广泛，唾液、尿液、精液、子宫颈分泌物、乳汁、血液及内脏器官均可存在。CMV 的传播途径包括母婴传播、性接触传播、输血传播和器官移植传播等。

巨细胞病毒感染的实验室检查包括：①脱落细胞及组织病理学检查：尿液、唾液、气管分泌物、胃洗液、乳汁及脑脊液等均含 CMV，均可检出特征性巨细胞；肝、脾和胃等组织可通过病理活检方法检出此种细胞；②病毒分离和抗原检测：CMV 分离可借助人胚成纤维细胞进行，但需时较长，不宜用于临床，CMV 抗原检测有利于 CMV 感染的早期诊断；③ CMV-DNA 检测：可利用 PCR 对尿液、血液等标本检测 CMV-DNA；④血清学检查：CMV 抗体是检测 CMV 感染比较常用的检测方法。

四、人类 T 淋巴细胞病毒感染

人类 T 淋巴细胞病毒（human T-lymphotropic virus，HTLV）是最早发现的人类反转录病毒。HTLV 为 RNA 病毒，分为 HTLV-Ⅰ、Ⅱ型。HTLV-Ⅰ型流行广泛，对人类危害较大，在人体内主要感染 $CD4^+T$ 细胞。血液、乳汁及精液均含有 HTLV-Ⅰ。HTLV-Ⅰ/Ⅱ的传播途径包括母婴传播、性接触传播及输血传播等。输注 HTLV-Ⅰ 阳性的血液及血液制品、使用未彻底消毒的注射器、针头等均是 HTLV-Ⅰ 传播的重要途径。HTLV 感染后大部分没有任何临床症状，大约 2%～5% HTLV-Ⅰ 感染者在 20～30 年后发展为成人 T 淋巴细胞白血病 / 淋巴瘤，更小比例的感染者发展为 HTLV 相关脊髓病或热带痉挛性下肢轻瘫。HTLV-Ⅱ相关疾病目前还不清楚。

HTLV 感染的实验室检查包括：①血清 HTLV-Ⅰ/Ⅱ抗体检测：目前多采用间接免疫荧光法（IFA）、明胶颗粒凝集反应（GPA）、放射免疫测定（RIA）、酶联免疫吸附试验（ELISA）及蛋白印迹试验（WB），其中 ELISA 是目前最常用的检测方法；② HTLV 病毒颗粒及其抗原检测：HTLV 携带者新鲜血液分离的外周淋巴细胞，经处理后置 37℃、5% 二氧化碳孵育箱中培养 3～6 周，用电镜观察细胞的病毒颗粒或用免疫荧光法检查细胞表面的病毒抗原；

③HTLV 的 PCR 法检测：选择 HTLV 的 *gag*、*pol*、*env* 基因中保守区设计 HTLV-I 和 HTLV-Ⅱ 的公共引物和探针，进行 PCR 反应；④脑脊液检查：对有中枢神经系统症状患者，可取其脑脊液检查。一般蛋白质含量较高，可达 2.1g/L，γ 球蛋白水平高，有高滴度 HTLV 抗体。

五、梅　　毒

梅毒（syphilis）是由梅毒螺旋体引起的以性接触传播为主的传染病，也可通过母婴传播和输血传播。一般认为其在 4℃ 冷藏血液中 3～6 天失去活力，不再有传染性。梅毒实验室检查主要有梅毒螺旋体检查和血清学检查。梅毒螺旋体检查：采用暗视野显微镜检查、免疫荧光染色检查等。血清学检查：包括非梅毒螺旋体血清试验和梅毒螺旋体血清试验。非梅毒螺旋体血清试验的抗原为心磷脂、卵磷脂和胆固醇的混悬液，用来检测抗心磷脂抗体，在临床上用做梅毒的筛选，并可作定量，用于疗效观察。梅毒螺旋体血清试验包括：①不加热血清反应素试验；②梅毒螺旋体血凝试验；③荧光螺旋体抗体吸收试验；④明胶凝集试验；⑤蛋白印迹试验；⑥ELISA 法；⑦PCR 技术，这类试验特异性高，主要用于诊断试验。

六、弓形虫病

弓形虫是细胞内寄生的原虫，可侵犯除红细胞以外的各种组织细胞。人、哺乳类、鸟类、爬行类动物均为中间宿主，猫科动物为终末宿主。弓形虫病可经消化道、胎盘以及密切接触传播，输入含弓形虫的血液也可引起感染。

弓形虫病的实验室检查包括：病原检查和免疫学检查。病原检查：①直接涂片镜检：取待检者血液、骨髓、脑脊液、痰液沉淀涂片，或取淋巴结活检切片，用瑞特或吉姆萨染色，镜下可见滋养体或包囊；②动物接种或组织培养：取患者体液或活体组织接种于小白鼠、鸡胚、猴肾或猪肾细胞组织培养，分离弓形虫；③分子生物学检测：分子杂交或 PCR 法检测患者体液或组织悬液中弓形虫 DNA。免疫学检查：ELISA、RIA 等方法检测血清弓形虫循环抗原、IgM 或 IgG 抗体。

除以上疾病外，尚有许多微生物感染的疾病迄今没有被认识。因此应当高度重视输血可能传播疾病的危险性，严格筛选献血者、严格进行血液病毒标志物的筛选检测、加强采血和血液制品制备的无菌技术操作、对血液制品进行病毒灭活、合理用血，大力提倡成分输血和自体输血等有效对策积极预防和控制输血传播疾病的发生，以保障临床输血安全。

小　　结

输血是临床上的重要治疗手段，但任何血液成分都可能引起输血不良反应和输血传播疾病，因此要合理用血。提倡临床根据病情需要，按照缺什么补什么的原则输成分血，达到治疗患者的目的。血液成分中红细胞的用量最大，红细胞输注适用于循环红细胞总量减少致运氧能力不足或组织缺氧而有症状的患者。血小板输注主要用于预防和治疗血小板数量或功能异常所致出血，以恢复和维持机体正常止血和凝血功能。血浆主要用于补充先天性或获得性凝血因子缺乏。冷沉淀主要含有纤维蛋白原、FⅧ、FⅩⅢ、纤连蛋白、血管性血友病因子五种成分，可用于治疗相应凝血因子缺乏症。白蛋白、免疫球蛋白、凝血因子Ⅷ浓缩剂分别用于相应疾病的治疗。

输血不良反应临床上常见的有发热性非溶血性输血反应、过敏性输血反应、溶血性输血反应、大量输血的不良反应、细菌性输血不良反应、TA-GVHD 等，其中以红细胞血

笔记

型不合导致的溶血性输血反应尤为严重,主要有 ABO 血型不合导致的急性溶血性输血反应和 Rh 等血型不合导致的迟发性溶血性输血反应。

输血传播疾病中最主要的是艾滋病、乙型肝炎、丙型肝炎、梅毒和 HTLV 感染等。此外,对当前国内外已知可能通过输血传播的疾病或新发现的输血相关传染病应高度重视。

(武文娟 李玉云)

第十九章

风湿性疾病检验

19章

学习目标与要求

　　掌握　类风湿关节炎、系统性红斑狼疮、强直性脊柱炎、干燥综合征和血管炎等风湿性疾病的检验。

　　熟悉　上述风湿性疾病的分类(诊断)标准,以及相关检验指标在疾病诊断中的应用与评价。

　　了解　上述风湿性疾病的发病机制。

　　风湿性疾病(rheumatic disease)是指一大类病因不同但均影响骨关节及其周围软组织的疾病。主要包括弥漫性结缔组织病、关节和关节周围软组织疾病。风湿病的早期诊断和合理治疗与改善预后有密切关系。目前,以风湿性疾病就诊的患者逐年增高,相关的慢性骨关节病已成为医学和社会亟待解决的问题。

第一节　类风湿关节炎检验

一、类风湿关节炎的发病机制与诊断标准

　　类风湿关节炎(rheumatoid arthritis,RA)是一种以慢性、进行性、侵袭性关节病变为特征的全身性自身免疫性疾病。RA 表现为双手、腕、膝等关节的对称性多发性关节滑膜炎。可伴有发热、贫血和淋巴结肿大等关节外表现。血清中可出现多种自身抗体。RA 的患病率为 0.3%～1.5%,任何年龄均可发病,30～50 岁为发病高峰,女性患者约为男性的 3 倍。

　　(一)病因与发病机制

　　RA 的病因及发病机制至今未明。一般认为类风湿关节炎是抗原驱动的、T 细胞介导的及遗传相关的自身免疫病。感染和机体自身免疫应答构成了类风湿关节炎发病的中心环节,而环境因素、遗传因素和内分泌等增加了患者的易感性。

　　(二)类风湿关节炎的诊断标准

　　类风湿关节炎的诊断主要依据病史和临床表现。

　　1. 美国风湿病协会 / 欧洲抗风湿联盟修订的新 RA 分类标准　2010 年美国风湿病协会 / 欧洲抗风湿联盟(ACR/EULAR)修订了新的 RA 分类标准(表 19-1)。

　　如表 19-1 所示,至少符合以下情况方可诊断为 RA:①当>10 个关节受累(至少包括 1 个小关节)+血清学(RF 或 ACPA)阳性,或+病程>6 周或急性时相反应物阳性之一者;②4～10 个小关节受累+血清学(RF 或 ACPA)强阳性,如血清学阳性则需病程≥6 周或急性时相反应物阳性之一者;③1～3 个小关节受累兼血清学(RF 或 ACPA)强阳性需加病程>6 周或

表 19-1　2010 年 ACR/EULAR 修订的 RA 分类标准

适用人群		
至少有一个关节明确表现为滑膜炎		
滑膜炎无法用其他疾病解释		
RA 分类标准的评分系统（各项评分总和≥6 分可以诊断 RA）		
关节受累	1 个大关节	0
	2～10 个大关节	1
	1～3 个小关节	2
	4～10 个小关节	3
	>10 关节	5
血清学（确诊至少需要 1 条）	RF 和 ACPA 均为阴性	0
	RF 和（或）ACPA 低滴度阳性	2
	RF 和（或）ACPA 高滴度阳性	3
急性期反应物（确诊至少需要 1 条）	CRP 和 ESR 均正常	0
	CRP 和 ESR 异常	1
症状持续时间	<6 周	0
	≥6 周	1

急性时相反应物阳性之一者，如血清学为阳性则需同时具备病程≥6 周和急性时相反应物阳性；④ 2～10 个大关节受累则需同时兼有血清学（RF 或 ACPA）强阳性和病程≥6 周以及急性时相反应物阳性。

2. 国内提出的 RA 诊断分类标准　2012 年国内也提出了 RA 诊断的分类标准，因较 ACR/EULAR 标准更为简便实用，而为临床普遍采用。内容：①晨僵≥30 分钟；②多关节炎（14 个关节区中至少 3 个以上部位关节炎）；③手关节炎（腕或掌指或近端指间关节至少 1 处关节炎）；④抗环瓜氨酸肽抗体（抗 CCP 抗体）阳性；⑤类风湿因子（RF）阳性。

符合以上 5 项中 3 项或 3 项以上者可诊断为类风湿关节炎。该标准诊断对 RA 的敏感性为 84.4%，特异性为 87.4%。确诊 RA 主要依靠特征性的临床表现并除外其他炎症过程。

二、类风湿关节炎检验

RA 的诊断主要依据病史和临床表现，结合实验室检查及影像学检查，一般不难做出诊断。但是对于不典型病例则需要翔实的临床资料和辅助检查。实验室检查有助于 RA 的诊断、疾病活动度的评价以及预后。

知识点 19-1　RA 的主要实验室检验指标

RA 患者血清中存在高效价的自身抗体是临床确诊的重要依据，如类风湿因子、抗瓜氨酸化蛋白抗体是诊断 RA 的重要血清学指标。此外，可出现急性时相蛋白（C- 反应蛋白、红细胞沉降率等）增高。

（一）主要检验项目

1. 自身抗体　是自身免疫性疾病的重要标志，每种自身免疫性疾病都伴有特征性的自身抗体谱。

（1）类风湿因子（rheumatoid factor，RF）：是以变性 IgG 为靶抗原产生的多种抗变性 IgG Fc 片段的自身抗体，可分为 IgM、IgA、IgG 和 IgE 四型。IgM 型 RF 被认为是 RF 的主要类型，也是临床检测中常规方法所测定的类型，阳性率约为 60%～78%，其滴度与 RA 活动性和严重性成比例。RF 的检测方法主要有：乳胶颗粒凝集试验、速率散射比浊法及 ELISA 法等。

（2）抗瓜氨酸化蛋白抗体（anti-citrullinated protein antibodies，ACPA）：是一类针对含有

瓜氨酸化表位的自身抗体总称。ACPA 可以在 RA 早期出现，对 RA 的诊断具有很高的敏感性和特异性，并与 RA 的病情和预后密切相关。各种抗瓜氨酸化蛋白抗体包括：抗环瓜氨酸肽抗体（CCP）、抗核周因子（APF）、抗角蛋白抗体（AKA）、抗聚丝蛋白抗体（ACA）等。其中，抗 CCP 抗体与 RF 敏感性相当，但特异性明显高于 RF，作为 RA 的一个高度特异性的新指标被临床广泛应用。目前最常用的检测方法是 ELISA 法。

（3）免疫复合物：70% 患者血清中出现各种类型的免疫复合物，尤其是活动期和 RF 阳性患者。

2. 急性时相反应蛋白　RA 活动期可有 C- 反应蛋白、红细胞沉降率、淀粉样蛋白 A 等急性时相蛋白升高：① C- 反应蛋白（CRP）：与疾病活动度、晨僵时间、红细胞沉降率、关节疼痛及肿胀指数密切相关。病情缓解时 CRP 下降；②红细胞沉降率：反映病情的指标之一。病情缓解时 ESR 可恢复正常。但仍有 5% 的 RA 患者在活动期时 ESR 并不增快。

3. 滑液检验　RA 患者关节出现炎症时可加重关节积液。滑液多呈炎性特点，白细胞总数可达 $(5～50) \times 10^9/L$，以中性粒细胞为主，约占 60%～80%。滑液中可测出 RF、抗Ⅱ型胶原抗体和免疫复合物。补体水平可以升高，尤其是 C3a 和 C5a。

4. *HLA-DRB1* 基因　*HLA-DR4* 和（或）*HLA-DR1* 可见于 48%～87% 的 RA 患者，依种族不同而异。该基因在国内 RA 患者的携带率约为 50%。患者的骨质破坏、类风湿结节以血管炎等表现与 *HLA-DR4/DR1* 基因密切相关。

（二）相关检验项目

1. 血常规　有轻至中度贫血，一般是正细胞正色素的贫血。活动期患者可有血小板增高，病情缓解后将至正常。外周血白细胞变化不尽一致，活动期可有白细胞及嗜酸性粒细胞轻度增加。

2. 补体　在活动期，RA 患者的血清补体均有升高，只在少数有血管炎者可出现低补体血症。

3. 免疫球蛋白　可以有免疫球蛋白如 IgG、IgA、IgM、γ- 球蛋白等水平增高。

（三）类风湿关节炎活动性判断

各种 RA 临床表现可提示 RA 活动性表现。与 RA 相关的多数实验室指标，也与疾病的活动有关。RA 活动的主要实验室指标包括：高效价的 RF 和 ACPA，免疫复合物；C- 反应蛋白、红细胞沉降率、淀粉样蛋白 A 等急性时相蛋白升高；白细胞及嗜酸性粒细胞轻度增加；血清补体升高等。

（四）血清学指标在早期 RA 诊断的应用

RA 特征之一是血清中存在多种自身抗体，且有些抗体可以出现在临床症状之前。RA 相关的自身抗体的检测有助于其早期诊断。RA 的早期诊断和治疗有助于改善预后。

1. 类风湿因子　RF 在早期 RA 中的阳性率约为 40%～60%，部分 RA 患者 RF 可出现在发病之前。

2. 抗瓜氨酸化蛋白抗体　ACPA 在 RA 发病早期甚至发病前多年就可以出现。可出现抗角蛋白抗体、抗核周因子抗体或抗 RA33 抗体，这些抗体（包括 RF）均有一定的特异性，若同时出现关节炎的特点，则很可能患早期 RA。研究显示 ACPA 可能参与了 RA 的致病过程，可以作为早期 RA 的敏感指标。

3. 其他自身抗体　RA 患者血清中的葡萄糖 6- 磷酸异构酶（GPI）对 RA 的早期诊断及活动度判断有一定意义。

三、类风湿性关节炎检验指标的应用与评价

迄今为止，RA 并无绝对特异的检验指标。因此，在诊断时需要对实验室结果综合分析

并结合患者的临床特点才能得出正确的结论。

（一）类风湿因子

1. 早期诊断 RF 在 RA 患者中的阳性检出率很高,高效价 RF 支持早期 RA 诊断,其效价与临床症状成正相关。

2. 病情判断 各种类型 RF 提示不同的临床意义。IgM 型 RF 高滴度并伴有严重关节功能障碍时,通常提示预后不良。IgG 型 RF 在正常人及非 RA 患者中很难检测出,滑膜中检测出 IgG 型 RF 比在血清中检出更具病理诊断意义。IgA 型 RF 升高常提示病情严重预后不良,且与骨侵蚀密切相关。高滴度的 IgE 型 RF 在 RA 病人往往提示病情已属晚期。

3. 鉴别诊断 RF 在临床上常作为 RA 与脊椎性关节炎(强直性关节炎、反应性关节炎、银屑病性关节炎及 Reiter 综合征等)的鉴别试验,前者 RF 阳性,后者阴性。

4. 应用评价 RF 并非 RA 的特异性抗体,在其他自身免疫病患者甚至 5% 的正常人也可以出现,见表 19-2。因此 RF 对 RA 并不具有严格的特异性,RF 阳性不能作为诊断 RA 的唯一标准。

表 19-2 几种自身免疫病 RF 的检出率

疾病	阳性率
类风湿关节炎	79%
系统性红斑狼疮	30%
干燥综合征	95%
硬皮病	80%
皮肌炎	80%
混合性结缔组织疾病	25%

（二）抗瓜氨酸化蛋白抗体

ACPA 在 RA 发病早期甚至发病前多年就可以出现,对 RA 的诊断具有很高的敏感性和特异性,与 RA 的疾病活动度和预后密切相关。

1. 抗环瓜氨酸肽抗体 抗 CCP 抗体在 RA 病人症状出现前 14 年即可检测到。抗 CCP 抗体阳性对于未分化型关节炎发展为 RA 有预示作用。因此,抗 CCP 抗体可以作为早期 RA 诊断的敏感指标。

2. 抗瓜氨酸化蛋白抗体 不同种类 ACPA 敏感性不同,但特异性均较高。抗核周因子抗体(APF)在不同种族 RA 病人中敏感性为 49%～91%,特异性达 93%～99%;抗角蛋白抗体(AKA)RA 病人中阳性率为 36%～59%,特异性达 88%～99%。

3. 应用评价 抗瓜氨酸化纤维蛋白原抗体(ACF)、抗 Sa、抗突变型瓜氨酸化波形蛋白抗体(MCV)、抗瓜氨酸化 II 型胶原抗体及抗瓜氨酸化病毒多肽抗体等对于 RA 的早期诊断有重要价值。

（郑 芳）

第二节 系统性红斑狼疮检验

一、系统性红斑狼疮的发病机制与诊断标准

系统性红斑狼疮(systemic lupus erythematosus,SLE)是一种免疫复合物介导的、以免疫性炎症为突出表现的、累及多脏器的弥漫性结缔组织病。该病病程以病情缓解和急性发作交替为特点,有内脏(肾、中枢神经)损害者预后较差。本病在我国的患病率为(0.7～1)/1000。

以女性多见，尤其是 20～40 岁的育龄女性。通过早期诊断及综合性治疗，该病的预后可明显改善。

（一）病因和发病机制

SLE 病因和发病机制尚未完全明确。目前一般认为，SLE 的发病既有遗传、性激素等内在因素，也与环境和药物等有关，是多种因素共同作用的结果。

1. 免疫遗传学　SLE 的发病是多基因共同作用的结果。其免疫表型可能为 3 个不同层次病理途径的综合效应：①对核抗原免疫耐受的丧失；②免疫调节紊乱，包括调控淋巴细胞免疫应答的多种基因；③免疫效应阶段终末器官的损伤。

2. 性激素　育龄女性的 SLE 发病率绝对高于同年龄段男性，也高于其他年龄段女性。SLE 病人体内雌激素水平增高，催乳素水平增高对 SLE 病情有影响。

3. 环境因素　日光照射可加重 SLE 病情。紫外线使上皮细胞核的 DNA 解聚而成为自身抗原。药物、化学试剂、微生物病原体等也可诱发疾病。

（二）系统性红斑狼疮的诊断标准

目前对 SLE 的诊断普遍采用 1997 年美国风湿病学会推荐的 SLE 分类标准（表 19-3）。11 项诊断标准中符合 4 项及以上者可诊断为 SLE。其敏感性和特异性均大于 90%。

表 19-3　1997 年美国风湿病学会修订版 SLE 分类/诊断标准

标准	定义
1. 颧部红斑	遍及颧部的扁平或高出皮肤固定性红斑，常不累及鼻唇沟部位
2. 盘状红斑	隆起红斑上覆有角质性鳞屑和毛囊栓塞，旧病灶可有皮肤萎缩性瘢痕
3. 光敏感	对日光有明显的反应，引起皮疹（依据病史和（或）医师观察）
4. 口腔溃疡	口腔或鼻部无痛性溃疡
5. 关节炎	非侵蚀性关节炎，累及 ≥2 个周围关节，特征为关节肿、痛或渗液
6. 浆膜腔炎	(1) 胸膜炎：胸痛、胸膜摩擦音或胸膜腔渗液或 (2) 心包炎：心电图异常、心包摩擦音或心包渗液
7. 肾脏疾病	(1) 蛋白尿定量 >0.5g/24h 或尿常规蛋白 >+++ (2) 管型：可为红细胞、血红蛋白、颗粒、小管上皮细胞管型或混合管型
8. 神经系统异常	(1) 抽搐：非药物/代谢紊乱（如尿毒症、酮症酸中毒、电解质紊乱）所致 (2) 精神病：非药物/代谢紊乱（尿毒症、酮症酸中毒、电解质紊乱）所致
9. 血液学异常	(1) 溶血性贫血伴网织红细胞增多（或） (2) 白细胞减少 $<4\times10^9/L$，至少 2 次（或） (3) 淋巴细胞减少 $<1.5\times10^9/L$，至少 2 次（或） (4) 血小板减少 $<100\times10^9/L$（药物影响除外）
10. 免疫学异常	(1) 抗 ds-DNA 抗体阳性（或） (2) 抗 Sm 抗体阳性（或） (3) 抗磷脂抗体阳性（包括抗心磷脂抗体 IgG 或 IgM 水平异常、狼疮抗凝物阳性或梅毒血清试验假阳性，至少持续 6 个月，并经梅毒螺旋体固定试验或梅毒抗体吸收试验证实）
11. 抗核抗体	未用药物诱发"药物性狼疮"情况下，免疫荧光试验滴度异常

其中，高滴度抗核抗体和免疫学异常更有诊断意义。一旦患者出现免疫学异常，即使临床诊断不够条件，也应密切随访，以便尽早诊断和及时治疗。

知识点 19-2　SLE 诊断策略

SLE 的诊断基于特异性的临床表现和自身抗体。诊断明确后对其中一些指标进行连续观察，可以准确地判断 SLE 的活动度，并作为疗效监测和预后判断的重要依据。

二、系统性红斑狼疮的检验

SLE 的实验室检验项目，主要有临床常用的特异性检验，如自身抗体和补体检验；其他还有血尿常规检验、血清生物化学检验和 C 反应蛋白检验等。

知识点 19-3　自身抗体在 SLE 检验中的意义

血中存在多种自身抗体是 SLE 的特点，其中抗核抗体（ANA）及其组合最具诊断意义，是 SLE 的特征性抗体谱。临床常用间接免疫荧光试验检测 ANA。抗 dsDNA 抗体也是 SLE 的特征性标志抗体，是 SLE 诊断及活动度的指标。此外，抗 Sm 抗体和抗核小体抗体阳性对于 SLE 诊断亦有重要价值。

（一）主要检验项目

1. 抗核抗体（antinuclear antibody，ANA）　是指抗细胞内所有抗原成分的自身抗体的总称。ANA 分为四大类：抗 DNA 抗体、抗组蛋白抗体、抗非组蛋白抗体和抗核仁抗体，每一类又可再分为许多亚类。ANA 主要是 IgG，也有 IgM、IgA 和 IgD，无器官和种属特异性。ANA 主要存在于血清中，也可存在于关节滑液、胸腔积液和尿液中。临床常用间接免疫荧光试验检测 ANA。

由于存在不同性质的 ANA，同靶抗原结合后在荧光显微镜下呈现形态各异的免疫荧光核型，通过核型分析可初步判断其性质，进一步检测特异性抗体。常见的免疫荧光核型：①均质型（homogeneous pattern，H）：核质染色均匀一致，中期细胞染色质阳性，相关自身抗体主要有抗 dsDNA 抗体、抗 ssDNA 抗体、抗核小体抗体、抗组蛋白抗体等；②颗粒型（speckled pattern，S）：核质染色呈颗粒状，核仁阴性，中期细胞染色质阴性，相关自身抗体主要有抗可提取核抗原（ENA）抗体；③核仁型（nucleolar pattern，N）：核仁着染荧光，中期细胞染色质阴性，常与抗 U3-nRNP/fibrillarin 抗体、抗 RNA 多聚酶 I 抗体相关；④核膜型（membrane pattern，M）：核膜周边形成荧光环，中期细胞染色质阴性，相关自身抗体主要有抗核层蛋白（lamin）抗体或抗核孔复合物抗体等。

2. 抗双链脱氧核糖核酸抗体（anti-double-stranded DNA，anti-dsDNA）　出现在 SLE 的活动期，是 SLE 的特征性标志抗体，该抗体阳性是 SLE 的重要诊断标准之一。其效价与疾病活动性密切相关，随疾病的活动与缓解而升降（活动期 SLE 抗 dsDNA 抗体阳性率为 80%～100%，非活动期 <30%），因此，抗 dsDNA 抗体常被作为 SLE 诊断及活动度的指标。此外，还可用于病情监测、药物疗效观察等。常用检测方法为间接免疫荧光法（IIF）。

3. 抗可提取核抗原抗体　可提取核抗原（extractable nuclear antigen，ENA）是核物质中一类蛋白的总称。ENA 抗原主要包括 Sm（Smith）、干燥综合征 A 抗原（SS-A）、硬化病 -70（Scl-70）、Jo-1（John-1）、多发性肌炎 -1（PM-1）等。针对这些可被提取的核抗原产生的抗体，统称为抗 ENA 抗体。抗 Sm 抗体阳性对于 SLE 诊断有高度特异性，属于 SLE 血清标志抗体。临床最常用的检测方法为免疫印迹技术（IBT）和斑点酶免疫技术（dot-ELISA）。

4. 抗核小体抗体（anti-nucleosome antibodies，AnuA）　是 SLE 发病过程中重要的自身抗体，形成抗原抗体复合物参与 SLE 发病。AnuA 阳性对于 SLE 的诊断有重要意义，特异性可达 98%。AnuA 在早期 SLE 中的出现时间早于 dsDNA 抗体及抗组蛋白抗体，它还是 SLE 病情恶化的早期标志。

5. 抗磷脂抗体（anti-phospholipid antibody，APLA）　是一组抗磷脂结构抗原的自身抗体，主要包括抗心磷脂抗体（ACLA）、抗磷脂酸抗体（APAA）和抗磷脂酰丝氨酸抗体（APSA）。ACLA 是 APLA 中与自身免疫性疾病关系最为密切的一种。SLE 患者 ACLA 阳性率可达 70%～80%，SLE 患者 ACLA 阳性预示其血管炎、溶血性贫血、血栓形成的发病率较高。

（二）相关检验项目

1. 血液学检验　活动期 SLE 的血细胞三系中可有一系或多系减少（除外药物所致的骨髓抑制）。

2. 尿液常规检验　尿常规的异常代表肾受损。狼疮性肾病时，有不同程度的蛋白尿、血尿或管型尿。

3. 生物化学检验　SLE 活动期可出现血清 CRP 增高，血浆中球蛋白增高，血清胆固醇增高。严重肾损害者血中尿素和肌酐升高，并可发展为尿毒症。

4. 补体检验　补体低下尤其是 C3、C4 低下，常提示有 SLE 活动，常可作为病情活动性和治疗反应的监测指标之一。检测方法有脂质体法及免疫比浊法。

（三）系统性红斑狼疮活动性评估

各种 SLE 患者临床表现可提示 SLE 活动性表现。实验室提示 SLE 活动的主要指标有：抗 DNA 抗体滴度增高，血细胞三系减少，红细胞沉降率增高，出现管型尿、血尿、蛋白尿及非感染性白细胞尿，甚至肾功能异常及低补体血症等。

三、系统性红斑狼疮检验指标的应用与评价

1. 抗核抗体检验　ANA 阳性见于几乎所有的 SLE 患者，对于活动性 SLE 诊断高度敏感，ANA 阴性可以排除活动性 SLE。在大多数自身免疫性疾病中均可呈阳性（表 19-4），其特异性低，ANA 阳性不能作为 SLE 与其他结缔组织病的鉴别。正常老年人也可有低效价 ANA，故 ANA 阳性不一定患有自身免疫性疾病。

表 19-4　常见自身免疫性疾病的 ANA 阳性检出率

疾病	ANA 阳性率（%）
SLE- 活动期	95～100
SLE- 静止期	80～100
药物诱发性狼疮	95～100
混合性结缔组织病（MTCD）	95～100
系统性硬化病（PSS）	85～98
干燥综合征（SS）	50～95
类风湿关节炎（RA）	20～40

2. 抗核抗体谱检验　因细胞成分复杂，不同成分的抗原性不同，故 ANA 有多种类型。在 ANA 的众多类型中，作为针对某一特定细胞成分的抗体只在某一疾病中出现，成为诊断该疾病的血清标志抗体。各种 ANA 在不同自身免疫性疾病中出现不同组合，可形成各种疾病或疾病亚群的特征性抗体谱。因此，总的 ANA 检测在临床诊断与鉴别诊断中是一个极为重要的筛选试验。ANA 阳性者进一步检测各亚类 ANA 对自身免疫性疾病的明确诊断、分型、病情观察、预后及治疗评价都具有重要意义。ANA 免疫荧光核型对应的相关疾病见表 19-5。

表 19-5　抗核抗体免疫荧光核型与相关疾病

免疫荧光核型	相关疾病
均质型	SLE、SS、PSS、MCTD、PM/DM、DIL*
颗粒型	MCTD、SS、RA、SLE、PBC*
核仁型	PSS、PM/DM、SLE、SS、RA
核膜型	AIH*、SLE、SS、PSS

* 药物诱发性狼疮（drug-induced lupus erythematosus，DIL），自身免疫性肝炎（autoimmune hepatitis，AIH），原发性胆汁性肝硬化（primary biliary cirrhosis，PBC）

3. 抗双链脱氧核糖核酸抗体检验 诊断 SLE 的特异性可达 95%～100%，但其敏感性仅为 30%～50%，因此，抗 dsDNA 抗体阴性不能排除 SLE 的诊断。

4. 抗可提取核抗原抗体谱检验 不同的自身免疫性疾病可产生不同抗 ENA 抗体，其在各种自身免疫性疾病中的阳性率有明显差异，有些具有较高的特异性，但灵敏度并不高，阴性结果时常不能除外诊断，可动态观察（表 19-6）。

表 19-6 抗 ENA 抗体在各种自身免疫性疾病的阳性率比较

自身抗体种类	SLE	MCTD	PSS	PM/DM	SS	RA
抗 RNP 抗体	25～40	100	10～22	0～20	0～14	10
抗 Sm 抗体	20～40	少见	少见	少见	少见	—
抗 SSA（Ro）抗体	20～60	少见	0～10	少见	40～95	5～20
抗 SSB（La）抗体	10～20	0～20	0～5	少见	40～95	0～5
抗 Scl-70 抗体	—		25～70			
抗 Jo-1 抗体	—	—	—	25～35	—	—
抗 PM-1 抗体			50～70	50～70		

（郑 芳）

第三节 强直性脊柱炎检验

一、强直性脊柱炎的发病机制与诊断标准

脊柱关节炎（spondyloarthritis，SpA）是一类累及脊柱、外周关节和肌腱附着点等部位的风湿性疾病，患者 ANA 和 RF 均为阴性，又被称为血清阴性脊柱关节病。强直性脊柱炎（ankylosing spondylitis，AS）是 SpA 主要和常见的临床类型，好发于 20～30 岁男性，男女发病比例约为 10∶1。骶髂关节是本病最具标志性的病变部位，引起脊柱畸形和强直，最终导致患者运动功能丧失。

（一）病因与发病机制

AS 确切病因不明，目前认为与遗传因素、细菌感染（如肺炎克雷伯杆菌、沙眼衣原体、志贺菌、沙门菌等）、机体免疫功能状态和环境因素有关。约 90% AS 患者人类白细胞抗原 B27（human leucocyte antigen B27，HLA-B27）阳性，因此，HLA-B27 被认为与该病直接相关。

（二）强直性脊柱炎的诊断标准

目前 AS 的诊断普遍采用 1984 年修订的纽约标准，内容如下：

1. 临床标准 ①腰痛、晨僵 3 个月以上，活动后减轻，休息无缓解；②腰椎侧弯、前屈和后伸三个方向活动受限；③胸廓活动度降低。

2. 放射学标准 双侧骶髂关节炎Ⅱ级及以上或单侧骶髂关节炎Ⅲ～Ⅳ级。

据此诊断：①可疑 AS：符合 3 项临床标准，或符合放射学标准而不伴临床标准；②确诊 AS：符合放射学标准和 1 项（及以上）临床标准。

二、强直性脊柱炎检验

AS 的临床诊断主要以患者的症状、体征和 X 线检查为主，但实验室检测可为 AS 的早期诊断提供依据。

（一）主要检验项目

知识点 19-4　AS 的主要实验室检验项目

HLA-B27 是 AS 重要的实验室辅助诊断指标，对骶髂关节病变早期的患者检测 HLA-B27 尤为重要。部分 AS 患者以外周关节炎为首发症状，特别是膝、踝关节损害者，需要与 RA 鉴别，RF、抗 -CCP 抗体和 AKA 是常用的鉴别诊断指标。ESR 和 CRP 增高表明 AS 处于活动期。

1. 辅助诊断指标　HLA-B27 分子是一种糖蛋白，存在于所有有核细胞和血小板表面，尤其在淋巴细胞表面有丰富的表达，其主要功能是作为抗原提呈分子参与特异性免疫应答。90% AS 患者 HLA-B27 阳性，是 AS 重要的辅助诊断指标。*HLA-B27* 基因是 HLA-Ⅰ 类分子 B 位点上的等位基因，该等位基因呈多态性，它们之间仅是一个或数个氨基酸的差别。目前发现的等位基因包括 89 种亚型，不同亚型有不同的地域和人种分布特点，欧洲和非洲主要是 2705、2702、2707 亚型，中国和新加坡、日本主要是 2704、2705、2707 亚型。一般认为，2705、2704、2702 亚型与 AS 的发生成正相关，而 2703、2708、2709、2707 亚型与 AS 成负相关。等位基因的分型目前常采用序列特异性引物 - 聚合酶链反应技术（PCR-sequence specific primers，PCR-SSP）和聚合酶链反应 - 直接测序法（PCR sequence-based typing，PCR-SBT）。

2. 鉴别诊断指标　在临床上，以外周关节炎为首发症状的 AS 需要与 RA 鉴别。RA 患者 RF 普遍增高，ACPA、AKA 为其特异性抗体；而 95% AS 患者 RF 为阴性，极少数患者 RF 呈低滴度阳性。

3. 活动性判断指标　①红细胞沉降率和 C- 反应蛋白：80% 活动期间患者 ESR 增快，50% 患者 CRP 增高；②免疫球蛋白：40%～70% AS 患者血清多克隆免疫球蛋白（如 IgA、IgG 和 IgM）呈轻度至中度升高，尤以 IgA 升高为主并与疾病活动度相关。有滑膜浆细胞浸润的 AS 患者以 IgA 和 IgG 为主，而 RA 则以 IgM 为主。

（二）相关检验项目

1. 活动性判断相关指标

（1）酶学指标：可有血清 CK、ALP 轻至中度升高，CK 与病情活动度相关，ALP 与病变的广泛程度有关，提示可能存在骨侵蚀和破坏。

（2）基质金属蛋白酶 3：AS 患者血清和关节液中基质金属蛋白酶 3（matrix metalloproteinase，MMP-3）水平增高，且关节液中 MMP-3 水平显著高于血清。

（3）血常规：一般正常，极少数患者病情活动期可有白细胞轻度升高和正细胞正色素性贫血，血小板轻度增高但幅度一般不超过 20%。

（4）粪便培养：活动期 AS 患者粪便中肺炎克雷伯菌检出率明显高于正常人，且在疾病活动期，血清中抗肺炎克雷伯菌抗体滴度升高。

2. 关节外病变检验指标

（1）尿液检验：当肾脏受累时，根据病情轻重不同，可有镜下血尿或肉眼血尿、蛋白尿、管型尿。我国 AS 的肾脏损害以 IgA 肾病多见，国外以继发性肾淀粉样变较多见，最终可导致肾衰竭。

（2）脑脊液检验：40% 左右 AS 患者脑脊液中蛋白轻度增高，尤其是合并坐骨神经痛者。增高原因推测是由于蛛网膜炎所致。

三、强直性脊柱炎检验指标的应用与评价

AS 诊断主要是影像学检查及临床症状，目前实验室检测尚无特异性指标。

1. 人类白细胞抗原 B27 检验 对可疑患者进行 HLA-B27 检测可弥补 X 线不能早期诊断 AS 的不足，但需注意，虽然 90% 以上的患者血清 HLA-B27 阳性，但仍有约 10% AS 患者呈阴性，而 4%～5% 的正常人 HLA-B27 呈阳性，故不能单凭 HLA-B27 阳性诊断本病。另外，对于临床表现很典型的病例则不需要检测 HLA-B27。

2. 血常规检验 大多数 AS 患者白细胞、红细胞、血红蛋白无异常，偶有血小板增高，但其增高的概率低于 RA。

3. 红细胞沉降率和 C- 反应蛋白检验 多数患者急性期 ESR 和 CRP 增高，二者在评判疾病活动度上有一定的价值。部分 ESR 正常的急性期患者常有 CRP 升高，因此 CRP 在 AS 活动性判断方面敏感性优于 ESR。

4. 基质金属蛋白酶 3 检验 关节液中 MMP-3 作为关节破坏的间接标志物，比血清 CRP 和 ESR 更能准确地反映关节病变的活动性。

5. 免疫球蛋白和补体检验 有研究认为免疫球蛋白（尤其是 IgA）水平与疾病活动性相关，当 IgG、IgM 和补体 C3、C4 升高时提示外周关节受累。

（邢　艳）

第四节　干燥综合征检验

一、干燥综合征的发病机制与分类诊断标准

干燥综合征（Sjögren's syndrome，SS）是一种以淋巴细胞浸润泪腺和唾液腺等外分泌腺体、伴多种自身抗体产生为特征的弥漫性结缔组织病，主要累及由柱状上皮细胞构成的外分泌腺体，以唾液腺和泪腺受累最为典型。本病分为原发性和继发性，发病前患者不具有其他结缔组织病则为原发性干燥综合征（primary Sjögren's syndrome，pSS），而继发于另一诊断明确的结缔组织病（如 SLE、RA 和系统性硬化病）或特殊病毒感染称为继发性干燥综合征（secondary Sjögren's syndrome，sSS）。该病多发于女性，男女比为 1：(9～10)。

（一）病因与发病机制

SS 确切病因和发病机制不明，目前多认为遗传、感染、内分泌和免疫等因素参与了本病的发生和发展。SS 是一种多基因遗传病，目前较为明确的易感基因有 *HLA-B8*、*DR3* 和 *DRw52*，这些 *HLA* 基因与抗干燥综合征抗原 A（Sjogren's syndrome antigen A，SSA 或 Ro）和抗干燥综合征抗原 B（Sjogren's syndrome antigen B，SSB 或 La）的产生和 SS 临床表现相关。由于 SS 好发于女性，推测雌激素具有一定的作用。

（二）原发性干燥综合征的分类（诊断）标准

知识点 19-5 2012 年美国风湿病学会将实验室诊断指标纳入原发性干燥综合征的分类（诊断）标准：血清抗 SSA 和（或）抗 SSB 抗体（＋），或 RF（＋）同时伴 ANA≥1：320。

2012 年美国风湿病学会在 2002 年国际标准的基础上，提出原发性干燥综合征的分类（诊断）标准：具有 SS 相关症状 / 体征的患者，且具有以下 3 项中 2 项即可诊断为 SS：

1. 血清抗 SSA 和（或）抗 SSB 抗体（+），或 RF（+）同时伴 ANA≥1：320。

2. 唇腺病理淋巴细胞灶≥1 个 /4mm² 组织（≥50 个淋巴细胞聚集为 1 个灶）。

3. 干燥性角结膜炎伴眼染色评分≥3 分（患者当前未使用滴眼液，且 5 年内未行角膜手术或眼睑整形手术）。

需除外以下疾病：头面颈部放疗史、丙肝病毒感染、艾滋病、淀粉样变、移植物抗宿主病、IgG4 相关性疾病。

二、干燥综合征检验

（一）主要检验项目

知识点 19-6 **SS 的主要实验室检验项目**

自身抗体抗 SSA、抗 SSB、RF 和 ANA 在国际上已经写入 SS 的诊断标准，其他自身抗体如抗 α-fodrin 抗体、抗 M3 抗体特异性和敏感性更高，可能成为实验室新的诊断指标。

1. 抗 SSA 和抗 SSB 抗体　SS 可出现多种自身抗体，其中最重要的是抗 SSA、抗 SSB 抗体。抗 SSA 阳性率为 50%～70%，其敏感性较高，但特异性较差，SLE 和 RA 患者也可阳性；抗 SSB 特异性较高，但阳性率为 30%～60%，低于抗 SSA。检测抗 SSA/SSB 的方法目前主要是欧盟的点印迹法和免疫印迹法，点印迹法与双向免疫扩散法一样无法区分抗体的亚组分，免疫印迹法可检测到抗原分子量为 52kD 和 60kD 两条带，有文献报道，52kD 亚型主要见于 SS，而 60kD 亚型见于 SLE；抗 SSB 出现抗原分子量为 45KD、47KD 和 48KD 三条带。

2. 抗核抗体　90% 以上 SS 患者 ANA 阳性，核型为斑点型或均质型，其中斑点型 ANA 常见于抗 SSA、抗 SSB 抗体阳性。但 ANA 对 SS 的诊断缺乏特异性。

3. 抗 α- 胞衬蛋白抗体　抗 α- 胞衬蛋白（α-fodrin）抗体是 2000 年发现的一种自身抗体，对 SS 的诊断特异性为 93%，敏感性为 67%，但部分 SLE、RA 患者也为阳性。

4. 抗毒蕈碱受体 3（muscarinic receptor, M3）抗体　主要分布在外分泌腺和平滑肌，其功能为介导腺体的分泌，在 SS 的诊断中具有很高特异性（95%）和敏感性（80%～90%）。但不足之处是 ELISA 法测定抗 M3 抗体的重复性较差。

5. 类风湿因子　SS 患者 RF 多为 IgM 型，阳性率约为 50%～70%，RF 阳性的患者多有口干和腮腺肿大的临床表现。

6. 高球蛋白血症　90% 以上的患者具有高免疫球蛋白血症，IgG、IgA 和 IgM 都可增高，但 IgG 升高最显著，与皮肤紫癜有关。少数患者出现巨球蛋白血症或单克隆性高免疫球蛋白血症，需警惕淋巴瘤的可能。

（二）相关检验项目

1. 唾液电解质　SS 主要累及唾液腺、泪腺等外分泌腺，患者唾液中 K^+ 分泌总量显著降低，Na^+/K^+ 比值明显升高，该比值可用于鉴别 SS 与其他自身免疫性疾病和单纯性口干。

2. 肾功能和尿液检验　30% SS 患者可出现间质性肾炎、远端肾小管酸中毒，导致尿液浓缩 - 稀释功能障碍（尿比密降低）和尿酸化功能降低；尿 pH 升高（多大于 6），但只有严重者才引起血 pH 升高；远端肾小管泌氢障碍，使尿液中 K^+、Ca^+ 排出增多，出现低钾血症、低钙血症。少数患者可因肾小球受损而出现蛋白尿、血尿、管型尿。

3. 血常规检验　部分患者有轻度正细胞正色素性贫血，白细胞和血小板计数降低。

三、干燥综合征检验的作用与评价

（一）干燥综合征的检验诊断思路

对怀疑为 SS 的临床患者，先检测 ANA、抗 SSA 和抗 SSB 抗体，若后两者同为阳性，可首先考虑 SS。但需明确，三种自身抗体都属于标记性抗体，其滴度的高低与疾病活动性、病情严重程度无关。所以 ANA、抗 SSA、抗 SSB 抗体阳性结果一旦确认，诊断明确，以后就不需要再重复检测。很多患者甚至非专业医生在认识上存在误区，在治疗过程中常反复复查希望其转阴，或看到其滴度增高就加用或加大激素、免疫抑制剂的用量，造成过度医疗。

（二）干燥综合征检验的应用评价

1. 抗 α-fodrin 抗体和抗 M3 抗体检验　是与 SS 相关的新指标，其特异性和敏感性均高于抗 SSA 和抗 SSB，但 ANA 和抗 SSA 抗体均为阴性的 SS 患者抗 α-fodrin 抗体也为阴性，此时只需检测抗 M3 抗体。

2. 高免疫球蛋白血症检验 高免疫球蛋白血症是 SS 的特征之一。高水平 IgG 血症与唾液腺肿大、肺部病变、皮肤紫癜密切相关，因此可将血浆 IgG 水平视为判断 SS 活动性的指标。

3. 类风湿因子检验 RF 在 RA 中阳性率可达 80%，是诊断 RA 重要的血清学标志物，在 SS 患者中阳性率也很高，约为 75%，临床上容易将关节疼痛加上 RF 阳性的 SS 患者误诊为 RA。

4. 唾液电解质检验 该检验为无创性的，且操作简单，K^+ 浓度和 Na^+/K^+ 比值可用于鉴别 SS 与其他风湿性疾病及单纯性口干。

在 SS 患者中还可检测到抗髓过氧化物酶抗体、抗甲状腺球蛋白抗体、抗平滑肌抗体、抗线粒体抗体、抗着丝点抗体和抗胃壁细胞抗体等，但它们的特异性和敏感性均不如抗 SSA、抗 SSB、抗 α-fodrin 和抗 M3 抗体。

另外，血常规、尿常规、ESR、CRP、免疫球蛋白检验等均为诊断 SS 的非特异性检验项目。血常规检验可以了解患者有无血液系统损害，SS 患者一般有轻度贫血和白细胞减少。一般而言，白细胞总数为 $3.00 \times 10^9/L$ 左右无需特殊治疗，可以定期复查进行随访，但多次低于 $2.00 \times 10^9/L$ 的患者要考虑干预治疗。

（邢　艳）

第五节　血管炎检验

一、血管炎的分类与发病机制

血管炎（vasculitides）是由血管壁炎症和坏死导致机体多系统损害的一组自身免疫性疾病，分为原发性和继发性，原发性血管炎是指目前病因不明的系统性血管炎，继发性血管炎指继发于另一确诊的疾病，如感染、肿瘤和弥漫性结缔组织病等的系统性血管炎。血管炎的基本病理改变为：①血管壁中性粒细胞、淋巴细胞、巨噬细胞等各种炎性细胞浸润；②带肌层的动脉管壁的弹力层和平滑肌层受损形成动脉瘤和血管扩张；③血管壁各层纤维素样增生和内皮细胞增生可造成血管腔狭窄。尽管如此，目前尚无任何一种血管炎的病理改变具有特异性的诊断价值，其诊断需要临床和病理的综合分析。

（一）血管炎的分类

因受累血管大小、类型、部位和病理特点的不同，血管炎的种类非常复杂，2012 年 Chapel Hill 会议主要根据受累血管的大小对血管炎进行了命名和分类（表 19-7）。

（二）病因及发病机制

血管炎病因及发病机制目前尚不明确，一般认为在遗传因素、感染因素（如 HBV、HIV、CMV 等病毒，金黄色葡萄球菌、链球菌等细菌）的作用下触发了机体体液免疫和细胞免疫功能的紊乱，外来抗原和自身抗原与多种自身抗体产生免疫复合物，沉积在血管壁的基底膜，引起血管炎性病变。中性粒细胞、淋巴细胞、巨噬细胞、内皮细胞以及它们分泌的细胞因子都参与了血管炎的病理过程。

引起血管炎的重要自身抗体包括抗中性粒细胞胞质抗体（antineutrophil cytoplasmic antibody，ANCA）和抗内皮细胞抗体（anti-endothelial cell antibody，AECA）。但二者阳性多见于显微镜下多血管炎、肉芽肿性多血管炎和嗜酸性肉芽肿性多血管炎等类型中，而大部分血管炎却没有发现与之确切相关的自身抗体。

1. 抗中性粒细胞胞质抗体 是第一个被证实与血管炎相关的自身抗体，并参与血管损

表 19-7　2012 年 Chapel Hill 会议的血管炎分类

大血管炎		大动脉炎（Takayasu 血管炎）
		巨细胞动脉炎（颞动脉炎）
中血管炎		结节性多动脉炎
		川崎病（Kawasaki 病）
小血管炎	ANCA 相关性血管炎	显微镜下多血管炎
		肉芽肿性多血管炎（Wegener 肉芽肿）
		嗜酸性肉芽肿性多血管炎（变应性肉芽肿血管炎）
	免疫复合物性小血管炎	抗肾小球基底膜病
		冷球蛋白性血管炎
		IgA 性血管炎
		低补体血症性荨麻疹性血管炎
	变异性血管炎	贝赫切特病（白塞病）
		科根综合征
	单器官血管炎	皮肤白细胞破碎性血管炎
		皮肤动脉炎
		原发性中枢神经系统血管炎
		孤立性主动脉炎
	与系统性疾病相关的血管炎	狼疮性血管炎
		类风湿性血管炎
		结节病性血管炎
	与可能的病因相关的血管炎	丙肝病毒相关冷球蛋白血症性血管炎
		乙肝病毒相关性血管炎
		梅毒相关性主动脉炎
		血清病相关性免疫复合物性血管炎
		药物相关性免疫复合物性血管炎
		药物相关性 ANCA 相关性血管炎
		肿瘤相关性血管炎

伤，靶抗原为中性粒细胞丝氨酸蛋白酶 3（neutrophil serine proteases-3，NSP$_3$）、髓过氧化物酶（myeloperoxidase，MPO）、弹性蛋白酶、乳铁蛋白等各种成分。间接免疫荧光法（IIF）可将其分为胞质型（c-ANCA）和核周型（p-ANCA）。c-ANCA 的靶抗原主要是 NSP3，p-ANCA 的靶抗原主要是 MPO。

2. 抗内皮细胞抗体　可出现在多种血管炎（如大动脉炎、肉芽肿性多血管炎、显微镜下多血管炎等），通过补体活化途径或抗体依赖的细胞毒作用使血管内皮细胞持续或进一步损伤。

3. 免疫复合物　抗原抗体免疫复合物在血管壁沉积引起炎症反应，如冷球蛋白血症、过敏性紫癜等。免疫复合物并非导致组织损伤的直接原因，而是始动因素。免疫复合物沉积于血管壁，增加血管通透性，活化补体和诱导多形核白细胞吸附于血管壁，这些细胞释放某些降解酶和活性氧引起血管组织的损伤。

二、血管炎检验

（一）大动脉炎

大动脉炎（takayasu arteritis，TA）指主动脉及其主要分支的慢性进行性非特异性炎症，严重时导致血管狭窄、血栓形成甚至闭塞。本病好发于 30 岁之前女性，其病因至今未明，多认为与遗传、内分泌及感染后免疫功能紊乱有关。

笔记

1. 实验室主要检验项目

（1）抗主动脉抗体：血清抗主动脉抗体滴度＞1:32为阳性，本病阳性率可达90%以上，具有较高的诊断价值。

（2）红细胞沉降率和C-反应蛋白：二者为血管炎病情活动性指标。相对于其他血管炎，ESR对大动脉炎的辅助诊断价值最高。绝大多数未经治疗的患者ESR＞50mm/h，平均在80～100mm/h。ESR正常的急性期患者CRP常增高。

（3）其他自身抗体：ANA和RF均可呈阳性，但对本病的诊断无特异性；AECA可升高，ANCA多呈阴性。

2. 实验室相关检验项目

（1）血常规：活动期白细胞、血小板计数常增高，但分类计数中性粒细胞比例正常。因长期活动性病变或雌激素增高可导致某些患者慢性轻度贫血。

（2）抗O：约50%的患者呈阳性或可疑阳性。

（3）抗结核菌素试验：结核菌素是结核杆菌的菌体成分，有旧结核菌素（old tuberculin, OT）和纯蛋白衍生物（purified protein derivative, PPD）两种，目前WHO推荐使用PPD。约50%大动脉炎患者伴有活动性结核病，PPD试验呈强阳性。

（4）血清蛋白检验：电泳常有α_1、α_2和γ球蛋白增高、清蛋白下降。免疫球蛋白IgG和IgM可先后呈不同程度的增高。

（二）结节性多动脉炎

结节性多动脉炎（polyarteritis nodosa, PAN）是一种累及机体任何部位中、小动脉的坏死性血管炎。本病可继发于其他自身免疫性疾病（如RA和SS等）、病毒感染（如HBV、HCV、HIV等）和药物（如苯丙胺），其临床表现多样，主要表现为严重的全身多器官受损。PAN男女发病率之比约为2:1，平均发病年龄为40～60岁，50岁为发病高峰。PAN无特异的实验室检查项目，但肾功能异常和乙肝病毒感染指标被列入1990年美国ACR关于结节性多动脉炎的分类诊断标准中。

1. 血常规检验 常因失血或肾功能不全出现不同程度的正细胞正色素性贫血，白细胞轻至中度升高，中性粒细胞分类计数增高，血小板增多。

2. 肾功能和尿常规检验 肾损害较严重者有血肌酐增高、肌酐清除率下降。血尿素≥14.3mmol/L或血肌酐≥133μmol/L作为PAN的诊断标准之一。尿常规检验有蛋白尿、镜下或肉眼血尿、管型尿（可有细胞管型、颗粒管型、蜡样管型），管型尿提示病变已累及肾实质。

3. 红细胞沉降率和C-反应蛋白检验 急性期ESR、CRP明显升高，可用于判断疾病的活动度。

4. 免疫球蛋白检验 患者免疫球蛋白常升高，表现为多克隆性高球蛋白血症。

5. 自身抗体检验 ANCA一般为阴性，偶可见p-ANCA阳性；ANA和RF常呈阴性或低滴度阳性，无特异性。

6. 病毒感染相关检验 PAN与某些病毒的感染有关。10%～50%患者呈HBsAg阳性，此类患者一般在HBV感染的6个月内发生典型的结节性多动脉炎；同时伴有冷球蛋白血症和低补体血症的PAN关系与HCV密切。

（三）显微镜下多血管炎

显微镜下多血管炎（microscopic polyangiitis, MPA）是一种ANCA相关的小血管炎，病变最常累及的部位是肾脏、皮肤、肺和胃肠道，临床上以坏死性肾小球肾炎为突出表现，肺毛细血管炎也较常见。MPA的病因可能是感染、药物等因素所致的免疫功能异常，其中ANCA具有关键性作用。患者有上呼吸道感染或药物过敏样前驱症状，肾脏是本病最常受累的器官，可以有不同程度的血尿、蛋白尿；其次常累及肺，主要表现为肺泡出血、肺炎和胸膜炎。

1. 自身抗体检验

（1）抗中性粒细胞胞质抗体：约 80% MPA 患者 ANCA 呈阳性，是 MPA 的重要诊断依据。其中 p-ANCA 约占 60%，c-ANCA 约占 20%，常见于肺部受累者。

（2）抗心磷脂抗体（anti cardiolipin antibody，ACA）：是一种以血小板和内皮细胞膜上带负电荷的心磷脂作为靶抗原的自身抗体，与血栓形成、血小板减少关系密切，约 40% MPA 患者 ACA 阳性。ACA 的免疫学分型有 IgG 和 IgA 和 IgM 三类，目前多采用 ELISA 法定量检测，该法敏感性高，可检测抗体亚类。

（3）抗核抗体和类风湿因子：部分患者 ANA、RF 阳性。

2. 血常规检验　MPA 患者常有正细胞正色素性贫血，白细胞、中性粒细胞数量可正常或增高，急性期常有血小板增多。

3. 肾功能和尿常规检验　70%～80% 患者伴有肾脏受累，患者出现肾功能异常，血肌酐和尿素升高，内生肌酐清除率下降，尿液检测可出现不同程度的血尿、蛋白尿和各种管型。

4. 红细胞沉降率和 C- 反应蛋白检验　急性期二者常升高。

（四）肉芽肿性多血管炎

肉芽肿性多血管炎（granulomatosis with polyangiitis，GPA）既往称为韦格纳肉芽肿（Wegener's granulomalosis，WG），是一种 ANCA 相关的小血管炎，最易侵犯呼吸道和肾脏的小血管。典型的 GPA 三联征指上呼吸道、肺部及肾脏病变，无肾脏受累者称局限性 WG。本病可发生于任何年龄阶段，40～50 岁是发病高峰。其病因主要包括遗传易感性（如 HLA-DPB1、B50、B55、DR1 和 DQw7 等）、环境因素（如感染、化学物质等）。GPA 典型病理改变包括坏死、肉芽肿和血管炎，镜下病灶可见小动脉和小静脉血管炎、动脉壁及周围中性粒细胞浸润。

1. 实验室主要检验项目

（1）抗中性粒细胞胞质抗体：40% 静止期和 90% 以上活动期 GPA 患者血清 c-ANCA 阳性。c-ANCA 是本病较为特异的抗体，并且对 WG 的诊断和疾病活动性的监测都具有较高的敏感性和特异性。

（2）抗内皮细胞抗体：在本病中的阳性率为 55%～80%，AECA 滴度与 WG 疾病活动性相关，借此可将 WG 疾病本身的活动（AECA 滴度升高）与并发感染、肾功能不全等情况（AECA 滴度不升高）区别开来。但该抗体也可出现在多种自身免疫病包括其他血管炎中。

2. 实验室相关检验项目

（1）血常规：常出现白细胞、中性粒细胞和血小板计数增加，其中白细胞可达 15×10^9/L 以上。一般为正细胞正色素性贫血（晚期可有低色素性贫血）。伴肺部损害时，嗜酸性粒细胞明显增多。

（2）尿常规：主要用于监测是否有肾脏受累。70%～80% GPA 患者在病程中出现不同程度的肾小球肾炎，可出现血尿（红细胞 >5 个 /HP）、红细胞管型（对肾小球肾炎有诊断意义）。

（3）分泌型 IgA：多数患者腮腺分泌液中分泌型 IgA（secretory IgA，s-IgA）水平增高，对本病具有一定的诊断意义。

（4）肾功能：当肾脏严重受累时，出现血尿素及血肌酐增高。

三、血管炎检验指标在诊断中的作用

血管炎诊断较困难，需根据临床表现、实验室检查、病理活检及影像学资料综合判断。实验室检查主要是 ANCA、AECA、ANA、ACA 等自身抗体的检测。

1. 抗中性粒细胞胞质抗体检验　ANCA 主要与小血管炎相关，大、中血管炎极少呈阳性。临床有 IIF 和 ELISA 两种方法测定 ANCA。c-ANCA 对诊断 GPA 具有较高的敏感性和特异性，而 p-ANCA 主要见于 MPA。

2. 抗内皮细胞抗体检验 AECA 阳性见于各类血管炎，尤以川崎病阳性率最高。AECA 主要包括 IgG、IgM 和 IgA 三种类型，目前临床主要应用 ELISA 检测 IgM 型 AECA。AECA 疾病特异性较差，对血管炎诊断的价值不如 ANCA，但 AECA 滴度的消长与 GPA 的病情活动度相关。

(邢 艳)

小 结

　　风湿性疾病是指一类病因不同但均累及骨关节及其周围软组织的疾病，其病因和发病机制目前尚未完全明确，总的来说，是环境因素在一定遗传背景下作用的结果。风湿性疾病的诊断主要依据病史、临床表现和实验室及辅助检查。其中，血清中存在多种自身抗体是其重要标志，每种风湿性疾病都伴有特征性的自身抗体谱。

　　类风湿关节炎（RA）是一种以慢性进行性关节炎为特征的全身性自身免疫性疾病。血清中存在高效价的自身抗体是临床确诊的重要依据，如 RF、ACPC；可出现急性时相蛋白（CRP、ESR 等）增高。系统性红斑狼疮（SLE）是一种以免疫性炎症为突出表现的、累及多脏器的弥漫性结缔组织病。抗核抗体（ANA）及其组合最具诊断意义，常用间接免疫荧光试验检测 ANA；抗 dsDNA 抗体是 SLE 诊断及活动度的指标；抗 Sm 抗体和抗核小体抗体亦有重要诊断价值。强直性脊柱炎（AS）是一种以骶髂关节、脊柱和肌腱韧带骨附着点受累为主的慢性炎症性疾病。HLA-B27 为 AS 重要的辅助诊断指标，ESR、CRP、免疫球蛋白升高可判断病情活动度。干燥综合征（SS）是一种以淋巴细胞浸润泪腺和唾液腺等外分泌腺体为特征的弥漫性结缔组织病。SS 出现的最重要的是抗 SSA、抗 SSB 抗体。血管炎是一组由血管壁炎症和坏死导致机体多系统损害的自身免疫性疾病，因受累血管的类型、部位和病理特点不同，血管炎的种类非常复杂，其主要的实验室检测项目是 ANCA、AECA、ANA 及 ACA 等自身抗体。

第二十章
感染性疾病检验

学习目标与要求

掌握 各类感染性疾病的诊断标准及相关实验室检验诊断。

熟悉 发热性疾病的分类与不明原因发热的检验。

了解 各类感染性发热疾病发病机制与病理。

第一节 发 热 检 验

发热（fever）是指机体在致热原的作用下或各种原因引起体温调节中枢功能障碍时，体温升高超出了正常范围。正常人体温在相对恒定的范围内波动，一般为36～37℃左右，具体可因测量方法不同而略有差异。引起发热的原因很多，按体温变动特点，可分为不同的热型，不同的发热性疾病各具有相应的热型，根据不同的热型，结合实验室检验有助于发热病因的诊断和鉴别诊断。

一、发热性疾病的分类

一般将发热性疾病按病因分为感染性发热和非感染性发热两大类。

（一）感染性疾病

感染性疾病临床多见，占发热性疾病的40%～50%。患者除发热外，常常伴有全身毒血症状，感染性疾病包括：①病毒性疾病：常见的有流行性感冒、病毒性肝炎、流行性乙型脑炎、脊髓灰质炎、病毒性脑炎、西尼罗病毒脑炎及埃博拉病毒出血热等；②细菌性疾病：常见疾病有急性局灶性细菌感染、败血症、结核病、细菌性肺炎、伤寒与副伤寒、细菌性心内膜炎、急性细菌性痢疾、猩红热、细菌性脑膜炎、细菌性腹膜炎、丹毒及白喉等；③支原体感染：如支原体肺炎；④立克次体病：主要有流行性斑疹伤寒、地方性斑疹伤寒、恙虫病及Q热病等；⑤衣原体病：主要有沙眼衣原体感染、生殖泌尿系统及呼吸系统衣原体感染等；⑥螺旋体病：主要有钩端螺旋体病、回归热、莱姆病及鼠咬热等；⑦真菌性疾病：常见的有真菌性败血症、心内膜炎、脑膜炎、胃肠炎、口腔炎、泌尿系感染、真菌性肺炎及阴道炎等；⑧寄生虫感染：主要有疟疾、阿米巴肝脓肿及阿米巴脑膜脑炎等。

（二）非感染性疾病

非感染性发热疾病主要有：①肿瘤性疾病：约占发热性疾病的20%，有些肿瘤可引起长期发热，如白血病；②结缔组织病与变态反应性疾病、血管性疾病：约占发热性疾病的20%～30%；③其他疾病约占发热性疾病的10%左右，主要包括药物热、组织损伤与细胞破坏、内分泌系统疾病、体温调节中枢功能障碍以及伪热等。

感染性发热与非感染性发热患者,在就诊时往往不能确定发热原因,需要根据其临床表现、流行病学资料、实验室检验和其他辅助检查进行确诊。

二、不明原因发热

知识点 20-1 不明原因发热的检验

对不明原因发热的诊断,在强调详细询问病史的前提下,进行全面细致的体格检查、常规化验及必要的辅助检查,然后进行综合分析,结合观察病情变化,做出初步诊断,并在病程演变中不断发现新资料,对初步诊断进行修正并及时指导诊治方案。不明原因发热的检验对于其正确、快速的诊断具有极其重要价值。

（一）常规检验

1. 血液检验 包括血常规、红细胞沉降率（erythrocyte sedimentation rate，ESR）、C- 反应蛋白（C-reactive protein，CRP）、肌酸磷酸激酶（creative phosphokinase，CPK）、乳酸脱氢酶（lactate dehydrogenase，LDH）、类风湿因子（rheumatoid factor，RF）、电解质、肝肾功能及降钙素原等的检验。对是否贫血,白细胞是增多或减少,中性粒细胞、血小板的比例变化情况及血细胞形态学变化等均有诊断价值。ESR、CRP、RF 等缺乏特异性,一般只作为参考指标。降钙素原是一个具有创新意义的诊断细菌感染的指标,也是判定炎症类型及活动情况的一个敏感指标。

2. 尿液检验 尿常规、尿沉渣镜检对泌尿系统疾病的诊断有重要意义。

3. 粪便常规 隐血试验、虫卵的检验有利于对消化系统疾病的诊断。

（二）病原学检验

1. 涂片镜检及分离培养 血液、分泌物及脓液、排泄物等标本进行涂片镜检及分离培养等有助于病毒、细菌、真菌及寄生虫等病原体的检出。

2. 病原体核酸检验 开展得越来越普及,其敏感性和特异性也高于抗原、抗体检验,但要注意假阳性和假阴性结果。

3. 结核感染 T 细胞斑点试验（T-SPOT） 所需时间少,有利于疾病的早期诊断,对隐性结核有诊断价值。

（三）肿瘤标志物检验

肿瘤标志物（tumor markers，TM）主要包括胚胎抗原、特定单克隆抗体能够识别的糖类抗原、激素、蛋白质、酶及同工酶、多胺、癌基因及其表达产物等。当肿瘤发生、发展时,这些物质出现明显异常,预示肿瘤的存在。通过检测血液、尿液等体液中的 TM 和细胞内及其表面的 TM,可以对肿瘤的存在、发展和预后做出判断。

（四）免疫学检验

人体感染病原体后,可产生特异性抗体,在一定时间内获得免疫力。通过对病原体相关的特异性抗体进行检验,有助于诊断传染病。临床常用的特异性抗体检验包括：抗 EBV、HIV、CMV 抗体测定、肥达试验、外斐试验、抗结核抗体测定等。

（五）风湿免疫相关检验

取血液标本进行 RF、Ig、ANA、DNS 抗体、ANCA、心磷脂抗体等的检验,对结缔组织病的诊断有参考价值。

（六）特殊体液检验

1. 十二指肠引流液检验 炎症、肿瘤、结石等患者的十二指肠液均有改变,通过培养可以发现细菌,显微镜检验可发现蛔虫、钩虫、华支睾吸虫、蓝氏贾第鞭毛虫等虫卵。

2. 脑脊液检验 对脑组织和脑膜病变的诊断有重要价值。

3. 浆膜腔积液检验 胸腔积液、腹腔积液、心包液检验可诊断感染和非感染性疾病,可培养出病原体,病理检验可查出癌细胞。

(七)活检

活组织的病理学检验,可得出肯定诊断。主要有肝穿刺活检、骨髓活检、淋巴结穿刺活检等。

第二节 感染性腹泻检验

一、细菌性痢疾

细菌性痢疾(bacillary dysentery)简称菌痢,亦称志贺菌病(shigellosis),是由志贺菌(痢疾杆菌)引起的肠道传染病,主要经消化道传播,夏秋季多见,儿童和青壮年是高发人群。临床表现为发热、腹痛、腹泻、里急后重及黏液脓血便,同时可伴有全身毒血症症状,严重者可引起感染性休克和(或)中毒性脑病。

(一)细菌性痢疾发病机制与病理

志贺菌进入消化道,多数被胃酸杀死,少数因肠道正常菌群、肠道分泌型 IgA 的拮抗和阻断其吸附于黏膜上而不能致病。志贺菌一旦吸附于肠黏膜表面,很快会穿越上皮细胞,经基底膜进入固有层,在其中繁殖并释放内、外毒素,引起炎症反应和小血管循环障碍,导致肠黏膜炎症、坏死和溃疡;严重者可引起全身反应如发热、毒血症及感染性休克,甚至引起出血性结肠炎、重要脏器功能衰竭及溶血性尿毒综合征。

(二)细菌性痢疾检验

知识点 20-2 细菌性痢疾检验

本病根据流行病史、症状、体征及实验室检验进行初步诊断,确诊有赖于病原学检验。粪便镜检有大量白细胞、红细胞、脓细胞即可诊断,粪便培养出志贺菌可确诊。

细菌性痢疾检验包括常规检验(主要是血常规检验和粪便常规检验)、病原学检验、免疫学检验、分子生物学检验,另外,肠镜检查和 X 线钡餐检查有时也用于慢性菌痢患者的诊断。

二、病毒感染性腹泻

病毒感染性腹泻又名病毒性胃肠炎(viral gastroenteritis),是一组由多种病毒引起的急性肠道传染病,起病急,以呕吐、腹痛、腹泻水样便或稀便为主要临床特点,也可伴有发热、恶心、厌食及全身不适等中毒症状,病程短,病死率低。引起感染性腹泻的病毒中研究较多且较为重要的是轮状病毒(*Rotavirus*,RV)和诺如病毒(*Norovirus*,NV),其次有肠腺病毒(*Enteric adenovirus*,EAV)和星状病毒(*Astrovirus*,AV),此外还有柯萨奇病毒、埃可病毒和嵌杯病毒等。

(一)病毒感染性腹泻发病机制与病理

不同种类的病毒引起腹泻的机制并不完全相同。

1. 轮状病毒 进入人体后主要受损部位在小肠,为可逆性病理改变,黏膜常保持完整性。入侵病毒数量多及机体免疫力低下时,有助于病毒的侵入,并引起腹泻。

2. 诺罗病毒 感染肠黏膜上皮细胞,肠刷状缘碱性磷酸酶水平明显下降,肠黏膜对脂肪、乳糖、*D*-木糖等的吸收下降,导致肠腔内渗透压上升,水分进入肠腔,引起渗透性腹泻与呕吐。大便色黄或淡黄色,水样或蛋花汤样,无腥臭味,极少数患者有血便。诺罗病毒主要感染空肠上段,为可逆性病理改变,黏膜常保持完整性,肠黏膜上皮细胞内酶活性异常活检可见肠黏膜上皮细胞绒毛变宽、变短、变钝，细胞质内线粒体肿胀，形成空泡，固有层有单核细胞浸润。

3. 肠腺病毒 属于普通腺病毒的 40、41 血清型，主要侵犯婴幼儿，侵入肠黏膜上皮细胞后，肠黏膜绒毛变短变小，病毒的 DNA 进入细胞核，在细胞核内复制，形成包涵体，导致细胞变性、溶解，小肠吸收功能降低进而引起渗透性腹泻。肠腺病毒主要感染空肠和回肠，肠固有层内见单核细胞浸润，隐窝肥大。

4. 其他病毒 柯萨奇病毒、埃可病毒和嵌杯病毒等致感染性腹泻机制与病理解剖与上述病毒感染性腹泻相类似。

（二）病毒感染性腹泻检验

主要依据流行病学资料、临床表现及相关检验进行诊断。在流行季节（我国多为秋、冬季），突发恶心、呕吐、腹痛、腹泻等症状，并伴黄色水样便，外周血白细胞无明显变化，便常规可见少量白细胞，则疑为本病。粪便标本电镜下找到病毒或检出特异性抗原，或血清中检出特异性抗体，可确诊。其他主要有：血常规检验和粪便常规检验、免疫学检验、分子生物学检验等。

第三节 生殖泌尿道感染检验

一、尿 路 感 染

尿路感染（urinary tract infections，UTIs）又称泌尿系统感染，是肾脏、输尿管、膀胱及尿道等泌尿系统各部位感染的总称，包括肾盂肾炎、膀胱炎、尿道炎等。大约 80% 的尿路感染是由肠道的大肠埃希菌、变形杆菌和粪链球菌引起的。由一种病原菌引起的一般是急性单纯性尿路感染；多种细菌引起者为混合性尿路感染；慢性、反复发作的尿路感染，提示可能存在泌尿系统先天性异常。

（一）尿路感染发病机制与病理

目前尚不十分清楚，多认为致病菌从尿道口上行进入膀胱，借助其菌伞与膀胱黏膜上的受体结合，进而黏附于膀胱壁上生长繁殖，引起膀胱炎。然后再由膀胱经输尿管上行至肾脏引起肾盂肾炎。

（二）尿路感染检验

知识点 20-3 尿路感染诊断的金标准

尿路感染可根据临床症状与相关病史资料进行初步诊断，但确诊有赖于尿液培养，尿路感染诊断的金标准是在尿路中找到明确的致病菌。

1. 常规检验 ①血常规：外周血白细胞计数偶有轻度增高，急性肾盂肾炎白细胞升高，白细胞分类可有中性粒细胞增多；②尿常规：是诊断尿路感染最简便且可靠的方法，宜取清晨第 1 次尿液检验，尿液离心后尿沉渣镜下白细胞 >5 个 /HPF（脓尿）。急性尿路感染除有脓尿外，常可见白细胞管型、菌尿，有时可见镜下血尿或肉眼血尿，尿蛋白多为阴性或微量，如有较多蛋白则提示肾小球受累。需要注意的是，脓尿并不一定有尿路感染，也可能是反应性小管间质性肾炎、变应性小管间质性肾炎等引起的无菌性脓尿。

2. 免疫学检验 尿路感染常伴有针对病原菌抗原的特异性抗体生成，因此，通过免疫学检验技术检测特异性抗体不仅有助于病原学诊断，而且还可以对感染进行定位。例如尿路单纯疱疹病毒、支原体、衣原体等感染的患者，血清抗体检验可发现具有诊断价值的特异性抗体。此外，免疫荧光技术、尿液抗体包裹细菌分析法（ACB 法）定位尿路感染应用广泛，来源于肾脏感染的细菌抗体包裹试验阳性；而下尿路感染的细菌抗体包裹试验阴性。应用细菌黏附试验定位,有症状急性肾盂肾炎患者血清中抗体水平升高,并且其滴度随着机体对抗生素治疗有效性的增加而降低,症状不明显的肾盂肾炎患者血清中抗体水平也升高,而膀胱炎患者血清中抗体水平正常。

3. 病原学检验 ①涂片镜检:尿道分泌物或拭子标本直接涂片,初段或全段尿液标本离心取沉渣涂片,根据临床初步诊断选择合适的染色方法染色后镜下观察,根据病原体的染色特性与形态特征,初步判断病原体的种类和性质;②分离培养:通常认为清洁中段尿培养菌落计数:计数结果≥10^5/ml 为细菌尿;计数结果 10^4～10^5/ml 为可疑阳性;计数结果＜10^4/ml 为污染;③药物敏感试验。

4. 化学检验 有助于尿路感染的快速诊断,常用的方法是硝酸盐还原法。

二、盆 腔 炎

盆腔炎即盆腔炎性疾病(pelvic inflammatory disease,PID),是指女性上生殖道感染所引起的一组疾病,主要包括子宫内膜炎、输卵管炎、输卵管卵巢炎及盆腔腹膜炎。盆腔炎性疾病若未能及时、规范、彻底治疗,可导致不孕、异位妊娠、炎症反复发作及慢性盆腔痛,进而严重影响妇女的生殖健康,并增加家庭与社会的经济负担。

(一)盆腔炎发病机制与病理

目前研究认为,PID 是多种不同病原微生物共同作用的结果,主要有淋病奈瑟菌、生殖道支原体、沙眼衣原体及从阴道菌群中分离出来的需氧或厌氧菌,如需氧链球菌、大肠埃希菌、普雷沃菌、肠球菌属、黑色素革兰阴性厌氧杆菌、加德纳阴道菌属、流感嗜血杆菌等致病微生物。病原体传播途径及感染部位不同,发病机制与病理特征亦不完全相同。

(二)盆腔炎诊断标准

PID 的临床表现各异,其诊断有赖于临床症状、体征和实验室检验。

知识点 20-4 盆腔炎诊断标准

1. 最低诊断标准 子宫压痛,或宫颈举痛,或附件压痛。下腹压痛同时伴有下生殖道感染征象的,诊断 PID 的可能性大幅增加。

2. 支持诊断的附加条件 若同时具有以下表现,则有助于诊断:①体温≥38.3℃(口腔温度);②宫颈或者阴道有黏液脓性分泌物;③阴道分泌物 0.9% NaCl 涂片显微镜检查可见大量白细胞;④红细胞沉降率加快;⑤血 CRP 升高;⑥实验室证实的宫颈淋病奈瑟菌或衣原体阳性。

3. 诊断的特异标准 特异诊断依据有:①子宫内膜活检发现子宫内膜炎的病理组织学证据;②经阴道超声或磁共振显像检查显示输卵管管壁增厚、管腔积液、可并发盆腔积液或输卵管卵巢包块;③腹腔镜检查符合 PID 临床特征。

(三)盆腔炎检验

1. 血常规检验 外周血白细胞增高,白细胞分类可有中性粒细胞增多。慢性 PID 时外周血白细胞及中性粒细胞多正常。

2. 其他检验 有:①分泌物直接涂片;②分离培养病原体;③后穹窿穿刺;④ESR 加快,CRP 升高;⑤超声波检查;⑥腹腔镜检查。

三、性传播疾病

性传播疾病(sexually transmitted disease,STD)简称性病,是一类通过性接触、类似性行为及间接接触传播的疾病,主要侵犯皮肤和性器官,并引起全身脏器损害。STD 的检验尤其是病原体的检验,对其监测、诊断、血液筛查、控制流行及确保优生优育等均极其重要。

（一）病原学与常见临床类型

1. 病原学　①病原体：引起 STD 的病原体种类繁多，有细菌、病毒、支原体、衣原体、螺旋体、真菌和原虫等；②传播途径：STD 的传播途径很多，有性行为传播、间接接触传播、血液和血制品传播、胎儿与新生儿的传播及职业性传播等，其中，性行为是主要传播方式。

2. 常见临床类型

①获得性免疫缺陷综合征（acquired immunodeficiency syndrome, AIDS）：是人类免疫缺陷病毒（HIV）结合细胞表面的 CD4 蛋白受体，进而进入人易感细胞引起部分免疫系统被破坏，导致严重的机会感染和继发性癌变，又称艾滋病。

②梅毒（syphilis）：是由密螺旋体属苍白亚种引起的性传播疾病。感染过程分为三个阶段：初期梅毒；二期梅毒；三期梅毒。

③淋病（gonorrhea）：是淋病奈瑟菌引起的以泌尿生殖系统急性或慢性化脓性感染为主要表现的性传播疾病。男性患者常出现尿痛、尿急、尿频、瘙痒及尿道口溢脓；女性患者表现为外阴刺痒或烧灼感，伴阴道脓性分泌物。

④非淋菌性尿道炎（non-gonococcal urethritis, NGU）：是指由淋病奈瑟菌以外的其他病原体，主要由沙眼衣原体、解脲支原体等所引起的尿道炎症。病原体多为衣原体，支原体、滴虫和疱疹病毒等，其中衣原体、支原体感染占 80% 以上。

⑤其他常见性传播疾病有：尖锐湿疣、生殖器疱疹、软下疳等。

（二）常见性传播疾病检验

1. AIDS 检验

①机体免疫功能检验：外周血淋巴细胞显著减少，$CD4^+T$ 淋巴细胞耗竭，$CD4^+T$ 淋巴细胞 <200/μl，$CD4^+T/CD8^+T$<1.0，迟发型变态反应皮试阴性，有丝分裂原刺激反应低下，NK 细胞活性下降。

② AIDS 病原体检验：包括病毒分离培养、抗体检验、抗原检验及病毒核酸检验等。病毒培养是检验 HIV 感染最精确的方法，特异性强，一般无假阳性，但敏感性差、操作复杂、费用较高；颗粒凝集试验、ELISA、免疫荧光技术和蛋白印迹法测抗 HIV-1 和抗 HIV-2，各有优缺点；病毒开始复制后能够在血液中检出可溶性 p24 抗原，易有假阳性，HIV-1p24 抗原阴性时不能排除 HIV 感染；核酸检验包括 HIV 病毒载量检验和 HIV 耐药基因型检验。

③其他检验：指机会性感染病原体及其抗体的检验。

2. 梅毒检验　①暗视野显微镜检验：是诊断早期梅毒唯一快速、可靠的方法，适用于出现硬下疳损害的患者；②梅毒血清学试验：包括非梅毒螺旋体抗原试验和梅毒螺旋体抗原试验；③脑脊液检验：蛋白量 500mg/L，淋巴细胞 ≥10×10^6/L，VDRL 试验阳性等有诊断价值，脑脊液 PCR 检验可快速准确地诊断神经性梅毒；④基因诊断技术检测梅毒螺旋体（TP-PCR）：该法检测梅毒螺旋体 DNA 敏感性高，特异性强，是目前诊断梅毒螺旋体的先进方法。

3. 淋病检验　①涂片检验：男性急性淋菌性尿道炎涂片见多形核白细胞内革兰阴性双球菌有诊断意义，阳性率达 95%，但不适用于女性患者；②培养：为诊断淋病的金标准，适用于症状轻或无症状的男性患者及女性患者；③ PCR：培养阴性、病史及体征支持淋球菌感染者，应用 PCR 测淋球菌 DNA 协助诊断。

4. 非淋菌性尿道炎检验　①涂片法：取尿道或宫颈分泌物涂片查中性粒白细胞，但不能确定病原体；②培养：沙眼衣原体、解脲支原体培养，较可靠，但是解释结果宜慎重，应结合临床；③免疫学检验：直接免疫荧光法和酶联免疫吸附测定；④分子生物学检验：聚合酶链反应（PCR）和核酸杂交等，敏感性和特异性较好，要注意防止污染造成的假阳性。

第四节 皮肤和软组织感染检验

皮肤及软组织感染(skin and soft tissue infections,SSTI)又称皮肤及皮肤结构感染(skin and skin structure infections,SSSI),是病原微生物侵犯表皮、真皮及皮下组织引起的炎症性疾病。主要包括浅表型皮肤感染、溃疡和结节、窦道感染、烧伤感染、手术部位感染等。

一、浅表型皮肤感染

浅表型皮肤感染,常见发病部位是皮肤,致病菌多为金黄色葡萄球菌和表皮葡萄球菌,主要有疖、痈、丹毒、蜂窝织炎、脓疱病、毛囊炎及甲沟炎

(一)浅表型皮肤感染发病机制与病理

1. 疖(furuncle) 是单个毛囊及其皮脂腺的急性化脓性感染。金黄色葡萄球菌和表皮葡萄球菌是常见致病菌。多个疖同时或反复发生于身体各部,称为疖病(furunculosis)。

2. 痈(carbuncle) 常常是由金黄色葡萄球菌引起的多个临近毛囊及其皮脂腺或汗腺的急性化脓性感染,也可由多个疖融合而成。

3. 丹毒(erysipelas) 是主要由 A 组 β 溶血性链球菌引起的累及真皮浅层淋巴管的感染。皮肤炎症(尤其是皲裂或溃疡)为致病菌入侵提供了便利,病原菌通过皮肤或黏膜细微损伤侵入皮肤和黏膜网状淋巴管引起急性炎症。

4. 蜂窝织炎(cellulitis) 是主要由 A 组溶血性链球菌和金黄色葡萄球菌引起的皮肤及皮下组织弥散性感染。

5. 脓疱病(impetigo) 是一种由链球菌或金黄色葡萄球菌引起的通过接触传染的浅表皮肤感染性疾病,皮损特点为水疱、脓疱及脓痂。

(二)浅表型皮肤感染检验

1. 血常规检验 外周血白细胞常升高,必要时测血糖,因糖尿病病人易发生浅表型皮肤感染。

2. 病原学检验 在治疗效果不佳时,可取溃疡或创面分泌物、脓肿穿刺液、血液等标本做涂片检验、细菌分离培养与鉴定及药敏试验。怀疑有厌氧菌感染时做厌氧菌培养。疑有败血症时应同时做血培养和药敏试验。

3. 特殊检验 疾病难以确诊时,可做诊断性穿刺及(或)超声检查。深部脓肿须排除结核性脓肿、肿瘤和动脉瘤。

二、溃疡和结节

皮肤溃疡通常损伤表皮和部分真皮,皮肤组织感染、液化、缺损、坏死等,长期不能愈合。皮肤结节是炎症集中点,通常发于皮肤,高于皮面或隐没于皮内,大多表层未受损害,质地坚硬,呈圆形或椭圆形肿块,其大小、表面颜色及是否破溃等与其发病因素密切相关。

(一)溃疡和结节发病机制与病理

多种细菌和真菌可引起皮肤溃疡或结节,或两者同时存在。重要病原体有炭疽杆菌、白喉棒状杆菌、土拉热杆菌、诺卡菌属、申克孢子丝菌和海分枝杆菌等。引起的疾病有孢子丝菌病皮肤损害、芽生菌病、隐球菌病、皮肤炭疽、白喉、兔热病等。

(二)溃疡和结节检验

皮肤溃疡和结节的诊断主要根据患者的病史,结合体格检查患者全身状况及溃疡和结节的发生部位、大小、数目、分布、颜色、边缘清晰度、活动度、是否形状基底及表面分泌物等,加上实验室检验结果进行综合分析。其中实验室检验尤为重要。

1. 直接镜检　取活检组织、分泌物或渗出液涂片，进行革兰染色或 PAS 染色，显微镜下找细菌、菌丝或孢子等。若有游泳池或水族馆接触史，进行抗酸染色或荧光染色查找分枝杆菌。

2. 分离培养与鉴定　镜检不能明确诊断，尤其真菌感染的皮肤溃疡和结节直接镜检时孢子极易和其他结构混淆，常难以辨认。因此需做培养及血清学检测等才能确诊，如兔热病的诊断多通过免疫学方法检测血清相应抗体。

3. 免疫学检验　此法可协助皮肤溃疡和结节的诊断。如兔热病发病 2～3 周后，血清抗体滴度呈 4 倍升高或 2 周后滴度≥1∶160。孢子丝菌病皮内注射 1∶1000 菌苗 0.1ml，24～48 小时内出现结节，补体结合试验阳性，血清沉淀素及凝集素试验阳性。

三、窦道感染

窦道（sinus）是连接淋巴结炎、脓性肌炎、骨髓炎或腹内脓肿等深部感染的由组织坏死形成的深在性盲管，有的穿透皮下组织开口于皮肤表面。

（一）窦道感染发病机制与病理

多数情况下，窦道感染是由多种病原体引起的复合感染。病原体侵犯淋巴结、骨及软组织等，引起局部持续性慢性炎症，这些病原体或由其所引起患部的各种炎症介质持续性刺激周围软组织而引起应激反应，进而使大量脓性分泌物引流不畅，在深部组织内迂回破坏，形成窦道。不同病原体感染形成的窦道具有各自特征性表现。如金黄色葡萄球菌引起深部组织脓肿、痈而产生的窦道有大量脓液；分枝杆菌引起的淋巴结炎特别是颈部淋巴结结核，产生的窦道会成为慢性淋巴结结核；诺卡放线菌、真菌等感染足部软组织引起足分枝菌病，形成多重窦道脓肿，甚至发生骨髓炎。颌下放线菌感染曾被称为"大颌病"，病变在颌角，有硬的肿胀感，极度疼痛，自然流出含"硫磺样颗粒"的分泌物，若不及时治疗，会形成慢性渗出性窦道。

（二）窦道感染检验

由于窦道感染的可靠标本较难获得，为病原体检验带来一定的难度。尽可能通过外科探查采集窦道最深处组织进行病原体检验。如果出现高热、寒战等全身症状，则通过血培养有效检测病原体。

1. 涂片镜检　标本涂片进行革兰染色、金胺荧光染色或姜-尼染色后显微镜下找病原体。

2. 病原体培养　由于窦道感染浅表物质的培养结果缺乏可靠性，所以进行病原学诊断时，应行外科手术采集标本。窦道感染标本培养应考虑兼性厌氧和厌氧菌。放线菌病在血培养肉汤中厌氧培养；足分枝菌病灶若发现颗粒样物质，标本经氢氧化钾处理后接种于含或不含氯霉素和环己酰亚胺的沙氏琼脂培养基中培养；结核病标本接种于罗-琴培养基中培养；深部混合或慢性感染病灶抽吸物或深部组织接种于血平板或麦康凯平板培养。

四、烧伤感染

烧伤感染（infection of burn）狭义上是指烧伤创面的感染和吸入性灼伤的呼吸道及肺部的感染，及其病原菌增殖、扩散和入侵所引起的侵入性全身性感染。广义上还包括复合伤和相关部位的感染与感染并发症，以及治疗过程中发生的医源性感染。烧伤患者的早期感染属社区获得性感染，住院患者在住院环境下，对常用抗菌药物敏感的病原菌渐渐被耐药病原菌替代，逐步演变为由医院常见的耐药病原菌引起的医院获得性感染。

（一）烧伤感染发病机制与病理

烧伤导致作为人体抵御微生物入侵天然屏障的皮肤的完整性遭受破坏，使机体失去体表屏障作用,进而为感染的发生和入侵提供基本条件,烧伤创面损伤的严重程度和感染的发生与发展关系非常密切。烧伤后感染的常见病原菌为金黄色葡萄球菌、铜绿假单胞菌、弗氏柠檬酸杆菌、硝酸盐阴性杆菌及其他肠道阴性杆菌。严重烧伤还可能有厌氧菌和病毒的感染。大面积烧伤患者主要致死原因是烧伤败血症或创面脓毒症。

(二)烧伤感染检验

烧伤感染主要依靠临床表现作出早期的初步诊断,明确诊断和寻找病原还需进行实验室检验。

1. 血液一般检验 若烧伤后发生侵袭性感染,白细胞突然上升至 20×10^9/L 或下降至 4×10^9/L 或以下,此为诊断烧伤感染的特异性指标;若血小板突然降至低水平更具诊断价值,当并发 DIC 则血小板下降更明显。此外,侵袭性感染导致各脏器受到不同程度损伤,出现血糖升高、血胆红素升高及血肌酐升高等。

2. 涂片检验 烧伤感染可取病变标本涂片镜检病原菌。烧伤致全身真菌性感染时,取尿液标本涂片镜检真菌或做尿培养,一般尿培养阳性较血培养阳性时间要早。采集尿液标本必须使用新鲜尿管或用无菌操作方法收集中段尿,否则污染尿液标本出现阳性结果时无法判断。

3. 分离培养与计数 烧伤创面感染的发生、扩散、入侵与组织中病原菌的种类和数量密切相关。烧伤表面分泌物培养很难获得导致感染的真正病原菌,因此一般取烧伤焦痂下标本做细菌培养和计数,既是临床判断标准,也是防治依据。焦痂下细菌培养可以获得病原学依据和抗菌药物的敏感性。焦痂下细菌计数是烧伤外科临床诊断和病情观察的重要指标,但在技术操作、诊断感染和判断病情方面,必须慎重。焦痂下细菌计数 1×10^5/g 作为烧伤创面脓毒症的诊断标准。

4. 组织病理学检验 临床上对烧伤创面感染,特别是严重感染的诊断已经更多地依赖组织病理学检验。无菌操作采取的活检或手术标本包括焦痂及其深部存活组织的病理学检验,结合病灶是否有细菌生长、细菌的数量及其扩散情况,可对烧伤感染进行分级诊断。

五、手术部位感染

(一)手术部位感染的概念

手术部位感染(surgical site infection,SSI)是指手术切口、手术深部器官或腔隙在术后很短的时间内被微生物污染所造成的感染。包括浅表手术切口感染、深部手术切口感染和器官(或腔隙)感染。SSI 约占全部医院获得性感染的 15%,占外科患者医院获得性感染的 35%~40%,而其感染又涉及多方面的因素,因此其重要性不言而喻。

(二)手术部位感染检验

以卫生部《医院感染诊断标准》为依据,引起手术部位感染的病原菌中最常见的是葡萄球菌(金黄色葡萄球菌及凝固酶阴性葡萄球菌),其次为肠杆菌科细菌,此外还有 A 组链球菌、肠球菌属、类杆菌属、梭菌属及厌氧球菌等。

1. 镜检 涂片革兰染色镜检可提示病原菌,为培养提供线索并指导临床治疗,例如产气荚膜梭菌引起的肌坏死,病情进展快,一旦发现应及时报告临床,以免延误治疗。

2. 分离培养 取脓、抽吸物或组织标本进行血平板、麦康凯平板或胰蛋白酶 - 大豆肉汤培养。深部手术切口感染和器官(或腔隙)感染,尤其是伤口中有气泡或释放出恶臭气味的标本,需进行厌氧、需氧和兼性厌氧培养。

六、皮肤和软组织感染检验诊断流程

知识点 20-5 皮肤和软组织感染检验诊断流程（图 20-1）

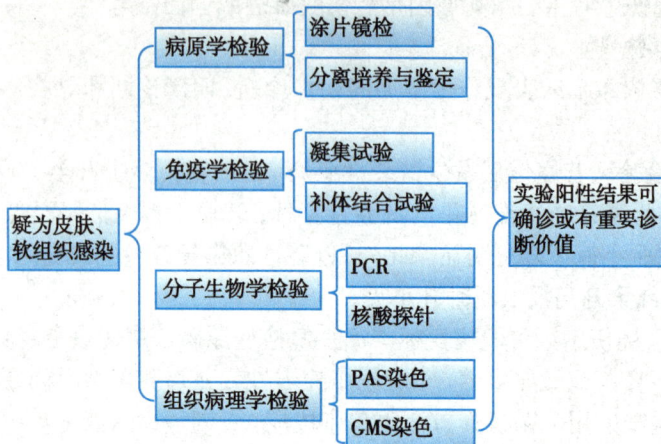

图 20-1 皮肤和软组织感染检验诊断流程

皮肤和软组织感染有其特殊性和复杂性，许多病例需要做专科检查。

第五节 医院内感染检验

一、医院获得性肺炎

医院获得性肺炎（hospital-acquired pneumonia，HAP），是指入院时不存在、也不处于感染潜伏期，而在入院 48 小时后发生的各种类型的肺炎，由细菌、真菌、病毒、支原体或原虫等病原体引起，也称医院内肺炎（nosocomical pneumonia，NP）。HAP 是我国目前医院获得性感染中最常见的种类（占 29.5%），HAP 相关的病死率达 20%～71%。

（一）医院获得性肺炎发病机制

细菌是 HAP 最常见的病原体（约占 90%），1/3 病例为混合感染。引起 HAP 的主要病原体中 60% 以上是 G^- 杆菌，常见病原体为铜绿假单胞菌、克雷伯菌属以及金黄色葡萄球菌、肺炎链球菌、流感嗜血杆菌、不动杆菌属及其他肠杆菌科细菌等。雾化器污染、氧气湿化瓶水污染、气溶胶传播、近距离飞沫传播及接触污染分泌物等均可引起 HAP。

（二）医院获得性肺炎诊断标准

中华医学会呼吸病学分会制定的 HAP 诊断和治疗指南中，符合下列条件者为 HAP：入院 48 小时后发病；胸部 X 线检查显示片状、斑片状浸润性阴影或间质性改变，伴或不伴胸腔积液；伴有下列 1 条以上：①新近出现的咳嗽、咳痰，或原有呼吸道疾病症状加重，并出现脓性痰，伴或不伴胸痛；②发热；③肺实质变体征和（或）湿性啰音；④白细胞 $>10\times10^9$/L 或 $<4\times10^9$/L，伴或不伴核左移。同时参考痰液连续两次培养出相同的病原菌生长作为细菌学诊断依据。

（三）医院获得性肺炎检验

1. 血液一般检验

①血常规：细菌性肺炎外周血白细胞增高，中性粒细胞常在 80% 以上，并伴核左移，细胞内可见中毒颗粒。免疫功能低下、老年体弱、酗酒者等白细胞可不增高，但中性粒细胞的百分比仍高。肺炎衣原体或肺炎支原体肺炎白细胞正常或稍高。

②其他：红细胞沉降率加快，CRP、冷凝集试验可见阳性。军团菌肺炎可有肝酶升高、血钠降低。此外，部分患者可有肝肾功能损害，动脉血气分析有低氧血症等。

2. 分离培养　上述标本均可进行分离培养。经纤维支气管镜或人工气道吸引标本，受口咽部细菌污染的机会较少。如吸引物细菌培养浓度≥10^5cfu/ml 可认为是感染病原体，低于此浓度则多为污染菌；防污染样本毛刷标本细菌浓度≥10^3cfu/ml，可认为是感染病原体；防污染支气管肺泡灌洗标本细菌浓度≥10^3cfu/ml，可认为是病原体。血和痰培养分离到相同细菌，可确定为病原体；如仅血培养阳性，但不能用其他原因（如静脉导管相关性感染、腹腔感染等）解释的，也可认为是病原体；胸腔积液培养到的细菌则基本可认为是病原体；但必须排除操作过程中皮肤细菌的污染。

3. 免疫学检验　一般采集急性期及恢复期双份血清标本，进行非典型病原体或呼吸道病毒特异性抗体滴度测定。常用的方法有酶联免疫吸附测定、颗粒凝集试验、补体结合试验、微量免疫荧光试验（MIF）和免疫层析法等。

4. 组织学检验　分枝杆菌、真菌、病毒及肺孢子菌等引起的 HAP，病理组织学检验具有诊断意义。组织病理学检验是诊断肺真菌病的主要方法之一，肺真菌病的确诊需要在病变组织中发现真菌。除着色真菌有自然色素外，其他真菌在组织中需染色后才能在镜下可见，应选取较特异的染色方法。

5. 其他检验　HAP 患者胸 X 线片或胸部 CT 可见两肺散在斑点状、絮片状、大片状浸润阴影或间质性改变，两下肺多见，也可见弥漫性小片状模糊影。随病情发展病灶密度增高或融合。肺孢子菌肺炎患者 10%～20% X 线检查完全正常。严重脱水和粒细胞缺乏患者并发 HAP 时 X 线检查可以阴性。

二、新生儿医院感染

新生儿医院感染（newborn's hospital infection）是指新生儿在分娩过程中或产后由医院环境、医护工作者、家属及探视者等引发的医院感染。新生儿房是医院感染的高危区，引起新生儿医院感染的原因有很多，一旦发生，病情变化快，病死率也较高，呼吸道、消化道感染性疾病是新生儿医院感染死亡的主要原因。

常见的新生儿医院感染有新生儿败血症、巨细胞包涵体病、新生儿肺炎、新生儿化脓性脑膜炎、念珠菌病、新生儿流行性腹泻、新生儿皮下坏疽、乙型肝炎、艾滋病及新生儿坏死性小肠结肠炎等。其临床诊断和检验方法各不相同，下面以新生儿败血症为例，学习一下常见新生儿医院感染的检验。

（一）新生儿医院感染发病机制

分娩过程中胎儿吸入产道中污染的分泌物引起，以大肠埃希菌、肠球菌及 B 族溶血性链球菌较多见，此外，也有衣原体和淋病奈瑟菌等。出生后，微生物很容易通过新生儿呼吸道、消化道、皮肤或脐部等侵入而引发新生儿医院感染。

（二）新生儿败血症诊断标准

知识点 20-6　新生儿败血症诊断标准

1. 确定诊断　具有临床表现并符合以下任一条：①血培养或无菌体腔内培养出致病菌；②如果血培养有条件致病菌，则须在另一份血或无菌体腔内或导管内培养出同种细菌。

2. 临床诊断　具有临床表现且具备以下任一条：①非特异性检查≥2 条；②血标本病原体抗原或 DNA 检验阳性。

（三）新生儿败血症检验

1. 血液一般检验　①血常规：外周血白细胞计数高低不一，也可正常，因此一般意义不大，只有明显增高（>$20×10^9$/L）并且杆状核细胞≥20% 时才具有诊断意义。②其他：CRP、珠蛋白 E 及 α1- 酸性糖蛋白等在急性感染早期即可增加。CRP 在细菌感染后 6～8 小时增加，感染被控制后短时间内即可下降，因此还有助于观察疗效和判断预后。

2. 镜检　肝素抗凝血离心后取白细胞层涂片查细菌；脑脊液标本直接涂片查细菌意义较大。

3. 细菌培养

①血培养：阳性可确立诊断，应在使用抗生素之前严格无菌操作取外周血做血培养，必要时（患者用过青霉素、头孢菌素等作用于细胞壁的抗生素）用高渗培养基做 L 型细菌培养，当怀疑有厌氧菌感染时，作厌氧菌培养，以提高检出率；②脑脊液培养：约 1/3 的败血症患者合并化脓性脑膜炎，因此做腰椎穿刺者均应做脑脊液培养；③尿培养：为防止污染，最好在耻骨联合上穿刺取尿液标本；④其他：取外耳道分泌物、胃液、咽拭子、皮肤拭子、脐残端等做细菌培养，若培养结果与血培养一致则意义更大。

阴性培养结果不能排除败血症。

4. 免疫学检验　对流免疫电泳、乳胶凝集试验、酶联免疫吸附试验及血凝抑制试验等免疫学检验方法测定血液、尿液及脑脊液标本中的病原菌抗原。

5. 分子生物学检验　核酸杂交、PCR、质粒分析、限制性内切酶分析等方法鉴别病原菌的生物型和血清型，以寻找感染源。

三、社区获得性肺炎

社区获得性肺炎（community acquired pneumonia，CAP）是指在医院外由细菌、病毒、衣原体和支原体等多种病原体所引起的感染性肺炎；包括在院外由具有明确潜伏期的病原体感染后，在入院的平均潜伏期内发病的肺炎。是发病率和病死率均较高的一种常见疾病，近年其发病率呈快速上升的趋势；在重症监护病房（ICU）的重症 CAP 患者病死率可高达 50%。

（一）社区获得性肺炎发病机制与病理

社区获得性肺炎的病原体主要有细菌、支原体、衣原体和病毒等。细菌主要以 G⁺ 菌为主（与医院内获得性肺炎相反），其中以肺炎链球菌最为常见，其次为结核杆菌和金黄色葡萄球菌。除结核分枝杆菌和军团菌可以直接通过飞沫吸入到肺实质、假单胞菌可以直接定居于气管外，其余均通过吸入自体咽喉部的病原体而获得的。病毒主要有甲（或乙）型流感病毒、1（或 2、3）型类流感病毒、呼吸道合胞病毒及腺病毒等。其他病原体有肺炎支原体、肺炎衣原体及鹦鹉热衣原体等。80% 患者为单一感染，20% 存在两种或两种以上致病菌。CAP 感染常见发热、咳嗽、咳痰或原有的呼吸道症状加重，出现脓性痰或血痰，伴或不伴胸痛。

（二）社区获得性肺炎诊断标准

知识点 20-7　社区获得性肺炎诊断标准

若胸部 X 线检查显示片状、斑片状浸润性阴影或间质性改变，伴或不伴胸腔积液，且同时具有下列任何一项，并除外肺结核、非感染性肺间质性疾病、肺部肿瘤、肺水肿、肺不张、肺栓塞及肺血管炎等后，可建立临床诊断：①新近出现咳嗽、咳痰或原有呼吸道疾病症状加重，出现脓性痰，伴或不伴胸痛；②发热；③肺实质变体征和（或）湿性啰音；④白细胞 $>10×10^9/L$ 或 $<4×10^9/L$，伴或不伴核左移。

（三）社区获得性肺炎检验

1. 血液一般检验　①血常规：外周血白细胞增高，中性粒细胞及其百分比升高，严重者白细胞和中性粒细胞计数反而下降；②其他：急性期 ESR 常加快，CRP 常升高，PCT 可升高。部分患者可有肝肾功能损害，重症患者血气分析可有低氧血症。

2. 病原学检验

①病原学检验及方法的选择：当初始经验性治疗无效时可考虑进行病原学检验；住院

患者需同时进行常规血培养和呼吸道病原学检验。合并胸腔积液且可以行穿刺抽液时，应进行诊断性胸腔穿刺，抽取胸腔积液检验。当经验治疗无效或病情仍进展，特别是已更换抗生素治疗仍无效时；或怀疑特殊病原体感染，采用常规呼吸道标本无法明确病原时；或免疫抑制宿主患者经验治疗无效时；或需要与非感染性肺部浸润性病变鉴别诊断时，可选择侵袭性诊断技术。

②分离培养：对下呼吸道分泌物及早期血标本进行细菌培养，分离鉴定病原菌。

③免疫学检验：酶联免疫法和荧光素标记抗体法等检验血清中相应抗体，可做出病原学诊断；乳胶凝集法检验尿标本中肺炎链球菌和流感嗜血杆菌感染的病原体抗原。

④分子生物学检验：PCR 法直接检验病原体的特异性核酸序列，可快速准确地作出诊断；DNA 探针法是敏感且特异的方法。

3. 其他检验 胸部 X 线或肺 CT 有助于 CAP 的诊断。

第六节 人兽共患疾病检验

一、布 鲁 菌 病

布鲁菌病（brucellosis），也称波状热或布病，是布鲁菌引起的急、慢性动物源性传染病。人类主要因接触病畜（羊、牛、猪）及其分泌物或进食布鲁菌污染的食物而发病，临床表现为长期发热、多汗、乏力、关节痛及肝脾和淋巴结肿大。

（一）布鲁菌病诊断标准

1. 范围 本标准规定了人群布鲁菌病的诊断依据、诊断原则和鉴别诊断。

2. 诊断依据 根据流行病学史、临床表现、实验室检验可对布鲁菌病作出诊断。

知识点 20-8 **布鲁菌病诊断原则**

3. 诊断原则 布鲁菌病的发生、发展和转归比较复杂，其临床表现多种多样，很难以一种症状来确定诊断。对人布鲁菌病的诊断，应是综合性的。

4. 鉴别诊断 布鲁菌病可以通过流行病学史、临床症状体征、X 线检查及实验室检查与风湿热、伤寒、副伤寒、肺结核、淋巴结结核、风湿性关节炎等疾病进行鉴别。

（二）布鲁菌病检验

1. 分离细菌 从病人血液、骨髓、其他体液及排泄物等任一种培养物中分离到布鲁菌。

2. 血清凝集试验 ①实验室初筛：平板凝集试验（PAT）或虎红平板凝集试验（RBPT）结果为阳性或可疑；皮肤过敏试验后 24 小时、48 小时分别观察 1 次，皮肤红肿浸润范围有一次在 2.0cm×2.0cm 及以上（或 4.0cm² 以上）；②血清学检验：试管凝集试验（SAT）滴度为 1:100（++）及以上，过 2~4 周后应再检查，滴度升高 4 倍及以上。

3. 补体结合试验 CFT 滴度 1:10（++）及以上。

4. 抗人免疫球蛋白试验 Coomb 滴度 1:400（++）及以上。

5. 酶联免疫吸附试验 ELISA 阳性率高于凝集试验，检测 IgM 和 IgG 的敏感性相似，故可用于急、慢性病人的诊断。

6. 其他检验 放射免疫试验、间接免疫荧光试验等可用于布鲁菌病的检验。

二、其他人兽共患疾病

（一）炭疽

炭疽（anthrax）是由炭疽杆菌所致的人兽共患的急性传染病。自然条件下，人主要因食用病畜的肉类或接触病畜及其产品而被感染。临床上以皮肤炭疽为主，其次为肺炭疽和肠炭疽，有时伴炭疽杆菌败血症和炭疽脑膜炎。

1. 炭疽发病机制与病理 炭疽杆菌经破损的皮肤进入人体侵入皮下组织，迅速增殖，产生并释放外毒素，引起细胞水肿和组织坏死，进而形成原发性皮肤炭疽。重者引起败血症、可继发脑膜炎。流行病学资料对本病的诊断有重要参考价值。

2. 炭疽检验 患者分泌物、排泄物、血液、脑脊液等实验室检验可帮助确诊：①血常规：白细胞总数多增高，一般在$(10\sim20)\times10^9$/L，有的可达$(60\sim80)\times10^9$/L，中性粒细胞增高显著；②涂片镜检：取水疱液、分泌物、呕吐物、痰液、粪便、血液及脑脊液等做涂片，染色后镜检，可有明显荚膜、也可看到长链芽胞呈竹节状排列的革兰阳性粗大杆菌；③分离培养与鉴定：上述标本分别接种于普通琼脂平板、血琼脂平板等培养，根据炭疽杆菌生物学特征及动物试验进行鉴定；④动物接种：上述标本分别接种于兔、小白鼠或豚鼠等的皮下组织，如局部出现典型水肿、出血者为阳性，动物多于2天内死亡，在动物组织和血液中可查出炭疽杆菌存在；⑤免疫学检验：用间接血凝法，ELISA法、补体结合法或荧光免疫法等检测血清中炭疽特异性抗体，此法一般用于炭疽的流行病学调查和回顾性诊断；⑥鉴定试验：必要时通过串珠湿片法、W噬菌体裂解试验、特异性荧光抗体染色法、动物致病试验、动力试验、溶血试验、荚膜肿胀试验、水杨酸苷发酵试验等来区别炭疽杆菌和类炭疽杆菌等。

（二）狂犬病

狂犬病（rabies）又名恐水症（hydrophobia），是由狂犬病毒引起的以侵犯中枢神经系统为主的急性传染病，人兽共患。其传染源主要是病犬，其次为病猫及家养或野生肉食动物，人多因被病兽咬伤而感染。目前尚缺乏有效的治疗手段，一旦发病，病死率达100%。

1. 狂犬病发病机制与病理 狂犬病毒从破损的皮肤或黏膜进入人体后首先感染伤口附近肌细胞，并于肌细胞内小量增殖后侵入近处末梢神经，然后向心性扩散到达脊髓背根神经节大量繁殖，入侵脊髓并快速到达脑部，主要侵犯脑干和小脑等处的神经细胞；病毒在灰质内大量复制后又从中枢神经向周围神经扩散。主要病理变化为急性弥漫性脑脊髓炎，极具特征性的是嗜酸性包涵体，也称内基小体，是本病实验室诊断指标之一。

2. 狂犬病检验 早期易误诊。发作阶段根据咬伤史、典型的临床表现，可初步诊断。确定诊断有赖于实验室病毒抗原、病毒核酸及内基小体的检验：

①血、尿常规及脑脊液检验：外周血白细胞总数轻至中度增高，一般在$(12\sim30)\times10^9$/L，中性粒细胞多占80%以上。可有轻度蛋白尿，偶见透明管型。脑脊液压力可稍增高，细胞数轻度增多，一般不超过200×10^6/L，以淋巴细胞为主，蛋白质增高可达2.0g/L以上，糖及氯化物正常。

②分离培养：唾液、脑脊液、皮肤或脑组织标本行细胞培养或动物接种来分离病毒，唾液的分离率较高。

③免疫学检验：唾液、脑脊液、皮肤或脑组织标本免疫荧光法、快速狂犬病酶联免疫吸附法测抗原，前者阳性率可达98%。血清标本中和抗体试验或补体结合试验测抗体，前者还用于评价疫苗免疫力，一般在接种疫苗后抗体效价不超过1∶1000，而本病患者可达1∶10 000以上。此外，国内多采用ELISA法检测特异性抗体，但该抗体仅在疾病晚期出现。

④生物化学检验：唾液、脑脊液或皮肤组织标本行RT-PCR法测定狂犬病毒RNA，阳性率较高。

⑤内基小体检验脑：患者死后的脑组织制病理切片行Seller染色法或直接免疫荧光法查找内基小体，阳性率可达70%～80%。

第七节 发热伴血小板减少综合征检验

发热伴血小板减少综合征（severe fever with thrombocytopenia syndrome，SFTS）是由一种新型布尼亚病毒引起的急性传染病，是一种自然疫源性疾病，目前认为蜱为其传播媒介。临床表现以发热伴血小板减少为主要特征，病例以青壮年居多，少数患者病情重且发展迅速，可因多脏器功能衰竭而死亡。

一、发热伴血小板减少综合征发病机制与病理

本病发病机制尚不完全清楚。目前病例研究发现，患者血清中 IL-6、IL-10、IFN-γ、粒细胞-巨噬细胞集落刺激因子（GM-CSF）、铁调素、磷脂酶 A2 和纤维蛋白原明显高于健康人，且死亡病例明显高于生存者。血清 IL-8、巨噬细胞炎症蛋白 1β（MIP-1β）和单核细胞趋化蛋白-1（MCP-1）较健康人低或无明显差异，但死亡者明显增高。死亡者病毒载量、血清转氨酶明显高于存活者。

二、发热伴血小板减少综合征检验

SFTS 的诊断有赖于流行病学资料（流行季节在丘陵、山地、林区等地工作、生活或旅游史，或发病前 2 周内有被蜱叮咬史等）、临床表现和实验室检验。具有上述病史、发热等临床表现，且外周血白细胞和血小板降低者可进行初步诊断；确定诊断需在以上基础上具备以下情形之一：①患者标本新型布尼亚病毒核酸检测阳性；②患者标本新型布尼亚病毒 IgM 抗体检测阳性，或 IgG 抗体阳转或恢复期效价较急性期 4 倍以上增高；③患者标本分离到新型布尼亚病毒。

临床常用检验有：

①血、尿常规检验：白细胞降低，重症可降至 $1.0×10^9$/L 以下；血小板降低，重症患者可低于 $30×10^9$/L。半数以上患者可见蛋白尿（+～+++），少数患者出现尿潜血或血尿、肌酐和尿素氮增高。

②生物化学检验：出现不同程度的 LDH、CK、AST 和 ALT 等升高，尤以 CK-MB、AST 升高为主，常有低钠血症，个别患者 BUN 升高。

③分离培养：患者急性期血清中分离到新型布尼亚病毒可确诊。

④免疫学检验：ELISA、免疫荧光及中和试验等检验血清特异性 IgM 抗体、血清特异性 IgG 抗体和血清特异性总抗体。新型布尼亚病毒 IgG 抗体恢复期阳转或效价较急性期增高 4 倍以上者，可确认为新近感染；血清特异性总抗体阳性表明曾受到新型布尼亚病毒感染。

小 结

感染性疾病是临床上十分常见的疾病。随着现代社会与临床医学的迅猛发展，目前感染性疾病的流行病学特点发生了明显的变化：一些已得到有效控制的感染性疾病又开始重新蔓延；已经认识的病原体不断发生变异形成新的感染；新发现病原体和感染性疾病连续出现；抗生素的滥用使病原生物不断产生耐药性等。因此，临床感染性疾病的检验应与上述新的变化趋势进行密切结合。

感染性疾病的诊断需由临床表现、实验室检验和其他检查结果进行综合分析。实验室检验一般包括常规检验、病原学检验、免疫学检验、分子生物学检验及组织病理学

检验等，其中病原学检验是临床确诊感染性疾病的主要手段。临床病原学检验标本质量的好坏直接影响检验结果，因此早期、无菌、适量采集标本是确保病原学检验结果准确可靠的前提。临床病原学检验的方法有多种，主要包括涂片镜检和分离培养与鉴定，此外，还可以用免疫学或分子生物学等方法检测病原生物的抗原或核酸，具体方法可根据临床需要和标本类型进行选择。临床标本分离培养的阳性结果最具确诊意义，但阴性也不能除外感染。病原体抗原检测可早期、快速诊断感染性疾病。分子生物学方法检验病原体具有早期、快速、敏感、特异等优点，但应排除假阳性或假阴性结果。

感染性疾病病原体非常广泛，包括各种细菌、病毒、真菌、支原体、衣原体、螺旋体、立克次体与寄生虫等。其检验应根据不同病原体选择相应合适的方法。

（孙连桃　刘永华）

第二十一章

寄生虫病检验

学习目标与要求

掌握 原虫病及蠕虫病相关实验室检验方法及其结果与疾病诊断的对应关系。

熟悉 原虫病及蠕虫病分型及临床表现。

了解 原虫病及蠕虫病实验室检验结果对疾病的诊断有何意义。

第一节 原虫病检验

一、疟 疾

疟疾（malaria）是由人类疟原虫（plasmodium）感染引起的一种寄生虫病，主要由雌性蚊叮咬传播。感染人体的疟原虫有 4 种，即间日疟原虫、恶性疟原虫、三日疟原虫和卵形疟原虫，我国多数地区以间日疟原虫流行为主。

（一）典型临床表现及诊断

间日疟和卵形疟的潜伏期为 13～15 天，三日疟为 24～30 天，恶性疟为 7～12 天。临床上以反复发作的间歇性寒战、高热、继之以大汗淋漓后缓解为特点。寒战常持续 20 分钟到 1 小时；随后体温迅速上升，通常可达 40℃以上，伴头痛、全身酸痛、乏力，但神志清醒。发热常持续 2～6 小时。随后开始大量出汗，体温骤降，持续时间为 30 分钟到 1 小时。各种疟疾的两次发作之间都有一定的间歇期。反复发作可造成大量红细胞破坏，可使患者出现不同程度的贫血和脾大。

知识点 21-1 疟疾诊断依据

根据患者有疟区接触史，发病时有定期发冷、发热、出汗等临床症状，脾大等体征；病原学检查从受检者外周血液中检出疟原虫是明确诊断的最直接证据，血清免疫学检查以及分子生物学检验结果阳性，予以明确诊断。

（二）疟疾检验流程

知识点 21-2 疟疾诊断检验流程

疟疾诊断检验包括病原学检验，免疫学检验和分子生物学检验等三大类。

二、溶组织内阿米巴病

溶组织内阿米巴病（entamoebiasis histolytica）是由溶组织内阿米巴（*Amoeba histolytica*）所引起的寄生虫病。溶组织内阿米巴主要寄生于结肠，引起阿米巴痢疾，也可引起各种肠外阿米巴病。

笔记

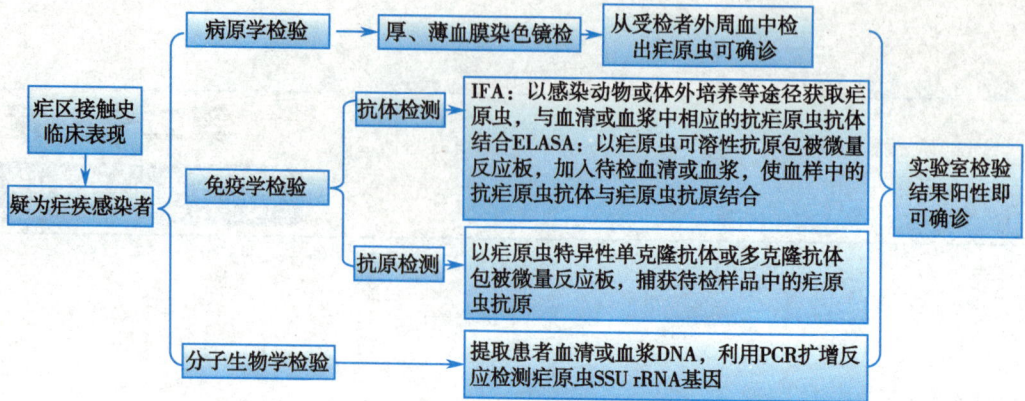

图 21-1　疟疾诊断检验流程

（一）典型临床表现及诊断

无症状型阿米巴病，临床症状不明显，但粪检可发现阿米巴包囊。

1. 急性阿米巴痢疾　可分为轻型、普通型和重型；重型患者救治不及时可危及生命。

2. 慢性阿米巴痢疾　急性阿米巴痢疾患者临床表现持续 2 个月以上，则可转为慢性。

3. 其他型阿米巴病　是指肠黏膜下层或肌层的滋养体进入静脉，经血行播散至其他器官引起的阿米巴病。

知识点 21-3　阿米巴病诊断依据

阿米巴病可根据临床表现，结合病原学诊断，从患者的脓血便、稀便和病灶组织内检验阿米巴滋养体，以及从慢性患者和带虫者的成形粪便中检验包囊或滋养体即可确诊。

（二）阿米巴病检验

阿米巴病检验主要包括病原学检验、免疫学检验和分子生物学检验等。

1. 病原学检验　①生理盐水涂片法：适用于急性直肠结肠炎患者的脓血便或黏液便检查活动的滋养体；②碘液涂片法：从包囊携带者或慢性患者成形粪便中检查包囊；③浓集法：可用汞碘醛离心沉淀法或醛醚沉淀法，提高包囊检出率；④其他病原学检验方法：如活组织检查，主要针对慢性患者，用乙状结肠镜从可疑病变处获取组织或分泌物，行活体组织及生理盐水涂片检查；肝组织穿刺等。

2. 免疫学检验　常用间接血凝试验（indirect haemagglutination test，IHA）、IFA、ELISA 等检测血清中的虫体特异性抗体。

3. 分子生物学检验　提取患者排泄物、脓肿穿刺物、活体组织等 DNA，利用 PCR 扩增反应检测溶组织内阿米巴 SSU rRNA 基因。

4. 其他检验　除了结肠镜可用于肠阿米巴病诊断，超声波、X 线、CT 等影像技术还可用于肠外阿米巴病的诊断。作为辅助诊断手段，影像技术必须结合病原学检验，才能对阿米巴病做出准确的诊断。

三、隐孢子虫病

隐孢子虫病（cryptosporidiasis）是由隐孢子虫（*Cryptosporidium tyzzer*）引起的一种人兽共患寄生虫病，呈世界性分布。隐孢子虫广泛存在于哺乳动物及鸟类和爬行动物，寄生于人体消化道，引起隐孢子虫病。

（一）典型临床表现及诊断

人吞食含有卵囊的粪便污染的饮用水或食物而被感染，其临床症状的严重程度与机体免疫状态有关。免疫功能正常者感染后，大多表现为自限性腹泻，呈水样便，伴有腹痛、恶心、厌食、发热和全身不适等症状。病程一般持续 1～2 周，症状逐渐减轻或消失。临床症状平稳后，患者仍可持续数周排出卵囊。免疫功能异常者，疾病发作常为递进式，但腹泻更严重，甚至引起死亡。

（二）隐孢子虫病检验

可在患者的痰液、肺组织及胆汁标本中查见虫体。

1. 病原学检验　腹泻患者粪便直接涂片染色，检出卵囊即可确诊：①金胺 - 酚染色法：该法采用荧光显微镜观察染色后的卵囊，卵囊圆形呈乳白色略带黄绿色荧光，中央淡染似环状；②改良抗酸染色法；③金胺 - 酚 - 改良抗酸染色法。

2. 免疫学检验　常用 IFA、ELISA 等检测血清中的虫体特异性抗体。

3. 分子生物学检验　利用 PCR 扩增反应检测粪便中的隐孢子虫 SSU rRNA 基因。

四、弓形虫病

弓形虫病（toxoplasmosis）是由刚地弓形虫（*Toxoplasma gondii*）引起的人兽共患疾病。在机体免疫功能低下时，可造成严重后果，属于机会致病性寄生虫。发育期中的滋养体、包囊和卵囊与致病相关。

（一）典型临床表现及诊断

临床上弓形虫病可分为先天性和获得性两类。

1. 先天性弓形虫病　孕妇在孕期感染弓形虫，虫体经胎盘感染胎儿而引起新生儿先天性感染。可使胎儿产生脑积水、小脑畸形、小眼畸形，导致孕妇流产、早产或死产，并增加妊娠的合并症。受到感染而能存活的婴儿也常因脑部先天性损害而致智力发育障碍，部分成年后出现视网膜脉络膜炎。

2. 获得性弓形虫病　是指出生后由外界获得的感染，临床上占绝大多数，但并无明显的症状和体征，呈隐性感染。但在机体免疫功能低下的情况下，可使隐性感染转为急性或亚急性，从而出现严重的全身性弓形虫病，常常累及一些重要脏器如脑和眼部，引起脑炎、脑膜脑炎和精神失常，并发弓形虫脑炎者可致死亡。

（二）弓形虫病检验

1. 病原学检验　①涂片染色法：取急性期患者的胸腔积液、腹腔积液、羊水、血液或脑脊液等涂片、染色后镜检弓形虫速殖子包囊；②动物接种分离或细胞培养。

2. 免疫学检验

①染色试验为弓形虫特有的血清免疫学方法，其特异性、敏感性和重复性较好。在致活因子的参与下，待测血清中特异性抗体使虫体表膜受损而不被亚甲蓝着色。镜检时半数虫体不被亚甲蓝着色者为阳性，反之为阴性。

②其他方法还有免疫酶染色法、IHA、IFA、ELISA 等。

3. 分子生物学检验　PCR 和核酸探针技术近年来开始应用于弓形虫病的诊断。

孕妇怀孕期间，进行 B 超检查、羊水或胎血检查，可以了解弓形虫抗体水平的动态变化、胎儿是否在子宫内受感染以及受损情况，以便采取相应措施，预防或减少不良后果的发生。

五、利什曼病

利什曼病（leishmaniosis）又称为黑热病，分为内脏利什曼病、皮肤利什曼病和皮肤黏膜利什曼病三个类型。内脏利什曼病由杜氏利什曼原虫（*Leishmania donovani*）引起，皮肤利什曼病由热带利什曼原虫（*Leishmania tropica*）和墨西哥利什曼原虫（*Leishmania mexicana*）所致、皮肤黏膜利什曼病由巴西利什曼原虫（*Leishmania brasiliensis*）引起。我国流行的利什曼原虫病是由杜氏利什曼原虫导致的。

（一）典型临床表现及诊断

1. 内脏利什曼病 人体感染杜氏利什曼原虫后，经过一定的潜伏期出现全身性症状和体征。典型临床症状包括长期不规则发热、肝脾及淋巴结肿大、贫血及营养不良等；也可出现蛋白尿和血尿。晚期患者面部两颊可出现色素沉着，另外由于全血细胞减少，免疫受损，易并发各种感染性疾病。

2. 皮肤利什曼病 常与内脏型同时发生，大多数有黑热病病史。在患者面部、颈部、四肢或躯干等部位均可见结节、丘疹和红斑等皮损，在结节内可查到无鞭毛体。

3. 皮肤黏膜利什曼病 无黑热病病史，主要临床表现为全身多处淋巴结肿大，以腹股沟和股部的淋巴结肿大最为多见。患者一般情况较良好，少数有低热、乏力，肝脾多不大或轻度增大。血中嗜酸性粒细胞常增多。

（二）利什曼病检验

1. 病原学检验 ①穿刺检查：以骨髓穿刺涂片法最为常用，尤以髂骨穿刺简便安全，用于无鞭毛体检查；②体外培养：用 3N 培养基或易感动物培养，可获得大量活动的前鞭毛体，容易识别；③动物接种：染色检查无鞭毛体。

2. 免疫学检验 常用 IFA、ELISA 等检测血清中的虫体特异性抗体。近年来，免疫学诊断转移到循环抗原检验，如单克隆抗体 - 抗原斑点试验（McAb-AST），具有高敏感性和特异性。黑热病患者治愈后血清循环抗原常随体内原虫消除而迅速消失，可用于考核疗效。还可用单克隆抗体 - 酶联免疫印迹技术（McAb-EITB）和双抗体夹心斑点酶联免疫吸附试验（sandwich dot-ELISA）等方法检验抗原。

3. 分子生物学检验 利用 PCR 及核酸探针技术检测动基体小环 DNA 基因。该方法特别适合于合并人类免疫缺陷病毒（HIV）感染的黑热病诊断。

第二节 蠕虫病检验

一、华支睾吸虫病

华支睾吸虫病（clonorchiasis）又称肝吸虫病，是由华支睾吸虫（*Clonorchis sinensis*），又称肝吸虫的成虫寄生于人体和多种哺乳动物的肝胆管内所引起。

（一）典型临床表现及诊断

华支睾吸虫病的主要临床表现为精神委靡不振，上腹隐痛、腹泻，肝大等，严重者可发生胆管炎、胆石症及肝硬化等并发症。因人体感染程度、宿主生理状态及营养状况、华支睾吸虫的数量、病程长短、有无重复感染等不同，可分为急性期与慢性期。

1. 急性华支睾吸虫病 一次食入大量华支睾吸虫囊蚴可致急性华支睾吸虫病。起病一般较急，症状为上腹部疼痛和腹泻，疼痛呈持续性刺痛，进餐后加重，伴有厌油腻，似急性胆囊炎，可伴有胆道阻塞症状；3～4 天后出现发热，常伴有明显畏寒，体温可高达 39℃ 以上，持续时间长短不一；继而出现肝大，剑突下触痛明显，时有黄疸，并可出现荨麻疹和外周血嗜酸性粒细胞增多。

2. 慢性华支睾吸虫病 反复多次少量感染或急性华支睾吸虫病未获及时治疗，均可演变为慢性华支睾吸虫病。一般起病隐匿，症状复杂，根据感染程度分为：轻度感染、中度感染和重度感染。少数患者可因反复感染出现发热、黄疸。部分患者可并发胆石症、胆绞痛等。

诊断依据：从患者粪便或十二指肠液中检出华支睾吸虫卵是确诊本病的依据。

（二）华支睾吸虫病检验流程

知识点 21-4　华支睾吸虫病检验流程（图21-2）

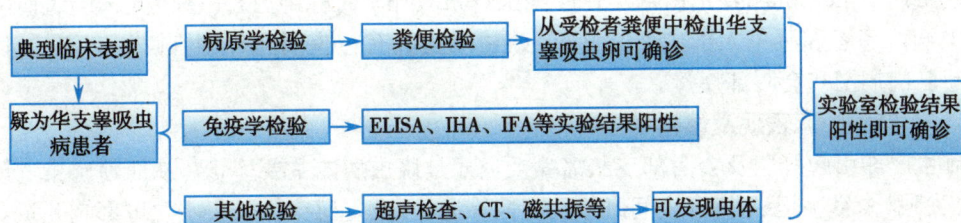

图 21-2　华支睾吸虫病检验流程

二、蛔　虫　病

蛔虫病（ascariasis）是寄生于人体小肠或其他器官的似蚓蛔线虫（*Ascaris lumbricoides linnaeus*，俗称蛔虫）所致的寄生虫病，是人体最常见的寄生虫病之一。临床表现依据虫体集聚位置不同而不同。蛔虫成虫寄生于人的小肠，夺取营养，也可引起肠梗阻、肠穿孔、胆道梗阻以及阑尾炎等急腹症，甚至可以钻入肝脏及其他部位引起严重并发症。

（一）典型临床表现及诊断

蛔虫感染主要是经粪-口途径吞入感染期的虫卵而致病。蛔虫的致病机制包括幼虫移行和成虫寄生，主要表现为机械性损伤、变态反应以及肠功能障碍等。

蛔虫主要在小肠内寄生。肠蛔虫病多无症状，少数有腹痛和脐周压痛，严重者可有食欲减退、体重减轻及贫血等；可引起营养不良，重度感染的儿童可出现发育障碍；部分患者出现局部和全身的变态反应。蛔虫常可离开寄生部位至其他器官，引起相应病变及临床表现，严重者可引起器官的梗阻而发生危险。短期内食入大量感染期虫卵污染的食物，亦可引起蛔虫性哮喘和蛔虫性肺炎。

（二）蛔虫病检验

知识点 21-5　蛔虫病检验

病原学检验主要依据从粪便中检出虫卵或虫体。一般用直接涂片法检验粪便中蛔虫卵，一张涂片检出率约为80%，三张涂片可达95%。

亦可采用沉淀法或饱和盐水浮聚法。影像学检查具有辅助诊断意义。

三、鞭　虫　病

鞭虫病（trichuriasis）是由毛首鞭形线虫（*Trichuristrichiura linnaeus*），简称鞭虫，所引起的寄生线虫病之一。

（一）典型临床表现及诊断

成虫寄生于人体盲肠，严重感染时可见于阑尾、回肠下段及结肠、直肠等处。鞭虫以纤细的前端钻入黏膜、黏膜下层甚至肌层，破坏组织，加上分泌物的作用，使肠壁局部组织出现组织充血、水肿或出血等慢性炎症；少数患者肠壁组织明显增厚，或形成肉芽肿。轻度感染一般无明显症状，严重感染可致慢性失血，儿童偶有直肠脱垂现象。患者还可出现发热、荨麻疹、嗜酸性粒细胞增多及水肿等症状。

（二）鞭虫病检验

检获虫卵可作为诊断鞭虫病的依据，常用方法有粪便直接涂片法、离心沉淀法、水洗自然沉淀法、饱和盐水浮聚法等。若需确定感染程度，可采用改良加藤法作虫卵计数。

四、蛲 虫 病

蛲虫病（enterobiasis）是由蠕形住肠线虫（pinworm，简称蛲虫）寄生于人体肠道而引起的传染病。患者和感染人群主要是儿童，蛲虫雌虫具有在夜间爬行到肛门处产卵的习性，而引起肛门周围和会阴部瘙痒。

（一）典型临床表现及诊断

雌虫产卵引起肛门及会阴部皮肤瘙痒及炎症是蛲虫病的主要症状。从而使感染者烦躁不安、失眠、食欲减退、消瘦、夜间磨牙及夜惊等症状，反复感染而长久不愈可影响儿童身心健康。虫体附着的肠黏膜处可出现轻度损害，可引起消化功能紊乱或慢性炎症，但一般无严重症状。蛲虫很容易钻入阑尾而引起蛲虫性阑尾炎；雌虫侵入阴道可导致蛲虫性泌尿生殖系统和输卵管脓肿，甚至并发输卵管穿孔等。

（二）蛲虫病检验

知识点 21-6　蛲虫病检验

蛲虫病病原学检验常采用棉签拭子法和透明胶纸条法检出虫卵。宜在清晨大便前进行检验，若为阴性应连续观察 2～3 天。在粪便中或在肛门周围检出雌虫也可确诊。

五、钩 虫 病

钩虫病（ancylostomiasis）是由十二指肠钩口线虫（*Ancylostoma duodenale*），又称十二指肠钩虫和（或）美洲板口线虫（*Ancylostoma americanum*），又称美洲钩虫，寄生于人体小肠所导致的疾病。

（一）典型临床表现及诊断

钩虫轻度感染者可无症状，重度感染者可出现严重贫血并致肠黏膜损伤、心功能不全及儿童发育营养不良等。钩虫幼虫和成虫都可对人体造成损害，两种钩虫的致病机制相似，但十二指肠钩虫较美洲钩虫对人体的危害更大。

1. 幼虫致病　钩虫幼虫可引起钩蚴性皮炎，严重者可引起呼吸道症状，患者可出现阵发性咳嗽、痰中带血，甚至咯血等表现。

2. 成虫致病　钩虫成虫的主要危害在于可导致宿主慢性失血引起贫血，一些感染者出现消化道症状、异嗜症等；钩虫感染早期或急性钩虫患者可引起周围血中嗜酸性粒细胞增高；婴儿钩虫病多由十二指肠钩虫引起，预后较差。

知识点 21-7　钩虫病诊断依据

粪便检查检出钩虫卵或孵出钩蚴为诊断依据。

（二）钩虫病检验

1. 病原学检验

①直接涂片法和饱和盐水浮聚法：可查见钩虫卵，后者检出率较高，是钩虫病诊断的首选检查方法。若需进行虫卵计数，可采用 Stoll 稀释虫卵计数法和改良加藤法等测定钩虫感染度。

②钩蚴培养法：可用于钩虫感染度的检验和虫种鉴别。

2. 其他检验　血象和骨髓象检验可以提示临床诊断。胃、肠镜、胶囊内镜等物理检查可以直观见到活的虫体。

六、丝 虫 病

丝虫病（filariasis）是由丝虫寄生于人体淋巴结组织、皮下组织或浆膜腔所引起的寄生虫病。目前已知的丝虫有 8 种，分别寄生于人体的淋巴系统、皮下组织和体腔内。寄生于淋巴系统的有3种，即班氏吴策线虫（*Wuchereria bancrofti*），又称班氏丝虫；马来布鲁线虫（*Brugia malayi*），又称马来丝虫和帝汶布鲁线虫（*Brugia timori*），又称帝汶丝虫，引起淋巴丝虫病。我国只有班氏丝虫和马来丝虫，两者所导致疾病的临床症状相似。

（一）典型临床表现及诊断

丝虫病的发病和病变主要由成虫引起，淋巴丝虫病按病程分为无症状期、急性期和慢性期。

1. 无症状期　又称微丝蚴血症期。潜伏期过后，患者外周血中出现微丝蚴，达到一定数量并趋于稳定，但无任何丝虫病的临床表现，称为带虫者，可达数十年。

2. 急性期　患者可出现淋巴管炎（逆行性）、淋巴结炎、丹毒样皮炎。亦可致淋巴管及其间质炎症、精索炎、附睾炎和睾丸炎等。

3. 慢性期　病症反复发作，局部出现增生性肉芽肿的慢性阻塞期病变，如象皮肿、睾丸鞘膜积液和乳糜尿等。

此外还有一种特殊的临床类型，如隐性丝虫病，又称热带肺嗜酸性颗粒细胞增多症。

知识点21-8　丝虫病诊断依据

丝虫感染确诊的依据是在患者的外周血或乳糜尿、鞘膜抽出液或活检组织中查出微丝蚴或成虫。

（二）丝虫病检验

1. 病原学检验　①厚血膜法：是检查微丝蚴的首选方法，采血时间应以晚9时至次晨2时为宜；②新鲜血滴法：阳性时可见微丝蚴呈蛇行运动；③乙胺嗪白天诱出法。还可用离心沉淀物涂片法检验鞘膜积液、淋巴液、腹腔积液、胸腔积液和乳糜尿中的微丝蚴。血中微丝蚴检查阴性者亦可取皮下结节、浅表淋巴结、附睾结节等病变组织活检确定诊断。

2. 免疫学检验　检验患者血清中的循环抗原或特异性抗体，可作为丝虫病的辅助诊断，特别是轻度感染和阻塞性病征的患者。免疫学检验包括检测抗体和检测抗原两个方面。抗体检测方法有IFA、免疫酶染色试验、补体结合试验、ELISA和免疫金银染色法等。抗原检测有利于丝虫早期感染的诊断，检测方法有对流免疫电泳和ELISA等。

小　结

寄生虫病检验主要包括原虫病检验和蠕虫病检验，常见的原虫病包括疟疾、溶组织内阿米巴病、隐孢子虫病、弓形虫病、利什曼病等，蠕虫病包括华支睾吸虫病、蛔虫病、鞭虫病、蛲虫病、钩虫病、丝虫病等。每种寄生虫感染都有其各自的特征性临床表现。

寄生虫病确诊主要依赖：

①流行学病史：来自疫区，如疟疾有疟区住宿史、肝吸虫病有吃不熟的淡水鱼虾史等。

②临床表现：各有其临床特征表现。

③病原学检验：在体液或分泌物中查找虫体，如粪便涂片或集聚法检查肠道原虫滋养体、包囊或蠕虫卵，末梢血液涂片找疟原虫等，寄主组织内的寄生虫则可通过活体组织检查或穿刺检查而确诊。

④免疫学检验：目前免疫学方法已被广泛应用于临床辅助诊断和流行病学调查，包括循环抗体检验和循环抗原检验两类方法。主要用于评估寄生虫的传播强度和地方性流行水平等流行病学调查和监测。后者是利用血清学方法检验寄生虫的循环抗原，能更好地说明受检对象是否有活动感染。

笔记

⑤分子生物学检验：PCR 和核酸探针技术已经用于寄生虫病的诊断，其最突出的优点是敏感性高，对低水平的感染检出率较高。

⑥其他检查：超声检查、CT 检查等有助于寄生虫病的确诊。

（伦永志）

神经精神疾病检验

笔记

学习目标与要求

掌握 脑膜炎、脑炎的概念,常用脑脊液检查项目及意义,神经系统各种感染疾病检验的指标;脑出血、脑血栓的诊断标志物。

熟悉 各种神经精神疾病的诊断与鉴别诊断。

了解 常见神经精神疾病的临床表现。

第一节　神经精神疾病检验指标

神经精神系统疾病主要表现为运动、感觉、反射、自主神经及高级神经活动障碍。常见的检验指标有脑脊液蛋白质、葡萄糖、氯化物、酶、神经递质以及病原微生物等。

一、脑脊液蛋白质类指标

(一) 脑脊液蛋白质和免疫球蛋白指标

1. 脑脊液蛋白质　是最常见的神经系统疾病的检测指标,可以灵敏地反映某些疾病的发生和发展,给临床诊断提供依据(表22-1)。

表22-1　脑脊液蛋白质指标的检测方法及意义

类型		临床意义
一般蛋白质	总蛋白	增高:感染、出血、占位性病变、肿瘤 降低:甲状腺功能亢进、颅内压升高、假性大脑肿瘤
	前清蛋白	增高:脑积水、脑外伤、脑萎缩及中枢神经系统退行性病变 降低:脑内炎症
	清蛋白	增高:椎管梗阻、脑瘤、脑出血 降低:脑外伤
	α_1 球蛋白	增高:脑膜炎、脊髓灰质炎、脑肿瘤 降低:脑外伤急性期
	α_2 球蛋白	降低:脑外伤急性期
	β 球蛋白	增高:脑血栓、多发性硬化、肌萎缩及退行性病变
	γ 球蛋白	增高:多发性硬化、感染
特殊蛋白质	髓鞘碱性蛋白	增高:多发性硬化病、急性脑外伤、脑肿瘤、脑积水、帕金森病、癫痫
	S100	增高:脑出血、严重脑外伤、缺血性脑血管病、脑炎及多发性硬化病
	Aβ	降低:阿尔茨海默病、血管性痴呆、帕金森病
	CRP	增高:化脓性或结核性脑膜炎
	SAA	增高:化脓性感染

2. 脑脊液免疫球蛋白 脑脊液免疫球蛋白 IgG 增高常见于多发性硬化病等；IgA 增高常见于化脓性或结核性脑膜炎、神经性梅毒等；IgM 增高常见于化脓性或病毒性脑膜炎、肿瘤、多发性硬化症等。检测脑脊液免疫球蛋白以及结合血清蛋白含量可计算脑脊液免疫球蛋白指数，多发性硬化症疾病免疫球蛋白指数增加，而指数降低提示血 - 脑屏障受损。

$$脑脊液\ IgG\ 指数 = \frac{IgG（脑脊液）/ALb（脑脊液）}{IgG（血清）/ALb（血清）}$$

$$脑脊液\ IgA\ 指数 = \frac{IgA（脑脊液）/ALb（脑脊液）}{IgA（血清）/ALb（血清）}$$

$$脑脊液\ IgM\ 指数 = \frac{IgM（脑脊液）/ALb（脑脊液）}{IgM（血清）/ALb（血清）}$$

（二）脑脊液多肽类小分子标志物

脑脊液含有多种小分子生化标志物，涉及脑血管疾病、脑外伤等疾病的辅助检查（表 22-2）。

表 22-2　脑脊液多肽类小分子生化标志物检测（ELISA 法）及其意义

类型	临床意义
神经肽 Y	增加：脑出血、蛛网膜下腔出血
降钙素基因相关肽	增高：出血性脑血管疾病
心钠素	增高：急性脑血管疾病
	降低：脑外伤
β- 内啡肽	增高：急性中枢神经系统损伤、脑栓塞、缺血性脑卒中
	降低：帕金森病
生长抑素	增高：脑肿瘤、脑血管病急性期
血管活性肽	降低：缺血性脑血管疾病急性期、脑梗死等
内皮素	增高：蛛网膜下腔出血
Aβ	降低：阿尔茨海默病、血管性痴呆、帕金森病

二、脑脊液酶类及其他指标

（一）脑脊液酶类指标

1. 脑脊液乳酸脱氢酶活性测定 LD 增高见于脑卒中、脑肿瘤、细菌性脑膜炎、多发性硬化症等疾病。

2. 脑脊液肌酸激酶活性测定 CK 增高见于脑卒中、脑肿瘤、细菌性脑膜炎、多发性硬化症等疾病。

3. 脑脊液天冬氨酸氨基转移酶活性测定 AST 增高见于脑梗死、脑萎缩、脑出血、脑转移病、细菌性脑膜炎等疾病。

4. 脑脊液丙氨酸氨基转移酶活性测定 ALT 增高见于脑转移癌、癌性神经痛、大脑或小脑变性、脑梗死、中毒性脑病、脑外伤、神经系统炎症等疾病。

5. 脑脊液腺苷脱氨酶活性测定 腺苷脱氨酶（adenosine deaminase，ADA）增高见于结核性脑膜炎。

（二）脑脊液其他指标

1. 脑脊液葡萄糖定量检测 增高见于糖尿病、脑外伤、出血等疾病；降低见于细菌感染、真菌感染、脑膜癌、蛛网膜下腔出血、脑寄生虫病等疾病。

2. 脑脊液氯化物定量检测 增高见于病毒感染、高氯血症等疾病；降低见于细菌感染、真菌感染、低氯血症等疾病。

3. 脑脊液核酸检验　对脑脊液中细胞基因进行 PCR 扩增,可以检测特殊病原体、具有基因异常的神经系统疾病,结合 FISH 可特异性检测基因突变位点,用于神经系统遗传性疾病的诊断。

(孙续国)

第二节　中枢神经系统感染检验

神经系统感染性疾病是由细菌、病毒、真菌、立克次体、寄生虫等多种病原体感染所引起的中枢神经系统的常见、多发性疾病。中枢神经系统的实质、被膜及血管等组织均可成为感染源的侵犯对象。

对于中枢神经系统性疾病的诊断仍需依赖脑脊液检查,尤其是病原微生物感染,如细菌性、病毒性、肉芽肿性等不同类型病原体感染,一般病原微生物培养阳性具有诊断意义,但是敏感性较低。临床脑脊液培养检查大多数为阴性,而血清中某种病原抗体阳性仅能证明体内存在病原微生物感染,唯有脑脊液检出病原抗体才表明存在中枢神经系统感染性。

一、中枢神经系统感染分类与诊断流程

(一)中枢神经系统感染分类

1. 依据病变部位分类　中神经系统感染性疾病依据感染侵犯中枢神经系统的解剖部位,可分为两类:①以脑或脊髓实质受累为主的脑炎、脊髓灰质炎或脑脊髓炎;②以软脑膜受累为主的脑膜炎或脑脊髓膜炎。

2. 依据感染病原体分类　可以分为细菌感染、病毒感染、真菌感染、寄生虫感染等疾病。

(二)中枢神经系统感染诊断流程

判断神经系统感染性疾病的病变部位对于治疗和预后具有一定临床意义。

中枢神经系统感染性疾病诊断程序:首先明确感染的定位,是发生在中枢神经系统还是周围神经系统。如果感染发生在中枢神经系统,则应明确是发生在幕上、幕下还是脑干。如果发生在周围神经系统,则应明确感染的是脑神经、脊神经还是周围神经。

二、脑膜炎和脑炎的鉴别检验

脑脊液检验对于病原微生物感染引起的脑膜炎、脑炎等疾病诊断具有辅助意义。

(一)化脓性脑膜炎

化脓性脑膜炎是由各种化脓性细菌感染引起脑膜炎症的一类疾病。常见病原体为肺炎链球菌、脑膜炎双球菌、β 型流感嗜血杆菌,其次为金黄色葡萄球菌、大肠埃希菌、变形杆菌、厌氧杆菌、沙门菌及铜绿假单胞菌等。

1. 化脓性脑膜炎检验

知识点 22-1　化脓性脑膜炎诊断依据

(1)血常规检验:血白细胞数增加,通常为$(10\sim30)\times10^9/L$,细胞分类以中性粒细胞为主,偶可正常或超过 $40\times10^9/L$。金黄色葡萄球菌性脑膜炎时 WBC 总数正常或稍低,有明显核左移现象,并有重度颗粒。

(2)脑脊液检验:脑脊液压力 90% 以上有升高,20% 以上大于 $400mmH_2O$。脑疝形成是颅内压升高最严重的并发症,其发生率为 1%~8%;脑脊液外观浑浊或呈脓性,白细胞数明显升高,数可达$(1000\sim10\,000)\times10^6/L$,细胞分类以多核细胞为主;蛋白质水平增加,可达 1g/L 以上;葡萄糖含量下降,常低于 2.2mmol/L;氯化物降低、pH 降低;乳酸、乳酸脱氢酶、溶菌酶活性以及免疫球蛋白增加。

（3）病原学检验：脑脊液涂片革兰染色阳性率在 60% 以上；脑脊液细菌培养阳性率在 80% 以上，并可以明确感染类型，结合药敏试验以指导临床用药。如有皮肤瘀点，应活检并进行革兰染色和（或）细菌培养。

2. 化脓性脑膜炎诊断与鉴别诊断　根据临床症状和体征、脑脊液压力升高、白细胞总数明显升高，可初步诊断本病。确诊须经过脑脊液细菌涂片、细菌培养等查找病原学证据。同时，应依据实验室检查与下列疾病进行鉴别。

（1）病毒性脑膜炎：脑脊液白细胞数常低于 $1000 \times 10^6/L$，葡萄糖及氯化物水平一般正常或稍低，细菌涂片或细菌培养阴性。

（2）结核性脑膜炎：脑脊液检查白细胞数不如化脓性脑膜炎升高明显，病原学检查发现结核分枝杆菌有助于鉴别诊断。

（3）隐球菌性脑膜炎：脑脊液白细胞数常低于 $500 \times 10^6/L$，分类以淋巴细胞为主；墨汁染色可见新型隐球菌，乳胶凝集试验、ELISA 可检测隐球菌抗原。

（二）结核性脑膜炎

结核性脑膜炎（tuberculous meningitis，TBM）系由结核分枝杆菌感染所致的脑脊膜炎症。引起感染的病原菌通常为人型结核分枝杆菌，少数为牛型结核分枝杆菌。常继发于肺部感染，也可为淋巴结、骨、鼻窦、胃肠道等其他部位结核原发感染病灶。

1. 结核性脑膜炎检验

（1）脑脊液检验：脑脊液外观清亮或轻度浑浊呈毛玻璃样，室温或于冰箱静置后表面有蜘蛛网样（cobweb-like）薄膜形成；白细胞数中度升高，可达 $(10\sim500) \times 10^6/L$，分类以淋巴细胞为主；蛋白质升高，通常达 $1\sim5g/L$；葡萄糖水平 $1.1\sim2.2mmol/L$，氯化物下降，晚期明显降低。脑脊液 PCR 检查结核杆菌 DNA 灵敏度高、特异性较强，可进行快速诊断。脑脊液沉淀组织学检查有助于病原体检测。

（2）血液检验：ESR 明显增加、呕吐患者应检查电解质，由于抗利尿激素分泌异常，患者可有低钠血症。

（3）影像学检验：CT 或 MRI 检查可显示脑膜增强及脑室扩大、脑积水、脑梗死以及结核瘤。50%～80% 病例有脑积水，25%～30% 病例有脑梗死，10%～20% 病例有结核瘤。

2. 结核性脑膜炎诊断与鉴别诊断　病人有结核病史或密切接触史，并结合临床症状体征、脑脊液压力升高，实验室检查容易作出本病的初步诊断。确诊需要抗酸染色阳性、脑脊液结核杆菌培养阳性等病原学证据。其临床症状体征常常与一些疾病相似，可根据实验室检查特点进行鉴别。

（1）急性化脓性脑膜炎：脑脊液细胞总数明显升高，细菌涂片或培养可检测出致病菌。

（2）病毒性脑膜炎：脑脊液生化葡萄糖及氯化物多正常或稍低，蛋白质和白细胞总数正常或轻度增高。

（3）脑膜癌病：脑脊液可检出肿瘤细胞、肿瘤标志物增加。

（三）单纯疱疹病毒性脑炎

单纯疱疹病毒脑炎（herpes simplex virus encephalitis，HSE）是由单纯疱疹病毒（herpes simplex virus，HSV）引起的中枢神经系统感染性疾病。HSV 疱疹病毒经呼吸道感染机体后长期潜伏于周围神经节，当各种原因使机体免疫功能下降时，潜伏的病毒再度活化，经三叉神经或其他神经轴突进入脑内，引起脑炎。

1. 单纯疱疹病毒脑炎检验

（1）血常规检验：末梢血白细胞及中性粒细胞增高，红细胞沉降率增快。

（2）脑脊液检验：脑脊液压力增高，白细胞数轻度或中度增高，可多达 $1000 \times 10^6/L$，以淋巴细胞为主，如有红细胞或脑脊液黄变提示有出血性坏死脑炎可能。蛋白质含量轻度增

笔记

高，葡萄糖及氯化物含量在正常范围。

（3）病原学及免疫学检验：脑活检或脑脊液进行 HSV 病毒分离，阳性者可确诊。脑脊液检出 HSV DNA 有助于 HSE 早期诊断。检测 HSV 抗原，P/N＞2：1 者为阳性，早期脑脊液中 HSV 抗原阴性可作为排除本病的依据之一。另外，可检测 HSV 特异性 IgM、IgG 抗体，用双份血清和双份脑脊液作 HSV-1 抗体的动态监测，脑脊液抗体如有升高趋势，滴度达 1：80 以上，血与脑脊液抗体比＜40，或脑脊液抗体有 4 倍升高或降低者有助于 HSE 诊断。

（4）脑组织活检：发现神经细胞核内嗜酸性包涵体或电镜下发现 HSV 病毒颗粒可确诊。

（5）脑电图及其他影像学检查：具有辅助检查意义。

2. 单纯疱疹病毒脑炎诊断与鉴别诊断

知识点 22-2　单纯疱疹病毒性脑炎诊断流程

首先依据诊断标准初步诊断：口唇或生殖道疱疹史，或本次发病有皮肤黏膜疱疹；急性或亚急性起病，发热、明显精神行为异常、抽搐、意识障碍及早期出现的局灶性神经系统损害体征和伴脑膜刺激征；脑脊液中查不到细菌、真菌，常规及生化检查符合病毒性感染特点；脑电图以额、颞叶为主的脑弥漫性异常；头颅 CT 或 MRI 发现额、颞叶等皮质区局灶性出血性脑软化灶；双份血清和脑脊液特异性抗体（IgG）检测，恢复期 HSV-1 抗体有 4 倍或以上升高或降低，以及 IgM 抗体阳性者；特异性抗病毒药物治疗有效可间接支持诊断。

确定诊断标准：脑脊液中发现 HSV 抗原或抗体；脑组织活检或病理发现组织细胞核内包涵体，或原位杂交发现 HSV 病毒核酸；脑脊液 PCR 检测发现该病毒 DNA；脑组织或脑脊液 HSV 分离、培养和鉴定。

（1）化脓性脑膜炎：脑脊液白细胞数、蛋白质含量显著增高，葡萄糖和氯化物水平降低，细菌培养或涂片检查可发现致病菌，抗生素治疗有效，可辅助鉴别。

（2）脑肿瘤：HSE 有时局灶症状表现突出，伴颅内压增高。头部 CT 增强扫描有强化效应，MRI 可明确肿瘤的部位、大小，甚至可明确病变性质。

（3）急性脱髓鞘脑病：影像学显示病灶在皮质下白质，多在脑室周围，分布不均，大小不一，新旧并存，脱髓鞘斑块有强化效应。免疫抑制治疗有效，病毒学与相关检查阴性为其实验检查特征。

（4）线粒体脑病：脑电图弥漫性慢波基础上，尚有普遍或局灶性的暴发放电。MRI 平扫表现为受累部位的层状坏死。肌肉活检和基因检测有助于诊断线粒体脑病（MELAS 型）综合征。

（5）其他病毒性脑炎：①带状疱疹病毒脑炎：患者多有胸腰部带状疱疹病史，头颅 CT 无出血性坏死表现，血清及脑脊液检出该病毒抗原、抗体和病毒核酸阳性，可辅助鉴别；②肠道病毒性脑炎：多见于夏秋季，病情相对较轻，病程初期为胃肠道症状、脑脊液病毒分离或 PCR 检查阳性可辅助鉴别；③巨细胞病毒性脑炎：体液检查找到典型的巨细胞，PCR 检查脑脊液病毒核酸阳性，辅助鉴别诊断。

（四）几种常见神经系统疾病的鉴别要点

脑炎和脑膜炎症状体征类似，临床往往难以分辨，需要通过脑脊液检查来进行鉴别诊断，常见的几种神经系统疾病脑脊液各有特点，具体区别见表 22-3。

表 22-3　常见神经系统疾病脑脊液检查项目及特点

疾病	压力	外观	蛋白	葡萄糖	氯化物	细胞数	病原体
化脓性脑膜炎	↑↑	脓性有凝块	↑↑	↓	↓	中性粒细胞↑	致病菌
结核性脑膜炎	↑	微混	↑	↓	↓	早期粒细胞↑ 后期淋巴细胞↑	结核杆菌

续表

疾病	压力	外观	蛋白	葡萄糖	氯化物	细胞数	病原体
病毒性脑膜炎	↑	清晰或微混	↑	正常	正常	淋巴细胞↑	病毒
流行性乙型脑炎	↑	清晰或微混	↑	正常	正常	早期中性粒↑ 后期淋巴细胞↑	病毒
新型隐球菌脑膜炎	↑	清晰或微混	↑	↓	↓	淋巴细胞↑	新型隐球菌
梅毒性脑炎	↑	清晰	↑	正常	正常	淋巴细胞↑	?
脑肿瘤	↑	清晰	↑	正常	正常	淋巴细胞↑	无
脑出血	↑	血性	↑	↑	正常	红细胞↑	无

（孙续国）

第三节　常见神经精神疾病检验

一、帕金森病

帕金森病（parkinson disease，PD）也称为震颤麻痹，是中老年人常见的神经系统变性导致的锥体外系疾病，以静止性震颤、肌强直、运动减少和姿势平衡障碍为四大主征。

（一）帕金森病发病机制

PD 患者有明显的遗传倾向，约 10% 的患者有家族史。随着年龄增长，体内抗氧化体系功能降低，毒性代谢产物聚积，可以破坏线粒体的功能，加速细胞的死亡，患病率呈明显上升；另外，环境和毒物杀虫剂、农药和饮用污染水源与 PD 的发病密切相关。

（二）帕金森病检查

1. 血液学检验　血常规、生化常规检查正常，血清中肾素活性下降，酪氨酸含量较低；黑质和纹状体内 DA、5-HT、NE 含量下降；血清中谷氨酸脱羧酶、多巴脱羧酶活性降低。

2. 尿液检验　尿液中 DA、5-HT 及其代谢产物减少，肾上腺素和去甲肾上腺素减少。

3. 脑脊液生化检验　CSF 中 GABA 降低，DA 代谢产物 HVA 减少，5-HT 的代谢产物 5-HIAA 含量下降，与神经肽相关的物质如脑啡肽、P 物质、生长抑素等均降低。

4. 影像学检查　脑 CT、MRI 检查无特殊变化，用放射性核素标记做断层扫描可见 PD 患者脑血流量较正常明显减少。

（三）帕金森病诊断与鉴别诊断

PD 需与下列疾病做鉴别：如药物性帕金森综合征、血管性帕金森综合征、阿尔茨海默病等。

二、精神分裂症

精神分裂症（schizophrenia）是一组病因未明的慢性、严重性、致残性精神病，可涉及感知觉、思维、情感、意志行为及认知功能等诸多方面，多在青壮年起病，临床表现各异。

（一）精神分裂症发病机制

精神分裂症一般认为是一种多因素的疾病，是遗传、生理、心理、社会等方面综合作用的结果。

（二）精神分裂症检验

精神分裂症患者本身一般没有明显的生化、影像学等异常指标，但部分患者 CSF 检查可以发现，DA 及其代谢产物增高，5-HT 及其代谢产物的功能和水平低下，谷氨酸浓度下降。除此之外，其他物质如乙酰胆碱、去甲肾上腺素、P 物质等也有相应改变。

（三）精神分裂症诊断与鉴别诊断

精神分裂症的诊断一般比较明确，但需要与神经衰弱、强迫神经症、抑郁症等疾病进行鉴别。

三、阿尔茨海默病

阿尔茨海默病（alzheimer disease，AD），也称为老年痴呆症，是一种起病隐匿的进行性发展的神经系统退行性疾病。临床上以记忆障碍、失语、失用、失认、视空间技能损害、执行功能障碍以及人格和行为改变等全面性痴呆表现为特征，病因迄今未明。

（一）阿尔茨海默病发病机制

本病发病机制目前尚不明确，有多达 30 余种说法与该病发病有关，与遗传、头部外伤、病毒感染、中枢神经病变等都有关系。

（二）阿尔茨海默病检验

1. 血液学检验　主要用于发现存在的伴随疾病或并发症、发现潜在的危险因素、排除其他病因所致痴呆。包括血常规、血糖、电解质包括血钙、肾功能和肝功能、维生素 B_{12}、叶酸水平、甲状腺素等指标。

2. 脑脊液检测　AD 患者的脑脊液中 β 淀粉样蛋白（Aβ42）水平下降，总 Tau 蛋白或磷酸化 Tau 蛋白升高。

3. 脑电图检查　AD 的脑电图（EEG）表现为 α 波减少、θ 波增高、平均频率降低的特征。EEG 用于 AD 的鉴别诊断，可提供朊蛋白病的早期证据，或提示可能存在中毒 - 代谢异常、暂时性癫痫性失忆或其他癫痫疾病。

4. 影像学检查　头 CT、头颅 MRI 检查显示双侧颞叶、海马萎缩；可显示脑皮质萎缩明显，患者大脑表面的脑沟、脑裂及脑池扩大。

5. 核酸检测　淀粉样蛋白前体蛋白基因（APP）、早老素 1、2 基因（PS1、PS2）突变在家族性早发型 AD 中占 50%。载脂蛋白 *APOE4* 基因检测可作为散发性 AD 的参考依据。

（三）阿尔茨海默病诊断与鉴别诊断

患者起病年龄晚，缓慢进展的痴呆表现，脑脊液 Aβ 蛋白减少，CT 显示明显脑萎缩即可确诊，在临床上需要与血管性痴呆、额颞性痴呆及 Lewy 体痴呆等疾病进行鉴别。

四、癫　痫

癫痫（epilepsy）俗称"羊角风"或"羊癫风"，是大脑神经元高度同步化突发性异常放电引起的突发性、短暂的大脑功能障碍的一种慢性疾病，主要表现为一过性的全身强直阵挛、呆滞、意识模糊、流口水等。

（一）癫痫发病机制

癫痫的发病机制非常复杂，确切病因至今尚未完全阐明。研究表明，癫痫发作是由于脑神经元异常和过度同步放电所致的大脑短暂功能障碍。

（二）癫痫检验

1. 生化检验　血液和 CSF 检查一般没有明显的改变，在发作后有的患者可见血糖和血钙等下降，考虑可能与发作前后身体状态改变有关。

2. 脑电图检查　脑电图检测往往能在发作时看到明显的发作性异常放电，往往能确定癫痫病灶。

（三）癫痫诊断与鉴别诊断

患者有典型发作症状和脑电图一般即可明确诊断，需与癔症、晕厥、高热惊厥及偏头痛等进行鉴别。

五、重症肌无力

重症肌无力（myasthenia gravis，MG）是一种由神经 - 肌肉接头处传递功能障碍所引起的自身免疫性疾病，临床主要表现为部分或全身骨骼肌无力和易疲劳，活动后症状加重，经休息和胆碱酯酶抑制剂治疗后症状减轻。

（一）重症肌无力发病机制

重症肌无力的发病原因分两大类，一类是先天遗传性，极少见，与自身免疫无关；第二类是自身免疫性疾病，常见，发病原因尚不明确，普遍认为与感染、药物、环境因素有关。同时重症肌无力患者中有 65%～80% 有胸腺增生，10%～20% 伴发胸腺瘤。

（二）重症肌无力检验

1. 新斯的明试验　成年人一般用新斯的明 0.5～1mg 肌注，若注射后 10～20 分钟症状改善，即为新斯的明试验阳性，可以用来辅助诊断重症肌无力。

2. 胸腺 CT 和 MRI　可以发现胸腺增生或胸腺瘤，必要时应行强化扫描进一步明确。

3. 重复电刺激　重复神经电刺激为常用的具有确诊价值的检查方法。利用电极刺激运动神经，记录肌肉的反应电位振幅，若患者肌肉动作电位波幅逐渐衰退，提示神经 - 肌肉接头处病变的可能。

4. 单纤维肌电图　是较重复神经电刺激更为敏感的神经 - 肌肉接头传导异常的检测手段。可以在重复神经电刺激和临床症状均正常时根据"颤抖"的增加而发现神经 - 肌肉传导的异常，在所有肌无力检查中，灵敏度最高。

5. 乙酰胆碱受体抗体滴度的检测　对重症肌无力的诊断具有特征性意义。80%～90%的全身型和 60% 的眼肌型重症肌无力可以检测到血清乙酰胆碱受体抗体。但抗体滴度的高低与临床症状的严重程度并不完全一致。

六、多发性硬化症

多发性硬化症（multiple sclerosis，MS）是最常见的一种中枢神经脱髓鞘疾病，临床表现以运动无力感觉异常、视力障碍、意向性震颤、共济失调等为主；发病初期局限，可呈持续进展。本病有明显的地域分布特点，多于青、中年发病，女性较男性多见。

（一）多发性硬化症发病机制

病因不明，与遗传、环境、病毒感染、地理位置、自身免疫反应等有一定关系。

（二）多发性硬化症检验

1. 脑脊液检验　外观、压力大多正常，静止期细胞数量基本没有变化，活动期细胞总数增加，但一般不超过 $0.1 \times 10^9/L$，细胞分类 60% 为淋巴细胞。约 40% 的患者可见总蛋白含量增高，其中 γ- 球蛋白增高最多见，可以超过总蛋白的 12%，其中 70% 以 IgG 为主。出现寡克隆区带对本病诊断有重要价值，β2- 微球蛋白和 S-100 增高也有重要的诊断价值。

2. 影像学检查　MRI 比 CT 能更敏感地显示大脑、脑干、脊髓等部位的多发性硬化斑，连续的 MRI 检查可显示疾病的进展。

（三）多发性硬化症诊断与鉴别诊断

有明显的症状体征和脑脊液蛋白质的变化一般可以诊断，需要与播散性脑脊髓炎、遗传性共济失调等疾病进行鉴别。

（程　凯）

第四节 脑栓塞与脑出血检验

一、脑 栓 塞

脑栓塞（cerebral embolism）是指异常的栓子（血栓、空气、脂肪、癌栓等）阻塞脑动脉，引起远端缺血坏死，出现相应的神经功能障碍。脑血栓形成的动脉粥样硬化是脑栓塞的主要原因。

（一）脑栓塞发病机制

按照栓子来源可以分为心源性、非心源性和不明原因性 3 种。

1. 心源性脑血栓 栓子产生主要以心内膜和瓣膜为主，常见的原因有慢性风湿性心脏病（约 50%）、心房纤颤、心肌梗死、亚急性细菌性心内膜炎、非细菌性血栓性心内膜炎、心脏黏液瘤等。

2. 非心源性脑血栓 指心脏以外血管来源的栓子造成的栓塞，常见的原因有动脉粥样硬化斑块、脂肪栓塞、空气栓塞、癌栓塞及医源性栓塞等。

3. 不明原因性脑血栓 有少数病人临床检查甚至在尸检时，都未发现栓子的来源。

（二）脑栓塞诊断标准

无前驱症状下，突然发病并迅速达到高峰，有明确的定位症状和体征，询问病史有明确的心脏病、动脉粥样硬化、骨折、手术、血管穿刺术等原因即可确诊，同时需要 CT、MRI 等定位证据。

（三）脑栓塞检验

1. 血液学检验 全血黏度增加，约 50% 患者红细胞变形能力下降。出血时间（bleeding time，BT）可以缩短，可能与血栓前的状态有关，血小板计数可以正常或者略有增高，但血小板黏附和聚集明显增强。凝血酶原时间（PT）延长，活化部分凝血活酶时间（APTT）缩短，纤维蛋白原（Fg）增高，纤维蛋白（原）降解产物（FDP）增高，D- 二聚体（D-D）含量明显上升。各个凝血因子活性增加，纤溶活性下降。

2. 脑脊液检验 外观呈正常或黄色浑浊，比重增加，可以出现胶样凝固，CSF 中蛋白质含量增高，细胞数量也增高，但有时会出现明显的蛋白 - 细胞分离现象。葡萄糖和氯化物变化不明显，但 AST、ALT、LD、CK 和 ADA 等酶浓度和活性明显升高。

3. 血尿便常规及生化检验 一般无特异指标，主要用来判断患者与栓塞相关的原发性疾病，如风湿性心脏病、动脉粥样硬化、高血压、心脏手术、糖尿病等。

4. 影像学检查 发病后 24～48 小时后脑 CT 扫描可见栓塞部位有低密度梗死灶，边界欠清晰，并有一定的占位效应。脑 CT 扫描对明确梗死部位、大小及周围脑水肿情况有较大价值。若为出血性梗死，则在低密度灶内可见高密度出血影。脑 MRI 检查能较早发现梗死灶及小的栓塞病灶，对脑干及小脑病变脑 MRI 检查明显优于脑 CT 扫描。脑 MRI 检查能较早期发现缺血部位，特别是脑干和小脑的病灶，脑 MRI 弥散成像能反映新的梗死病变。

（四）脑血栓检验标志物的选择

脑血栓并没有统一认知的检验标志物，但下列物质常常被用作诊断常用指标。

1. 血浆内皮素 -1（endothelin-1，ET-1） 是唯一由血管内皮合成和分泌的激素，具有强烈的缩血管作用，ET-1 的水平反映的是血管内皮的损伤情况，血管内皮的损伤可能是血栓形成的因素之一。

2. 凝血酶调节蛋白或称血浆血栓调节素（thrombomodulin，TM） 是一种可与凝血酶特异结合,存在于内皮细胞表面的单链抗凝糖蛋白。TM 是反映内皮细胞受损的敏感指标,故血浆或内皮细胞表面 TM 增高,表明高凝状态和血栓形成。

3. 血小板 包括血小板黏附、聚集性增高、血小板释放物含量增高,都反映血小板被激活。

4. 凝血因子 在血栓性疾病中,凝血因子活性可明显增高,凝血时间和 APTT 缩短。

5. 抗凝血因子 抗凝血酶 -Ⅲ、蛋白 C、蛋白 S、HC-Ⅱ、APC 敏感率及 Cl⁻ 抑制剂测定对血栓性疾病的诊断,特别是对遗传性、家族性血栓病的诊断有一定的临床意义。

6. 纤溶活性 纤维蛋白(原)降解产物(FDP)测定可反映纤溶活性,纤溶活性下降也是血栓容易形成的一个指标。

二、脑 出 血

脑出血指非外伤性脑实质和脑室内的出血,可以由脑内动脉、静脉及毛细血管破裂引起,最常见的是高血压引起脑内小动脉破裂出血。

(一)脑出血发病机制

高血压性脑出血一般由于高血压长期机械性刺激导致小动脉内膜水肿、通透性增高,血浆中多种成分沉积在血管壁,加上高血压刺激生成微动脉瘤。在情绪剧烈波动或者过度劳累等使其破裂出血。非高血压性脑出血主要包括先天性脑血管发育不良或者因为其他疾病引起脑内出现夹层动脉瘤或验证性动脉瘤,还有凝血异常疾病如白血病、特发性血小板减少性紫癜等均可以引起脑出血。

(二)脑出血诊断标准

一般发病年龄较大,有高血压动脉粥样硬化病史,在有相应诱因下急性发病,病情进展迅速,短时间内出现严重的神经系统症状应考虑脑出血。

(三)脑出血检验

1. 血液学检验 血小板数量可以正常或者减少,BT 和 PT 可以延长,血浆中各种凝血因子功能降低。

2. 血常规检验 血液白细胞数量增高,以中性粒细胞增高为主,细胞总数可达 10×10^9/L 以上。患者可以出现 BUN 增高,血糖呈应激性增高,血脂水平偏高,电解质紊乱。

3. 尿常规检验 常常可出现尿蛋白增高,尿糖出现,并关注肾功能损伤情况。

4. 脑脊液检验 外观最初呈血性,数日后转为黄色,红细胞白细胞数量均明显增加,并有蛋白增高,CSF 中葡萄糖明显上升,氯化物正常,LD、CK、ADA 等均增高,但为了防止脑疝发生,腰椎穿刺应该慎重。

5. 影像学检查 颅脑 CT 可以明确诊断出血点和判断大致血量。脑血管造影可以寻找破裂的动脉瘤或者血管畸形等原因。

(程 凯)

小 结

神经与精神系统疾病均涉及中枢及周围神经组织,包括神经系统感染性疾病、脑血管疾病、神经免疫性疾病、脊髓退行性疾病、遗传性疾病以及神经功能性等疾病。医学检验主要对象为脑脊液检查、血液检查等。本章首先介绍了细菌感染性脑炎、真菌感染性脑炎、病毒性脑炎的基本概念;并依据患者临床表现需要进行哪些实验检查,如何正确分析检查结果和进行正确诊断。

　　常见的神经精神疾病有帕金森病、阿尔茨海默病、精神分裂症、癫痫、重症肌无力和多发性硬化症等。主要的检验以脑脊液性状、细胞、蛋白和标志物为依据，配合全身症状、血尿便检查和影像学检查等情况即可确诊。

　　脑血栓和脑出血是神经系统常见的急症，与血小板、凝血因子、纤溶系统的异常有关，脑脊液检查可以发现外观呈正常、血性或黄色浑浊，比重增加，可以出现胶样凝固，蛋白质含量增高，细胞数量也增高，但有时会出现明显的蛋白 - 细胞分离现象，但 AST、ALT、LD、CK 和 ADA 等酶浓度和活性明显升高。影像学检查可以作为诊断的金指标，可以发现梗死灶和出血灶，成为止血或溶栓的重要证据。

笔记

第二十三章

妊娠疾病检验

学习目标与要求

掌握 正常妊娠与异常妊娠的检验诊断，产前筛查和妊娠期糖尿病检验诊断。

熟悉 不孕不育和妊娠期疾病的实验室检验。

了解 妊娠生理、胎儿健康状况评价、产前诊断。

妊娠（pregnancy）是母体孕育胎儿的过程，与非孕期比较，孕妇体内的某些生物化学物质和免疫学标志物有明显改变。临床实验室对孕妇血液、尿液和羊水进行检测，可以判断妊娠及妊娠状态，了解胎儿在宫内的健康状态，筛查、确诊唐氏综合征患儿及辅助诊断妊娠期疾病。

第一节　正常与异常妊娠检验

卵子受精是妊娠的开始，胎儿及其附属物自母体排出是妊娠的终止。妊娠正常与否与胚胎质量及胚胎与母体的相互作用有密切关系。

一、妊 娠 早 期

（一）妊娠早期及诊断依据

1. 母体典型临床表现　妊娠是非常复杂又极为协调的生理过程。从末次月经（last menstrual period，LMP）第 1 天算起，妊娠周期约为 40 周（280 天）。将妊娠全过程分为 3 个时期：妊娠 12 周末之前为早期妊娠；第 13～27 周末为中期妊娠；第 28 周及其后称为晚期妊娠。早期妊娠也称早孕，是胚胎形成、胎儿器官分化的重要时期，此时母体典型临床表现为：①停经：是妊娠最早与最重要的症状；②早孕反应：在停经 6～12 周左右出现畏寒、头晕、乏力、嗜睡、流涎、食欲缺乏、喜食酸物或厌恶油腻、恶心、晨起呕吐等症状；③尿频；④乳房增大。

知识点 23-1　妊娠早期诊断依据

2. 妊娠早期诊断依据　孕妇停经史；喜食酸物或厌恶油腻、恶心、晨起呕吐等临床症状；超声影像学检查辅助诊断；实验室检查从孕妇外周血液，尿液中检测人绒毛膜促性腺激素（human chorionic gonadotropin，HCG）是明确诊断的最敏感指标。

（二）妊娠早期检验

1. 血清人绒毛膜促性腺激素（HCG）检验　HCG 是由胎盘滋养层细胞分泌的一种糖蛋白激素，由 α 和 β 二聚体的糖蛋白组成，分子量为 36 700，α 亚基与垂体分泌的促卵泡激素（FSH）、黄体生成素（LH）和促甲状腺激素（TSH）等基本相似，相互间能发生交叉反应，而 β

亚基的结构各不相同，β-HCG 最后 30 个氨基酸延长部分在 β-LH 中不存在，这一特性可作为检测 β-HCG 的分子结构基础。受精后第 6 日受精卵滋养层形成时开始分泌微量 HCG，妊娠早期分泌量迅速增加，约 1.7～2 日即增加 1 倍，妊娠 8～10 周血清浓度达最高峰，约为 50～100kU/L，持续 1～2 周后迅速下降，妊娠中晚期血清浓度仅为峰值的 10%，持续至分娩。分娩后若无胎盘残留，约于产后 2 周内降至正常水平（表 23-1）。HCG 是目前妊娠期检测最重要的激素，主要用于妊娠的诊断和监护，胎盘功能评价及胎儿先天异常的筛查。非孕妇血清 HCG<6IU/L，HCG>10IU/L 可作为早期妊娠辅助诊断。定量检测血液中 β-HCG 是确认妊娠最敏感的指标。

表 23-1　妊娠期血清 HCG 浓度变化

妊娠周期（周）		IU/L
受精后	距末次月经	
2	4	5～100
3	5	200～3000
4	6	10 000～80 000
5～12	7～14	90 000～500 000
13～24	15～26	5000～80 000
26～38	27～40	3000～15 000

2. 早早孕试验　即尿 HCG 定性检测。健康人的尿液中不含或仅含有极少量的 HCG（一般不高于 10IU/L）。怀孕后，孕妇血液中 HCG 含量不断升高，并经血液循环通过泌尿系统到尿液中。受孕 7～8 天时尿中 HCG 约为 25IU/L，受孕 10 天时约为 50IU/L。目前市场上销售的尿妊娠诊断快测试剂条中，测定尿液中 HCG 最低含量约为 50IU/L，阳性反应提示早孕，检测标本以晨尿为佳。这种方法虽然结果直观，但有时因 HOOK 效应产生假阴性结果。

3. 孕酮（progesterone，P）　在妊娠早期由卵巢妊娠黄体产生，妊娠 8～10 周后胎盘合体滋养细胞是产生孕酮的主要来源。随妊娠进展，母体血中孕酮逐渐增高，至妊娠末期可达 98～196ng/ml。血清孕酮可用于早期妊娠状态的评价及孕妇胎盘功能的监测。早期妊娠孕酮浓度降低提示黄体功能不全或胚胎发育异常，妊娠期孕酮水平 <5ng/ml 提示妊娠物已死亡；妊娠期孕酮 <15ng/ml，提示宫内妊娠发育不良；妊娠早期孕酮水平在 25～30ng/ml 范围内，提示宫内妊娠存活。孕激素水平随着孕周的增加缓慢升高。

二、自 然 流 产

（一）自然流产及诊断依据

1. 自然流产临床表现　妊娠不足 28 周、胎儿体重不足 1000g 而终止者称流产。流产发生于妊娠 12 周前者称早期流产，发生在妊娠 12 周至不足 28 周者称晚期流产。导致流产的原因有胚胎染色体异常、母体的器官疾病和内分泌失调，父亲染色体异常，环境因素如射线、重金属污染等。

2. 自然流产诊断依据　①病史及临床表现如腹痛或阴道流血，既往不良孕产史等；②辅助超声检查；③实验室检查，人绒毛膜促性腺激素（HCG）及孕酮（P）在诊断及病情转归监测上有重要意义。

（二）自然流产检验

1. 人绒毛膜促性腺激素　完全流产或死胎时 HCG 可阴性，如 HCG 在 2500IU/L 以下，并逐渐下降，则有流产或死胎可能；当降到 600IU/L，则难免流产。流产后 9～25 天，血清

笔记

HCG 应恢复正常。如不符合这一情况，则应考虑有异常可能，如不完全流产，子宫内尚有胎盘组织残存，此时尿 HCG 定性为阳性。

2. 孕酮 正常宫内妊娠，孕酮在孕早期大于 25ng/ml 并随孕周增加而上升，若低于此值，提示胎儿发育不好，有流产可能。

三、异 位 妊 娠

（一）异位妊娠及诊断流程

1. 异位妊娠临床表现 受精卵于子宫体腔以外着床，称异位妊娠，又称宫外孕。异位妊娠是妇产科常见的急腹症之一，可危及生命。异位妊娠包括输卵管妊娠、卵巢妊娠、腹腔妊娠、阔韧带妊娠及宫颈妊娠等，以输卵管妊娠最为常见，占异位妊娠的 95% 左右。输卵管妊娠典型症状为停经后腹痛与阴道出血，可出现腹腔急性内出血及剧烈腹痛，轻者出现晕厥，严重者出现失血性休克，临床触诊可触及腹部包块。

2. 异位妊娠诊断流程 ①临床表现，停经后腹痛与阴道出血；②超声影像；③实验室检查。

（二）异位妊娠检验

1. 血清人绒毛膜促性腺激素 对于早期诊断异位妊娠至关重要。异位妊娠时，受精卵着床在子宫外，由于着床部位血供较差，不能充足供给绒毛膜细胞营养，滋养细胞合成 HCG 的量显著减少，因此异位妊娠 HCG 水平较宫内妊娠的 HCG 水平低，如果 HCG 每两天增加的量大于 66%，可以诊断为宫内妊娠；而如果增加的量小于 66%，则宫外孕或宫内孕发育不良的可能性很大。

2. 孕酮 在输卵管妊娠时孕酮水平偏低，多在 10～25ng/ml，当 P<5ng/ml 时，应考虑宫内妊娠流产或异位妊娠。

四、早　　产

（一）早产及诊断预测

1. 早产临床表现 28 周至不足 37 周分娩者称早产，此时娩出的新生儿称早产儿，各器官发育尚不够成熟。出生时孕周越小，体重越轻，预后越差。早产分为自发性早产和治疗性早产，前者包括早产和胎膜早破后早产；后者因妊娠合并症或并发症，为母婴安全需要提前终止妊娠者。早产临床表现主要是子宫收缩，最初为不规则宫缩，并常伴有少许阴道流血或血性分泌物，之后可发展为规则宫缩，与足月临产相似。

2. 早产诊断预测 对于 20 周后宫缩异常频繁的孕妇，自发性早产高危因素的孕妇应在 24 周后进行定期预测，通过有效使用宫缩抑制剂降低早产的发生率。常用的预测方法有：①超声检查；②实验室检查。

（二）早产检验

胎儿纤连蛋白（fetal fibronectin, fFN）是一个广泛存在的黏附性糖蛋白家族的统称。fFN 是子宫绒毛膜细胞外的基质成分，主要由滋养层细胞产生，存在于绒毛膜与蜕膜之间。fFN 在妊早期介导发育胚胎黏附于子宫内膜表面，故在妊早期阴道分泌物中可检测到 fFN。孕 21 周后，绒毛膜与蜕膜的融合阻止了 fFN 的释放，正常孕妇在 22～35 孕周时，fFN 的含量极低，只有在绒毛膜与蜕膜分离、绒毛膜与蜕膜界面的细胞外基质遭到机械损伤或蛋白水解酶的降解时，fFN 才可见于宫颈阴道分泌物中。因此，在孕 22～35 周，宫颈阴道分泌物中 fFN 的水平与是否发生早产有很大的相关性。fFN 的检测标本为阴道后穹窿分泌物，一般以>50mg/L 为阳性，提示发生早产的风险增加。《早产的临床诊断与治疗指南（2014）》指出，fFN 阳性预测值低，基于此进行的干预研究未能明显改善围生儿结局。临床检测 fFN 的意义在于其阴性预测价值,若 fFN 阴性,则 1 周内不分娩的阴性预测值达 97%,2 周内不分娩的阴性预测值达 95%。

第二节 妊娠特有疾病检验

妊娠特有疾病是指孕妇在妊娠期间发生的特有疾病,在妊娠期发病,大多可在妊娠结束后自行消退。

一、妊娠期高血压

(一)妊娠期高血压及诊断

1. 妊娠期高血压临床表现 妊娠期高血压(hypertensive disorders of pregnancy,HDP)简称妊高征,是妊娠与高血压并存的一组疾病。孕妇在妊娠 24 周以后出现高血压、水肿、蛋白尿等症状,病因不清,普遍认为是母体、胎盘、胎儿等多因素作用的结果。妊娠高血压综合征的基本生理变化是全身小动脉痉挛而导致脑、肾、心、肝、子宫胎盘不同程度的病理生理改变,从而产生相应的临床表现。随着妊娠高血压综合征严重程度的不同,其凝血功能也相应出现不同的变化,甚至可导致弥散性毛细血管内凝血(DIC)。迄今为止,妊娠高血压综合征仍为孕产妇及围生儿死亡的重要原因。

2. 妊娠期高血压临床分类诊断标准

(1)妊娠期高血压:妊娠 20 周后首次出现高血压,收缩压≥140mmHg 和(或)舒张压≥90mmHg,尿蛋白检测阴性。

(2)轻度子痫前期:妊娠期高血压基础上出现尿蛋白≥0.3g/24h,或尿蛋白/肌酐比值≥0.3,或随机尿蛋白≥(+)。

(3)重度子痫前期:子痫前期患者出现下述任何一种不良情况可诊断为重度子痫前期:①血压持续升高;②蛋白尿≥2.0g/24 小时或随机蛋白尿≥(++);③血清肌酐≥106μmol/L;④血小板 <100×10^9/L;⑤微血管病性溶血:LDH 升高;⑥血清转氨酶水平升高:ALT 或 AST;⑦持续头痛或其他大脑或视觉障碍;⑧持续上腹部疼痛。

(4)子痫:子痫前期基础上发生不能用其他原因解释的抽搐、昏迷。

(二)妊娠期高血压检验

1. 尿蛋白检验 高危孕妇每次产检均应检测尿蛋白,对可疑子痫前期孕妇应测 24 小时尿蛋白定量,以判断肾脏损害程度。

2. 血液检验 测定血红蛋白、血细胞比容、血浆枯度、全血黏度,以了解血液有无浓缩。

3. 凝血功能检验 凝血酶原时间(PT)、凝血酶时间(TT)、部分活化凝血活酶时间(APTT)、鱼精蛋白副凝试验(3P 试验),特别是纤维蛋白原和纤维蛋白(原)降解产物、D- 二聚体等项目,用以了解有无凝血功能异常。

4. 肝肾功能检验 如丙氨酸氨基转移酶、血尿素氮、肌酐及尿酸等测定。必要时应重复测定以便综合判断肝、肾功能情况。此外,应注意有无电解质紊乱及酸中毒。

二、妊娠期肝脏疾病

(一)妊娠期肝内胆汁淤积症

1. 典型临床表现及诊断 妊娠期肝内胆汁淤积症(intrahepatic cholestasis of pregnancy,ICP)是一种妊娠中、晚期特发性疾病。病理特征为肝小叶中央区毛细胆管内胆汁淤积,胆栓形成,使胆汁酸、胆红素反流进入血流引起临床症状。以不明原因的皮肤瘙痒、黄疸、肝功能异常伴胆汁酸水平升高,产后迅速消失或恢复正常为其临床特点。ICP 发病率仅次于病毒性肝炎，占妊娠期黄疸的 1/5 以上。患者持续瘙痒，典型部位在手掌和足底，黄疸的发病率 >25%。患该病的孕产妇预后良好，但可能存在胎儿窘迫、早产、早熟及胎儿死亡等风险。

2. 妊娠期肝内胆汁淤积症检验

（1）血清胆汁酸检验：血清胆汁酸（TBA）升高是 ICP 最主要的特异性实验证据，早期诊断 ICP 的最敏感方法。通常 TBA>10μmol/L 结合临床表现可做诊断，TBA>40μmol/L 提示病情较重。

（2）肝功能检验：丙氨酸氨基转移酶（ALT）、天冬氨酸氨基转移酶（AST）轻至中度升高，为正常水平的 2～10 倍，ALT 较 AST 更敏感。

（3）血清总胆红素检验：患者血清总胆红素水平轻至中度升高，通常 ≤100μmol/L，以直接胆红素为主。

（二）妊娠期病毒性肝炎

1. 典型临床表现及诊断　病毒性肝炎是肝炎病毒引起的肝脏疾病。妊娠本身不增加对肝炎病毒的易感性，但妊娠期新陈代谢明显增加，胎儿的生长发育需要大量的糖原、维生素、蛋白质等，这些因素加重肝脏负担，因此容易出现肝炎并发展成重症肝炎。妊娠期病毒性肝炎按病原分为甲、乙、丙、丁、戊型 5 种肝炎，以乙型肝炎多见。诊断标准：妊娠期病毒性肝炎诊断除一般肝炎的临床表现如恶心、呕吐、食欲缺乏外，主要依靠实验室诊断。

2. 妊娠期病毒性肝炎检验

（1）肝炎病毒血清学标志物检测：临床意义见表 23-2。

表 23-2　肝炎病毒学标志物临床意义

病毒	血清学抗体	核酸检测	抗原
甲型（HAV）	抗 HAV-IgM：急性期 抗 HAV-IgG：既往感染	HAV-RNA	粪 HAV Ag
乙型（HBV）	HBsAg：HBV 感染的特异性标志 HBsAb：保护性抗体 HBeAg：阳性表明强传染性 HBeAb：传染性降低 HBcAb-IgM 急性期 HBcAb-IgG 既往感染	HBV-DNA	血清 HBV Ag
丙型（HCV）	HCV-IgM：急性期 HCV-IgG：既往感染	HCV-RNA	血清 HCV Ag
丁型（HDV）	抗 HDV-IgM：急性期 抗 HDV-IgG：在 HBsAg 阳性患者中出现	HDV-RNA	血清 HDV Ag
戊型（HEV）	抗 HEV-IgM：急性期 抗 HEV-IgG：既往感染	HEV-RNA	粪 HEV Ag

（2）肝功能检验：ALT 是反映肝细胞损伤的最敏感指标。总胆红素升高在预后评估上较 ALT/AST 更有价值。出现"胆酶分离"提示重型肝炎，预后不良。

（三）HELLP 综合征

1. 典型临床表现及诊断　HELLP 综合征（hemolysis, elevated liver enzymes, and low platelets syndrome, HELLP syndrome），是一种与妊娠相关性的血栓性微血管病，中文名称为溶血肝酶升高血小板减少综合征。HELLP 综合征发生率约 1/1000，母体的病死率为 1%～3%。病因及发病机制尚不清楚，主要病理改变为血管痉挛受损，血小板聚集消耗，纤维蛋

笔记

白沉积和终末器官缺血。虽然本病通常发生于妊娠 28～36 周，但约 30% 在产后第 1 周出现症状。孕妇常有上腹或右上腹疼痛、恶心、呕吐、全身疲乏、头痛、水肿及体量增加等临床表现，黄疸少见。

知识点 23-2　HELLP 综合征的诊断依据

HELLP 综合征临床上无特异征象，依赖实验室检查，主要以溶血、肝酶谱升高，血小板减少为特点。

2. HELLP 综合征检验　①血管内溶血性：外周血涂片见破碎红细胞、球形红细胞，血清结合珠蛋白 < 250mg/L，胆红素升高；②血小板 < 100×10^9/L；③肝酶升高：AST、ALT 及乳酸脱氢酶水平升高。

（四）妊娠急性脂肪肝

1. 典型临床表现及诊断　妊娠急性脂肪肝（acute fatty liver of pregnancy，AFLP）为妊娠晚期特有的疾病，发病率 1/13 000，是一种罕见的、威胁生命的疾病，其特点是肝脏微泡性脂肪浸润，可导致肝衰竭。以初产妇及妊娠高血压综合征者居多，病因及发病机制不明。AFLP 无典型临床症状，其表现主要有恶心、呕吐、腹痛等。近一半患者伴发先兆子痫。AFLP 的诊断依据为临床表现、影像检查和实验室检查。氨基转移酶显著升高和高胆红素血症是该病典型的生化异常现象。

2. 妊娠急性脂肪肝检验　①血清胆红素升高，常 > 14μmol/L；②血清 AST 或 ALT 升高，但两者浓度都不超过参考区间上限的 6 倍；③可出现低血糖症（血糖 < 4mmol/L）；肾功能受损（肌酐 > 150μmol/L，血尿素 > 340μmol/L）；凝血异常（凝血酶原时间 > 14 秒，或活化部分凝血酶时间 > 34 秒）。

（五）妊娠期肝脏疾病诊断流程（图 23-1）

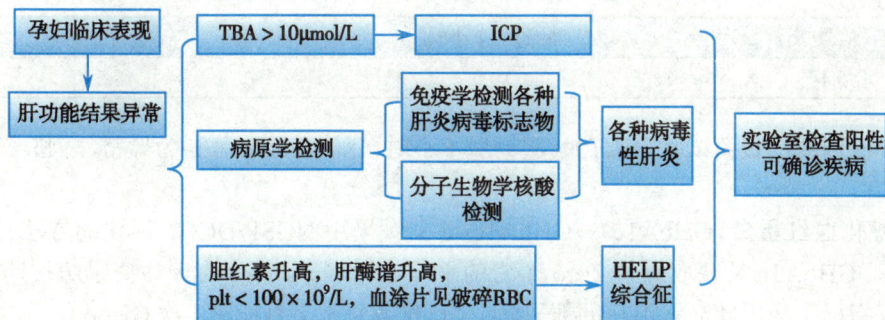

图 23-1　常见妊娠期肝脏疾病诊断流程

三、妊娠期肾脏疾病

（一）妊娠期肾脏疾病及诊断

妊娠期肾脏疾病（kidney disease during pregnancy）即妊娠期由于母体肾上腺皮质激素、抗利尿激素分泌量增加及胎儿生长的需要致使血容量增加，水、钠潴留，使肾负荷加重、肾血流量增加、肾小球滤过率增加、肾脏体积代偿性增大。以妊娠高血压综合征，急、慢性肾炎引起的肾功能损害较为常见。临床表现有蛋白尿、血尿、水肿和高血压等。

（二）妊娠期肾脏疾病检验

血清肌酐和尿素可作为判断妊娠合并肾功能损害的预后、指导处理的重要指标，妊娠前血清肌酐 > 265.2μmol/L，妊娠后常致死胎或流产，宜及时终止妊娠。妊娠期间若血清肌酐 < 132.6μmol/L，且不再增加，可继续妊娠，但应加强监护。

四、妊娠期糖尿病

(一)妊娠期糖尿病及诊断

妊娠期糖尿病(gestational diabetes mellitus,GDM)是指在妊娠期首次发现或发生的糖代谢异常,不包括妊娠前已存在的糖尿病。妊娠期母体和胎儿能量需求逐渐增加,孕妇的血浆葡萄糖随孕周增加而生理性下降,空腹血糖约降低10%。未能控制好血糖的孕妇容易发生感染、酮症酸中毒和妊娠高血压综合征,一旦并发高血压,病情较难控制,子痫、胎盘早剥、脑血管意外发生率较高。妊娠期糖尿病孕妇一般羊水过多且含糖量高易胎膜早破、早产,易出现巨大胎儿。

知识点 23-3　妊娠期糖尿病的诊断依据

妊娠期糖尿病,诊断依赖实验室检查,在妊娠24~28周进行空腹血糖检测或75g OGTT试验。

(二)妊娠期糖尿病检验

1. 空腹血糖　具有 GDM 高危因素(如高龄、肥胖、糖耐量异常史,家族史等)的孕妇,在妊娠24~28周检查空腹血糖(FPG),FPG>5.1mmol/L,可以直接诊断 GDM,不必进行75g OGTT;FPG<4.4mmol/L,发生 GDM 可能性极小,可以暂时不查75g OGTT;5.1mmol/L<FPG>4.4mmol/L 时,应尽早进行75g OGTT 检查。在妊娠早期 FPG≥7.0mmol/L 应诊断为妊娠前糖尿病(PGDM)。

2. 75g 葡萄糖耐受试验　不具有 GDM 高危因素的孕妇,在妊娠24~28周以及28周后首次就诊时进行75g 葡萄糖耐受试验(OGTT)筛查,其诊断标准见表23-3,任何一项血糖值达到或超过标准即诊断为 GDM。

表 23-3　妊娠期糖尿病 75g OGTT 诊断标准(mmol/L)

空腹	服糖后1小时	服糖后2小时
5.1	10.0	8.5

3. 50g 葡萄糖负荷试验(GCT)　服糖后1小时血糖≥7.8mmol/L 为异常,应进一步进行75g OGTT。

4. 糖化血红蛋白(GHbA1c)　GHbA1c≥6.5%(采用 NGSP/DCCT 标化的方法)可诊断为 GDM。GHbA1c 反映取血前2~3个月的平均血糖水平,可作为评估糖尿病长期控制情况的良好指标。应用胰岛素治疗的糖尿病孕妇,推荐每2个月检测1次 GHbA1c。

第三节　不孕不育症检验

不孕不育不是一种独立的疾病,是由多种病因引起的生育障碍。凡婚后未避孕、有正常性生活、同居1年而未曾受孕者,女性称为不孕症(infertility),男性为不育症。婚后未避孕而从未妊娠者称原发性不孕;有过妊娠而后未避孕连续1年不孕者为继发不孕。分析不孕不育症的原因时,应将不孕不育夫妇作为一个整体来加以考虑。

一、女性不孕症

(一)女性不孕症分类与诊断

据 WHO 调查资料,不孕症中单纯女方因素占44%,女性不孕症病因中,先天异常或后天炎症等原因引起的输卵管堵塞或通行不畅占40%,内分泌失调及卵巢功能衰竭等原因引起的排卵障碍占30%,其他为少见病因,包括生殖器肿瘤和生殖道发育异常,子宫、宫颈结构异常与炎症、免疫因素等。临床上一般通过病史收集，体格检查特别是外生殖器和第二性征发育情况检查，及影像学和实验室检查可做出诊断。

知识点 23-4　女性排卵功能障碍的实验室诊断依据

女性排卵功能监测，实验室指标主要是基础内分泌激素和抗苗勒管激素检查。

（二）女性不孕症检验

1. 基础内分泌激素测定　基础内分泌激素测定（FSH、LH、PRL、E2、T、TSH）用于监测女性卵巢排卵功能，一般于月经周期第 2～4 天和黄体中期进行。女性排卵功能受下丘脑-垂体-性腺轴的调节和控制，下丘脑下部分泌促性腺激素释放激素（GnRH）刺激脑垂体分泌促卵泡成熟素（FSH）、促黄体生成素（LH）；FSH 的生理作用是促进卵泡成熟和分泌雌激素，LH 的生理作用主要是促进卵巢排卵和黄体生成、促使黄体分泌孕酮（P）和雌二醇（E2）；卵泡期的卵巢颗粒细胞分泌抑制素，负反馈调节 FSH。当卵巢功能减退，卵泡期的卵巢颗粒细胞减少，抑制素分泌减少，基础 FSH 上升，刺激卵巢产生更多 E2。适量的催乳素（PRL）可促进排卵、黄体生成及孕激素与雌激素的分泌，但当 PRL 过量时则可抑制 FSH 及 LH 的分泌，抑制卵巢功能，抑制排卵。基础内分泌激素测定临床应用见表 23-4。

表 23-4　基础内分泌激素临床意义

指标	异常表现	临床意义	备注
促卵泡成熟激素（FSH）	>12IU/L >40IU/L <5IU/L	提示卵巢功能减退 提示卵巢功能衰竭 提示低值	卵泡期 E2 水平随卵泡的生长逐渐升高，卵泡成熟时可达 300pg/ml
促黄体生成素（LH）	LH/FSH≥2	提示 PCOS 可能	如果 FSH、LH、E2 三种激素水平均偏低，提示低促性腺激素性排卵功能障碍
雌二醇（E2）	>80pg/ml	提示卵巢功能减退可能	如果 FSH 和 LH 升高，伴 E2 水平下降，提示高促性腺激素性排卵功能障碍或卵巢功能减退
催乳素（PRL）	≥25ng/dl	提示高催乳素血症	需排除干扰因素后复查 PRL； 必要时行垂体 CT 或 MRI 扫描排除垂体腺瘤； 高催乳素血症伴有月经周期紊乱、闭经、卵泡发育异常、黄体功能不足时，可考虑为不孕的原因
睾酮（T）	高于参考值上限 高于参考值上限的 2～2.5 倍	提示高雄激素血症 提示卵巢或肾上腺分泌雄激素肿瘤可能	睾酮经芳香化酶转化为雌酮，后者作用于下丘脑及垂体，对 LH 的分泌呈正反馈而对 FSH 的分泌为负反馈，低 FSH 使卵泡发育不能成熟，不排卵
促甲状腺激素（TSH）	超出参考值上、下限	提示甲状腺功能存在异常	甲状腺功能亢进或甲状腺功能低下合并高泌乳素血症和月经失调引起不孕
孕酮（PRO）	>18nmol/L	提示有排卵	黄体中期检测（排卵后第 7～8 天，规则月经的第 21 天）

2. 抗苗勒管激素（anti-müllerian hormone，AMH）　属于转化生长因子超家族成员之一，主要由窦前卵泡和小窦卵泡的颗粒细胞分泌，生理作用是参与子宫、输卵管和阴道上部原始细胞的形成，并调控卵泡生长和发育，与卵巢功能密切相关。女性 AMH 浓度从青春期开始升高，25 岁时达高峰，后随卵巢功能下降而下降。AMH 浓度大于正常值的 2～3 倍提示多囊卵巢综合征（PCOS），绝经期女性 AMH 低于检测限，甚至为零。卵巢低反应（poor ovarian response，POR）是卵巢对促性腺激素（Gn）刺激反应不良的病理状态，主要表现为卵巢刺激周期发育的卵泡少、血雌激素峰值低。AMH 预测卵巢反应性，AMH<0.5～1.1ng/ml，提示卵巢低反应，通过 AMH 对卵巢反应的预测，有助于在辅助生殖医学中，选择个体化的促排卵方案。AMH 可用于评价 25 岁以后女性卵巢储备功能，即卵巢产生卵子数量和质量的潜能。

二、男性不育症

（一）男性不育症分类与诊断

男性不育症是由男性因素造成的不育，不孕不育症中单纯男性因素占13%。男性不育症病因主要分为生精障碍和输精障碍，前者主要指精液异常包括先天或后天原因引起的无精、弱精、少精、精子发育停滞、畸精症等；后者主要指性功能异常如外生殖器畸形或勃起障碍、不射精、逆射精等。男性不育症可通过病史采集，全身和局部外生殖器体格检查，影像学及实验室检查做出诊断。

知识点23-5　男性不育症的实验室诊断依据

男性不育症，实验室检查指标主要有精液常规分析和性激素检查。

（二）男性不育症检验

1. 精液常规检验　精液分析是男性不孕不育检查的重要部分，需进行2～3次精液分析，获取基线数据，每次禁欲天数应尽可能一致，复查最好在初次检查3个月后进行，因为精子的生成周期是3个月。但如果肉眼可见精子少（无精子症或重度少精子症），应尽早进行复查。常用参考值下限见表23-5，精液异常的常见原因有如下几种：

（1）精液量异常：精液量减少不利于精子通过阴道进入子宫和输卵管，常见于前列腺和精囊病变；精液量增多 >6ml，精子被稀释，也不利于生育，常见于附属性腺感染或附属性腺功能亢进。

（2）精液液化及黏稠度异常：精液稀薄，流动性大，常见于精囊腺炎症；黏稠度大，液化时间 >30分钟，常见于前列腺疾病。

（3）精子计数异常：正常；$\geq 20 \times 10^6$ 个/ml；少精子症：$< 20 \times 10^6$ 个/ml；严重少精子症：$< 5 \times 10^6$ 个/ml；无精子症：精液须经离心，沉淀物中仍未见精子者，必须连续检查三次尚可确诊。

（4）精子活动力异常：导致精子活动力及存活率降低的常见原因有纤毛不动综合征、存在抗精子抗体。

（5）精子存活率异常：射精后1小时内，具有活动能力的精子少于58%则为弱精子症；若精液里的精子全部无活动能力，则为死精子症。

表23-5　WHO精液分析部分参数参考值下限

参考值	参考值下限（95% 置信区间）
量	1.5ml（1.4～1.7ml）
总精子数	39×10^6（33～46）/ 一次射精
精子密度	15×10^6（12～16）/ml
总活力（快速前向运动 + 非快速前向运动）	40%（38%～42%）
快速前向运动	32%（31%～34%）
存活率（活精子）	58%（55%～63%）
形态（异常形态）	4%（3%～4%）

2. 性激素检验　男性生殖功能主要受下丘脑 - 垂体 - 性腺轴的调节和控制，下丘脑下部分泌促性腺激素释放激素（GnRH）刺激脑垂体分泌垂体生殖激素：促卵泡成熟素（FSH）、促黄体生成素（LH）作用于性腺，形成下丘脑 - 垂体 - 性腺轴，LH 可与睾丸间质细胞膜上的受体结合，促进睾酮的合成、分泌。而 FSH 则在 LH 诱导下分泌的适量睾酮参与下，促进精子的生成。PRL 能增强睾丸间质细胞上 LH 受体作用，刺激甾体激素合成，促进生精过程。若血液中 PRL 浓度过高，使下丘脑脉冲式分泌的 GnRH 减少，造成下丘脑 - 垂体 - 睾丸轴的

功能降低，导致血浆 FSH、LH 和睾酮水平下降。E2 对垂体起反馈调节，对局部精子发生起调节作用。精子浓度低于 $10 \times 10^6/ml$，性功能障碍，其他内分泌疾病，需要做相关生殖激素测定，其临床意义见表 23-6。

表 23-6　男性生殖激素临床意义

临床意义	FSH	LH	T	PRL
生精功能正常	正常	正常	正常	正常
低促	减低	减低	减低	正常
生精功能障碍	升高 / 正常	正常	正常	正常
睾丸衰竭 / 高促	升高	升高	正常 / 减低	正常
分泌催乳素肿瘤	正常 / 减低	正常 / 减低	减低	升高

注：部分生精功能障碍患者可表现为 FSH 正常，但 FSH 升高可提示生精功能障碍

三、免疫性不孕不育症

（一）免疫性不孕不育症分类及诊断

大约 30%～40% 的不孕不育症与免疫因素有关。免疫不孕不育症可以是男性因素，也可以是女性因素引起，或者是男女双方共同的因素而导致。广义上说，生殖系统的自身抗原在两性均可激发免疫应答，导致自身免疫性不孕不育症的发生。免疫因素不孕不育症临床诊断主要依靠实验室检查。

（二）免疫性不孕不育症检验

1. 抗精子抗体检验　精子的抗原性强，男性体内血 - 睾屏障因疾病或创伤受损时，精子或其可溶性膜抗原逸出，可导致机体产生抗精子抗体（AsAb），从而抑制精子的活动与受精，造成男性不育。正常女性生殖道降解精子抗原的酶系统缺陷，可使精子抗原保持完整而刺激同种 AsAb 的产生，引起女性免疫性不孕。

2. 透明带抗体检验　育龄妇女在排卵过程中反复的透明带破裂，吸收过程中因某些诱因产生变性，刺激机体产生透明带抗体（AZPAb），其阻遏精子吸附及穿过透明带、干扰着床，并影响卵细胞的发育和生长。

3. 抗子宫内膜抗体检验　子宫内膜在病理状态下，如子宫内膜炎、子宫内膜异位症及子宫腺肌症等，可释放抗原或半抗原，刺激机体产生相应的抗子宫内膜抗体（EmAb），其可与自身的子宫内膜组织结合，激活免疫系统引子宫内膜组织损伤，干扰和妨碍受精卵的着床和胚囊的发育而导致不孕。

4. 抗卵巢抗体检验　抗卵巢抗体（AoAb）是能与卵巢颗粒细胞、卵母细胞、黄体间质细胞中的靶抗原结合的自身抗体。AoAb 与靶抗原结合引起免疫反应可以影响卵巢的正常发育和功能，并可导致卵巢衰竭或卵泡成熟前闭锁，卵子退化和妨碍细胞分裂，最终导致不孕。

5. 抗人绒毛膜促性腺激素抗体检验　妇女流产过程中的 HCG 可能作为抗原刺激母体产生抗体，接受 HCG 治疗的女性也有可能产生 HCG 抗体。HCG 是维持早期妊娠的主要妊娠激素，可防止胎儿滋养细胞被母体血液中的抗体及免疫活性细胞识别而被排斥。当体内抗人绒毛膜促性腺激素抗体（AhCGAb）含量增加时，HCG 的保护作用受到破坏而引起不孕。

6. 抗滋养细胞膜抗体检验　在合体滋养层浆膜上有可被母体识别的抗原，在不明原因流产的妇女血清中，抗滋养细胞膜抗体（ATAb）比正常孕妇明显增高。

7. 抗心磷脂抗体检验　抗心磷脂抗体（ACA）是一种以血小板和内皮细胞膜上带负电荷的心磷脂作为靶抗原的自身抗体。ACA 可使胎盘发生梗死、血管炎、胎盘血栓形成而导致流产。

四、其他不孕不育症检验

（一）生殖系统感染致不孕不育症检验

女性生殖系统炎症，因感染部位的不同，产生不同的疾病如宫颈炎、子宫内膜炎、输卵管炎等，从而影响卵子、精子、受精卵的输送和受精卵的着床而引起不孕。男性生殖道感染，可导致附睾炎、精囊炎、前列腺炎，可引起输精管道堵塞，可导致精液的生化改变及液化不良，影响精子活动能力和输精管道的通畅，从而引起男性不育。常见的病原菌有解脲支原体、沙眼衣原体、淋病奈瑟菌及其他病原体。常用的检验方法有微生物培养，病原菌抗原、抗体检测，病原体核酸分析等。

（二）遗传因素致不孕不育症检验

染色体异常是不孕不育的一个重要原因，包括性染色体病和常染色体病，性染色体异常在女性患者表现为原发性闭经、月经不调、性器官发育不良；而男性患者表现为小睾症、无精子症、外生殖器发育差等，结果均造成了生殖能力的下降甚至丧失。常见疾病有特纳综合征（45,X0）及克氏综合征（47,XXY）等。常染色体病中平衡易位携带者在不孕不育症患者中常见，此类患者外表正常，但婚后易发生反复流产、胎死宫内、早产而不能获得活婴，甚至还可生育畸形或智力低下儿。常用的分析方法有染色体核形分析，分子细胞遗传学技术。

第四节　胎儿健康状况评价

我国围生期是指从妊娠 28 周到产后 7 天内这段重要时期。胎儿健康状况评价属于围生监测。

一、胎儿健康状况评价的内容和方法

（一）胎儿健康状况评价的内容

胎儿健康状况评价包括确定是否为高危儿、胎盘功能检查、胎儿成熟度检查、胎儿宫内生长情况、胎儿先天性疾病和遗传性疾病的宫内诊断。

（二）胎儿健康状况评价的方法

临床上有直接评价和间接评价两种，前者是用实验室方法监测胎盘，胎儿的产物；后者是用物理手段监测胎儿宫内情况。如产科检查确定胎儿大小与孕周是否相符，B 超测量胎儿发育正常与否、羊水量多少及子宫胎盘血流、胎儿血流速度和血流通量；监护仪监测胎儿心率等。

二、胎儿健康状况评价

（一）胎盘功能

1. 雌三醇检验　妊娠期胎儿 - 胎盘单位合成分泌大量的游离雌三醇。雌三醇（uE3）随妊娠的进展逐渐增加，至妊娠晚期可升高 1000 倍。uE3 在母体血液循环中的半衰期大约为 20 分钟，可及时反映胎盘功能状态。动态监测中，若孕妇 uE3 水平骤减 30%～50% 时，提示胎盘功能不良。由于 uE3 有昼夜节律，应选择相同时间点检测。尿 uE3 干扰因素较多，敏感性、特异性不如血液标本。

2. 人胎盘催乳素检验　人胎盘催乳素（hPL）由胎盘合体细胞产生，半衰期约 20～30 分钟，可迅速反映胎盘的功能状态。孕妇体内 hPL 含量随孕周的增加而增加。妊娠晚期所产生的 hPL 量是早期的 500～1000 倍，38 周达峰值并维持至分娩。若该值突然降低 50%，提示胎盘功能低下。

（二）胎儿成熟度

知识点 23-6　胎儿成熟度检验的诊断依据

羊水中绝大部分卵磷脂及鞘磷脂来自于胎儿肺。肺成熟度评价可通过对羊水中来源于胎儿的表面活性物质进行分析。

1. 卵磷脂和鞘磷脂比值检验　羊水中的鞘磷脂水平恒定，而卵磷脂随孕期增加而上升，在 34～36 周更是急剧上升。计算卵磷脂/鞘磷脂比值（lecithin/sphingomyelin ratio，L/S）可准确反映出羊水中卵磷脂的水平。以羊水中 L/S＞2.0 提示胎儿肺成熟，有 95% 的预测符合率。当 L/S 比值落在 1.5～2.0 区间时，其用于预测胎儿肺成熟度上与临床符合率较低。

2. 胎儿肺成熟度检验　荧光偏振（fluorescence polarization assay，FPA）胎儿肺成熟度检测，用特定的荧光染料或探针，包括：PC16，NBD-PC 既与羊水中的磷脂相结合又可与羊水中的内生蛋白（例如白蛋白）亲合，当探针与白蛋白结合时，偏振值高；当探针与脂质体结合时，偏振值低。由于羊水中白蛋白含量相对恒定，同样可作为参照，分析仪测定的偏振值可反映表面活性物质与白蛋白的比值，与胎肺成熟度有很好的相关性。推荐的临界值是 70mg/g，对于高危妊娠临界值为 50mg/g。

3. 薄层小体计数检验　薄层小体（lamellar bodies，LB）是肺泡中的Ⅱ型肺泡上皮细胞质中的特殊结构，肺表面活性物质在细胞内存储的地方，它通过胞吐作用到达肺泡表面，一部分进入羊水中。羊水中薄层小体数量可反映胎儿肺成熟度。LB≥50 000/μl，表示胎儿肺成熟。LB＜15 000/μl，表示胎儿肺未成熟。

4. 泡沫稳定指数检验　羊水中肺表面活性物质达到足够浓度时，能够形成一个高度稳定的膜，从而支撑泡沫的架构。羊水中其他物质包括蛋白质、胆盐、游离脂肪酸盐可支持泡沫的稳定，但乙醇能将该物质从膜中除去。泡沫稳定指数（foam stability index，FSI）可间接反映肺表面活性物质的含量。FSI＞0.47 为胎儿肺成熟。该方法阴性预测值高。

第五节　产前筛查与产前诊断

一、产前筛查

产前筛查（prenatal screening）是指是通过简便、经济和较少创伤的检测方法，从孕妇群体中发现某些怀疑有先天性缺陷和遗传性疾病胎儿的高危孕妇，以便进一步明确诊断。

（一）产前筛查的内容及诊断

目前产前筛查广泛应用于唐氏综合征、18- 三体综合征和神经管畸形等染色体异常疾病筛查。

1. 唐氏综合征（down syndrome，DS）　是最常见的由染色体畸变所致的出生缺陷类疾病，发生率约为 1/700。绝大部分 DS 患儿存在 21 号染色体的三次拷贝，即 21- 三体（图 23-2/文末彩插 23-2），另外 5% 是由于翻译错误，还有 1% 由嵌合体引起。

2. 神经管畸形（neural tube defects，NTD）　是指在胚胎发生期，如神经管不能融合，会导致永久性的脑和（或）脊髓发育缺陷，即无脑畸形、脊柱裂和脑积水。90% 的 NTD 是属于多因素遗传病。叶酸缺乏与神经管缺陷有关，新生儿无脑畸形和脊柱裂的发生概率为 1/1800。所有无脑畸形和 95% 的脊柱裂都是开放性的，没有皮肤覆盖，直接与羊水接触。

3. 18- 三体综合征（18-trisomy syndrome）　病因是减数分裂时染色体不分裂，造成胎儿 18 号染色体的额外复制。发生率为 1/8000，是妊娠过程中常见的染色体缺陷疾病。其最大危害是在妊娠的前 8 周和妊娠中、后期有非常高的流产、早产概率（分别为大于 80% 和约70%）。25%的患儿有脊柱裂或脐膨出。50%患儿在出生后5天内死亡，另一半婴儿中的90%在100天内死亡。

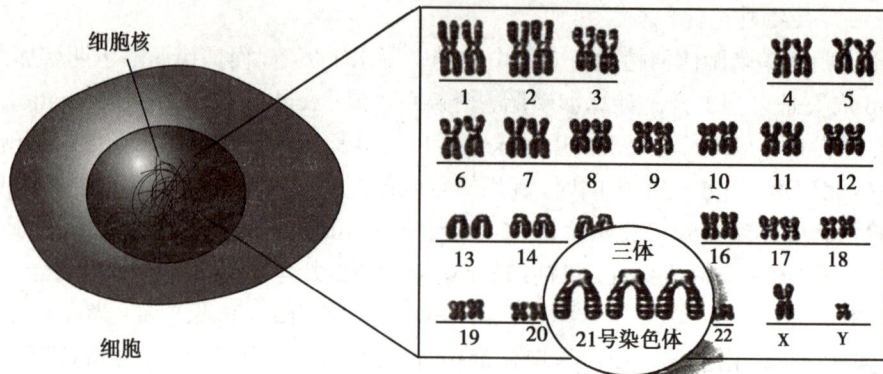

图23-2 DS异常核形

（二）产前筛查检验

知识点23-7 产前筛查诊断依据

母体血液中的 AFP，uE3，HCG（β-hCG），PAPP-A，IhnA 等生化指标联合检测，用专门软件分析，可以计算出胎儿先天缺陷的危险系数。

1. 甲胎蛋白检验 甲胎蛋白（AFP）是胎儿血清中最常见的球蛋白，其结构和功能类似于白蛋白。AFP 在孕早期由卵黄囊产生，孕晚期胎儿肝脏细胞大量合成。胎儿皮肤完整时，少量的 AFP 从胎儿泌尿道排入羊水中。孕妇血清中的 AFP 在早、中孕期逐渐增加，大约在孕28～32周时达到相对稳定期。当胎儿出现开放性神经管缺陷或腹壁缺陷时，羊水和母体血清中的 AFP 显著升高。

2. 游离雌三醇检验 游离雌三醇（uE3）是由胎儿肾上腺和肝脏，最后由胎盘合成的甾体类激素。它以游离形式直接由胎盘分泌进入母体循环。母体血清中 uE3 水平随着孕周的增长而增加。唐氏综合征胎儿的母体血清 uE3 偏低。

3. 人绒毛膜促性腺激素检验 HCG（β-hCG）水平在孕妇怀孕期间是不断变化的，开始浓度很快升高，在妊娠第8周达到最高峰，然后逐渐下降，至18周左右维持在一定水平。HCG（β-hCG）在唐氏综合征母血中呈上升趋势。在18-三体综合征母血中则呈低水平。

4. 妊娠相关蛋白检验 妊娠相关蛋白A（PAPP-A）是由胎盘合体滋养层细胞产生的一类糖蛋白，怀孕时，大量产生并释放到母血中。母血中 PAPP-A 浓度会随着孕期的增加而不断升高直至胎儿娩出。PAPP-A 水平明显下降是唐氏综合征早期筛查的可靠指标之一。

5. 抑制素-A 检验 妊娠期胎盘是抑制素-A（Inhibin A，IhnA）的主要来源，它以旁分泌和自分泌方式参与胎盘局部调节轴中 GnRH、hCG、孕激素等各种激素间的生殖内分泌调节，从而影响着妊娠的发展及胎儿的生长发育。唐氏综合征患儿的妊娠母体血清 IhnA 明显升高。

6. 妊娠早期筛查 指在妊娠第10～14周进行的筛查，血清学检查指标有 β-hCG（或hCG）、PAPP-A。联合应用血清学指标和胎儿颈部半透明带厚度（NT）超声检测的方法，对唐氏综合征的检出率约为85%～90%。

7. 妊娠中期筛查 在妊娠第16～21周进行筛查。采用二联法、三联法或四联法（表23-7），并结合妊娠妇女年龄、是否吸烟、孕周、体重、双胞胎与否、糖尿病、异常妊娠史、前胎情况和人种等因素，使用专门的风险计算软件，可以计算出胎儿先天缺陷的危险系数

（方法不同，数值有所不同）。筛查结果必须以书面报告形式送交被筛查者，并有相应的临床建议。

表 23-7　孕中期产前筛查方法及检出率（%）

项目组合	唐氏综合征		18-三体综合征		神经管畸形	
	检出率	假阳率	检出率	假阳率	检出率	假阳率
AFP+β-hCG（hCG）	≥60	<8	≥80	<5	≥85	<5
AFP+β-hCG（hCG）+uE3	≥70	<5	≥85	<5	≥85	<5
AFP+β-hCG+IhnA						
AFP+β-hCG（hCG）+uE3+IhnA	≥80	<5	≥85	<1	≥85	<5

二、产　前　诊　断

产前诊断（prenatal diagnosis）又称宫内诊断（intrauterine diagnosis），指在胎儿出生之前应用影像学、生物化学、细胞遗传学及分子生物学等技术，了解胎儿在宫内的发育状况，对先天性和遗传性疾病进行诊断。

（一）产前诊断的内容和对象

产前诊断的疾病主要有：①染色体数目和结构异常；②以 X 连锁隐性遗传为主的性连锁遗传病；③常染色体隐性遗传为主的遗传性代谢缺陷病；④胎儿先天性结构畸形。染色体数目异常是临床上最主要的染色体病，其中以 21-三体、18-三体、13-三体最为常见。孕妇有下列情形之一者，需进行产前细胞遗传学诊断：① 35 岁以上；②产前筛查为胎儿染色体异常高风险；③曾生育过染色体病患儿；④ B 超检查怀疑胎儿可能有染色体异常；⑤夫妇一方为染色体异常携带者；⑥医师认为有必要进行产前诊断的其他情形。产前诊断的方法有超声影像观察胎儿异常形态和结构与细胞遗传学产前诊断。

（二）产前诊断检验

知识点 23-8　产前诊断依据

核型分析是胎儿染色体异常产前诊断的金标准。

1. 胎儿细胞染色体核型分析　核型分析是指对羊水中胎儿细胞等样本，用染色体显带技术进行染色体计数和形态分析。其技术要点：通过羊膜腔、脐血和绒毛膜穿刺获取胎儿细胞，获得的细胞经体外培养后收获、制片、显带，然后做染色体核型分析。获取胎儿细胞和胎儿的染色体是实验成功的重要环节。胎儿细胞进行染色体核型分析是产前诊断染色体异常的主要方法，是金标准。

2. 分子细胞遗传学技术　主要的方法有免疫荧光原位杂交技术（FISH）、引物原位 DNA 合成技术（PRIN）、多重定量荧光 PCR 技术（QF-PCR）、DNA 测序技术等。可快速检出胎儿细胞异常染色体或染色体上异常位点。和染色体核型分析技术比较，核酸检测技术使用未培养的羊水细胞直接进行染色体分析，具有方法简便、有效、准确性高、24～48 小时即可发报告的优点。

3. 无创产前检查技术（non-invasive prenatal test，NIPT）　依据是孕妇的外周血中约有 1%～5% 的 DNA 来自胎儿。通过对孕妇血液中胎儿游离 DNA 的测序分析，是无创产前检查技术的基础。无创产前基因检测技术不需要进行损伤性取样，只需抽取母体 5～10ml 外周血，提取游离 DNA，采用高通量 DNA 测序技术，诊断染色体数目异常和基因突变。目前无创产前诊断技术已在临床上用于 21-三体、18-三体、13-三体等染色体异常的筛查。现阶段，NIPT 被定义为一项筛查性质的技术，最佳检测孕周为 12～24 周，高风险结果必须建议进行侵入性产前诊断以确诊。NIPT 目标疾病明确，结果准确率在 99% 以上。

产前筛查及产前诊断流程见图23-3。

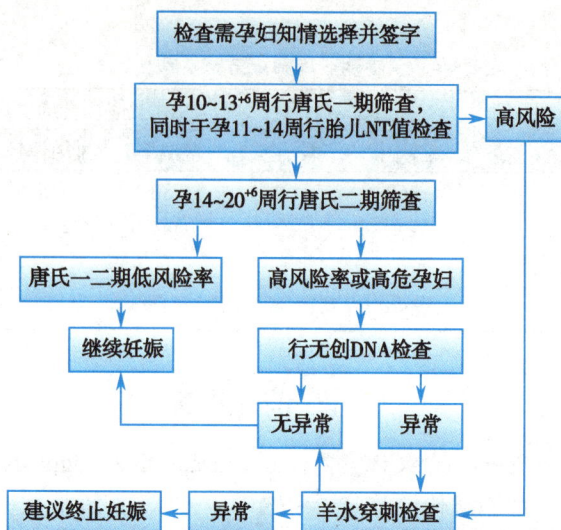

检查需孕妇知情选择并签字

孕10~13⁺⁶周行唐氏一期筛查，同时于孕11~14周行胎儿NT值检查 → 高风险

孕14~20⁺⁶周行唐氏二期筛查

唐氏一二期低风险率 → 继续妊娠

高风险率或高危孕妇 → 行无创DNA检查 → 无异常 / 异常

建议终止妊娠 ← 异常 ← 羊水穿刺检查

图23-3 产前筛查及产前诊断流程

小　结

胎盘连接胚胎与母体组织，是维持胎儿宫内生长发育的重要器官，能合成许多激素，并释放入孕妇血液，这些激素随受孕成功、胎儿发育而发生变化，监测母体 HCG 和 Prog 浓度及其变化速率，可用于诊断早期妊娠和异常妊娠。

妊娠期发病，妊娠结束后消失的疾病称为妊娠特有的疾病，以妊娠期糖尿病和妊娠高血压最常见，实际工作中应根据疾病的不同而选择高灵敏度的检验指标。精液检查是男性不育首选检验项目，性激素不仅影响男性的精子数量也决定女方的排卵功能，AMH 可以反映女性卵巢储备功能。

胎儿健康状况评价包括胎儿成熟度评价和胎儿先天性缺陷的筛查，后者主要指应用 HCG（或 β-HCG）、AFP、uE3 及 PAPP-A 等指标对神经管缺陷、唐氏综合征和 18- 三体综合征进行产前筛查，一旦筛查结果阳性，应建议孕妇进行胎儿细胞染色体核形分析以确诊。

（张忠英　李志勇）

第二十四章
遗传性疾病检验

学习目标与要求

掌握 Down 综合征、18-三体综合征、苯丙酮尿症、半乳糖血症、肝豆状核变性、地中海贫血、镰状细胞贫血和血友病的概念、检验指标及诊断或分型标准；遗传性耳聋、Leber 遗传性视神经病变和 X 性连锁无免疫球蛋白血症的检验指标及诊断标准。

熟悉 各种遗传性疾病检验指标的临床意义。

了解 各种遗传性疾病的临床特征及鉴别诊断。

遗传性疾病又称遗传病，是由于遗传物质改变而引起的人类疾病，包括染色体异常和基因突变导致的疾病。本章主要介绍染色体遗传病、遗传性代谢病、血液系统及其他遗传性疾病的检验指标，及其检验指标在疾病诊断、鉴别诊断、预后观察和检验流程中的应用。

第一节　染色体疾病检验

染色体病是染色体遗传病的简称，是染色体的数目或结构异常引起的疾病，细胞分裂时染色体不分离或丢失可导致染色体数目异常，而染色体断裂和变位重接则可导致染色体结构异常。染色体病可分为常染色体病和性染色体病两大类。临床常见的疾病主要包括：Down 综合征、18-三体综合征、13-三体综合征和克氏征等。

一、Down 综合征

Down 综合征（Down's syndrome）又称"21-三体综合征""先天愚型"，是 1866 年由 Langdon Down 首先发现的染色体病。该病在新生儿中的发病率为 1/800～1/600。

（一）Down 综合征分类与诊断标准

Down 综合征是最常见的染色体的严重病变，是由于 21 号染色体长臂 1 区到 3 区（q22.1～q22.3）的额外复制所致。该病可根据特殊面容、智力发育障碍、肌张力低下以及先天畸形（如心脏病）等典型临床表现作初步临床诊断，最后确诊需作核型分析。根据患者核型可分为：①单纯 21-三体型：是最常见类型，约 92% 的 Down 综合征患者属于单纯 21 三体型，核型为 47,XX（或 XY），+21；②易位型：约占 5%，核型为 46,XX（XY），der[Dq（Gq）/21q]，+21；③嵌合体型：较少见，约占 2.5%，核型为 47,XX（XY），+21/46,XX（XY）；④其他型：罕见，21 号染色体长臂上有一小片段重复，即 21q22.2。

（二）Down 综合征检验

本病根据典型临床表现以及分子遗传学检查一般容易诊断，但是出生的患儿往往伴有严重出生缺陷，且本病尚无有效治疗方法，因此产前筛查和产前诊断是预防本病的重要措

329

施。对于普通孕妇均需通过血清学、影像学等无创方法进行 Down 综合征产前筛查,对于筛查出的高危孕妇还需进一步进行产前诊断。

1. 产前筛查 Down 综合征产前筛查(也称唐氏筛查)的实验室筛查方法主要有血清学筛查。常用的指标有 AFP、hCG、β-hCG、uE_3、PAPP-A、抑制素 A(inhibin-A)和胎儿颈项透明层厚度(NT),为了提高检出率和降低假阳性率,唐氏筛查常采用多个指标联合筛查的方法,但是不同地区使用的筛查组合和筛查时间可能略有差异,各种唐氏筛查组合模式的检出率见表 24-1。

表 24-1 Down 综合征筛查方法及检出率

	筛查方法	检出率(%)
	NT	64~70
早孕期筛查	NT, PAPP-A, freeβ-hCG	82~87
中孕二联筛查	AFP, freeβ-hCG	60
中孕三联筛查	AFP, freeβ-hCG, uE_3, inhibin-A	81
	完整整合(NT, PAPP-A, quad screen)	94~96
早中孕联合筛查	血清整合(PAPP-A, quad screen)	85~88
	序贯筛查	95
	酌情序贯筛查	88~94

2. 分子遗传学诊断 细胞染色体核型分析可直接观察到 21-三体核型,是诊断 Down 综合征和其他染色体疾病的金标准。但此项检查因对标本、检验技术要求较高在一般实验室难以普及,目前遗传诊断实验室主要采用荧光原位杂交技术(FISH)、多重连接探针扩增技术(MLPA)和短串联重复序列分析(STR)这些较快速、简便的诊断方法对本病进行检测。

知识点 24-1 Down 综合征诊断的金标准

细胞染色体核型分析可直接观察到 21-三体核型,是诊断 Down 综合征和其他染色体疾病的金标准。

3. 产前诊断 母体血清筛查高风险、年龄高风险、曾生育过 21-三体患者、产前 B 超异常的孕妇均提示需要做胎儿染色体产前诊断。传统产前诊断标本主要有绒毛、羊水和胎血,而这些标本的获取可能增加宫内感染和流产风险,也称为有创产前诊断。近年来在母体外周血中发现了胎儿 DNA,为无创 DNA 产前检测提供了依据,利用新一代测序技术和生物信息学方法,分析孕妇血液中含有的胎儿 DNA 信息,就可以判断出胎儿是否患有 Down 综合征。无创 DNA 产前检测 Down 综合征的灵敏度和特异度均可达 99% 以上,且无流产和感染风险,测序过程和数据判断完全自动化,数据均一性高,适合大样本量集中检测。但是无创 DNA 产前检测目前仍不能替代羊水穿刺,它仅仅是一种高级筛查手段,细胞染色体核型分析仍然是胎儿染色体检查的金标准。

4. Down 综合征检验流程 Down 综合征产前筛查诊断流程(图 24-1)。

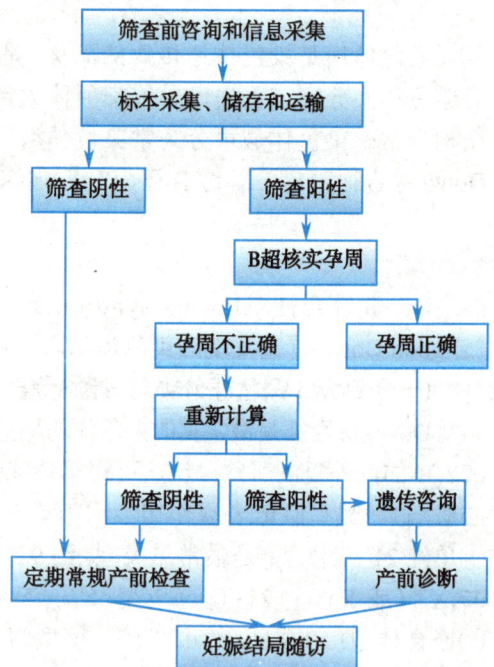

图 24-1 Down 综合征产前筛查诊断流程图

二、18-三体综合征

18-三体综合征(trisomy 18 syndrome)又称 Edward 综合征,是产前诊断中常见的染色体三体综合征之一,在新生儿中发病率为 1/8000～1/3500,男女比例为 1:3。

(一)18-三体综合征的分类与诊断标准

18-三体综合征的病因是由人体的细胞中多了一条 18 号染色体。诊断 18 三体综合征除根据各种特殊临床表现外,凡疑似 18 三体综合征的患者均需做核型分析,发现 18 三体后,便能确诊。根据患者核型组成不同,可分为:①三体型:占 80%,核型为 47,XX(XY),+18;②嵌合体型:占 10%,核型为 47,XX(XY),+18/46,XX(XY);③易位型:少见,主要是 18 号与 D 组染色体易位;④其他型:有多重三体,如 48,XYY,18 等。

(二)18 三体综合征检验

根据特殊临床表现和遗传学试验作出本病诊断并不困难,但本病患儿一般存活时间短,且伴有严重多发畸形,因此产前筛查、产前诊断对于预防本病有重大意义。

1. 产前筛查 目前实验室对于 18-三体综合征的产前筛查并没有特殊指标,主要是用 PAPP-A、β-hCG、AFP 和 uE$_3$ 这些一般染色体疾病筛查指标并结合孕妇相关信息计算得出本病的风险率,且在不同地区选择的筛查时间和筛查标志物组合也略有不同。一般在孕早期筛查可选择 PAPP-A 加 β-hCG,孕中期可选择 AFP 加 β-hCG 的二联或 AFP、β-hCG 加 uE$_3$ 的三联筛查组合。

2. 分子遗传学检验 细胞染色体核型分析是诊断本病的金标准,也是确诊染色体疾病的重要方法。荧光原位杂交技术(FISH)、多重连接探针扩增技术(MLPA)缩短了诊断的时间,近年来得到了广泛应用。

知识点 24-2 18 三体综合征诊断的金标准
细胞染色体核型分析是诊断本病的金标准,也是确诊染色体疾病的重要方法。

3. 产前诊断 目前对 18-三体综合征产前诊断主要是利用绒毛、羊水和脐血标本进行核型分析、荧光原位杂交技术(FISH)和多重连接探针扩增技术(MLPA)检测。母体外周血游离胎儿 DNA 检测 18-三体灵敏度和特异性均可达 99% 以上,虽不能完全替代传统方法,但可向不接受及错过有创产前诊断的孕妇提供检测新途径。

4. 18-三体综合征检验流程 与 Down 综合征相同,参照本章第一节"Down 综合征检验流程"。

三、13-三体综合征

13-三体综合征(trisomy 13 syndrome)又称 Patau 综合征,本病新生儿发病率 1/7000～1/5000,女性明显多于男性。

(一)13-三体综合征的分类与诊断标准

13-三体综合征的病因是由于胎儿细胞多了一条 13 号染色体。大部分胎儿自然流产,婴儿平均存活时间不足 1 个月。根据 13-三体综合征临床表现,典型患者不难作出初步诊断。最后的确诊都需要做核型分析,如发现 13-三体,即可确诊。根据患者核型组合不同,可分为:①单纯 13-三体型:约占 80%,核型为 47,XX(XY),+13;②嵌合体型:约占 10%,核型为 47,XX(XY),+13/46,XX(XY);③易位型:多为 13 号、14 号染色体间的罗伯逊易位,核型为 46,XX(XY),der(13;14),+13。

(二)13-三体综合征检验

13-三体的临床表现较为严重,存活率低,降低 13-三体出生率的最好的方法是进行产前诊断。产前血清学和影像学筛查异常，也可以作为临床医师决定做产前染色体核型分析的重要依据。

1. 产前筛查　对于 13- 三体综合征的病例，在妊娠中期应用血浆生化指标预测 13- 三体综合征胎儿通常是失败的。而妊娠早期，血浆 PAPP-A 与 f-β-hCG 浓度的降低，结合胎儿颈项透明层厚度（NT）值，研究认为本病诊断率可达 90%，而假阳性率很低。

2. 分子遗传学诊断　细胞染色体核型分析可以确诊本病，也是诊断本病及其他染色体疾病的金标准。此外，荧光原位杂交技术（FISH）和多重连接探针扩增技术（MLPA）是目前遗传实验室使用较多的检测方法。

知识点 24-3　13- 三体综合征诊断的金标准

细胞染色体核型分析可以确诊本病，也是诊断本病及其他染色体疾病的金标准。

3. 产前诊断　13- 三体综合征的临床表现为多发畸形，存活率低，在孕早期胚胎停止发育，如果在产前诊断确定是 13- 三体，应尽早终止妊娠。单纯性 13- 三体的再发风险率低，但是如果父母染色体平衡易位携带者，那么再发风险率升高至 10%，建议凡生育过 13- 三体的孕妇，或已知胎儿父母之一是平衡易位携带者，再次妊娠时应早期进行产前诊断。妊娠早期孕 8～13 周建议绒毛染色体活检，但绒毛染色体活检的手术操作、细胞培养技术难度大，目前国内尚未能普及。妊娠中期 18～23 周建议行羊膜腔穿刺、羊水细胞染色体核型分析。近年无创 DNA 产前基因检测技术针对 13- 三体检测灵敏度和特异度均可达到 99% 以上，且无宫内感染和流产风险，可为不接受及错过有创产前诊断的孕妇提供检测新途径。

4. 13- 三体综合征检验流程　与 Down 综合征相同，参照本章第一节"Down 综合征检验流程"。

（王晓春　郑晓群）

第二节　遗传性代谢病检验

遗传性代谢疾病又称先天代谢异常，是一类特殊的疾病群，特指由于基因突变引起体内酶活性下降、细胞膜功能异常或受体缺陷，从而导致机体生化代谢紊乱，造成中间产物或旁路代谢产物缺乏，反应底物在体内蓄积，并衍生系列异常产物，上述蓄积物质造成重要生命器官中毒，可出现急危的临床症状，甚至危及生命。同时身体所需物质也会产生不足，导致生长发育障碍。临床较常见的有苯丙酮尿症、半乳糖血症和肝豆状核变性等。

一、苯丙酮尿症

苯丙酮尿症（phenylketonuria，PKU）是由苯丙氨酸代谢障碍引起的一种临床上较为常见的遗传性代谢疾病，为常染色体隐性遗传病。我国患病率为 1/11 000。

（一）苯丙酮尿症的分类与诊断标准

苯丙氨酸羟化酶（phenylalanine hydroxylase，PAH）及其辅酶四氢生物蝶呤（BH4）缺陷或缺乏造成苯丙氨酸在体内的蓄积，最主要的危害是神经系统损害。临床上常将本病分为两种类型：经典型和非经典型。

1. 经典苯丙酮尿症　PAH 缺乏主要原因是 *PAH* 基因的突变。患者肝 PAH 活性仅为正常人的 1%，甚至完全消失。

2. 非经典苯丙酮尿症　根据 BH4 缺乏分为 BH4 合成缺陷和 BH4 再生缺陷。

本病确诊主要依据血苯丙氨酸的测定，经典 PKU 患儿血苯丙氨酸多在 20mg/dl 以上，不同类型苯丙酮尿症的血苯丙氨酸含量见表 24-2。

知识点 24-4　不同类型苯丙酮尿症的血苯丙氨酸含量

表 24-2　不同类型苯丙酮尿症的血苯丙氨酸含量

分型	血苯丙氨酸浓度或其临床特点
经典型 PKU	血苯丙氨酸 >1200μmol/L
轻型 PKU	血苯丙氨酸 360～1200μmol/L
持续良性高苯丙氨酸血症	血苯丙氨酸 <600μmol/L
暂时性高苯丙氨酸血症	早期不耐受，数周或数月恢复正常
二氢生物蝶呤还原酶（DHPR）缺乏	血苯丙氨酸 800～1200μmol/L，需饮食控制及左旋多巴、5-羟色氨酸治疗
BH4 生物合成酶缺乏	血苯丙氨酸 800～1200μmol/L，需饮食控制及左旋多巴、5-羟色氨酸、BH4 治疗
PKU 母亲的婴儿	低出生体重、面容特殊、小头、智力低、先天性心脏病

（二）苯丙酮尿症检验

本病是少数几种可以通过新生儿筛查，早期诊断治疗，并可完全避免智残的遗传疾病。苯丙氨酸代谢相关酶基因突变与本病有着密切关系，基因检测有助于寻找病因和疾病分型。对于有家族史的孕妇还可进行产前诊断。

1. 常规筛查

（1）苯丙氨酸浓度测定：细胞抑制法（Guthrie 法）是最早、最经济实用的苯丙氨酸半定量检测法，将干血滤纸片放在含有抑制剂的枯草杆菌培养基上培养，根据细菌生长环的大小，估计血苯丙氨酸的浓度。

（2）尿三氯化铁试验：对于较大婴儿可用尿三氯化铁（$FeCl_3$）试验进行初筛，但需进一步做血苯丙氨酸的测定才能确诊。

（3）苯丙氨酸负荷试验：对血苯丙氨酸浓度 <1200μmol/L 者口服苯丙氨酸 100mg/kg，服前和服后 1、2、3、4 小时分别测定血苯丙氨酸浓度。血苯丙氨酸 >1200μmol/L，确诊为经典型 PKU；血苯丙氨酸 <1200μmol/L 可能是无 PKU 的高苯丙氨酸血症。

（4）高效液相色谱尿蝶呤图谱分析：10ml 晨尿加入 0.2g 维生素 C，酸化尿液后使 8cm×10cm 筛查滤纸浸湿，晾干，可寄送有条件的实验室进行高效液相色谱分析尿蝶呤图谱，进行四氢生物蝶呤缺乏症的诊断和鉴别诊断。

（5）四氢生物蝶呤负荷试验：尿蝶呤谱分析显示异常者需进一步做 BH4 负荷试验，以助确诊。

2. 基因检测　目前发现的与本病有关的基因有 *PAH*、*GTP-CH*、*6-PTS*、*DHPR* 和 *PCD*。针对突变基因的全序列测序是突变检测的金标准，不同的突变类型影响程度不相同。

3. 产前诊断　对于有家族史的孕妇进行产前基因诊断有助于本病的早期诊断和治疗，产前诊断所采用的检测方法与基因检测相同，但根据标本来源不同产前诊断可分为有创和无创产前诊断，其中前者标本来自胎儿绒毛、羊水和胎血等，而后者则来自孕妇血液中的胎儿 DNA。

4. 苯丙酮尿症检验诊断流程（图 24-2）　本病是为数不多的可治疗的遗传代谢疾病，及早诊断本病对治疗本病有重大意义。本病的实验室检查主要包括常规筛查和基因诊断两方面，对新生儿进行实验室筛查，并利用相关实验与其他疾病进行鉴别，高度怀疑苯丙酮尿症的患儿还需做基因检测。基因检测可以对本病进行分型和病因分析，根据基因检测结果还可以指导本病的治疗。产前诊断本病目前还未普及，仅在有家族史的孕妇中推荐进行。

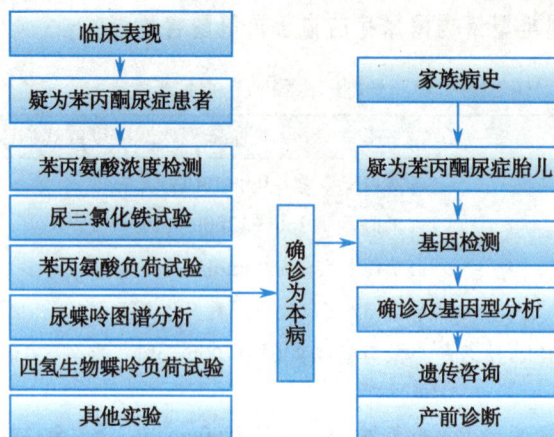

图 24-2　苯丙酮尿症诊断流程图

二、半乳糖血症

半乳糖血症（galactosemia）是半乳糖代谢中酶缺陷所引起的一种常染色体隐性遗传代谢性疾病，发病率为 1/60 000～1/40 000。

（一）半乳糖血症的分类与诊断标准

半乳糖代谢过程中所需要的任何一种酶发生缺陷，均可导致半乳糖的代谢障碍，直接引起血中半乳糖及半乳糖 -1- 磷酸浓度的升高。其中以半乳糖 -1- 磷酸尿苷酰转移酶（GALT）缺乏所致的半乳糖血症最为常见。根据相应酶缺乏，本病可分为三型：

①经典型半乳糖血症：由 GALT 缺乏引起，是各型半乳糖血症中最常见和最严重的一种，酶活性缺乏或显著降低。本型突变基因定位于 9p13，为常染色体隐性遗传，已发现至少 180 种突变。

②半乳糖激酶缺乏：基因定位在染色体 17q24，为常染色体隐性遗传。

③尿苷二磷酸半乳糖 -4- 表异构酶缺乏：由于尿苷二磷酸半乳糖 -4- 表异构酶（GALE）基因缺陷引起，基因定位在 1p35～36，为常染色体隐性遗传。

（二）半乳糖血症检验

通过实验室检测诊断本病并不困难，如果产前怀疑胎儿可能有半乳糖血症，可通过羊水检测进行产前诊断，或出生时取脐血检查红细胞内酶活性。本病还需与引起血半乳糖升高或引起肝功能损害的疾病相鉴别，如新生儿暂时性半乳糖血症和婴儿肝炎综合征。

1. 常规筛查

（1）尿还原糖检验：是本病筛查的首选方法。哺乳后 1 小时留尿，用班氏试剂或药片测定，如还原糖试验强阳性，再测葡萄糖，如葡萄糖为阴性，则支持半乳糖血症诊断。

（2）红细胞半乳糖及 1- 磷酸半乳糖检验：半乳糖水平与半乳糖激酶活性有关，当同时存在半乳糖激酶缺乏时，体内 1- 磷酸半乳糖也会出现假阴性结果，因此此种检验结果的可靠性还需要进一步标准化后才能评价。

（3）酶活性检验：干血片测定红细胞 GALT 活性（Beutler 试验）降低，可诊断本病。但本病患儿输血后 3 个月内 GALT 可能出现假阴性。

2. 基因检测　本病与 *GALT、GALK、GALE* 基因突变有密切关系，对于常见突变位点进行基因分析有助于半乳糖血症的早期诊断。

3. 半乳糖血症检验流程　目前半乳糖血症常用实验室检测主要包括常规筛查、基因检测以及产前诊断这三个方面，如何选择检测指标和方法，应根据实际情况综合考虑。一般对于高度怀疑半乳糖血症患儿应进行筛查试验,当发现半乳糖代谢相关酶活性下降时还需与其他症状相似疾病进行鉴别。基因测序可以分析相关靶基因序列,并通过对比实验室建立的本地区人群常见突变位点,对本病进一步确诊。此外,产前诊断还可以对已知突变受累家庭生育健康后代提供重要信息。

三、肝豆状核变性

肝豆状核变性(hepatolenticular degeneration,HLD)是一种常染色体隐性遗传的铜代谢障碍性疾病,又称为 Wilson 病,其世界范围发病率为 1/30 000。

(一)肝豆状核变性的病因与诊断标准

1. 肝豆状核变性的致病基因 为 *ATP7B*,定位于染色体 13q14.3,编码一种由 1411 个氨基酸组成的 P 型铜转运 ATP 酶,参与铜的跨膜转运。*ATP7B* 基因突变可导致血清铜蓝蛋白(CP)的生物合成和胆汁排铜明显减少,最终导致多数组织铜过量。

2. 肝豆状核变性诊断标准 ①具有肝损害临床表现或神经系统症状;②血清铜蓝蛋白降低(<0.2g/L);③24 小时尿铜升高(>100μg);④裂隙灯下可见角膜 K-F 环。同时具备 1～3 项者可拟诊为本病。

(二)肝豆状核变性检验

本病临床表现多样,根据典型症状及实验室检查可以做出诊断。对于症状不典型者,血清铜蓝蛋白、血清铜和 24 小时尿铜测定对本病筛查具有重要意义。

1. 常规检查

(1)肝功能检验:大多数患者存在血清 ALT 异常,但其水平并不能反映其肝脏病变的严重程度。

(2)血清铜蓝蛋白和血清铜与 24 小时尿铜检验:血清铜蓝蛋白降低和血清铜增高等铜代谢指标异常是本病的主要诊断指标。不同病理阶段其血清铜可降低、增高或正常,其检测结果正常并不能排除本病。

(3)青霉胺负荷试验:对于临床高度怀疑为本病的患者,当其铜代谢生化指标检测结果正常又未发现角膜 K-F 环时,青霉胺负荷试验(PCT)可为其提供进一步的诊断依据。

2. 基因检测 对 *ATP7B* 基因突变进行测序分析,可为患者的诊断治疗提供一定指导信息。研究发现 *COMMD1*、*XIAP*、*ATOX1* 等突变也与该病相关。

3. 产前诊断 在先证者家庭中对所有成员进行筛查,筛查项目包括铜蓝蛋白和尿铜以及临床症状情况等,以了解家族成员受累情况。通过对家庭成员进行基因检测,进行家系分析;通过羊水标本的基因检测可对胎儿进行产前诊断。

4. 肝豆状核变性检验诊断流程(图 24-3) 铜生化异常是确诊本病的重要依据,血清铜蓝蛋白降低是最具诊断意义的检验指标,24 小时尿铜排除增高有助于进一步协调诊断,但二者并非是确诊本病的唯一生化指标。对患者同胞常规进行 K-F 环和血清铜蓝蛋白检查有助于检出症状前患者。肝活检及测定肝铜水平可作为最后确诊手段。

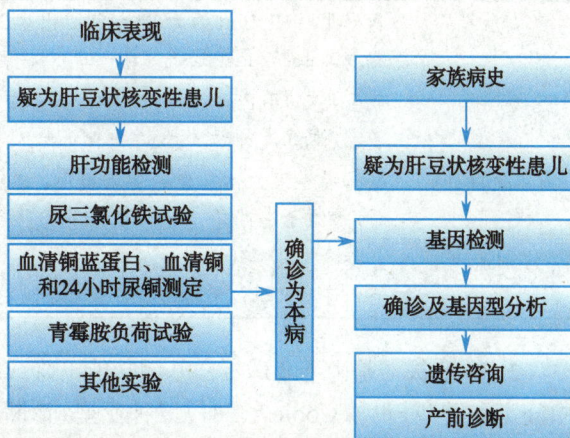

图 24-3 肝豆状核变性检验诊断流程图

(王晓春 郑晓群)

335

第三节　血液系统遗传性疾病检验

血液系统疾病按照发病机制可分为遗传性疾病、获得性克隆性疾病、自身免疫性疾病、血液系统临床综合征四大类。血液系统遗传性疾病具有明确遗传特点，实验室检查是其诊断的重要环节。本节主要介绍地中海贫血、镰状细胞贫血及血友病的检验诊断。

一、地中海贫血

地中海贫血（thalassemia）又称"海洋性贫血"，是由于血红蛋白的珠蛋白链中有一种或几种合成缺如或不足所引起的一组遗传性溶血性贫血，又称珠蛋白生成障碍性贫血。本病多有家族史，以幼年发生溶血性贫血、肝脾大及骨骼改变为主要临床表现，高发于地中海沿岸，在我国广东、广西、海南较多见。

（一）地中海贫血的分类与诊断标准

地中海贫血是一种常染色体不完全显性遗传性疾病，根据所累及的珠蛋白基因类型分为多种，包括α-地中海贫血（简称α-地贫）、β-地中海贫血（简称β-地贫）、δ地中海贫血、δβ地中海贫血、εβγδ地中海贫血、血红蛋白 Lepore 综合征及遗传性胎儿血红蛋白持续综合征，主要为α-地贫和β-地贫。α或β珠蛋白基因分别位于16p13.3和11p15.3，当珠蛋白基因发生异常时，会导致α或β珠蛋白链合成不足或缺如，多余的β或α珠蛋白链在红细胞内发生沉淀，形成包涵体，使得红细胞易在骨髓或脾脏内被破坏，从而引起溶血。

1. α-地贫　是世界上最常见的单基因遗传性疾病之一，以α珠蛋白基因大片段缺失为主要类型，仅少数为非基因缺失型。α-地贫可分为静止型（α^+/α）、标准型（α^+/α^+ 或 α^0/α）、血红蛋白 H 病（α^0/α^+）及血红蛋白 Barts 病（α^0/α^0）四种亚型，其中α链能部分合成者称为α^+，α链完全不能合成者称为α^0（缺失1个α基因者称为α^+，缺失2个α基因者称为α^0）。基因缺失或缺陷数目的多少与α珠蛋白肽链缺乏的程度及临床表现相平行。我国已发现7种缺失型地中海贫血（即4种α^0地中海贫血：-SEA、-THAI、-FL、-HW）和3种α^+地中海贫血（$-\alpha^{3.7}$、$-\alpha^{4.2}$、$-\alpha^{2.7}$）。α-地贫的诊断标准见表24-3。

知识点 24-5　α-地贫的分型与诊断标准

表24-3　α-地贫的分型与诊断标准

亚型	诊断标准
静止型	新生儿期 Hb Bart 约为1%～2%，出生3个月后消失，无贫血，血红蛋白电泳正常，红细胞形态正常，且能证明父母一方为α-地贫，基本可诊断
标准型	新生儿期 Hb Bart 约为5%～15%，几个月后消失，红细胞有轻度形态改变，靶形红细胞多见，血红蛋白电泳正常，且能证明父母一方为α-地贫，基本可诊断
血红蛋白 H 病	根据慢性溶血性贫血的临床表现，结合红细胞内包涵体，血红蛋白电泳出现 HbH 条带，诊断基本肯定
HbBarts 病	根据临床表现结合血红蛋白明显减少，红细胞形态异常，血红蛋白电泳 Hb Bart>80%，且能证明父母均为标准型或血红蛋白 H 病，可做出诊断

2. β-地贫　是由于β珠蛋白基因功能下降或缺失所致的一类遗传性贫血，可分为轻型、中间型和重型（也称 Cooley 贫血）三种亚型，诊断标准见表24-4。β珠蛋白基因的主要突变类型点突变，还存在碱基的插入和缺失。目前我国已发现29种β珠蛋白基因突变，最主要的有6种，分别是 CD41～42(-CTTT)、IVS-Ⅱ-654（C>T）、CD17（A>T）、CD71～72（+A）、-28（A>G）和 CD26（C>A）（HbE），占基因突变总数的80%以上。

知识点 24-6　β- 地贫的分型与诊断标准

表 24-4　β- 地贫的分型与诊断标准

亚型	诊断标准
轻型	根据临床表现,结合血涂片中可见少量靶形红细胞,HbA$_2$ 为 3.5%～6%,HbF 正常或轻度增高(<5%),且父或母为 β- 地贫杂合子,除外其他地中海贫血和缺铁性贫血,诊断可基本成立
重型	根据临床表现结合血红蛋白低于 60g/L,呈小细胞低色素性,血中靶形红细胞占 10%～35%,网织红细胞占 2%～15%,血红蛋白电泳显示 HbF>30%,家系调查可发现父母均为轻型 β- 地贫患者,即可作出临床诊断
中间型	症状和体征介于重型和轻型 β- 地贫之间,实验室检查同重型 β- 地贫,遗传学检查发现父或母为 β- 地贫杂合子;或父母均为 β- 地贫杂合子,但其中一方为 HbF 持续存在;或父母中一方为 β- 地贫杂合子,而另一方为 α- 地贫

(二)地中海贫血检验

本病根据临床表现及家族史,结合实验室检查,一般不难做出诊断,不典型者需要同其他引起贫血或肝脾大的疾病鉴别。从实验室角度来说,首先需做一系列检查以确定患者是否存在溶血性贫血,判断是否为地中海贫血(包括类型),还需进行基因方面的检查。

1. 筛查指标

(1)血常规检验:国际地中海贫血协会推荐将红细胞参数 MCV<78fl、MCH<27pg 作为筛查地中海贫血的 cut off 值,其余参数如 RBC、Hb、HCT、MCHC、RDW 均有不同程度的改变,但网织红细胞比例常高于正常人。红细胞呈典型小细胞低色素性,大小不一、中央淡染区扩大,多染性红细胞、靶形红细胞及嗜碱性点彩红细胞易见。重型 β- 地贫患者靶形红细胞常 >10%,以靶形红细胞增多及小细胞低色素性红细胞的特征可辅助地中海贫血的诊断。

(2)溶血试验:红细胞渗透脆性试验:地中海贫血患者红细胞渗透脆性降低。将 MCV、RDW 以及红细胞渗透脆性试验联合起来用于地中海贫血的检测,可提高筛查的灵敏度和特异度;变性珠蛋白小体生成试验:HbH 病患者其阳性率增加。该类试验特异性不高,常作为筛选试验。

(3)血红蛋白组分分析:是地中海贫血诊断的主要依据。毛细管电泳和高效液相色谱分析技术能够定量检测 HbA$_2$、HbF、HbH 和 HbBarts 等。国际地中海贫血协会推荐将 HbA$_2$ 含量检测作为 β- 地贫携带者诊断标准。

地中海贫血筛查的其他指标还有血清胆红素、尿胆原和尿胆红素等。通常是血清胆红素升高,以游离胆红素为主;尿胆原阳性,尿胆红素常阴性。

2. 基因诊断

(1)α- 地贫:以基因缺失型为主要类型,应用 Southern 印迹杂交可分析基因的大片段缺失,是 α 珠蛋白基因缺陷检测的金标准,常作为其他基因诊断及 PCR 产前诊断结果的确诊试验。

知识点 24-7　α- 地贫诊断的金标准

应用 Southern 印迹杂交可分析基因的大片段缺失,是 α 珠蛋白基因缺陷检测的金标准,常作为其他基因诊断及 PCR 产前诊断结果的确诊试验。

(2)β- 地贫:β 珠蛋白基因以点突变为主要基因缺陷类型,应用 PCR 反向点杂交技术可快速、准确地对 β 珠蛋白基因常见点突变进行检测,已成为目前实验室最常用的检测方法。DNA 测序作为判断基因点突变类型及位置的金标准,常用于当其他基因检测方法与临床表型不符合时的验证,或是分析未知基因突变时首选的检测方法。

笔记

知识点 24-8 β-地贫诊断的金标准

DNA 测序作为判断 β-地贫基因点突变类型及位置的金标准,常用于当其他基因检测方法与临床表型不符合时的验证,或是分析未知基因突变时首选的检测方法。

3. 产前诊断 地中海贫血尚无根治的方法,以预防为主,应进行产前筛查和产前诊断。目前胎儿产前诊断主要有胎儿基因诊断和超声检查。胎儿基因诊断分为有创及无创胎儿基因检查。前者通过穿刺手段采集绒毛、羊水等进行地贫基因检测。近年来发展起来的高通量基因测序技术使无创胎儿基因检测成为可能,利用该技术可对母血中的微量胎儿 DNA 片段进行测序,可以准确检测出胎儿是否患有地中海贫血。

4. 检验流程 地中海贫血检验诊断流程(图 24-4)。

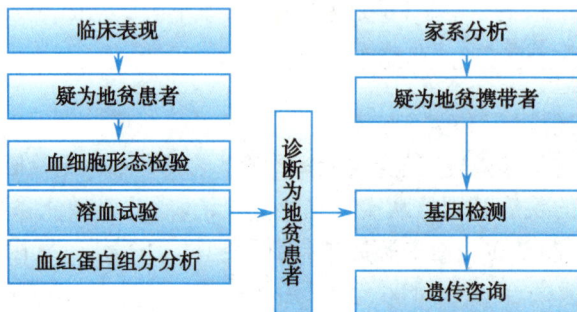

图 24-4 地中海贫血检验诊断流程图

综上所述,地中海贫血是最常见的人类单基因遗传病,其实验室检查主要包括血液学筛查及基因检测两大类。如何选择合适的检验指标,需要医生综合考虑地区人群特点、当地经济情况及检验技术水平等。首先需做血液学筛查指标以确定患者是否存在溶血性贫血,并与其他溶血性贫血进行鉴别诊断;由于 α-地贫主要为缺失突变,β-地贫主要为点突变,因此基因诊断常作为地中海贫血的确诊实验。地中海贫血患者给社会及家庭带来巨大负担,故产前诊断对于预防地中海贫血患儿的出生非常重要,特别需在高发地区开展地中海贫血患者及携带者筛查。

二、镰状细胞贫血

镰状细胞贫血(sickle cell anemia,SCA),又称镰状细胞病(sickle cell disease,SCD)是由于异常血红蛋白 S 形成所致的溶血性贫血,于 1949 年确定的第一个分子病。

(一)镰状细胞贫血的分类与诊断标准

SCA 属常染色体显性遗传性疾病,正常人血红蛋白由两条 α 链和两条 β 链结合成四聚体,因 β 链第 6 位上的谷氨酸被缬氨酸替代形成 HbS,在细胞内聚合使红细胞扭曲成镰刀状。镰变红细胞变形性差,易在微循环中破裂而发生溶血。

根据患者血红蛋白组成情况可将 SCA 分为 3 型:纯合子型,称"SS 型",完全没有正常的 HbA,80% 以上为 HbS 所代替;杂合子型,即携带者;HbS 与其他异常血红蛋白的双杂合子型。SCA 的诊断标准:①临床表现为黄疸、贫血、肝脾肿大、骨关节及胸腹疼痛等;②遗传史;③种族地区发病;④红细胞镰变试验阳性;⑤血红蛋白电泳显示主要成分为 HbS。

知识点 24-9 SCA 的诊断标准

SCA 的诊断标准:①临床表现为黄疸、贫血、肝脾大、骨关节及胸腹疼痛等;②遗传史;③种族地区发病;④红细胞镰变试验阳性;⑤血红蛋白电泳显示主要成分为 HbS。

(二)镰状细胞贫血检验

本病根据临床表现结合家族史,通过对血红蛋白电泳、血红蛋白理化性质的测定以及红细胞镰变试验，即可对镰状红细胞贫血做出明确诊断。

1. 血常规检查 RBC、Hb 可有不同程度的下降；红细胞大小不一，异形性明显，嗜多色性红细胞和点彩红细胞增多，有核红细胞增多，可见靶形红细胞、豪-周小体等。若发现镰状红细胞则有助于镰状细胞贫血的诊断。

2. 红细胞渗透脆性试验 镰状细胞贫血红细胞渗透脆性试验显著降低，是镰状细胞贫血的筛选试验。

3. 红细胞镰变试验 镰状细胞贫血患者镰变试验阳性，提示有 HbS，镰状细胞的数量与 HbS 的含量成正相关，一般 HbS>7% 时即可出现镰状细胞。本法也是 HbS 的筛选试验。

4. HbS 溶解度试验 还原 HbS 后溶解度减低，纯合子型约为 15%，杂合子型约为 52%，HbS/HbC 混合杂合子型约为 40%。其他 Hb 的还原型和异常 Hb 均正常或接近正常，可以将 HbS 区别开来。本法是 HbS 的辅助诊断试验。

5. 血红蛋白电泳 是诊断镰状细胞贫血的主要依据之一，镰状细胞贫血患者 HbS 占 80% 以上，HbF 增多至 2%～15%，HbA2 正常，而 HbA 缺如。

6. 基因诊断 通过基因分析能将其进一步分为纯合子状态、杂合子状态、混合杂合子状态等亚型。直接测序法对 *HbS* 基因进行突变分析，准确且可检测未知的突变。

7. 检验流程 镰状细胞贫血检验诊断流程（图 24-5）。

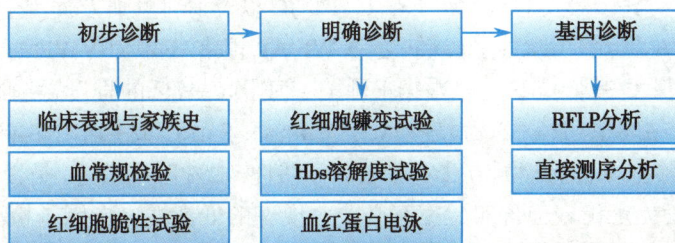

图 24-5　镰状细胞贫血检验诊断流程图

综上所述，镰状细胞贫血的诊断需结合患者临床表现、家族史及实验室检查进行综合分析。外周血红细胞形态、红细胞渗透脆性试验作为镰状细胞贫血的辅助诊断试验；红细胞镰变试验、HbS 溶解度试验、血红蛋白电泳是诊断镰状细胞贫血的主要依据之一，具有较高的特异性，可明确诊断；进一步确定亚型及携带者需通过基因诊断。

三、血 友 病

血友病（hemophilia）是一种 X 染色体连锁的隐性遗传性出血性疾病，可分为血友病 A（又称血友病甲）和血友病 B（又称血友病乙）。患者大多是男性，女性多为致病基因的携带者。我国血友病的患病率为 2.73/10 万，甲型血友病占 80%～85%。

（一）血友病的分类与诊断

大部分凝血因子缺乏是由于血浆中 FⅧ缺乏而引起的血友病 A，约 15% 为 FⅨ缺乏的血友病 B。

1. 血友病 A FⅧ是正常情况下产生凝血酶所必需的关键因子，FⅧ的量或分子结构异常严重影响凝血酶和纤维蛋白的产生，导致血痂形成延迟、出血不止。FⅧ基因位于 X 染色体长臂末端（Xq28），基因片段长度超过 180kb，由 26 个外显子及 25 个内含子组成，编码 2351 个氨基酸。倒位和重组引起的血友病 A 大致占重型血友病 A 的 50%，其余血友病 A 是由于基因的突变（占 64%）、缺失（占 31%）、插入（占 5%）等引起。

2. 血友病 B FⅨ也是产生凝血酶所必需的关键因子，FⅨ的量或分子结构异常影响凝血酶和纤维蛋白的产生，导致患者出血。FⅨ基因位于 Xq27，基因片段较小，长约 34kb。杂合子携带者 FIX 活性仅为正常人的 1/3，约有 10% 的携带者低于正常 FIX 活性的 25%。部分血友病 B 携带者有出血倾向，故女性患者较血友病 A 多。FIX 基因突变的种类繁多，几乎每一个血友病 B 家族均可能有各自的突变类型。到目前为止已发现的突变类型有 690 多种，涉及整个基因的每个位置，包括点突变、缺失和插入突变，其中点突变约占 80%，而大片段的缺失和基因重排较为少见。FIX 基因自发性突变率较 FⅧ 基因高，且患者的 FIX 水平随着年龄的增长而增高。

(二)血友病检验

血友病根据患者性别、出血病史、家族史以及实验室检查可明确诊断，血友病的实验诊断项目与检测系统的性能可影响血友病的诊断、分型与治疗。

1. 筛查实验 血小板计数常为正常，凝血酶原时间(prothrombin time，PT)、凝血酶时间(thrombin time，TT)、BT 等正常，血块回缩试验正常，纤维蛋白原定量正常。目前临床实验室很少开展 BT 和血块回缩试验，常用血小板聚集试验替代。

2. 凝血活酶时间 重型血友病患者活化凝血活酶时间(APTT)延长，轻型血友病患者仅轻度延长或正常。APTT 常作为各型血友病的筛查实验。若检测目的不同，例如用于筛查内源性凝血因子缺陷或肝素抗凝治疗监测，所用 APTT 试剂不同。建议实验室在选用各种 APTT 检测系统前，应进行性能评价，以确定可用于各型血友病的筛查。

3. 确诊试验 确诊血友病依赖于 FⅧ:C、FIX:C 以及血管性血友病因子抗原(VWF:Ag)的测定。血友病 A 患者 FⅧ:C 减低或缺乏，VWF:Ag 正常，FⅧ:C/VWF:Ag 比值明显降低。血友病 B 患者 FIX:C 减低或缺乏。根据 FⅧ:C 或 FIX:C 减低的程度，将血友病 A 或 B 分为：重型(<1%)、中间型(1%～5%)、轻型(5%～40%)；FⅧ:C 或 FIX:C>40%～45% 不再诊断为血友病。实验室现有的检测方法对凝血因子活性 <2% 时不敏感，是否以 2% 界定重型与中间型，目前尚无定论。但各实验室有必要对现有的低活性凝血因子检测系统的线性范围、最低检测限、精密度等性能进行评价，特别应选择对 1%、5% 这 2 个临界值敏感的检测系统，避免因检测误差影响血友病患者的诊断与分型。

知识点 24-10 血友病分型标准

根据 FⅧ:C 或 FIX:C 减低的程度，将血友病 A 或 B 分为：重型(<1%)、中间型(1%～5%)和轻型(5%～40%)。

4. 抑制物检测 凝血因子抑制物的有无或滴度的高低直接影响并指导血友病的治疗，其检测分为抑制物筛查和抑制物的滴度两个层次。当筛查试验(APTT 纠正试验)阳性时，必须用 Bethesda 法或改良 Bethesda 法检测滴度后才能确诊抑制物。抑制物滴度 >5BU 为高滴度抑制物；≤5BU 为低滴度抑制物。

5. 基因诊断 血友病 A 的基因诊断主要包括基因倒位和非基因倒位的检测。由于 50% 左右的血友病 A 是由于 FⅧ 基因中的 22 号内含子倒位引起的，首选的检测方法是长距离 PCR(LD-PCR)技术；血友病 B 的基因诊断常采用直接法和间接法进行检测。直接法包括 Southern 印迹杂交、DNA 直接测序、基因芯片等；间接法常采用 PCR-RFLP 连锁分析。对血友病患者进行基因诊断，明确其遗传缺陷的本质，据此判断患者家系中的携带者及对其进行遗传咨询。

6. 血友病检验诊断流程(图 24-6)。

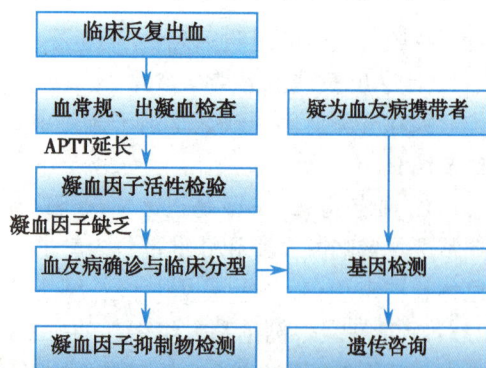

图 24-6 血友病检验诊断流程图

综上所述，血友病多为 X 连锁隐性遗传，男性发病，女性携带者。临床主要表现为反复自发性或轻微损伤后出血不止，体表、体内的任何部位都可能发生出血现象，因此，结合患者临床表现，家族史和实验室检查不难做出诊断。临床根据血友病相关凝血因子活性降低程度对血友病进行诊断和分型。基因诊断可明确患者基因突变类型和家族中携带者状态，为疾病预防提供精确的遗传咨询信息。

（郑晓群　王晓春）

第四节　其他遗传性疾病检验

其他系统典型的遗传性疾病的检验诊断，包括遗传性耳聋、Leber 遗传性视神经病变和 X 性连锁无免疫球蛋白血症。

一、遗传性耳聋

遗传性耳聋，又称先天性耳聋，是由染色体或基因变异引起的听力障碍。我国每年有 3 万以上患中度和重度耳聋的新生儿出生，50%～60% 患儿与遗传因素有关。

（一）遗传性耳聋的分类与诊断

根据耳聋是否伴有其他症状，遗传性耳聋可分为综合征性（占 30%～40%）和非综合征性耳聋（占 60%～70%）。按遗传模式又被分为：常染色体隐性遗传（占 77%）、常染色体显性遗传（占 22%）、X 连锁遗传（占 1%）和线粒体遗传（<1%）。我国大范围的流行病学调查显示，大部分遗传性耳聋由 GJB2、SLC26A4（PDS）和线粒体基因（mtDNA）致病性突变引起。

（二）遗传性耳聋检验

通过对患者听力检查，结合家族史分析耳聋的遗传类型，利用基因诊断技术对携带者或先证者进行致病基因检测，明确耳聋的遗传学病因，以便进一步治疗及遗传咨询。

1. 生物化学检验　对患者的血液、尿液等进行生物化学检验，对酶缺陷和代谢异常的综合征性耳聋具有辅助诊断价值。

2. 染色体检验　对患者外周血进行染色体的大小、数目、形态检查，注意染色体有无重组、缺失、倒位、转位等异常，为染色体畸变引起的遗传性耳聋提供诊断线索。

3. 基因诊断　中国人群中最为常见的 3 个遗传性耳聋相关基因的 8 个致病位点，包括一个线粒体基因 12S rRNA（m.1494C>T、m.1555A>G）和两个核基因 SLC26A4（IVS7-2A>G、2168A>G）、GJB2（35delG、176del16、235delC、299delAT）突变，通过对以上基因的检测并结合患者家族史及临床症状，可诊断约 60% 的遗传性耳聋患者。基因芯片为耳聋检测提供高效的检测平台，该技术也适用于进行大规模耳聋分子流行病学调查。DNA 测序技术是目前检测遗传性耳聋基因突变的金标准，能够测出指定 DNA 片段的全部碱基序列。对线粒体基因 m.1494C>T 和 m.1555A>G 突变的检测，可指导氨基糖苷类抗生素的使用。对明确是已知基因突变的遗传性耳聋家系，应进行遗传咨询或产前诊断。

知识点 24-11　遗传性耳聋诊断的金标准

DNA 测序技术是目前检测遗传性耳聋基因突变的金标准，能够测出指定 DNA 片段的全部碱基序列。

4. 遗传性耳聋检验流程　遗传性耳聋诊断需结合患者临床表现、家族史及实验室检查进行综合分析。耳聋基因分子诊断的金标准是致病基因的测序分析，针对 GJB2、SLC26A4 和线粒体基因这三个常见致病基因的分子诊断可为 1/3 以上遗传性耳聋患者明确病因。通过对孕期妇女进行相关遗传性耳聋基因检测，并进行遗传咨询和生育指导，避免耳聋家系再次生育耳聋患儿，降低耳聋残疾儿的出生率有着重要的临床意义。

笔记

二、Leber 遗传性视神经病变

Leber 遗传性视神经病变（Leber's hereditary optic neuropathy，LHON）是临床常见的线粒体基因突变导致的视神经病变，以具有遗传异质性、母系遗传、男性患者发病率高、女性亦可发病且可将致病基因遗传给下一代为其遗传学特征。

（一）Leber 遗传性视神经病变的分类与诊断

根据临床发病特点，可将 LHON 分为急性期和慢性期，发病年龄从几岁到几十岁，大约 50% 的男性突变携带者和 10% 的女性突变携带者会发病，但主要易感人群集中在 15～35 岁男性。该病主要累及视网膜、巩膜筛板前部视盘黄斑束纤维，表现为无痛性视神经病变，急性期视力可急剧下降，约 98% 患者视力指数在 0.1 左右，很少有全盲者。

LHON 发病的分子基础是与线粒体 DNA（mtDNA）突变有关，其中 90% 以上与 m.11778G>A 突变有关。LHON 的诊断主要根据家族史，临床表现以及 mtDNA 实验室检查结果来判定：①线粒体原发位点突变；②线粒体继发位点突变；③典型临床表现；④母系遗传：有①＋③或①＋④或②＋③＋④为确诊病例；有②＋③或②＋④为高度可疑病例，在排除颅脑疾病时可确诊；有③＋④或③或④为可疑病例，在排除颅脑疾病时可诊断，需要定期随访复查。

（二）Leber 遗传性视神经病变的检验

根据患者典型临床表现、家族史，结合实验室基因检测结果，可对 LHON 做出明确诊断。LHON 实验室检查主要包括线粒体呼吸链酶活性和 mtDNA 突变检测。

1. 线粒体呼吸链酶活性检验　对肌肉活检标本进行线粒体呼吸链酶活性的测定是目前学术界公认的诊断线粒体病最为直接而有效的手段。本法主要检测线粒体复合物活力，复合物Ⅰ活力可见下降。因需肌肉活检故不常用，且送检标本应立即送检，否则检查结果无参考意义。

2. 线粒体 DNA 突变检验　mtDNA 直接测序是检测 mtDNA 片段序列变化的金标准，可直接读取突变位点，不仅可检测常见基因突变位点，而且可检测其他少见的致病突变位点。我国 LHON 患者常筛查三个原发突变（包括 m.3460G>A、m.11778G>A、m.14484T>C）以及其他继发突变（包括 m.3394T>C、m.3635G>A、m.3866T>C，m.11696G>A，m.14502T>C，m.4435A>G，m.14693A>G，m.15951A>G 等）。mtDNA 突变分析需特别注意遗传多态性和异质性，即并非所有 LHON 相关基因突变都会发病，同一突变其临床表现可完全不一致，患者的发病风险可能与年龄和线粒体 DNA 异质性程度有关。

> **知识点 24-12　mtDNA 突变检测的金标准**
>
> mtDNA 直接测序是检测 mtDNA 片段序列变化的金标准，可直接读取突变位点，不仅可检测常见基因突变位点，而且可检测其他少见的致病突变位点。

三、X 性连锁无丙种球蛋白血症

X 性连锁无丙种球蛋白血症（X-linked agammaglobulinemia，XLA），是一种最常见的原发性 B 细胞缺陷病，由 Bruton 首先报道，又称 Bruton 病。多见于男性婴幼儿，发病率约为 1/50 万。

（一）XLA 的发病机制与诊断

XLA 的发病机制为 B 淋巴细胞的信号转导分子酪氨酸激酶（Bruton's tyrosine kinase，BTK）基因缺陷导致 B 淋巴细胞分化受阻，引起外周血成熟 B 细胞明显减少，导致低丙种球蛋白血症。血清中各类免疫球蛋白水平明显降低或缺失，特异性抗体水平低下，而 T 淋巴细胞数量及功能正常，原始 B 细胞数量正常。根据临床表现和实验室检查结果，不难对 XLA 作出诊断，具体诊断标准如下：

1. 明确诊断标准　男性患者且 CD19$^+$B 细胞<2%,符合以下至少 1 项可作出明确诊断:① BTK 基因突变;②中性粒细胞或单核细胞缺乏 BTK mRNA;③单核细胞或血小板缺乏 BTK 蛋白;④母亲的近亲中(男性)如表兄、舅舅或侄子 CD19$^+$B 细胞<2%。

2. 可以诊断标准　男性患者且 CD19$^+$B 细胞<2%,符合以下全部标准:①生后 5 年内表现为反复细菌感染;②血清 IgG、M 和 A 水平低于相应年龄正常值 2s 以上;③缺乏同族血凝素和(或)对疫苗应答反应差;④排除其他可导致低丙种球蛋白血症的原因。

3. 可能诊断标准　男性患者且 CD19$^+$B 细胞<2%,排除其他可导致低丙种球蛋白血症的原因,并符合以下至少 1 项:①生后 5 年内表现为反复细菌感染;②血清 IgG、M 和 A 水平低于相应年龄正常值 2s 以上;③缺乏同族血凝素。

(二)XLA 的检验

确诊 XLA 必须有相应的实验室检查依据,明确免疫缺陷的性质。初筛试验有血常规、血清总免疫球蛋白及特异抗体滴度测定;进一步实验室检查有预防接种后抗体检测,B 细胞数量,BTK 基因突变和表达分析等。

1. 初筛试验

(1)血常规检验:有助于本病的辅助诊断。外周血白细胞总数可在正常范围,白细胞减少者常显示中性粒细胞减少,外周血淋巴细胞数量正常或轻度下降。

(2)免疫球蛋白检验:血清免疫球蛋白(包括 IgG、IgA、IgM 和 IgE)明显下降,总含量一般不超过 2.5g/L,IgG 低于 1.0g/L,IgM 和 IgA 缺少或极低。

(3)特异性抗体产生功能检验:当免疫缺陷患者血浆免疫球蛋白水平正常时,检测特异性抗体活性对评估体液免疫功能非常有用。通常可检测破伤风和白喉杆菌疫苗抗原、B 型流感嗜血杆菌以及伤寒杆菌疫苗等抗体水平。免疫缺陷患者由于其产生抗体能力缺失或下降,接种菌苗后常检测不出抗体或抗体效价明显下降。

(4)细胞免疫功能检验:T 淋巴细胞的数量和功能正常,用于与其他免疫缺陷疾病的鉴别。

(5)B 细胞数量检验:通过流式细胞术测定外周血或脐血中 B 细胞数量。XLA 患者外周血中成熟 B 细胞(CD19$^+$、CD20$^+$ 和膜表面 Ig)明显减少,CD19$^+$B 细胞<2%,骨髓内 B 细胞和浆细胞缺如,可见少量前 B 细胞。

2. 确诊试验　BTK 基因变异和表达水平检测是本病的确诊试验,80%~90% 的 XLA 患者依靠 BTK 基因检测确诊。目前世界范围内已报道的 BTK 基因突变有 760 多种。BTK 蛋白表达可采用流式细胞术或免疫印迹试验。

知识点 24-13　XLA 的确诊试

BTK 基因变异和表达水平检测是本病的确诊实验,80%~90% 的 XLA 患者依靠 BTK 基因检测确诊。

(郑晓群　王晓春)

小　结

遗传性疾病是由于遗传物质改变而引起的人类疾病,包括染色体异常和基因突变导致的疾病。常见染色体遗传病包括 Down 综合征、18-三体综合征和 13-三体综合征,细胞染色体核型分析是其诊断的金标准。产前筛查主要有血清学筛查和母体外周血胎儿游离 DNA 检查;遗传性代谢疾病是由于基因突变引起体内酶活性下降、细胞膜功能异常或受体缺陷,从而导致机体生化代谢紊乱,常见的有苯丙酮尿症、半乳糖血症和肝豆状核变性等，其实验室检查主要包括常规筛查和基因诊断两方面。地中海贫血实验室检查主要包括血液学筛查及基因检测两大类。α- 地贫主要为缺失突变，β- 地贫主要为点突变。红细胞镰变试验、HbS 溶解度试验、血红蛋白电泳是诊断镰状细胞贫血的主要依据之一，进一步确定亚型及携带者需通过基因诊断。根据血友病相关凝血因子活性降低程度对血友病进行诊断和分型，基因诊断可明确患者基因突变类型和家族中携带者状态；遗传性耳聋是由染色体或基因变异引起的听力障碍，对线粒体基因 m.1494C>T 和 m.1555A>G 突变的检测，可指导氨基糖苷类抗生素的使用。Leber 遗传性视神经病变发病的分子基础是与线粒体 DNA（mtDNA）突变有关，其中 90% 以上与 m.11778G>A 突变有关。X 性连锁无丙种球蛋白血症患者外周血中 CD19$^+$B 细胞<2%，*BTK* 基因变异和表达水平检测是本病的确诊实验。

学习目标与要求

　　掌握　肿瘤标志物的定义、分类；理想的肿瘤标志物的特点；肺癌、胃癌、结直肠癌、肝癌及食管癌等肿瘤常用的肿瘤标志物及其临床意义。
　　熟悉　恶性肿瘤发生的主要危险因素及分子机制。
　　了解　肿瘤标志物的使用原则及注意事项；临床常见肿瘤的标志物。

　　恶性肿瘤目前仍占人类各种死因的第一位或第二位，每年全世界约有 800 万人死于癌症。死亡前五位的是肺、胃、肝、结直肠和乳腺癌。不同国家和地区肿瘤的发病率明显不同。我国恶性肿瘤的发病男性以肺癌、胃癌、肝癌、食管癌等为常见肿瘤，女性则以乳腺癌、肺癌、结直肠癌、胃癌为高发肿瘤。

第一节　肿瘤的发生

　　肿瘤（tumor, neoplasms）是机体的细胞异常增殖形成的新生物，常表现为机体局部的异常组织肿块。肿瘤的形成是在各种致瘤因素作用下，细胞生长调控发生严重紊乱的结果。肿瘤的种类繁多，具有不同的生物学行为和临床表现，有些肿瘤生长缓慢，没有侵袭性或者侵袭性弱，不从原发部位播散到身体其他部位，对人体的危害小，医学上称为良性肿瘤（benign tumor）。有些肿瘤生长迅速，侵袭性强，可从原发部位播散到身体其他部位，对人体的危害大，医学上称为恶性肿瘤（malignant tumor）。

一、恶性肿瘤发生的危险因素

知识点 25-1　恶性肿瘤发生的主要危险因素

　　恶性肿瘤的发生是一个多因素多步骤的病理过程，是遗传背景与环境交互作用的结果。

（一）环境交互作用

　　1. 生活行为方式　吸烟是最主要的肿瘤环境危险因素，是肿瘤死亡的首要原因，这其中 80% 为肺癌。除肺癌外，吸烟还是食管癌等近十种肿瘤的确切危险因素，并与多种肿瘤相关。此外，二手烟的暴露造成青少年肺功能损害，并使成人患肺癌的风险提高 20%～30%。

　　除吸烟外，有报道认为，饮酒与口腔癌、咽喉癌等肿瘤的发病相关，长期饮酒还可导致肝硬化，继而可能与肝癌的发生相关。此外，不合理的膳食结构以及与食物有关的各种致癌因素，大约可以导致 1/3 的肿瘤发生。因此，改变不良生活习惯，戒烟控酒，多吃新鲜蔬菜、水果，少吃腌制、熏制食物，注意饮食结构，避免肥胖等可以明显降低肿瘤的发生。

　　2. 物理化学因素　目前认为凡是能引起人或动物肿瘤形成的化学物质称为化学致癌物，

研究发现,对动物有致癌作用的化学物质达 2000 多种,其中有些与人类肿瘤的形成有关。这些致癌物可分为直接致癌物、间接致癌物、促癌物三大类。直接致癌物是指化学物质进入机体后能与体内细胞直接作用,不需代谢活化就能诱导正常细胞的癌变。这类化学致癌物的致癌力较强、致癌作用迅速,如亚硝酰胺类致癌物、致癌性烷化剂等。间接致癌物是指化学物质进入机体后需经过体内氧化酶活化才具有致癌作用的化学致癌物。这类化学致癌物广泛存在于环境中,常见的包括多环芳烃类、芳香胺类、亚硝胺类等。促癌物是指单独作用于机体无致癌作用,但能促进其他致癌物诱发肿瘤形成的一类化学物质。常见的如巴豆油、苯巴比妥等。

物理因素包括各种波段的电磁波、紫外线、热辐射、机械刺激等。电离辐射是最主要的物理性致癌因素,可引起人类的多种肿瘤。此外,紫外线、慢性灼伤、机械性与外伤性刺激等物理因素也与某些肿瘤的发生有关。

3. 感染性因素　目前认为,约 1/6 的全球新发恶性肿瘤可归因于感染因素,其中幽门螺杆菌相关胃癌、乙肝病毒/丙肝病毒(HBV/HCV)相关肝癌和人类乳头瘤病毒(HPV)相关子宫颈癌占所有感染相关肿瘤的 95% 以上。感染性病因与吸烟同列为肿瘤的前两位危险因素,1/4 以上的肿瘤归因于感染性病因。

(二)遗传因素

目前认为,环境因素是肿瘤发生的始动因素,而个人的遗传特征决定肿瘤的易感性。人们已经鉴定出一些符合孟德尔遗传的高外显度的肿瘤致病基因,这些基因处于癌变通路上,其胚细胞突变携带者具有很高的患癌风险。然而,遗传性肿瘤只占极少部分,大多数常见的肿瘤是散发性的而不是家族性的。研究发现一些易感基因多态与常见的一些散发性肿瘤的发病风险密切相关。基因多态性在本质上是染色体 DNA 中核苷酸排列顺序的差异性,在人群中出现的频率不低于 1%,其中单核苷酸多态(single nucleotide polymorphisms,SNPs)是最主要的多肽形式,是决定个体之间遗传差异的重要物质基础,占所有已知多态性的 90% 以上。SNP 在人类基因组中广泛存在,平均每 500~1000 个碱基对中就有 1 个,估计其总数可达 300 万个甚至更多。大量存在的 SNP 位点,使人们有机会发现与各种疾病、包括肿瘤相关的基因组变异。有些 SNP 并不直接导致基因的表达,但由于它与某些疾病基因相邻,而成为重要的标记。

随着高通量技术的发展,全基因组关联分析(genome-wide association study,GWAS)应运而生。GWAS 可以在全基因组水平上同时研究几万到几十万甚至几百万个遗传变异并加以分析,因此,GWAS 是研究肿瘤相关基因的一项开创性研究方法,将会使遗传信息与临床表型成功对接,为肿瘤预防、诊断和治疗提供新的契机。

二、肿瘤发生的分子机制

知识点 25-2　恶性肿瘤发生的分子机制

大量研究表明肿瘤发生具有复杂的分子基础,包括原癌基因激活、肿瘤抑制基因的灭活或丢失、凋亡调节基因和 DNA 修复基因功能紊乱。遗传因素和环境致瘤因素通过影响这些基因的结构和功能导致肿瘤。

1. 原癌基因活化　原癌基因(proto-oncogene)正常时并不导致肿瘤,其编码的产物是对促进细胞生长增殖十分重要的蛋白,如生长因子。当原癌基因发生某些异常时,能使细胞发生恶性转化,这时这些基因称为细胞癌基因(cellular oncogene),原癌基因转变为细胞癌基因的过程,称为原癌基因激活。常见的激活方式有点突变、基因扩增、染色体转位等。

2. 肿瘤抑制基因功能丧失　肿瘤抑制基因(tumor suppressor gene)本身在细胞生长与增殖的调控中起重要作用。肿瘤抑制基因的两个等位基因都发生突变或丢失(纯合型丢失)的时候,其功能丧失,可导致细胞发生转化。研究显示,一些肿瘤抑制基因的功能障碍,不是因为基因结构的改变,而是由于基因的启动子过甲基化(hypermethylation)导致其表达障碍。研究得比较多的肿瘤抑制基因有 *APC* 基因、*RB* 基因、*p53* 基因、*P16* 基因、*BRCA-1* 和 *BRCA-2* 基因。

3. 凋亡调节基因功能紊乱　肿瘤的生长取决于细胞增殖与细胞死亡的比例,除了原癌基因和肿瘤抑制基因的作用外,细胞凋亡基因在某些肿瘤发生上也起重要作用。

4. DNA 修复基因功能障碍　正常细胞内 DNA 的轻微损害可通过 DNA 修复机制予以修复,这对维持基因组稳定性很重要。许多因素(如氧化剂、电离辐射、紫外线等)可以引起 DNA 损伤,DNA 还可能在复制过程中出现错误以及碱基的自发改变而出现异常。如果 DNA 修复机制有异常时,这些 DNA 损伤保留下来,就可能在肿瘤发生中起作用。

总之,各种高危致癌因素引起基因损伤,激活原癌基因,或者灭活肿瘤抑制基因,可能还累及凋亡调节基因和 DNA 修复基因,使细胞出现克隆性增殖,最后发展成为肿瘤。但到目前为止,大多数肿瘤的病因和发病机制还没有被完全研究清楚,还有待进一步发现和阐明,研究工作仍然任重而道远。

第二节　肿瘤标志物

据《中国肿瘤登记年报》显示,从发病率来看,肺癌、乳腺癌、胃癌、肝癌、食管癌、结直肠癌、宫颈癌是我国常见的恶性肿瘤。从死亡率来看,肺癌、肝癌、胃癌、食管癌、结直肠癌、乳腺癌、胰腺癌是主要的肿瘤死因。由于肿瘤早期诊断比较困难而使死亡率很高,为此我们需要进一步了解和研究肿瘤细胞的生物学特性,寻找新的 DNA、mRNA、ncRNA 及蛋白水平的肿瘤标志物,为肿瘤的早期诊断、治疗药物的选择及预后观察提供实验室依据。

一、肿瘤标志物的定义与分类

(一)肿瘤标志物的定义

知识点 25-3　肿瘤标志物的定义

肿瘤标志物(tumor marker, TM)是指示体内肿瘤的存在和消长,反映其一定生物学特性的一类生化物质。

从临床角度讲,主要指那些从血液、体液及其组织中检测到的与肿瘤相关的物质,它们可由肿瘤细胞生物合成、释放或机体自身对肿瘤细胞反应而产生,也可通过与宿主相互作用产生。从细胞水平讲,肿瘤标志物存在于细胞膜表面、胞质及细胞核中,所以细胞内外各成分均可作为肿瘤标志物。细胞膜上成分包括:膜上抗原、酶与同工酶、受体、黏附因子、糖蛋白、胞质内所分泌的癌胚抗原,肿瘤相关抗原、转运蛋白及细胞核内有关的基因等。上述物质可分泌到循环血液及其他体液或组织中,通过化学、免疫学、分子生物学、基因组学和蛋白质组学等方法和技术测定其表达水平,从而应用于临床上,是肿瘤的辅助诊断、检测肿瘤治疗的疗效和判断预后的良好指标。

(二)肿瘤标志物的分类

知识点 25-4　肿瘤标志物的分类

根据肿瘤标志物本身的性质,可分为胚胎抗原、蛋白类标志物、糖类标志物、酶类标志物、激素类及核酸类标志物等。

由于肿瘤标志物的来源和性质极其复杂,目前尚未有统一的分类方法。

1. 胚胎抗原　一般存在于胎儿血清中,而成人体内含量极少,当肿瘤发生时含量异常升高,如甲胎蛋白(AFP)是胚胎期肝脏和卵黄囊合成的一种糖蛋白,在正常成人血液循环中含量极微 <20µg/L。

2. 蛋白类标志物 细胞发生癌变的过程中通常伴随其表型或基因型的改变，导致一些与肿瘤相关的基因高表达，其相应蛋白质的合成也伴随增加，大量出现在组织和体液中，如 β_2 微球蛋白（β_2-MG）表达在大多数有核细胞表面。临床上多用于诊断淋巴增殖性疾病，如白血病、淋巴瘤及多发性骨髓瘤，其水平与肿瘤细胞数量、生长速率、预后及疾病活动性有关。

3. 糖类标志物 肿瘤细胞内糖基化过程发生变异，从而导致细胞分泌性或细胞膜上的糖蛋白或糖脂中的糖基序列发生改变，形成了一种和正常糖蛋白不同的特殊抗原，可利用单克隆抗体技术检测这些抗原，结果诞生了糖蛋白类抗原。作为新一代的肿瘤标志物，远较酶和激素类标志物敏感、特异，如癌抗原 125（CA125）存在于上皮卵巢癌组织和病人血清中，是研究最多的卵巢癌标记物，在早期筛查、诊断、治疗及预后的应用研究均有重要意义。

4. 酶类标志物 当机体某个部位发生肿瘤时，其肿瘤细胞代谢发生异常，使某些酶合成相应增加，或由于肿瘤组织压迫某些空腔而使得某些通过这些空腔排出的酶反流而进入血液，使肿瘤患者血清中酶活性异常升高，如前列腺酸性磷酸酶（PAP）增高含量可比其他组织高出 $100\sim1000$ 倍，具有免疫特异性，为前列腺组织特异性酶。

5. 激素类标志物 内分泌腺体的肿瘤会导致其激素过量分泌，并在正常情况下不产生激素的某些组织发生癌变时能产生和释放一些激素或激素样物质，如人绒毛膜促性腺激素（HCG）是由在妊娠期有胎盘滋养细胞分泌的糖蛋白，可作为胎盘肿瘤即绒毛膜上皮癌或葡萄胎的标志物。

6. 核酸标志物 肿瘤的发生是受到多因素影响的过程，而基因异常是其中的重要原因之一。另外，非编码 RNA（ncRNA）存在于绝大多数生物体中，是一类不编码蛋白质的 RNA 分子，随着基因组测序等相关技术的进步与发展，越来越多的 ncRNA 及其生物学功能被揭示出来，ncRNA 在发育、代谢和疾病等生命活动中都起着重要的作用。值得注意的是，在哺乳动物基因组中 mRNA 只占全部转录本的 2%，其余 98% 为 ncRNA，如小干扰 RNAs（siRNAs）、微小 RNAs（miRNAs）、Piwi 相互作用 RNAs（piRNAs）、长链非编码 RNA（lncRNA）等。

（1）癌基因和抑癌基因：基因异常包括原癌基因的激活和抑癌基因的失活，原癌基因是一类普遍存在于正常细胞内调控细胞增殖和分化的管家基因，当受到物理、化学或其他一些环境因素作用时可被激活，激活的方式包括碱基替换、插入、缺失或重排，导致点突变、移码突变、错译突变、终止密码突变及甲基化程度降低等。抑癌基因正常时起抑制细胞增殖和肿瘤发生的作用，但在许多肿瘤中均发现抑癌基因的两个等位基因缺失或失活，失去细胞增殖的负调节因素，从而对肿瘤细胞的转化和异常增殖起作用。

（2）微小核糖核酸标志物：微小核糖核酸（miRNA）长度约 22nt，于基因表达、细胞周期以及个体发育过程等调控领域起着超乎预料的重要的作用。miRNA 可通过调控其靶基因参与的信号通路来影响肿瘤的发生和发展，有类似于癌基因或抑癌基因的作用。研究发现，miR-451 可通过介导 Ras 相关蛋白（RAB14）的沉默，进而抑制非小细胞肺癌的侵袭转移；miR-196 可通过下调 p27（kip1）的表达，进而促进胃癌细胞的增殖；miR-224 在正常淋巴结组织中的表达高于 GCB 型及 ABC 型弥漫大 B 细胞淋巴瘤（DLBCL）组，并与 R-CHOP 方案治疗效果及患者的总生存率及无病生存率成正相关。

（3）长链非编码 RNA 标志物：长链非编码 RNA（Long non-coding RNA，lncRNA）是一类转录本长度大于 200 核苷酸的 RNA 分子，不具备编码蛋白质的能力，位于细胞核或细胞质内，与 mRNA 一样转录后经剪切、戴帽，有 polyA 尾。根据 lncRNA 在基因组上相对于编码基因的位置，可将 lncRNA 分为正义、反义、双向、内含子间、基因间 5 种类型。起初认为 lncRNA 是 RNA 聚合酶Ⅱ转录的副产物，无生物学功能，因此被认为是基因转录的"噪声"。近年来研究表明，lncRNA 在多种层面上（如表观遗传、转录调控及转录后调控等方面）调控基因的表达，且 lncRNA 的异常表达与包括肿瘤在内的多种疾病的发生发展密切相关。因此 lncRNA 在肿瘤发生发展中的作用及机制正在成为肿瘤分子生物学研究领域的新热点。研究报道：lncRNA HOTAIR 可通过绑定 PRC2 复合物介导一系列抑癌基因的 H3K27 三甲基化，从而促进乳腺癌的侵袭转移；lncRNA ANRIL 也可以通过绑定 PRC2 介导抑癌基因 *p15INK4B* 表达的沉默，进而促进细胞的增殖。

二、理想肿瘤标志物的特点与应用原则

（一）理想肿瘤标志物的特点

知识点 25-5　理想的肿瘤标志物的特点

理想的肿瘤标志物能对肿瘤进行明确的诊断，并应该具有两个特点：一是在正常人体内不表达，一旦出现肿瘤微小病灶，就可用常规方法从血液和体液中被检测出，但由于肿瘤标志物是人体生理性物质，在正常情况下有少量表达，肿瘤发生时会增加或明显增加；二是肿瘤标志物具有器官特异性，即不同类型肿瘤应能表达其相关特异性标志。

因此理想的肿瘤标志物应符合以下几个条件：①敏感性高；②特异性强；③肿瘤标志物和肿瘤转移、恶性程度有关：能协助肿瘤分期和预后判断；④肿瘤标志物浓度和肿瘤大小有关：标志半衰期短，有效治疗后很快下降，较快反映治疗后的疗效及体内肿瘤发展和变化的实际情况；⑤存在于体液中的肿瘤标志物，特别是血液中的易于检测。遗憾的是，至今所有的一百余种肿瘤标志物，只有极少数能满足上述要求。

目前临床上所应用的肿瘤标志物在特异性及敏感性方面，还没有任何一个能达到百分之百的程度。目前除 AFP 和 PSA 外，在临床上还没有发现有器官特异性较强的肿瘤标志物。另外除少数肿瘤外，某一特定肿瘤常有多个肿瘤标志物呈阳性。即使一个特定的肿瘤如肺癌，在不同发展时期、不同的肿瘤细胞类型、不同的预后，呈现阳性的肿瘤标志物可能不同，或相同的标志物但其阳性率却不同，增加了肿瘤标志物应用的复杂性。

大多数肿瘤标志物在某一组织类型的多个肿瘤中呈阳性，但阳性率不一。学术界往往把阳性率较高的一种肿瘤或一类肿瘤看成这一标志的主要应用对象，表 25-1 提示了一些肿瘤标志的相对特异性表达的器官及其主要应用范围。

表 25-1　肿瘤标志物的分类及其主要应用范围

分类	名称	相关脏器及肿瘤
胚胎抗原	甲胎蛋白	肝细胞、胚细胞（非精原细胞瘤）
	癌胚抗原	结肠、直肠、胰腺、肺、乳腺
糖类抗原	CA125	卵巢、子宫内膜
	CA15-3	乳腺、卵巢
	CA19-9	胰腺、胃肠、肝
	CA72-4	卵巢、乳腺、胃肠、结肠
酶类	前列腺特异性抗原	前列腺
	神经元特异性烯醇化酶	肺
	淀粉酶	胰腺
激素类	β-hCG	胚胎绒毛膜、睾丸（非精原细胞）
	促肾上腺皮质激素	库欣综合征
蛋白类	$β_2$ 微球蛋白	多发性骨髓瘤、B 细胞淋巴瘤、慢性淋巴细胞白血病、巨球蛋白血症
	本 - 周蛋白	游离轻链病、多发性骨髓瘤
	铁蛋白	肝、肺、乳腺、白血病
核酸类	*c-myc*	乳腺、胃、肺、急性粒细胞白血病、结肠
	K-ras	结肠、膀胱、胰腺、卵巢
	P53	肺、结肠、胃

（二）肿瘤标志物的应用原则

目前应用的肿瘤标志物敏感性和特异性较有限，对肿瘤早期阶段的阳性率低，且有些肿瘤细胞可产生多种标志物，单一的肿瘤标志物难以准确反映肿瘤的复杂性。科学且合理运用现有肿瘤标志物将有助于对肿瘤进行有效诊断、鉴别诊断、疗效观察、复发检测及其预后评价。

1. 肿瘤的辅助诊断　对慢性乙型肝炎表面抗原（HBsAg）携带者、慢性乙型肝炎和丙型肝炎患者进行 AFP 检测，结合超声检查可发现肝癌；NACB 指南提出 CA125 可与阴道超声联合作为高危女性卵巢癌早期诊断的指标。肿瘤标志物不可代替病理学和影像学检查，只可作为辅助诊断指标。

2. 肿瘤的鉴别诊断和临床分期　现已在临床上证明：当患者可能患有某脏器肿瘤后，肿瘤标志物往往能有效提供信息来帮助区分良性、恶性肿瘤及肿瘤类型，例如 CEA 和 NSE 能辅助区分消化道肿瘤是腺癌（即 CEA 阳性，NSE 阴性）或类癌（即 CEA 阴性，NSE 阳性）；血清中肿瘤标志物升高的水平与肿瘤的大小及分化程度密切相关，其定量检测有助于辅助诊断及临床分期。

3. 肿瘤的疗效检测　肿瘤标志物有助于明确手术、药物治疗或化疗是否有效。通常在成功的治疗如肿瘤完全切除和有效的化疗后，肿瘤标志物会明显下降。若下降至正常或治疗前水平的 95%，可认为治疗成功；如果手术后肿瘤标志物未如期下降，可说明手术未能成功切除肿瘤。

4. 肿瘤的复发或转移检测　动态监测血清中肿瘤标志物是监测病情的重要指标。经手术、放、化疗后，血清中肿瘤标志物下降至正常水平一段时间后，再度升高，常表示为出现转移复发，而居高不降者常提示有残存肿瘤或早期复发。如 CEA 作为结直肠癌肝转移、乳腺癌骨和肺转移的检测指标；CA125 能反映卵巢癌手术或化疗疗效，治疗后其水平减低 >50% 的患者有较好的预后。此外，非霍奇金淋巴瘤时 β2- 微球蛋白浓度、睾丸癌时 HCG 和 AFP 等的变化都有预后价值。一般建议在治疗后第 6 周进行第一次的测定，前 3 年内每 3 个月测定一次，3～5 年每 6 个月测定一次，5～15 年每年一次。如发现肿瘤标志物升高，即高于首次值的 25%，应在 2～4 周后再测定一次，连续 2 次升高者，提示肿瘤的复发或转移。

5. 精准医疗的靶标检测　个体化治疗是指在适当的治疗时间，使用适当的给药途径，对适当的患者施以适当的药物及剂量，以避免其不当治疗或有害治疗，降低药物的毒副作用。识别患者个体差异的依据主要是某些特定的分子标志物（靶标），实现对这些靶标的准确检测和评估是肿瘤个体化医疗的基础。如检测肺癌 *EGFR*、结直肠癌 *KRAS*、乳腺癌 *KIT* 等基因突变可用于指导患者相应靶向药物的应用。

6. 肿瘤标志物的联合检测　恶性肿瘤的复杂生物学特性决定了肿瘤标志物的复杂性和多样性。一种肿瘤可产生多种肿瘤标志物，不同或同种肿瘤的不同组织类型也可有相同的肿瘤标志物，不同肿瘤患者体内肿瘤标志物的质和量变化也较大。肿瘤标志物联合检测可能提高其临床诊断敏感性，但前提是单个标志物在肿瘤诊断中具有较好的特异性和敏感性。某些肿瘤标志物的联合检测仅对特定肿瘤有意义，如 AFP、HCG 和乳酸脱氢酶能作为睾丸癌诊断、疾病分期、预后、复发和治疗检测联合指标；HE4 和 CA125 联合应用（即 ROMA 值）可更好地区分卵巢良、恶性疾病。现有大多数肿瘤标志物特异性不高，基因上只能用于肿瘤的疗效观察及治疗和复发检测。

（三）肿瘤标志物应用的注意事项

在临床的诊断实践过程中还没有发现理想的肿瘤标志物，因此如何科学地、正确地应用肿瘤标志物是临床工作者的重要课题。在临床工作中，肿瘤标志物应用的注意事项有：

1. 肿瘤标志物的局限性　肿瘤标志物虽对肿瘤的早期诊断具有重要意义，但它仍有一定的局限性。如它的敏感性和特异性还尚不能完全满足临床需求,存在一些假阳性和假阴性的可能,因此,不建议将肿瘤标志物的检测作为常规体检以及普查项目,但可针对性的对高危人群和高发地区进行筛查。

2. 建议组合应用 鉴于目前单个肿瘤标志物无法满足诊断肿瘤的需求,同时尚未有理想的对某一肿瘤灵敏特异的联合应用模式,因此,在选择肿瘤标志物的组合时需要经过科学分析,先选择对决策有重要指导意义的标志物,再选择对诊断治疗有帮助的其他肿瘤标志物,既不增加患者的经济负担,又能为肿瘤的早期诊断、疗效监测以及预后评估提供准备的数据。

3. 完善质量保证体系 检测肿瘤标志物要有完善的质量保证体系,而完善的质量保证体系分为分析前、分析中和分析后三个阶段:分析前质控包括指标本采集过程中会影响肿瘤标志物测定的因素如抗凝剂、药物及溶血等,一些肿瘤标志物随年龄增长而升高如 CEA、AFP、PSA 等,肿瘤标志物检测尽量在患者做其他的治疗和检查前采血。分析中质控是指要选择国内外公认的方法和仪器,建立室内质控体系,积极参加室间质评,以保证结果的准确性。分析后质控则指有异常结果需及时与临床沟通,结合病情对整个测定过程进行分析,确认无误后发出报告。

第三节 肿瘤标志物检验

近年来随着对肿瘤标志物应用的深入研究以及多种新型肿瘤标志物的出现,其临床应用价值显得越来越重要。合理应用肿瘤标志物,将促进肿瘤的早期诊断、鉴别诊断、疗效观察、复发检测及其预后评价。

一、肺 癌

肺癌是发病率和死亡率均居于首位的恶性肿瘤,分为非小细胞肺癌(non-small cell lung cancer, NSCLC)和小细胞肺癌(small cell lung cancer, SCLC)两大组织学类型。前者约占肺癌总数的 80%,包括腺癌、鳞状细胞癌、大细胞癌。目前欧洲肿瘤标志物组织(EGTM)和美国临床生物化学学会(NACB)推荐的常用肺癌血清学肿瘤标志物(表 25-2)包括神经元特异性烯醇化酶(neuron specific enolase, NSE)、胃泌素释放肽前体(pro-gastrin-releasing peptide, ProGRP)、CEA、CYFRA21-1、鳞状细胞癌抗原(squamous cell carcinoma antigen, SCCA)等。

知识点 25-6 肺癌常用的肿瘤标志物和其临床意义

表 25-2 EGTM/NACB 指南肺癌标志物

标志物	应用	EGTM	NACB
NSE（对小细胞肺癌）	鉴别诊断	YES	YES
	疗效观察	YES	YES
	复发检查	YES	YES
CYFRA21-1（对非小细胞肺癌）	鉴别诊断	YES	YES
	疗效观察	YES	YES
	复发检查	YES	YES
	预后	NO	YES
CEA（对肺腺癌）	鉴别诊断	YES	YES
	疗效观察	YES	YES
	复发检查	YES	YES

标志物	应用	EGTM	NACB
ProGRP（对小细胞肺癌）	鉴别诊断	NO	YES
	疗效观察	NO	YES
	复发检查	NO	YES
SCCA（对肺鳞癌）	鉴别诊断	YES	YES
	疗效观察	YES	YES

1. 神经元特异性烯醇化酶　根据 α，β，γ 三个亚基的不同组合方式，烯醇化酶可分为 αα，ββ，γγ，αβ 和 αγ 五种二聚体同工酶。其中由 γγ 亚基组成的同工酶为神经元和神经内分泌细胞所特有，故命名为神经元特异性烯醇化酶。NSE 是一种酸性蛋白酶，参与糖酵解，主要作用是催化 2 磷酸甘油变成烯醇式磷酸丙酮酸。肿瘤组织中糖酵解作用强，细胞增殖周期循环快，细胞内的 NSE 释放增多，导致 NSE 在血清水平升高。健康成人血清 NSE 浓度 <15μg/L。研究发现 SCLC 是一种能分泌 NSE 的神经内分泌肿瘤，目前 NSE 被公认为 SCLC 的最有价值的肿瘤标志物之一，它对 SCLC 的敏感性为 40%～70%，特异性可达 65%～80%，而对非小细胞肺癌的检出阳性率 <20%。因此，NSE 被广泛用于小细胞肺癌的辅助诊断、疗效监测以及与非小细胞肺癌的鉴别诊断。

2. 胃泌素释放肽前体　胃泌素释放肽（GRP）是 1978 年从猪的胃组织中分离出的一种具有促胃泌素分泌作用的胃肠激素，胃泌素释放肽前体（ProGRP）是 GRP 相对稳定的前体，广泛分布于胃肠道、肺和神经细胞。健康成人血清 ProGRP 浓度 <50pg/ml。有研究表明，ProGRP、NSE 在 SCLC 的检出阳性率分别是 73%、64%，ProGRP 和 NSE 联合应用时检出阳性率可达 88%。此外，它不仅可用于 SCLC 的早期诊断，还有助于判断疗效及肿瘤复发监测。

3. 癌胚抗原（CEA）　是一种广谱肿瘤标志物，其对肺腺癌和大细胞肺癌敏感，阳性检出率可达 70%，明显高于肺鳞癌；同时在非小细胞肺癌中也明显高于小细胞肺癌，并且血清 CEA 水平与肿瘤 TNM 分期成正相关。

4. 细胞白蛋白 19 片段（CYFRA211）　是角蛋白 CK19 的可溶性片段，健康成人血清 CYFRA21-1 浓度 <3.3μg/L，肿瘤发生时因细胞溶解被破坏而大量释放入血。CYFRA21-1 是一种对 NSCLC 最敏感的肿瘤标志物，尤其是肺鳞癌。CYFRA21-1 对肺鳞癌的敏感性达 70% 以上，远远高于 CEA，因此对 NSCLC 的早期诊断、疗效监测和预后均有重要价值。

5. 鳞状上皮细胞癌抗原　SCCA 属于肿瘤相关抗原 TA-4 的亚段，存在于宫颈、头、颈、食管、肺和皮肤等部位的肿瘤中。健康成人血清 SCC 浓度 <1.5μg/L。SCCA 是肺鳞癌较特异的标志物，肺鳞癌患者中 SCCA 阳性率为 40%～55%，而在其他类型的肺癌中阳性率极低。尽管 SCCA 的敏感性要低于肺癌的其他标志物，但特异性比较高。患者接受根治性手术后，SCCA 将在 72 小时内转阴，而接受姑息性切除或探查术后 SCCA 仍高于正常值；术后肿瘤复发或转移时，SCCA 在临床表现出现之前即可再次升高；无转移或复发时，会持续稳定在正常水平。

6. 其他分子标志物　随着精准医学的推动，肺癌的分子靶向治疗取得了突破性进展，以吉非替尼和埃罗替尼为代表的一代酪氨酸激酶抑制剂（tyrosine kinase inhibitor，TKI）广泛应用于在我国临床治疗中。该类药物以表皮生长因子受体（EGFR）为靶点，对 *EGFR* 突变的非小细胞肺癌患者能够显著延长 10 个月左右的生存时间。*EGFR* 基因突变检测已经成为临床肺癌治疗不可或缺的一部分。

二、消化系统肿瘤

（一）胃癌

胃癌是全球常见的恶性肿瘤，我国尤其高发。根据组织结构可分为：①腺癌（包括乳头状腺癌、管状腺癌、黏液腺癌）；②未分化癌；③黏液癌（即印戒细胞癌）；④特殊类型癌（腺鳞癌、鳞状细胞癌、类癌等）。CA72-4、CA19-9是目前临床上常用的胃癌血清检测标志物，但二者敏感性均较低。而胃蛋白酶原（pepsinogen，PG）可较好地反映胃黏膜的病变情况，能够辅助胃癌的早期诊断，在临床上得到了广泛运用。

知识点25-7　胃癌常用的肿瘤标志物与其临床意义

1. 糖类抗原CA72-4　是由2种单克隆抗体（CC49和B72.3）所识别的一种黏蛋白样肿瘤相关糖蛋白。健康成人血清中CA72-4浓度<6kU/L。CA72-4在胃癌检测中敏感性为48%，特异性为95%～100%。其对胃癌的特异性较高，是目前临床上胃癌辅助诊断较好的标志物。此外，CA72-4是一种较好的评价胃癌进程和治疗效果的指标，如果肿瘤完全切除，CA72-4可降至正常。

2. 糖类抗原CA19-9　是与黏蛋白相似的一种单唾液酸神经节糖苷脂，存在于胎儿胃、肠道和胰腺上皮细胞中，在成人肝脏、肺和胰腺组织中含量很低，健康成人血清CA19-9浓度<37kU/L。它是一种与胰腺癌、胆囊癌、结肠癌和胃癌相关的肿瘤标志物，又称胃肠癌相关抗原。CA19-9可用于胃癌患者转移复发监测，若术后2～4周仍未降至正常，则提示手术失败；若术后降低后又升高，则提示复发。

3. 胃蛋白酶原　是由胃黏膜分泌的胃蛋白酶前体，主要由胃主细胞及颈黏液细胞合成，可分为两个亚群：PGⅠ和PGⅡ。PGⅠ含量与PGⅠ/PGⅡ比值能够反映胃黏膜萎缩的范围及严重程度。胃癌患者PGⅠ含量及PGⅠ/PGⅡ比值均明显降低，可作为胃癌诊断的一个辅助指标。当PGⅠ≤70ng/ml和PGⅠ/PGⅡ≤3.0时，检测胃癌的敏感性为84.6%，特异性为67.2%。

（二）结直肠癌

知识点25-8　结直癌常用的肿瘤标志物与其临床意义

结直肠癌是指肠黏膜上皮在环境和遗传等因素共同作用下发生的恶性病变，预后不良，死亡率高，是最常见的消化道恶性肿瘤之一。目前没有发现具有结直肠癌特异性的肿瘤标志物，与结直肠癌相关的肿瘤标志物主要包括CEA、CA24-2、CA72-4、CA19-9等。

1. 癌胚抗原　在结直肠癌早期无症状患者中检出率低，故不用于结直肠癌的筛查。CEA升高常见于结直肠癌中晚期，可用于肿瘤的疗效判断，预后及复发与转移监测等。肿瘤治疗有效，CEA水平下降。若CEA水平较为缓慢地升高，常提示局限性复发；若CEA水平快速升高则往往提示远处转移。Ⅱ期或Ⅲ期的结直肠癌患者接受手术治疗或转移灶的全身治疗后，应术后每3或6个月进行CEA检测，持续2年，如果出现CEA水平异常，则考虑远端转移的可能。CEA与CA19-9、CA24-2联合检测，可提高检出的阳性率，其中以CEA和CA242组合较好。

2. 糖类抗原CA24-2　是一种唾液酸化的鞘糖脂抗原，和CA50、CA19-9共同表达于同一黏蛋白抗原上，具有不同于CA50、CA19-9的化学结构和抗原性，正常参考范围<20U/ml。CA24-2常作为直肠癌的诊断标志物，55%～85%的直肠癌患者可出现CA24-2水平的升高。此外，CA24-2可联合CEA用于结直肠癌患者的治疗监测。

（三）肝癌

知识点25-9　肝癌常用的肿瘤标志物和其临床意义

我国每年约15万人死于肝癌，占全世界肝癌死亡数的45%。肝癌可分为原发性肝癌、肝细胞癌、胆管细胞癌、转移性肝癌和继发性肝癌五类。与肝癌相关的肿瘤标志物主要包括甲胎蛋白（AFP）、α-L-岩藻糖苷酶（AFU）、脱-γ-羟基凝血酶原（DCP）、糖链抗原 50（CA-50）、γ-谷氨酰转换酶（γ-GT）及其同工酶和谷胱甘肽 s-转移酶（GSTs）等。

1. 甲胎蛋白（α-fetoprotein，AFP） 是在胎儿期主要由胎儿肝脏和卵黄囊合成的一种血清糖蛋白，在肝癌患者临床症状出现之前的 8 个月就开始升高，故可用于肝癌高危人群的筛查。AFP 是诊断原发性肝癌的最佳标志物，其诊断阳性率可达 67.8%～74.4%。血清 AFP>20ng/ml 且持续增加者，应进一步检查。血清 AFP>400ng/ml 持续 4 周以上，或 AFP>200ng/ml 持续 8 周以上，或 AFP 由低浓度持续升高不降，结合影像学检查，可作为原发性肝癌的诊断依据。此外，AFP 可用于肝癌的鉴别诊断。急性肝炎、肝硬化患者 AFP 含量有低水平的增高，但一般小于 300ng/ml；病情好转后，急性肝炎患者 AFP 含量下降或正常，肝硬化患者可呈下降或持续低水平，而肝癌患者则有上升趋势。AFP 水平的动态变化还与肝癌患者病情相关，手术切除后 2 个月 AFP 应降至正常，不降低或降而复升提示手术效果欠佳或复发；同时还可作为预后评价指标，AFP 浓度升高常提示预后不良。

2. α-L-岩藻糖苷酶（α-L-fucosidase，AFU） 是一种广泛存在于人和动物各种细胞、组织、体液中的溶酶体酸性水解酶，可作为原发性肝癌的诊断指标。AFU 诊断原发性肝癌的敏感性可达 80.9%，特异性可达 88.3%。AFU 与 AFP 联合检查，阳性率在 93.1% 以上。对于 AFP 阴性的原发性肝癌，AFU 阳性率可达 76.0%。AFU 动态变化还与疗效观察和术后监测有关，术后降低，复发时又增高。

3. 异常凝血酶原（des-γ-carboxy prothrombin，DCP） 又称 PIVKA Ⅱ，是一种缺乏凝血活性的异常凝血酶原，可用于肝硬化和肝细胞癌的鉴别诊断，其敏感性和特异性均高于 AFP。DCP 联合 AFP 能显著提高肝癌尤其是小细胞肝癌患者诊断的敏感性。DCP 与肿瘤的大小及分级相关，可用于肝癌患者的预后。

（四）食管癌

知识点 25-10　食管癌常用的肿瘤标志物和其临床意义

我国是食管癌高发地区，全世界每年约有 30 万人死于食管癌，而我国每年平均病死约 15 万人。约 90% 的食管癌为鳞状细胞癌，少数为腺癌。目前临床常用的血清学食管癌标志物主要包括 SCCA、CYFRA21-1、CEA、CA19-9 及 CA72-4 等，但敏感性和特异性还不够满意，主要用于辅助诊断。

1. 鳞状细胞癌抗原 SCCA 抗原可用于食管癌的辅助诊断，其阳性率为 30%（Ⅰ期）～89%（Ⅲ期）。SCCA 抗原特异性较高，敏感性较低，食管癌早期阳性率低，故不适用于早期诊断和筛查。SCCA 抗原还可用于食管癌的治疗和复发监测，SCCA 在血液中的生物半衰期仅数分钟，一旦根治性肿瘤切除后，术前异常升高的 SCCA 可在 72 小时内迅速降至正常。而在姑息性切除后，SCCA 水平可暂时下降，但多数仍高于正常。化疗或放疗治疗有效时，SCCA 抗原水平降低；肿瘤恶化或复发时，SCCA 抗原水平再次升高。

2. 细胞白蛋白 19 片段 CYFRA21-1 与 SCCA 联合测定可提高检测的敏感性，联合测定对所有食管癌分期检测的敏感性为 64%，对晚期食管癌（T3 或 M1）检测敏感性为 89%。血清 CYFRA21-1 检测对于食管癌的预后以及术后疗效监测有一定的辅助价值。患者手术后，血清 CYFRA21-1 含量降低；一旦发生疾病进展，CYFRA21-1 水平再次升高。

（五）胰腺癌

胰腺癌是一种恶性程度高、生长迅速、转移率高的消化道肿瘤，常被称为"癌症之王"，占恶性肿瘤病死率的第 4 位。国内外研究表明，大约 60% 的胰腺癌患者在确诊时已发生远处转移，5 年生存率仅有 5% 左右。临床上常用于胰腺癌检测的相关肿瘤标志物有 CA19-9、CEA、CA50 和 CA242 等。

1. 糖类抗原 19-9 对胰腺癌的检测敏感性高达 90%，但其他消化道肿瘤及胆胰良性疾病也会造成 CA19-9 升高,因此 CA19-9 一般不建议用于胰腺癌的早期诊断。在胰腺癌治疗过程中,术前 CA19-9 对判断肿瘤的预后有一定的意义,一般术前 CA19-9 低,患者预后较好。治疗后 CA19-9 下降的患者,生存期较长。若术后随诊发现 CA19-9 再次持续升高,提示胰腺癌复发的可能。

2. 癌胚抗原 90% 左右胰腺癌患者的 CEA 值均有升高的表现,但其特异性欠佳。其他肿瘤(结直肠癌、胃癌、肺癌等)发生过程中,CEA 也可升高。若患者 CEA 值 >10ng/ml,伴有影像学胰腺异常,则胰腺癌的可能性较大。

3. 糖类抗原 CA50 是一种以唾液酸酯和唾液酸糖蛋白为主的糖脂抗原。当细胞发生恶变时,糖基转化酶失活,CA50 的结构和抗原性质均发生变化,反映肿瘤的发生。目前,CA50 主要用于胰腺癌、结直肠癌和胃癌的辅助诊断和监测肿瘤的进展,是一种非特异性的广谱肿瘤标志物。

4. 糖类抗原 CA242 临床上主要用于消化道肿瘤的辅助诊断,以胰腺癌升高最为明显。不同肿瘤中 CA242 的阳性检出率分别是:胰腺癌 68%~79%、结肠癌 55%~85%、胃癌 44%。CA242 与 CA19-9、CA50 联合检测,可以提高胰腺癌的早期诊断及鉴别诊断水平。此外,血清中 CA242 升高可以在临床诊断复发前 10 周提示胰腺癌的复发。

三、生殖性腺系统相关肿瘤

(一)前列腺癌

前列腺癌(prostatic cancer)是源自前列腺上皮的恶性肿瘤,多发生在 50 岁以后,发病率随年龄增长逐步提高,发病率最高在北美和西欧,最高可达 150/10 万男性人口,仅次于肺癌居第二位,亚洲地区发病率则较低,但近年呈逐渐上升趋势。前列腺癌的诊断主要依靠直肠指检、经直肠超声检查、CT 和 MRI 检查、核素全身骨扫描、血清前列腺特异性抗原(prostate-specific antigen,PSA)检测等手段,确诊则需要通过前列腺穿刺活检等获得病理学依据。

1. 前列腺特异性抗原(PSA) 由 237 个氨基酸残基组成,分子量 33kD,属于人腺体激肽释放酶基因家族成员。PSA 主要由前列腺上皮细胞合成,大量存在于精液中,血清内 PSA 含量极微,当前列腺发生癌变时,前列腺和淋巴系统间组织屏障被破坏,前列腺内容物进入血液循环,使血中 PSA 升高,但前列腺增生、前列腺炎也能引起血清 PSA 轻度升高。

2. 游离前列腺特异性抗原/总前列腺特异性抗原 在血清中 PSA 以两种生化形式存在,一部分(5%~40%)是以低分子量(33kD)的游离 PSA(fPSA)形式存在;大部分(60%~90%)是以 fPSA 和 α1- 抗糜蛋白酶、α-2- 巨球蛋白等结合的形式存在,称复合 PSA(cPSA)。临床上测定的总 PSA(tPSA),包括血清中 fPSA 和 cPSA。我国健康男性血清总 PSA≤4.0ng/ml,当血清总 PSA 为 4~10ng/ml 时,前列腺癌穿刺阳性率为 15.9%。所以在血清 PSA 为 4~10ng/ml 时即为前列腺癌判定的灰区,在这一灰区内应同时检测游离 PSA(free PSA,fPSA)总 PSA(total PSA,tPSA)作为常规同时检测。fPSA/tPSA<0.1,则该患者发生前列腺癌的可能性高达 56%;相反,如 fPSA/tPSA>0.25,发生前列腺癌的可能性只有 8%。

3. 前列腺酸性磷酸酶(prostatic acid phosphatase,PAP) 是一种前列腺外分泌物中能水解磷酸酯的糖蛋白。在前列腺癌时,血清中 PAP 水平明显升高,且其升高程度与前列腺癌的病情基本呈平行关系。PAP 对前列腺癌的早期诊断意义不大,但对监测前列腺癌的治疗效果、有无复发、转移及预后则有重要意义。

(二)卵巢恶性肿瘤

卵巢恶性肿瘤是全身各脏器肿瘤病理类型最多的肿瘤,是女性生殖器常见三大恶性肿瘤之一。卵巢位于盆腔深部,早期病变不易发现,一旦出现症状多属晚期,其死亡率高,占

笔记

妇科肿瘤的 47%。卵巢恶性肿瘤常无特异性症状,常于体检时发现。可通过超声检查、腹部平片、CT 检查腹腔镜检查,细胞学检查和肿瘤标志物检查等进行诊断。目前尚无任何一种肿瘤标志物为某一独特肿瘤专有,各种卵巢肿瘤可具有相对较特殊标志物,可用于辅助诊断及病情监测。

1. 糖类抗原 CA125 目前用于诊断卵巢癌的主要肿瘤标记物是 CA125,在临床症状明显的卵巢癌患者中,85% 以上会有血清 CA125 的升高(>35U/ml),在 FIGO Ⅱ~Ⅳ 期的卵巢癌患者中 90% 以上会有血清 CA125 的升高并且与分期成相关性,90% 以上的晚期卵巢癌患者 CA125 水平的消长与病情缓解或恶化相一致,尤其对浆液性腺癌更有特异性。但是在早期卵巢癌 CA125 升高仅占 50%。如果将血清 CA125 作为初筛手段,一部分早期患者势必会漏诊,对于早期卵巢癌诊断敏感性较低一直是制约 CA125 作为一线筛查手段主要的因素。

2. 人附睾蛋白 4(HE4) 是一种新的卵巢癌肿瘤标志物。正常生理情况下,HE4 在人体中有非常低水平的表达,但在卵巢癌组织和患者血清中均高度表达,可用于卵巢癌的早期检测、鉴别诊断、治疗监测及预后评估。88% 的卵巢癌患者都会出现 HE4 升高的现象。与 CA125 相比,HE4 的敏感性更高、特异性更强,尤其是在疾病初期无症状表现的阶段。疾病早期 HE4 诊断的敏感性是 82.7%,而 CA125 却仅有 45.9%。与 CA125 仅 20% 的特异性相比,HE4 的特异性高达 99%。HE4 与 CA125 两者联合应用,诊断卵巢癌的敏感性可增加到 92%,并将假阴性结果减少 30%,大大增加了卵巢癌诊断的准确性。

3. 其他肿瘤标志物 CA199 和 CEA 在卵巢上皮癌患者中也会升高,尤其对卵巢黏液性癌的诊断价值较高;HCG 对于原发性卵巢绒癌有特异性。

(三)乳腺癌

乳腺癌(breast cancer)是发生在乳腺腺上皮组织的恶性肿瘤,其发病率呈逐年上升趋势,是女性最常见的恶性肿瘤之一。据统计,乳腺癌在全球女性中的发病率和死亡率均列第一位,已经对女性的身心健康造成巨大威胁。乳腺癌的病因尚不清楚,月经初潮年龄早、绝经年龄晚、不孕及初次足月产的年龄与乳腺癌的发病均有关;家族遗传因素、环境因素及生活方式与乳腺癌的发病也有一定的关系。乳腺癌的诊断方法主要有影像学检查如钼靶摄片、CT 检查、MRI 检查等,细针穿刺活检和组织病理学检查是确诊乳腺癌的最重要方法,血清肿瘤标志物等实验室检查是辅助诊断乳腺癌的常用方法。目前临床上较广泛应用于乳腺癌的血清肿瘤标志物有 CEA 和 CA15-3。

1. 癌胚抗原 的正常参考值为小于 3.4ng/ml,乳腺癌患者手术前血清 CEA 水平明显高于正常值,一般大于 25ng/ml,手术后 CEA 水平降至正常范围内,而对术后有转移复发者 CEA 水平又会升高,可见血清 CEA 对乳腺癌的早期诊断、预后判断、疗效观察和监测有无转移和复发具有重要意义。但其特异性较差,需与其他肿瘤标志物联合检测。

2. 糖类抗原 CA15-3 是目前检测乳腺癌较敏感的肿瘤标志物,30%~50% 的乳腺癌患者该指标会明显升高,同时也是监测乳腺癌术后疗效的最佳指标,当其值大于 100U/ml 时,可认为患者有转移复发的迹象,并且 CA15-3 的含量与肿瘤大小和淋巴结受累相关。多数学者认为 CA15-3 和 CEA 的水平与癌症阶段相关,联合检测 CEA 和 CA15-3 可以提高诊断的敏感性和特异性。

(四)子宫颈癌

宫颈癌(cervical cancer)是最常见的妇科恶性肿瘤。原位癌高发年龄为 30~35 岁,浸润癌为 50~55 岁。危险因素包括早期性关系,早孕和高危型人乳头状瘤病毒感染等。近 40 年由于子宫颈细胞学筛查的普遍应用,使宫颈癌和癌前病变得以早期发现和治疗,宫颈癌的发病率和死亡率已有明显下降。宫颈癌最常见的组织学类型是鳞状细胞癌(90%),其次是腺癌、腺鳞癌。不同组织学类型使用不同肿瘤标志物，SCCA 是鳞状细胞癌的肿瘤标志物，腺癌和混合型癌没有特定的肿瘤标志物，常用的肿瘤标志物有 CA125。

1. 鳞状细胞癌抗原（SCCA） 是肿瘤相关抗原 TA-4 的亚单位，是鳞癌一种较好的标志物，特异度高，但敏感度低。血清 SCCA 水平升高常见于宫颈癌患者。血清 SCCA 水平与临床分期有关，SCCA 检测阳性率，Ⅰ期 38%、Ⅱ期 55.5%、Ⅲ期 82.8%、Ⅳ期 83.3%。治疗前 SCCA 增高的程度与肿瘤大小、宫颈浸润程度、有无淋巴结转移有关。野泽志明郎等报道，宫颈癌对宫旁结缔组织和阴道的浸润几率，血清 SCCA > 2.5μg/L 者高于 < 2.5μg/L 者 3 倍多。临床进展期Ⅰ期鳞状上皮癌的 SCCA 值 > 4.0μg/L 者，伴有盆腔淋巴结转移的危险性很高。SCCA 水平与宫颈癌的病理类型及肿瘤的分化程度相关。血清 SCCA 水平升高在宫颈鳞状上皮癌的临床敏感度为 45%～83%，宫颈腺鳞癌为 56%，宫颈腺癌的临床敏感度为 0～23%。高、中、低分化肿瘤血清 SCCA 阳性率分别为 84.0%、63.1%、50%。检测 SCCA 可用来监测治疗效果。SCCA 水平上升或持续不降，说明治疗失败，SCCA 水平下降则表明部分或安全缓解，SCCA 水平正常并不预示肿瘤完全去除。SCCA 联合 CEA 可提早发现复发。

2. 糖类抗原 CA125 是含有 5797 个碱基的跨膜糖蛋白。宫颈癌患者血浆中 CA125 可升高。CA125 在宫颈鳞癌阳性率很低。即使Ⅲ、Ⅳ期其阳性率也仅为 33%，而在宫颈腺癌及腺鳞癌 CA125 的阳性率明显升高，Ⅱ期即可超过 40%。因此 CA125 是筛选宫颈腺癌及宫颈腺鳞癌的首选方法。CA125 与其他标志物一样，随着其浓度的升高常表明患者病情的恶化。

四、其他肿瘤

（一）甲状腺癌

中国是甲状腺结节的高发地区，患病率可高达 18.6%，其中 5%～15% 的甲状腺结节可发展为甲状腺癌。根据病理类型，甲状腺癌可分为甲状腺分化癌、髓样甲状腺癌和未分化型甲状腺癌。甲状腺分化癌约占 90%～95%，包括乳头状甲状腺癌（85%）、滤泡状甲状腺癌（10%）和 Hurthle 细胞癌等。目前已发现不少与甲状腺癌发生、发展、转归相关的肿瘤标志物，如甲状腺球蛋白（thyroglobulin, Tg）、降钙素（calcitonin, CT）、半乳糖凝集素 -3、细胞角蛋白 -19、血管内皮生长因子、人骨髓内皮细胞标记物等。

1. 血清甲状腺球蛋白 甲状腺球蛋白（Tg）是甲状腺分化癌的肿瘤标志物，尤其对滤泡状甲状腺癌敏感，可作为一个辅助诊断指标。正常血清 Tg < 60ng/ml。2/3 的甲状腺分化癌患者术前可检测到 Tg 水平的升高。然而，一些良性疾病如亚急性甲状腺炎、中毒性腺瘤和毒性弥漫性甲状腺肿等也可出现 Tg 的升高，因而 Tg 尚不能用于甲状腺癌的鉴别诊断。此外，如果患者肿瘤完全切除，则 Tg 快速转阴（半衰期 2～4 天）。若 Tg 水平持续升高，则表明肿瘤复发或转移的可能。因此，Tg 是甲状腺分化癌患者术后评估和监测的重要指标。

2. 降钙素（CT） 是甲状腺滤泡旁细胞（C 细胞）分泌的一种单链多肽激素，与甲状旁腺分泌的甲状旁腺素起拮抗作用，能够降低血清钙的浓度，其分泌受到血清钙浓度及胃泌素的调节。正常血清 CT < 100ng/L。作为一种神经内分泌肿瘤，甲状腺髓样癌与 CT 有着密切的联系。目前认为，CT 是甲状腺髓样癌的特异性肿瘤标志物，具有临床诊断意义。80%～90% 的甲状腺髓样癌患者 CT 水平呈高分泌状态，而未分化甲状腺癌则不存在。然而，必须注意 CT 也可在神经内分泌疾病和肺癌（主要是鳞状细胞癌和小细胞癌）、胃癌、肾癌、乳腺癌中高表达。因而，对于基础或刺激后血清 CT > 100ng/L 的患者，应考虑为疑似甲状腺髓样癌，需进一步评估和治疗。此外，连续检测 CT 水平可用于监测临床是否有复发或者转移，对持续性高 CT 患者应密切随访观察。

笔记

（二）鼻咽癌

鼻咽癌是鼻咽部上皮组织发生的恶性肿瘤，可见于世界各地，但以我国广东、广西、福建等省区，尤其是珠江三角洲和西江流域发病率最高，有明显的地域性。男性患者多于女性，发病年龄多在 40～50 岁。鼻咽癌的病因尚不十分清楚，可能的相关因素有 EB 病毒感染、遗传因素、环境化学致癌因素等。其实验室诊断主要依赖于 EB 病毒的检测，目前常用的指标有 EB 病毒壳抗原抗体 A（VCA-IgA）、EB 病毒早期抗原免疫球蛋白 A（EA-IgA）、EB 病毒特异性 DNA 酶单抗（EDAb）等。

1. EB 病毒壳抗原抗体 A　EB 病毒为脱氧核糖核酸病毒，当机体感染后会产生 EB 病毒壳抗原抗体 A（VCA-IgA）。血清中 VCA-IgA 对鼻咽癌诊断有较高特异性，阳性符合率达 93%，并且其滴度随着病情的进展和肿瘤转移范围的扩大而增加，经过放疗后病情好转患者血清 VCA-IgA 滴度下降，而肿瘤复发时 VCA-IgA 滴度再次上升，因此 VCA-IgA 可作为鼻咽癌的诊断、治疗及预后判断的指标。

2. EB 病毒早期抗体（EA-IgA）　相对 VCA-IgA 对鼻咽癌的诊断更具有特异性。VCA-IgA、EA-IgA 两项中任何一个或两者都阳性，或其中一个持续升高均视为高危人群，应及早行鼻咽光纤镜检查，并取活检。

（三）肾癌

肾癌亦称肾细胞癌，是泌尿生殖系统最常见的恶性肿瘤之一，起源于肾小管上皮细胞。肾癌有三种基本细胞类型：透明细胞、颗粒细胞和梭形细胞，其中以透明细胞最为常见。肾癌的确切病因尚不清楚，目前发现与肾癌发病相关的因素有遗传、吸烟及肥胖等。肾癌的发病率约占全身恶性肿瘤的 3%。近年来由于平均寿命延长和医学影像学的发展，全世界肾癌的发病率呈明显增高的趋势，发达国家发病率高于发展中国家，男性多于女性，男女比例约为 2∶1。用于肾癌诊断的传统肿瘤标志物较少，近年来对肾癌分子标记的研究较深入，鉴定并克隆出特异的肾癌分子标记，可以为临床提供早期的诊断指标和新的治疗方案，具有重要意义。

1. DNA 倍体　是肾癌的一个稳定的肿瘤标记，二倍体肿瘤大都是低度恶性肿瘤，高分期的肾癌均为非整倍体，DNA 倍体分析对肾癌预后监测有着重要的临床价值，但由于缺乏特异性，需要与标志物联合检测。

2. 肾癌相关抗原 G250-MN/CA IX　用 G250 单克隆抗体进行免疫组织化学染色，显示所有的肾透明细胞癌和大多数其他类型肾细胞癌的癌细胞中几乎都可以发现 G250 的表达，而正常肾脏中很少或根本不表达。可应用增强的 RT-PCR 技术，检测肾细胞癌患者外周血中 G250 mRNA 的表达情况，从而辅助诊断肾癌的发生。

（四）膀胱癌

膀胱癌是男性最常见的肿瘤之一。发病率随年龄增长而增加，也与高度暴露于工业环境（橡胶、染料、铁和钢铁工业等）、吸烟和血吸虫慢性感染有关。是美国男性致死率排名第四的癌症，每年死亡约 50 000 人。一些肿瘤标志物如 NMP-22，BTA 可用于膀胱癌的诊断与治疗检测。NMP-22，BTA 建议在尿液中进行检测。

1. 尿液核基质蛋白 22　核基质蛋白 22（NMP22）是一种核基质蛋白，为核有丝分裂装置蛋白（nuclear mitotic apparatus protein，NuMAP）的一个亚单位。NuMAP 与有丝分裂期间纺锤体的形成有关，多分布于细胞有丝分裂较为活跃的组织，如上皮细胞，尤其尿路上皮细胞。细胞发生恶变时，核内遗传物质在有丝分裂末期分配极度异常，NuMAP 合成激增。因此，在某些特殊情况下，尿中 NMP22 也可升高。NMP22 在细胞死亡后被释放出来，以可溶性的复合物的形式存在于人的尿中。NMP-22 在尿液中的浓度与肿瘤所处的阶段、分化水平和肿瘤大小有关，尿道感染是肿瘤标志物假阳性的主要原因。尽管存在上述缺陷，一些学者仍建议使用 NMP-22 替代细胞学检查，NMP-22 的敏感性较高但特异性较低。

2. 膀胱癌抗原（BTA） 是补体因子 H 相关的蛋白，两者在合成、结构和功能上相似。已发现 BTA 可由不同的膀胱癌细胞产生，有助于肿瘤细胞在体内逃逸免疫系统的攻击。因此 BTA 能够提供关于细胞表达的有用信息。使用杂交技术发现巨噬细胞和癌细胞能够表达 BTA，但正常上皮细胞并不表达。BTA 不是膀胱癌特异的标志物，已发现多种因素可造成假阳性，如泌尿生殖器外伤或泌尿道感染。相比细胞学，BTA 有更高的敏感性，但另一方面，BTA 不能替代细胞学检查用于膀胱癌的随访。BTA 只能是一筛选手段。

（王书奎　李　山）

小　结

据《中国肿瘤登记年报》显示：从发病率来看，肺癌、乳腺癌、胃癌、肝癌、食管癌、结直肠癌、宫颈癌是我国常见的恶性肿瘤；从死亡率来看，肺癌、肝癌、胃癌、食管癌、结直肠癌、乳腺癌、胰腺癌是主要的肿瘤死因。大量研究表明恶性肿瘤的发生是一个多因素多步骤的病理过程，是遗传背景与环境交互作用的结果。肿瘤发生具有复杂的分子基础，包括原癌基因激活、肿瘤抑制基因的灭活或丢失、凋亡调节基因和 DNA 修复基因功能紊乱，遗传因素和环境致癌因素通过影响这些基因的结构和功能导致肿瘤的发生。肿瘤标志物是指示体内肿瘤的存在和消长，反映其一定生物学特性的一类生化物质，从临床角度讲，主要指那些从血液、体液及其组织中检测到与肿瘤相关的物质，它们可由肿瘤细胞生物合成、释放或机体自身对肿瘤细胞反应而产生，也可通过与宿主相互作用产生。根据肿瘤标志物本身的性质，可分为胚胎抗原、蛋白类标志物、糖类标志物、酶类标志物、激素类及核酸类标志物等。本章详细介绍了某些常见肿瘤如肺癌、消化系统肿瘤、生殖性腺系统相关肿瘤等常用的肿瘤标志物以及其临床使用价值和局限性。但是由于肿瘤早期诊断比较困难而使死亡率很高，因此我们需要进一步了解和研究肿瘤细胞的生物学特性，寻找新的 DNA、mRNA、ncRNA 及蛋白水平的肿瘤标志物，为肿瘤的早期诊断、治疗药物的选择及预后观察提供实验室依据。

第二十六章
抗菌药物体外敏感性检验

学习目标与要求

掌握 体外敏感性检验对抗菌药物的选择原则；开展药敏检验的目的；进行药敏试验的指征；药敏检验的结果分级和临床重要的特殊耐药表型。

熟悉 结核分枝杆菌、酵母样真菌抗菌药物体外敏感性检验，细菌耐药性产生的遗传机制和理化机制。

了解 常用的抗菌药物，细菌耐药基因检测。

第一节　体外敏感性检验常用抗菌药物

知识点 26-1　体外敏感性检验对抗菌药物的选择原则

抗菌药物体外敏感性检验（简称药敏试验）对抗菌药物的选择原则是：应在熟悉和掌握常用抗菌药物的药理学特征和临床常见病原菌生物学，致病性特征的基础上，结合本单位抗感染治疗的实际和本地区细菌耐药性及敏感谱的变化情况，选择药物。一般选择有代表性的药物做敏感试验，分首选、次选等层次，首选药是针对不同种类病原菌的最佳选择，次选药只在病原菌对首选药不敏感，或病人对首选药过敏或其他不适宜使用的情况下选用。

体外敏感性检验常用的抗菌药物如下。

一、抗需氧菌药物

需氧菌包括专性需氧菌和兼性厌氧菌，大多数病原菌属于该类型。临床用于需氧菌治疗的药物包括β-内酰胺类、氨基糖苷类、大环内酯类、喹诺酮类等。

（一）β-内酰胺类

主要包括青霉素类、头孢菌素类、碳青霉烯类、头霉素类、β-内酰胺酶抑制剂的复合制剂等。

1. 青霉素类　主要包括天然青霉素、耐青霉素酶青霉素、广谱青霉素、青霉素与β-内酰胺酶抑制剂的复合制剂。天然青霉素抗菌谱窄，仅用于敏感的链球菌、肺炎球菌、葡萄球菌等革兰阳性球菌，以及脑膜炎奈瑟菌、淋病奈瑟菌和嗜血杆菌属等少数革兰阴性菌。耐青霉素酶青霉素，如甲氧西林，主要作用于产青霉素酶的葡萄球菌。广谱青霉素包括氨苄西林和阿莫西林等，其抗菌谱广，对不产酶的葡萄球菌、链球菌、肠球菌等革兰阳性菌，以及流感嗜血杆菌、大肠埃希菌、沙门菌属、奇异变形杆菌、志贺菌等多种革兰阴性杆菌具有良好的作用。

2. 头孢菌素类　是一类分子中含有头孢烯的半合成抗菌药物，活性中心是7-氨基头孢烷酸（7-ACA）的衍生物。根据发现先后和抗菌作用将其命名为第一代、第二代、第三代、第四代头孢菌素。对于革兰阳性球菌，一代＞二代＞三代；对于革兰阴性杆菌，一代＜二代＜三代；四代头孢菌素对革兰阳性球菌和革兰阴性杆菌几乎相同；五代头孢菌素头孢洛林对于包括耐甲氧西林金黄色葡萄球菌在内的革兰阳性菌具有强大的抗菌作用，同时保持了与最近几代头孢菌素相当的抗革兰阴性菌的活性。

3. 碳青霉烯类 是当前抗菌谱最广、抗菌活性最强的非典型 β- 内酰胺抗菌药物，除了嗜麦芽窄食单胞菌、耐甲氧西林葡萄球菌、屎肠球菌和某些脆弱类杆菌耐药外，几乎对所有细菌均具有抗菌活性。

4. 头霉素类 是用于治疗产超广谱 β- 内酰胺酶细菌的最有效药物，其对于 β- 内酰胺酶有高度的稳定性，代表性药物有头孢西丁和头孢替坦。

5. β- 内酰胺酶抑制剂的复合制剂 主要有克拉维酸、舒巴坦和他唑巴坦等，与 β- 内酰胺类抗菌药物联合应用能增强后者的抗菌活性。

（二）氨基糖苷类

按其来源分为：①由链霉菌属发酵滤液提取获得，包括链霉素、卡那霉素、妥布霉素等；②由小单胞菌属发酵滤液中提取，包括庆大霉素、西索米星等；③半合成氨基糖苷类，包括阿米卡星、奈替米星等。氨基糖苷类对需氧革兰阴性杆菌有较强的抗菌活性，对革兰阳性球菌有一定的抗菌活性。

（三）大环内酯类

临床常见的大环内酯类药物主要包括克拉霉素、罗红霉素、阿奇霉素等，主要用于流感嗜血杆菌、军团菌、肺炎支原体和肺炎衣原体等微生物感染的治疗。

（四）喹诺酮类

临床常见的喹诺酮类药物主要包括环丙沙星、氧氟沙星、诺氟沙星、左氧氟沙星等，其主要作用于革兰阴性菌，对革兰阳性菌作用较弱。目前第四代的喹诺酮类药物，如加替沙星，在保持原有抗革兰阴性菌活性基础上，增强了对革兰阳性菌和厌氧菌的抗菌活性，且不良反应更小，但价格较贵。

二、抗厌氧菌药物

厌氧菌广泛分布于人体表和外环境中，是人体正常菌群的重要组成成分，也是诱发内源性感染的常见病原菌。临床用于治疗厌氧菌感染药物主要包括硝基咪唑类、林可霉素类、氯霉素类、万古霉素类、头孢菌素类、碳青霉烯类等药物。

1. 硝基咪唑类衍生物 临床常见的硝基咪唑类药物有甲硝唑、替硝唑、奥硝唑等，其分子中的硝基在细胞内无氧环境中还原为氨基，从而抑制病原体 DNA 合成，发挥抗厌氧菌作用。

2. 林可霉素类 主要有林可霉素和克林霉素，对各类厌氧菌的抗菌作用强，但由于克林霉素的口服吸收、抗菌活性和临床疗效均优于林可霉素，故临床常用。

3. 万古霉素类 主要有万古霉素、去甲万古霉素和替考拉宁等。抗菌谱窄，仅对革兰阳性菌有效，且口服不易吸收，可用于对甲硝唑耐药的艰难梭菌所致肠炎治疗。

三、抗结核分枝杆菌药物

目前用于临床的抗结核病药种类很多，通常把疗效高、不良反应较少，病人较易耐受的称为第一线抗结核病药，包括异烟肼、利福平、乙胺丁醇、链霉素、吡嗪酰胺等；而将毒性较大、疗效较差，主要用于对一线抗结核药产生耐药性或用于与其他抗结核药配伍使用的称为第二线抗结核病药，包括对氨基水杨酸、氨硫脲、卡那霉素、乙硫异烟胺、卷曲霉素、环丝氨酸等。此外，近几年又研发出一些疗效较好、毒性作用相对较小的新一代的抗结核药，如利福喷丁、利福定和司帕沙星等。抗结核药物使用应遵循早期、适量、联合、规律及全程用药原则。

（一）第一线抗结核病药

1. 异烟肼　又名雷米封，是异烟酸的酰肼，水溶性好且性质稳定。异烟肼对生长旺盛的活动期结核分枝杆菌有强大的杀灭作用，是治疗活动性结核病的首选药物。其对静止期结核分枝杆菌无杀灭作用而仅有抑菌作用。

2. 利福平　抗菌谱广且作用强大，对静止期和繁殖期的细菌均有作用，能增加链霉素和异烟肼的抗菌活性。

3. 乙胺丁醇　是人工合成的乙二胺衍生物，对繁殖期结核分枝杆菌有较强的抑制作用。临床主要用于对异烟肼和链霉素耐药或对对氨基水杨酸钠不能耐受的结核病患者的治疗。单独使用易产生耐药性，故常与其他抗结核病药联合使用。

4. 链霉素　是第一个有效抗结核病药，在体内仅有抑菌作用，疗效不及异烟肼和利福平。结核分枝杆菌对链霉素易产生耐药性，且长期使用耳聋性发生率高，只能与其他药物联合使用。

5. 吡嗪酰胺　在酸性环境下对结核分枝杆菌有较强的抑制和杀灭作用。单独使用易产生耐药性，与其他抗结核病药无交叉耐药性，与异烟肼和利福平合用有协同作用，是联合用药的重要成分。

（二）第二线抗结核病药

1. 对氨基水杨酸钠　仅对细胞外的结核分枝杆菌有抑菌作用，抗菌谱窄，疗效较一线抗结核药差。

2. 乙硫异烟胺　是异烟酸的衍生物，单用易发生耐药性。不良反应较多且发生率高，以胃肠道反应常见。故仅用于一线抗结核药治疗无效的患者，并且需联合使用其他抗结核药。孕妇和12岁以下儿童不宜使用。

3. 环丝氨酸　抗结核作用弱于异烟肼和链霉素，其优点是不易产生耐药性和交叉耐药性。临床用于复治的耐药结核分枝杆菌患者。

4. 卷曲霉素　单独使用易产生耐药性，且与卡那霉素和新霉素有交叉耐药性。临床上用于复治的结核病患者。

（三）新一代抗结核病药

1. 利福定　为我国首先应用于临床的人工合成的利福霉素衍生物，抗菌作用强大，抗菌谱广，其抗结核分枝杆菌能力强于利福平。利福定与利福平有交叉耐药现象，故不适合用于后者治疗无效的患者。一般与异烟肼、乙胺丁醇等合用，可延缓耐药性的产生。

2. 福喷丁　为利福霉素的衍生物，抗菌强度为利福平的七倍。由于其临床使用的时间不长，对其疗效和不良反应尚需观察和评价。

四、抗真菌药物

抗真菌药物是指具有抑制真菌生长繁殖或杀灭真菌作用的药物。根据化学结构的不同可分为：抗生素类、唑类、丙烯胺类及嘧啶类抗真菌药等。

（一）抗生素类抗真菌药

1. 两性霉素B　是用于治疗严重真菌感染的首选药之一，为广谱抗真菌药，几乎对所有真菌均具有抗菌活性，且很少产生耐药性。

2. 制霉素　抗真菌作用和机制与两性霉素B相似，对念珠菌属活性较高，且不易产生耐药性。制霉素主要局部外用治疗皮肤、黏膜浅表真菌感染。口服吸收很少，仅适用于肠道真菌感染。注射给药时制霉素毒性大，故不宜用做注射。

（二）唑类抗真菌药

1. 酮康唑　是第一个广谱口服抗真菌药,有效治疗深部、皮下及浅表真菌感染,亦可局部用药治疗浅表部真菌感染。酮康唑口服生物利用度个体差异较大,溶解和吸收都需要足够多的胃酸。口服酮康唑不良反应较多,常见有恶心、呕吐、头晕、嗜睡、皮疹等。极少数发生内分泌异常,常表现为男性乳房发育。

2. 咪康唑和益康唑　为广谱抗真菌药,目前临床主要局部应用治疗阴道、皮肤或指甲真菌感染。

3. 氟康唑　是广谱抗真菌药,对隐球菌属、念珠菌属和球孢子菌属等均有作用,体内抗真菌活性较酮康唑强5~20倍,是治疗艾滋病患者隐球菌性脑膜炎的首选药,与氟胞嘧啶合用可增强疗效。

（三）丙烯胺类抗真菌药

特比奈芬是通过对萘替芬结构改造发现的活性更高、毒性更低和口服有效的丙烯胺类衍生物。对曲霉菌、镰孢和其他丝状真菌具有良好的抗菌活性。口服吸收快速良好,在毛囊、毛发、皮肤和甲板等处长时间维持较高浓度,可外用或口服治疗甲癣和其他一些浅部真菌感染。

（四）嘧啶类抗真菌药菌

氟胞嘧啶是人工合成的广谱抗真菌药。主要用于隐球菌、念珠菌和着色霉菌感染,疗效不如两性霉素 B。由于能够透过血-脑屏障,对隐球菌性脑膜炎有较好疗效,但不主张单独应用,常与两性霉素 B 合用。

（王海河）

第二节　抗菌药物体外敏感性检验

在应用抗菌药物治疗过程中,细菌对药物的敏感性会发生改变。近年来,随着抗菌药物的广泛使用,更因为广谱和超广谱药物的滥用,造成耐药菌株数迅速增加,耐药范围不断扩大,导致抗菌治疗效果严重下降,耐药菌引起的内源性感染和医院交叉感染也日益增加。因此,必须加强细菌对抗菌药物的检验,从而及时准确地监测细菌对药物的敏感性和耐药性的改变。

一、开展药敏检验的目的与指征

（一）开展药敏检验的目的

知识点 26-2　开展药敏检验的目的

1. 药敏检验的目的　药敏试验结果首先可以指导临床医师针对特定的感染选择合适的抗菌药物,实现个体化治疗。其次,综合某地区的药敏试验结果,也可以了解该地区主要分离菌的耐药状况,为临床经验用药提供参考。此外,在一定区域内进行耐药性变迁的微生物流行病学调查,以宏观控制耐药性和院内感染的发生发展。

知识点 26-3　药敏检验的结果分级

2. 药敏检验的结果分级　根据常规剂量的待测药物,在体内所能达到的浓度对细菌的影响,可将被检菌株对待检药物的敏感程度分为敏感、中介、耐药三级。

（1）敏感（S）:表示被检菌能被常规剂量的待检药物在体内达到的浓度抑制或杀灭。

（2）耐药（R）:表示被检菌不能被常规剂量的待检药物在体内达到的浓度抑制或杀灭。

（3）中介:最新定义指的是处于敏感和耐药之间,不再使用"中度敏感"(moderately susceptible)。因本身没有程度区分,亦不能写成"中介度"。第一,对某药中介的菌株,其 MIC 值接近于该药的血液浓度或组织液浓度，与敏感的菌株相比，用该药治疗效果不好；第二，对于那些可以在某些部位浓集的药物或者可以较大提高使用剂量的药物，中介意味着敏感；第三，中介作为一个缓冲域，用来防止由微小的试验误差可能造成较大的错误结果，此点对于那些毒性较大的药物尤为重要。

（二）进行药敏试验的指征

知识点 26-4　进行药敏试验的指征

1. 应进行药敏试验的指征　为保证治疗效果，对引起某感染的任何病原菌，若不能从该菌的种属特征可靠的推知其对抗菌药物的敏感性，就需要进行药敏试验。尤其当病原菌是属于对常用抗微生物药物能产生耐药的菌种时，更需要进行药敏试验。如某些细菌对治疗用的抗菌药物最初是敏感的，但在治疗过程中容易转变为耐药，如肠杆菌属、柠檬酸杆菌属和沙雷菌属细菌感染使用三代头孢菌素治疗时，葡萄球菌感染使用喹诺酮、万古霉素治疗时，铜绿假单胞菌感染使用各类抗菌药物治疗时，均应在治疗 3～4 天后，对来自身体相同感染部位重新分离的细菌做药敏试验。另外，当链球菌感染来自对青霉素过敏的病人，就需检测这些菌株对红霉素或其他大环内酯类的耐药性。

2. 不应进行药敏试验的指征　有些细菌对抗菌药物的敏感性可以预知，因而经验性治疗被广泛认可。若感染是由公认对某一高效药物敏感的微生物引起，就很少需要进行药敏试验。如肠杆菌科细菌对万古霉素天然耐药，其敏感性是确定的，则不需要做药敏试验。再如 A 群和 B 群链球菌感染不需要常规做青霉素、β- 内酰胺类及万古霉素的敏感性试验。同样，对分离自尿标本的腐生葡萄球菌也不推荐进行常规药敏试验，因为通常用于治疗急性、不复杂尿道感染的抗菌药物（如呋喃妥因、甲氧苄啶 ± 磺胺甲噁唑或氟喹诺酮）在尿液中的浓度对此菌是有效的。当感染的性质不清楚、标本内含数种混合生长的细菌或正常菌群，而且这些细菌与感染的关系很小时，通常不必做药敏试验，因其试验结果可能会误导临床治疗。

病人的临床反应是判断体外药敏试验是否正确的最终标准。同一病人连续分离培养出同一种菌，若最初药敏试验显示为敏感株，随后临床出现可能的耐药反应，则是需重复进行药敏试验的有力指征。如缺少临床表现，由于病人所在的医院不同，接受的治疗不同，标本的类型不同等，对间隔多长时间需重复进行药敏试验无法确定一个共同的标准，需要实验室人员与临床医生商讨决定。尤其是对一些耐药性容易改变的菌种应特别注意，如用第三代头孢菌素治疗肠杆菌属、柠檬酸菌属和沙雷菌属所致感染，用喹诺酮类治疗葡萄球菌属所致感染，用各种抗生素治疗铜绿假单胞菌所致感染过程中，都可能发生耐药。

3. 药敏检验中的注意点　对于分离的特定菌株，还应该进行特殊耐药表型检测，如青霉素酶检测、葡萄球菌的甲氧西林耐药性检测、肠球菌的高水平氨基糖苷类耐药检测和诱导克林霉素耐药检测等，以指导临床用药。

二、临床常规药敏检验

临床微生物实验室在分离出病原体后，必须选择合适的抗菌药物和适当的方法进行药物敏感检验，抗菌药物的选择应遵循有关指南，并与本院感染科、药事委员会和感染质控委员会的专家共同讨论决定。我国主要参照美国临床和实验室标准化委员会（Clinical and Laboratory Standards Institute，CLSI）制定的抗菌药物选择原则和药敏试验方法。

（一）非苛养菌

临床常见的非苛养菌主要有肠杆菌科、铜绿假单胞菌、不动杆菌属、洋葱伯克霍尔德菌、嗜麦芽窄食单胞菌、葡萄球菌属、肠球菌属等，药敏试验方法有纸片琼脂扩散法（K-B 法）、稀释法、E-test 法和自动化仪器法等。不同细菌均有相应检验条件、质控菌株的质控结果范围、折点、选药和注意事项，具体参考 CLSI M100。K-B 法是将含有定量抗菌药物的纸片贴在已接种测试菌的琼脂平板上,纸片中所含药物在吸收琼脂中水分溶解后不断向周围扩散形成递减的梯度浓度,在抑菌浓度范围内测试菌的生长被抑制,从而形成无菌生长的透明圈即为抑菌圈。抑菌圈的大小反映测试菌对测试药物的敏感程度,并与该药对测试菌的最低抑菌浓度(minimal inhibitory concentration,MIC)成负相关关系。根据 CLSI 最新解释标准,将各种抗菌药物按敏感、中介和耐药报告临床。稀释法包括肉汤稀释法和琼脂稀释法,临床常用肉汤稀释法定量测定抗菌药物的 MIC。E-test 法是一种结合稀释法和扩散法原理对抗菌药物敏感度直接定量的试验技术。E 试条是一条 5mm×50mm 的无孔试剂载体,一面固定有一系列预先制备的浓度呈连续指数增长稀释抗菌药物,另一面有读数和判别刻度。药物从试条中向琼脂中扩散,在试条周围抑菌浓度范围内受试菌的生长被抑制,从而形成透明的抑菌圈,无明显细菌生长处的浓度刻度值即为受试菌的 MIC。自动化仪器法根据要求调整细菌悬液浓度,不同细菌选择相应的药敏试验卡片,在充液仓中对卡片进行充液,置孵箱中孵育,仪器自动测试、读取数据和判读结果。

(二)结核分枝杆菌

结核分枝杆菌药敏试验从原理上可分为表型检测法和基因型检测法。表型检测法包括直接观察法、快速培养仪检测系统、氧化还原指示剂法及活菌分子标志检测法等。目前临床主要采用直接观察法中的固体培养法,其又可分为绝对浓度法和比例法。绝对浓度法是将结核分枝杆菌接种在不同浓度的含药固体罗氏培养基上,观察细菌是否生长,从而判断细菌药物敏感性的一种方法。比例法是将结核分枝杆菌菌液稀释成不同的浓度,接种在相同浓度的含药罗氏培养基上,通过计算耐药菌的比例来判断细菌是否耐药。

绝对浓度法按下列方式报告对照和含药培养基上菌落生长情况:①培养阴性:斜面无菌落生长;②培养阳性(+):菌落生长占斜面面积 1/4;③培养阳性(++):菌落生长占斜面面积 1/2;④培养阳性(+++):菌落生长占斜面面积 3/4;⑤培养阳性(++++):菌落生长布满整个斜面。比例法须计算耐药百分比,即含药培养基上的菌落数与无药培养基上菌落数相比的百分比,小于 1% 报告敏感,大于或等于 1% 报告耐药。

(三)酵母样真菌

酵母样真菌体外药物敏感试验方法主要包括扩散法、稀释法和 E-test 法,临床实验室可根据条件选用合适的方法。扩散法的结果判读同细菌纸片扩散法。稀释法是与不含药物的对照管生长比较,两性霉素 B MIC 为抑制受试菌肉眼可见生长的最低药物浓度。唑类和氟胞嘧啶药物常采用 80% MIC 的阅读标准,即抑制 80% 受试菌生长的最低药物浓度。80% 受试菌抑制的比浊标准为:取无药对照管中的测试菌液 0.2ml,加到含 0.8ml 的培养基中混匀。

(王海河)

第三节 细菌耐药检验

一、常见细菌的固有耐药和获得性耐药

从遗传学角度上分析,细菌耐药可以分为染色体介导的固有耐药(intrinsic resistance)和后天基因突变和基因交换产生的获得性耐药(acquired resistance)。

染色体介导的固有耐药,其耐药基因存在于细菌的染色体上,是细菌 DNA 自身进化的结果,具有典型的种属特异性。而获得性耐药是指原本对抗菌药物敏感的细菌发生基因突变或获得外源性耐药基因所产生的耐药,跟抗菌药物的选择性压力密切相关。耐药性细菌的传播和流行,给临床抗感染治疗带来巨大的困难和挑战。

认识和掌握细菌的固有耐药和获得性耐药(包括罕见的耐药),对于指导临床开展药敏

检测工作，合理使用抗菌药物，具有十分重要的意义。以下为临床常见细菌的固有耐药和获得性耐药特征：

（一）葡萄球菌

葡萄球菌对氨曲南、替莫西林（羧噻吩甲氧青霉素）、多黏菌素 B/黏菌素 E、萘啶酸和头孢他啶固有耐药。该属细菌易产生青霉素酶（β-内酰胺酶）、易获得 *mecA* 基因以及编码产生青霉素结合蛋白 2a（PBP2a），从而获得青霉素类药物的耐药性。但是，葡萄球菌对万古霉素、达托霉素、利奈唑胺、奎奴普丁/达福普丁和替加环素的耐药非常罕见。

（二）肠球菌

肠球菌对夫西地酸、头孢菌素、低水平氨基糖苷、复方磺胺类抗菌药物固有耐药。除此之外，粪肠球菌还对林可酰胺类和链阳菌素类固有耐药，鹑鸡肠球菌和铅黄肠球菌对林可酰胺类、链阳菌素和万古霉素固有耐药。

肠球菌对低水平氨基糖苷固有耐药，故单独使用氨基糖苷类抗菌药物治疗肠球菌感染是无效的，但如果分离菌株对高水平氨基糖苷类抗菌药物敏感，则可将之与作用细胞壁的抗菌药物（如青霉素、万古霉素）联合使用，发挥协同作用。

肠球菌对利奈唑胺、万古霉素、替考拉宁、达托霉素、替加环素耐药比较罕见。对青霉素、氨苄西林耐药的机制是产生特殊的青霉素结合蛋白 PBP-5，使青霉素类抗菌药物结合细菌的亲和力差。

（三）链球菌

链球菌属细菌对氨曲南、萘啶酸、替莫西林、多黏菌素、低水平氨基糖苷类抗菌药物和夫西地酸固有耐药。临床上几乎所有的 β 溶血性链球菌对青霉素都是敏感的，故青霉素可以作为该类细菌感染治疗的首选药物。

对于肺炎链球菌而言，其对青霉素耐药却比较常见，目前，我国暂未发现对万古霉素、利奈唑胺和替加环素不敏感的肺炎链球菌临床分离株。

（四）肠杆菌科细菌

在肠杆菌科内，大肠埃希菌和肺炎克雷伯菌是临床最常见的菌种，其他常见的细菌有阴沟肠杆菌、产气肠杆菌、黏质沙雷菌和柠檬酸杆菌等。肠杆菌科细菌共同的固有耐药特征是对青霉素 G、糖肽类、夫西地酸、大环内酯类、利福平、林可霉素类、链阳霉素类、达普霉素、利奈唑胺耐药。

肠杆菌科的不同菌属，也具有一些特殊的固有耐药表型。如柠檬酸杆菌属、肠杆菌属、哈夫尼亚菌属、摩根菌属、普罗威登菌属及肺炎克雷伯菌、普通变形杆菌、黏质沙雷菌和小肠结肠炎耶尔森菌等对氨苄西林、氨苄西林/克拉维酸及一代头孢固有耐药；柠檬酸杆菌属、肠杆菌属、哈夫尼亚菌属和沙雷菌属对头霉素类抗菌药物固有耐药；摩根菌属、变形杆菌属、普罗登菌属和沙雷菌属对四环素/替加环素、多黏菌素 B/黏菌素、呋喃妥因固有耐药。

（五）非发酵菌

大多数非发酵菌对青霉素、头孢唑啉、头孢西丁、头孢孟多、头孢呋辛、糖肽类、夫西地酸、大环内酯类、林可霉素类、链阳霉素、利福平、达托霉素和利奈唑胺耐药。鲍曼不动杆菌和铜绿假单胞菌对氨苄西林、氨苄西林/棒酸、头孢噻肟、头孢曲松、厄他培南、磺胺类和磷霉素固有耐药。铜绿假单胞菌对四环素/替加环素也固有耐药。嗜麦芽窄食单胞菌对氨苄西林、阿莫西林/棒酸、替卡西林、哌拉西林、哌拉西林/他唑巴坦、头孢唑林、头孢噻肟、头孢曲松、厄他培南、亚胺培南、氨基糖苷类和磷霉素等固有耐药。

目前，鲍曼不动杆菌对替加环素和多黏菌素 B 耐药以及铜绿假单胞菌对多黏菌素 B 的耐药均比较罕见，然而，泛耐药和全耐药鲍曼不动杆菌和铜绿假单胞菌菌株的出现，使得其临床感染面临着无药可用的尴尬境地。

二、细菌耐药检验

（一）细菌耐药表型

知识点 26-5　临床重要的特殊耐药表型

临床重要的特殊耐药表型包括：青霉素酶、超广谱 β- 内酰胺酶（extended spectrum beta-lactamases，ESBLs）、碳青霉烯酶（carbapenemases）、甲氧西林耐药葡萄球菌（methicillin-resistant Staphylococcus，MRS）、高水平氨基糖苷类耐药肠球菌（high-level aminoglycoside-resistant Enterococci，HLARE）和诱导克林霉素耐药检验等。

1. 青霉素酶　临床常用的检测青霉素酶的方法是显色头孢菌素法。临床微生物需要检测 β- 内酰胺酶的菌株包括葡萄球菌、流感嗜血杆菌、卡他莫拉菌、淋病奈瑟菌、厌氧菌等。

目前，推荐采用青霉素纸片扩散法抑菌圈 - 边缘试验检测金黄色葡萄球菌是否产生 β- 内酰胺酶。抑菌圈边缘锐利或如同"绝壁"提示产生 β- 内酰胺酶，边缘模糊或如同"海滩"提示不产生 β- 内酰胺酶。

大部分葡萄球菌对青霉素耐药，如果青霉素对葡萄球菌的 MIC ＜ 0.12μg/ml 或者抑菌圈直径≥29mm，应该对其进行可诱导 β- 内酰胺酶的检测。将待测细菌传代至 BAP 或 MHA 琼脂平皿上，用苯唑西林或头孢西丁纸片作为诱导剂，过夜培养，从抑菌圈边缘挑取菌落检测 β- 内酰胺酶，如果阳性，报告青霉素耐药。

2. 甲氧西林耐药葡萄球菌　耐药机制为葡萄球菌细胞内含有 *mecA* 基因，产生低亲和的青霉素结合蛋白 2a（PBP2a），导致与 β- 内酰胺类抗菌药物的亲和力降低。最初，甲氧西林耐药葡萄球菌直接以甲氧西林进行初筛，但由于甲氧西林的不稳性，故被苯唑西林和头孢西丁所替代。甲氧西林耐药葡萄球菌检测有头孢西丁纸片法扩散法和苯唑西林盐琼脂稀释法。近年来，有采用乳胶凝法和显色法直接检测甲氧西林耐药金黄色葡萄球菌。一旦检测 MRS 阳性，应该报告其他 β- 内酰胺酶类药物（除抗 MRSA 的头孢菌素）都耐药或者不报告这些药物的药敏。

3. 超广谱 β- 内酰胺酶　ESBLs 是指由质粒介导的能水解所有青霉素类、头孢菌素类和单环 β- 内酰胺类氨曲南等抗菌药物的一类酶，主要见于肠杆菌科细菌。ESBLs 不能水解头霉素类和碳青霉烯类药物，能被克拉维酸、舒巴坦和他唑巴坦等 β- 内酰胺酶抑制剂所抑制。

ESBLs 检测方法包括：纸片扩散法、肉汤稀释法、双纸片相邻试验（协同法）、三维试验、E-test 法和显色培养法等。

纸片扩散法确证试验使用头孢他啶（30μg）和头孢他啶 / 克拉维酸（30μg/10μg）、头孢噻肟纸片（30μg）和头孢噻肟 / 克拉维酸（30μg/10μg）进行试验，当任何一种复合物纸片抑菌圈直径大于或等于其单独药敏纸片抑菌圈直径 5mm，可确证 ESBLs 阳性。

肉汤稀释确证试验使用头孢噻肟（0.25～64μg/ml）和头孢噻肟 / 克拉维酸（0.25/4～64/4μg/ml）、头孢他啶（0.25～128μg/ml）和头孢他啶 / 克拉维酸（0.25/4～128/4μg/ml）进行试验，当克拉维酸联合药物组的 MIC 小于或等于单独药物组 MIC 3 个倍比稀释度时（或比值≥8），可确证为 ESBLs 阳性。

对于确证的产 ESBLs 的菌株，既往建议报告对所有的青霉素、头孢菌素类和氨曲南耐药。2010 年，CLSI M100-S20 对部分头孢菌素的药敏折点进行了修订，建议不必再进行出于治疗目的 ESBLs 检测，而仅用于流行病学调查。

4. 碳青霉烯酶检测　碳青霉烯酶主要见于肠杆菌科细菌。检测方法主要有 EDTA 协同试验（金属酶）和改良 Hodge 试验。改良 Hodge 试验是 CLSI 推荐的用于肠杆菌科细菌碳青霉烯酶（以 KPC 酶为重点）的检测方法。

近年来，产碳青霉烯酶肠杆菌科细菌的检出，表明作为治疗多重耐药的肠杆菌科细菌的最后一道防线的碳青霉烯酶类抗菌药物也出现了耐药情况，这无疑给多重耐药肠杆菌科细菌的治疗和感染管理提出了更高的挑战。

5. 高水平氨基糖苷类耐药肠球菌　肠球菌对氨基酸苷类药物的耐药性有 2 种：中度耐药和高度耐药。中度耐药菌株（MIC 为 ≥62～500μg/ml）系细胞壁屏障所致，此种细菌对青霉素或糖肽类与氨基酸苷类药物联合时敏感；而高水平氨基糖苷类耐药（HLAR）细菌产生质粒介导的氨基酸苷钝化酶，对氨基糖苷类抗菌药物的 MIC 分别为：庆大霉素 ≥500μg/ml 和链霉素 ≥2000μg/ml，故对青霉素或糖肽类与氨基酸苷类药物的联合用药呈现无效。因此，HLAR 检测测定对于指导氨基酸苷类抗菌药物的临床应用具有重要意义。目前，HLAR 肠球菌的测定方法有纸片扩散法、琼脂稀释法、肉汤稀释法。测定时需以粪肠球菌 ATCC29212 为敏感对照株，ATCC51299 为耐药对照株。

6. 诱导克林霉素耐药性检验　研究发现，红霉素耐药的葡萄球菌，可能会诱导克林霉素产生耐药。故在临床工作中，如果不进行诱导克林霉素检测，克林霉素很可能会被报告敏感而误导临床用药。

目前，诱导克林霉素耐药性检测，主要采用纸片扩散法（D 试验）。D 试验阳性提示存在可诱导的克林霉素耐药，应报告分离株对其耐药，在报告中应注明"通过诱导克林霉素耐药试验，推测此菌株对克林霉素耐药，但克林霉素仍可能对某些病人治疗有效"。

（二）细菌耐药基因型

大部分临床上重要的抗菌药物耐药均由耐药基因引起，且分子生物学方法具有快速、自动化和可直接检测等优点。目前，耐药基因检测的方法包括 PCR、基因芯片、基因测序等方法。

1. 耐甲氧西林葡萄球菌耐药基因检验　*mecA* 基因是 MRS 特有的耐药基因，在 MRS 的耐药性中起决定性作用。PCR 方法可直接检测细菌染色体上的 *mecA* 基因来确定是否为 MRS 菌株，不受药敏试验条件影响，具有快速、简便、特异性强和敏感性好的特点。

MRSA 分子检测的靶点是葡萄球菌盒式染色体 mec 元件（SCCmec）和侧翼 *orfX* 基因之间连接片段的单个靶基因，已报道的 SCCmec 型别有 11 种。但是，当 MRSA 携带 SCCmec 变异型时，可能会产生假阴性结果。另外，甲氧西林敏感菌株也可能携带 SCCmec 残基、空的 SCCmec 盒、甚至无功能的 *mecA* 等位基因，从而导致假阳性结果。

2. 革兰阴性菌 β- 内酰胺酶检验　革兰阴性菌的 β- 内酰胺酶主要包括超广谱 β- 内酰胺酶（ESBLs）、AmpC 酶和碳青霉烯酶等。ESBLs 主要包括 TEM、SHV、CTX-M、PER 和 VEB 等多种类型。碳青霉烯酶的种类亦非常多样，包括肺炎克雷伯菌碳青霉烯酶、新德里金属 -β- 内酰胺酶、亚胺培南金属 -β- 内酰胺酶和苯唑西林酶等多种类型。从理论上说，每一类 ESBLs 或碳青霉烯酶基因均可设计通用引物进行 PCR 或多重 PCR 检测，但仍缺乏一种覆盖所有 β- 内酰胺酶种类的快速分子检测方法。β- 内酰胺酶基因检测一个重要的缺陷在于，不能反映基因的拷贝数和表达情况，而这二者是 β- 内酰胺耐药表型的决定因素。

3. 耐万古霉素肠球菌耐药基因检验　耐万古霉素肠球菌（VRE）的耐药基因分为 *VanA*、*VanB*、*VanC*、*VanD*、*VanE*、*VanG* 六型。*VanA* 型可介导万古霉素和替考拉宁耐药；*VanB* 型介导对万古霉素低度耐药，但对替考拉宁敏感；*VanC* 型则对万古霉素和替考拉宁固有耐药。肠球菌通过获得携带 *vanA* 或 *vanB* 耐药基因的可移动遗传元件，从而对万古霉素产生高水平耐药。对于分子检测而言，*vanA* 耐药基因的检测已被证明具有较高的特异性，而 *vanB* 基因的特异性稍差，存在于多种共生的非肠球菌中。

4. 氨基糖苷类耐药基因检验　对氨基糖苷类药物的耐药最主要是由于钝化酶，如：乙酰基转移酶（acetyltransferases，AAC）、核苷酸转移酶（nucleodityltransferases，ANT）、磷酸转移酶（phosphotransferases，APH）和 16S rRNA 甲基化酶等。这些基因可采用 PCR 进行检测，但由于氨基糖苷类抗菌药物主要用于与其他抗菌药物联合使用，因此对氨基糖苷类耐药基因进行快速检测的需求并不如其他抗菌药物明显。

5. 喹诺酮类药物耐药基因检验　喹诺酮类药物主要是由 *gyrA* 和 *parC* 基因突变所引起，这些基因编码喹诺酮类药物的靶分子 DNA 促旋酶亚单位和拓扑异构酶Ⅳ。检测这些点突变可采用测序、微阵列基因芯片、错配扩增突变分析（mismatch amplification mutation assay，MAMA）或等位基因特异性 PCR 等技术。靶位点的改变解释了高水平耐药的流行。然而，低水平的耐药与其他机制有关，故不能采用基因方法进行检测。

（陈　茶）

小　结

本章阐述了体外敏感性检验对抗菌药物的选择原则；开展药敏检验的目的；进行药敏试验的指征；药敏检验的结果分级；临床重要的特殊耐药表型等。介绍了结核分枝杆菌、酵母样真菌抗菌药物体外敏感性检验等。临床用于需氧菌治疗的药物包括 β- 内酰胺类、氨基糖苷类、大环内酯类、喹诺酮类等，用于治疗厌氧菌感染药物主要包括硝基咪唑类、林可霉素类、万古霉素类、头孢菌素类、碳青霉烯类等。抗结核病药种类很多，包括一线、二线抗结核药，应遵循早期、适量、联合、规律及全程用药原则。

检验方法主要有 K-B 法、稀释法、E-test 法和自动化仪器法等，检测结果以敏感、耐药和中介表示，其中稀释法和 E-test 法可报告对某一细菌的 MIC。

细菌耐药包括染色体介导的固有耐药和后天基因突变和基因交换产生的获得性耐药。认识和掌握细菌的固有耐药和获得性耐药（包括罕见的耐药），对于指导临床开展药敏检测工作，合理使用抗菌药物，具有十分重要的意义。

细菌耐药检测包括表型检测和基因型检验。常见的耐药表型检验主要包括青霉素酶、超广谱 β- 内酰胺酶、碳青霉烯酶、甲氧西林耐药葡萄球菌、高水平氨基糖苷类耐药肠球菌和诱导克林霉素耐药检验等。

第二十七章
毒物所致疾病检验

27章

学习目标与要求

　掌握　一氧化碳中毒、氰化物中毒、乙醇中毒、有机磷农药中毒、铅中毒、蛇毒中毒、大麻类药物中毒及阿片类药物中毒的临床表现、检测原理及方法学评价。

　熟悉　职业中毒、临床急性中毒、药物滥用、兴奋剂滥用、吸毒、酒驾和醉驾的概念、检验方法及方法学评价。

　了解　毒物的分类、影响毒物作用的因素以及临床常见毒物和药物中毒的机制。

　　毒物（toxicant）进入人体引起机体损伤所致的疾病称为中毒（poisoning）。引起中毒的物质统称为毒物。毒物可以是工业性毒物、药物、农药及有毒植物等。短时间吸收大量有毒物质或剧毒物质引起的中毒称急性中毒，长期吸收小剂量或低毒物质引起的中毒称慢性中毒。

　　根据中毒病因分为职业性和生活性两大类。中毒机制有局部刺激，如强酸、强碱；缺氧，如一氧化碳、氰化物；麻醉作用，如有机溶剂、吸入麻醉剂；抑制酶活力，如有机磷、重金属；干扰细胞功能，如四氯化碳、棉酚；受体竞争，如阿托品等。

　　随着现代经济和科学技术的发展，人们接触和使用有毒有害物质越来越多，各种中毒事件频繁发生，理化因素所致疾病检验的作用也愈发重要。

第一节　毒物所致常见疾病

一、临床常见中毒的类型

（一）职业中毒

　　劳动者在职业活动中组织器官受到工作场所毒物的毒作用而引起的功能性和（或）器质性疾病称为职业中毒（occupational poisoning）。2015年颁布的《职业病危害因素分类目录》中，粉尘类毒物有52种，化学毒物多达375种，其他放射性、物理和生物因素同样可导致职业中毒。

　　1. 金属中毒　金属及其合金、化合物广泛应用于各种工业，尤其在建筑、汽车、航空航天、电子等制造业以及在油漆、涂料和催化剂等生产过程中。金属在制造、加工和应用过程中，给工人的身体健康造成潜在危害。

　　金属可经呼吸道、皮肤等浸入人体，被吸收入血的金属多与血浆蛋白（如白蛋白、球蛋白）或特殊的转运蛋白（如转铁蛋白、铜蓝蛋白）结合，最终分布于各器官组织中。金属本身在体内并不会被破坏，但可以通过氧化还原反应改变其化学价进行代谢，如汞在体内最终被氧化成二价离子而发挥毒性；砷、硒等则主要转化为二甲基化合物由呼气排出。消化道进入的难溶性金属主要经粪便排出；呼吸道吸入的可经痰液排出；吸收入体的金属主要经肾脏排出；有些金属，如铬、锰、铁、铜、锌、锶、钒等在血中形成一些不溶性或胶体物质，难以从肾脏排出，90%～99% 进入肝脏最终由胆汁排出，由于肠肝循环而重返肝脏。因此检测血液、尿液、粪便、唾液、汗液、呼气、乳汁、毛发、指甲等标本，可以反映体内金属蓄积状况。

金属的毒性多符合剂量 - 效应关系，即进入体内的金属剂量决定了其毒性的强弱，大剂量短时间内摄入可引起急性中毒，职业中毒通常是小剂量长时间的摄入所致的慢性中毒。金属所致的毒性可表现为刺激性、靶器官性毒性、肾脏毒性、致癌性和免疫致病性。

金属中毒的诊断原则，需要确切的接触史（职业史或服用史），神经、消化和造血系统等临床表现，可靠的实验室依据，参考工作环境调查进行综合分析，并排除其他原因引起的类似疾病。可参考 2015 年中华人民共和国国家职业卫生标准中的各金属元素职业性中毒诊断标准。由于金属元素本身不易分解破坏，可从体液中检出原形，进而确定诊断。

2. 刺激性气体中毒　刺激性气体（irritant gases）主要是对眼、呼吸道黏膜和皮肤具有刺激作用，引起机体以急性炎症、肺水肿为主要病理改变的一类气态物质。包括常态下气体及在常态下虽非气体，但可以通过蒸发，升华或挥发后形成蒸气或气体的液体或固体物质（表 27-1）。此类气体多是化学工业的重要原料和副产品，医药、冶金等行业也可接触到，多具有腐蚀性，常因生产中不遵守操作规程，容器或管道等设备被腐蚀，造成职业性中毒。

表 27-1　GZB73—2009 文件的刺激性气体分类

种类	代表性气体
酸	无机酸：硫酸、盐酸、硝酸、铬酸、氯磺酸等
	有机酸：甲酸、乙酸、丙酸、丁酸等
氮的化合物	一氧化氮、二氧化氮、五氧化二氮等
氯及其化合物	氯、氯化氢、二氯化氢、光气、二氯亚砜、三氯氢硅、四氯化钛等
硫的化合物	二氧化硫、三氧化硫等
成碱氢化物	氨
强氧化剂	臭氧
酯类	硫酸二甲酯、甲酸甲酯、丙烯酸甲酯等
金属化合物	氧化银、硒化氢、氧化镉、五氧化二钒等
醛类	甲醛、己醛、丙烯醛等
氟代烃	八氟异丁烯、氟光气、六氟丙烯等
其他	二硼氢、四氯甲烷、一甲胺等
军用毒气	氮芥气、亚当氏气、路易氏气等

急性中毒可致眼、上呼吸道的刺激症状，如眼结膜充血、流泪、畏光、流涕、喷嚏、咽痛、咽充血等，吸入较高浓度的刺激性气体可引起喉痉挛或喉水肿，严重可窒息死亡；中毒性肺水肿是刺激性气体所致的最严重的危害和职业病常见的急症之一。长期接触低浓度刺激性气体，引起的中毒症状表现为慢性结膜炎、鼻炎、咽炎、慢性支气管炎、支气管哮喘、肺水肿等。

刺激性气体中毒的诊断可依据《职业性急性化学物中毒诊断标准》文件，根据短期内接触刺激性气体的职业史、呼吸道损伤的临床表现，结合实验室检查，参考现场劳动卫生学调查进行综合分析，并排除其他病因所致的类似疾病后进行诊断。

3. 有机溶剂类中毒　有机溶剂是能溶解一些不溶于水的物质（如油脂、蜡、树脂、橡胶、染料等）的一类有机化合物，其特点是在常温常压下呈液态，具有较大的挥发性，常被用在涂料、黏合剂、漆和清洁剂中。链烷烃、烯烃、醇、醛、胺、酯、醚、酮、芳香烃、氢化烃、萜烯烃、卤代烃、杂环化物、含氮化合物及含硫化合物等都属于有机溶剂，多数可对皮肤、中枢及周围神经系统、呼吸系统、心脏、肝脏、血液及生殖系统等造成损害，少数可致癌。常见的导致中毒的有机溶剂有苯、甲苯、二氯乙烷、正己烷及二硫化碳。

尿中马尿酸和甲基马尿酸含量，能较好反映近期接触甲苯、二甲苯的浓度，为良好的接触指标，可作为诊断与鉴别诊断的参考指标。由于这些有机溶剂具有致癌性和对多组织器官有损害，所以全血细胞分类计数、肝肾功能检测指标都可用以辅助诊断。

4. 窒息性气体中毒 窒息性气体（asphyxiating gases）是指被机体吸入后，可使氧的供给、摄取、运输和利用发生障碍，使全身组织细胞得不到或不能利用氧，而导致组织细胞缺氧窒息的一类有害气体的总称。常见的窒息性气体有 CO、NO、氰化氢（HCN）、甲烷（CH_4）等，其中 CO 是公认的造成火灾中中毒死亡的最主要的气体。

中毒常导致多系统损害，而神经系统受损最突出，临床表现为头痛、耳鸣、恶心、呕吐、乏力、嗜睡、昏迷，肺水肿，心肌损伤，甚至脑水肿。例如 CO 中毒面颊呈樱桃色，色泽鲜艳；急性氰化物中毒则表现为无发绀性缺氧及末梢性呼吸困难，缺氧性心肌损害和肺水肿。

实验室检查指标常根据中毒的症状、中毒者的环境所判断。临床标本常为血液和尿液。急性的 CO 中毒，可检测血中碳氧血红蛋白；急性氰化物中毒，可测定尿中硫氰酸盐含量；急性硫化氢中毒，可测定尿硫酸盐含量或可发现硫化血红蛋白。

5. 其他类物质中毒 其他如苯的氨基和硝基化合物、高分子化合物、农药等，都是常见的职业性中毒物质，临床诊断可以依据中华人民共和国国家职业卫生标准中的职业性化学物中毒诊断标准，检验手段和项目要根据具体中毒的物质，比如有机磷中毒，可以检测血清胆碱酯酶活性。

知识点 27-1　职业中毒的诊断

需要确切的接触史（职业史或服用史），神经、消化和造血系统等临床表现，可靠的实验室依据，参考中毒环境调查进行综合分析，并排除其他原因引起的类似疾病。

（二）药物滥用中毒

药物滥用（drug abuse）指非医疗目的反复、大量地使用具有依赖特性的药物（或物质），使用者对此类药物产生依赖，强迫和无止境地追求药物的特殊精神效应，由此带来严重的个人健康与公共卫生和社会问题。这种用药行为在国际上被称为药物滥用，在我国及东南亚地区俗称为吸毒。它不仅仅指鸦片、摇头丸、吗啡、冰毒、海洛因、可卡因等的滥用，还可以是止痛药、止咳水、去痛片及地西泮等的滥用。《国家药物滥用监测年度报告（2014年）》统计分析显示，我国的主要滥用物质为海洛因、冰毒、麻谷丸、K 粉和地西泮。

毒品为一个相对概念，用做临床治疗的即为药品，滥用即为毒品。短时间内滥用、误用或故意使用大量毒品超过耐受量所产生相应临床表现时称为急性毒品中毒（acute narcotics poisoning）。中毒的临床表现具有个体差异性，且跟种类和剂量相关。如阿片类毒品中毒表现为特征性"三联症"，即昏迷、针尖样瞳孔、呼吸抑制；氯胺酮（K 粉）可致幻，中毒后患者会表现被害妄想，焦虑抑郁，出现攻击和自杀行为。

1. 毒品中毒诊断 通常根据滥用毒品史、临床表现、实验室检查及解毒药试验综合分析，若同时吸食几种毒品时诊断较为困难。在审问药物滥用时需注意，麻醉类药用于治疗药的中毒者病史相对清楚；非法滥用中毒者往往不易询问出病史，但查体可发现用毒品的痕迹，如经口鼻烫吸者，常见鼻黏膜充血、鼻中隔溃疡或穿孔；经皮肤或静脉吸食者可见注射部位皮肤有多处注射痕迹。精神药品滥用常见于经常出入特殊社交和娱乐场所的青年人。

2. 毒品中毒检验 体外标本有药渣、药片、包装纸、注射器、针头等；体内标本可取自尿液、血液、头发、呕吐物等。死者则可取胃内容物、胃组织、血液、尿液、注射部位的肌肉组织、毛发、骨骼。

知识点 27-2　毒品检验

（1）毒品检验：

①尿液检验：尿液采集方便、无创伤性，测试之前无需复杂的处理程序，且尿液中的毒品及其代谢物的浓度较高，是当前最常使用的生物检材。目前，尿液检验已广泛应用于侦查过程和法庭审判中。缺点是只能了解近几天的吸毒情况。

②血液检验：血液也是常用检材之一。吸毒者可能携带传染性病原体，可能会对检测者造成危害，应注意个人防护。

③毛发检验：毛发易获取、易保存、性质稳定。毛发检验可对吸毒史进行判断。但毒品及其代谢物在毛发中的残留很少，需要灵敏度高的仪器和方法。检测结果易出现偏差，如外部污染，黑色头发比经黄色或漂白过的头发更容易吸收毒品。

④汗液检验：汗液作为检测材料，优点是很难掺假；不足是结果不能反映被测试者的身体受损害程度。另外，汗液产生过程中产生的某些物质（不同的人产生的物质成分不同）会干扰检测结果。

⑤唾液检验：唾液检材可以反映被测试者身体受损害的程度，但容易受到烟及其他物质污染。

（2）其他检验：①动脉血气分析：如某些中毒者表现为低氧血症和呼吸性酸中毒；②血液生化检查：血糖、电解质和肝肾功能检查。

（三）使用兴奋剂

兴奋剂（dope），特指国际上体育界违禁药物的统称，与临床医学中的"兴奋剂"不完全一致，来源于运动员为提高成绩而最早服用的药物属于兴奋类药物。至今仍然沿用了兴奋剂这一称呼，但种类已不限于兴奋类药物（表 27-2）。

表 27-2　兴奋剂的种类

兴奋剂类型	代表性物质或方法
刺激剂	苯丙胺、麻黄碱、咖啡因、尼可刹米、胺苯唑
麻醉止痛剂	哌替啶类（哌替啶、安诺丁）、阿片类（吗啡、可待因、海洛因）
合成类固醇类	苯丙酸诺龙、甲基睾酮、美雄酮、司坦唑醇
利尿剂	呋塞米、螺内酯、氯噻嗪
β-阻断剂	普萘洛尔、心得宁、氧烯洛尔
内源性肽类激素	人体生长激素、红细胞生成素、胰岛素、促性腺素
血液兴奋剂	血液回输（本人）、异体输血
基因兴奋剂	红细胞生成素（EPO）基因、人生长激素（hGH）基因、胰岛素样生长因子-Ⅰ（IGF-Ⅰ）基因、过氧化物酶体增殖物活化受体δ（PPARδ）基因等

国际奥运会规定：竞赛运动员应用任何形式的药物或以非正常量或通过不正常途径摄入生理物质，企图以人为和不正当的方式提高他们的竞赛能力即为使用兴奋剂。国际奥委会于 1999 年 11 月 10 日组织成立了世界反兴奋剂机构（WADA），其制定的《世界反兴奋剂条例》于 2004 年 1 月 1 日正式生效。

1. 标本收集程序　最常用的样本是尿液。标本收集程序如下：运动员在比赛结束后 1 小时内由专人伴随取样，同时取两份分装于 2 瓶，即 A 瓶和 B 瓶，A 瓶送检，B 瓶冷冻保存。若 A 瓶尿液为阳性，将结果报告有关负责兴奋剂的监督委员会，再由它通知该运动员所属的代表团，并要求运动员做出用药说明。此外，检测人员在有关方面监督下，复检 B 瓶尿液进行确认。

另一种常用样本为血液，它的检测可以补充尿液分析方法的不足，应用范围不如尿液广泛,主要用于血液回输、红细胞生成素、生长激素、睾酮等兴奋剂的测定。

2. 兴奋剂检验　大体分筛选和确认两个过程。筛选即对所有的样本进行过筛,当发现某样本可疑有某种药物或其代谢产物时,再对此样本进行该药物的确认分析。

兴奋剂检测技术在不断发展,新的兴奋剂的应用使传统的尿样和血样检测都遇到极大的挑战。如基因兴奋剂,将可提高运动能力的基因以基因治疗的方式导入运动员相关靶细胞内进行基因改造,其所表达的蛋白与人体自身的蛋白十分相似,而且部分肌肉细胞中表达的蛋白或代谢物甚至不会进入血液循环中,故难以检测。澳大利亚国家计量院利用基因治疗中人工合成的 EPO DNA 序列没有内含子,从而用以识别运动员是否注入了 *EPO* 基因兴奋剂。

(四)酒驾和醉驾

1. 酒驾和醉驾的标准　根据国家质量监督检验检疫局发布的《车辆驾驶人员血液、呼气酒精含量阈值与检验》(GB19522 醉酒驾车的测试 2004)中的规定:

(1)饮酒后驾车是指车辆驾驶人员血液中酒精浓度(blood alcohol concentration,BAC)≥20mg/100ml,且 <80mg/100ml 的驾驶行为。

(2)醉酒驾车是指车辆驾驶人员 BAC≥80mg/100ml 的驾驶行为。

2. 酒驾和醉驾的检验项目

知识点 27-3　酒驾和醉驾的检验

(1)呼吸乙醇检测:它是目前交通警察现场执法时判断驾驶人员是否酒后驾驶或醉驾的常用方法。受检者需要深吸气后以中等力度呼气达 3 秒以上。呼气式酒精检测仪是运用氧化反应原理检测被测者呼出的乙醇浓度,并转换为电子信号输出。优点是灵敏度高,检测快速,仪器便于携带,适合现场执法使用,受操作方式影响大,一般作为酒驾检测的初筛手段。

(2)血液乙醇检测:常用测定方法有气相色谱法、酶速率终点法、化学发光法、干化学法等。中华人民共和国公共安全行业标准 GA/T842—2009《血液酒精含量的检验方法》推荐使用气相色谱法。

(3)唾液乙醇检测:检测通常是利用酶学原理,将一定量乙醇氧化酶和过氧化物酶以及四甲基联苯胺(TMB)底物固定在试纸条上,当样品中含有乙醇时,酶学反应使底物 TMB 显色,通过比对反应的不同颜色,对样品中乙醇浓度进行半定量,这种试纸条快速简便,准确可靠,适合现场使用,但是易受影响,如酒后饮水稀释后的唾液难以准确断定酒驾和醉驾,无法作为法庭依据。

(4)尿液乙醇检测:测定方法为气相色谱法。因尿液中乙醇的浓度不是某个确定时间点的乙醇浓度,而是几个小时内膀胱内尿液的乙醇平均浓度,故较少使用。

二、临床急性中毒

急性中毒(acute intoxication)是指机体一次大剂量暴露或 24 小时内多次暴露于某种或某些有毒物质引起急性病理变化而出现的临床表现,发病急、病情重、变化快,易危及生命。引起中毒的物质就是毒物,根据毒物的来源和用途分为工业性毒物、药物、农药、有毒动植物。

1. 急性中毒的诊断　需向患者同事、家属、亲友或现场目击者了解情况。注意,蓄意中毒患者往往不能正确提供病史。中毒的诊断通常根据毒物接触史、临床表现、体格检查、实验室毒物检查分析和调查周围环境有无毒物存在,与其他症状相似疾病鉴别后诊断。

2. 急性中毒检验　临床上,在对急性中毒做出初步的判断后,选用合适的项目进行实验室检查,必要时才进行毒物分析。

（1）全血细胞计数：因某些物质可引起溶血性贫血（如磺胺、铅、蚕豆、蛇毒）、白细胞减少（如苯、抗癫痫药）、再生障碍性贫血（如苯、有机磷杀虫剂、抗肿瘤药物）。

（2）血液生物化学检验：①血糖检测，如水杨酸、铅等可引起血糖降低；糖皮质激素等可引起血糖升高；②肾功能指标检测，某些具有肾损害的毒物可导致血清尿素氮升高及其他肾损伤；③肝功能指标检测，具有肝损害的毒物可导致血清肝脏转氨酶升高；④血清电解质测定；⑤血气分析。

（3）特殊化学检验：具有针对性的检测指标，如 CO 中毒时检测血液碳氧血红蛋白、有机磷杀虫剂中毒时检测血液胆碱酯酶活性。

（4）其他检查：心电图和心电监护用于引起心肌损害、心律失常的毒物中毒；X 线胸片检查可及时发现毒物引起的肺部损害，尤其是对刺激性气体中毒的病人；对引起高铁血红蛋白症、碳氧血红蛋白形成的毒物中毒，应监测血氧饱和度，以判断中毒程度及指导治疗。

（董素芳）

第二节　临床常见中毒检验

一、一氧化碳中毒

吸入过量一氧化碳（carbon monoxide，CO）引起的中毒称急性一氧化碳中毒，亦称煤气中毒。一氧化碳中毒最常见的原因是煤炉取暖及煤气泄漏，连续大量吸烟也可导致 CO 中毒。

（一）临床表现

1. 急性中毒　急性 CO 中毒主要表现为急性脑缺氧性疾病，脏器也可出现缺氧性改变，少数患者可出现 CO 中毒神经精神后遗症。中毒程度随吸入 CO 浓度的高低和时间的长短而异。CO 浓度越高，吸入时间越长，病情越严重，反之则轻。一般血液中碳氧血红蛋白（COHb）含量在 10%～20% 时出现临床症状，在 50% 以上时出现昏迷。根据病情严重程度临床上通常分为轻、中、重三度。

（1）轻度中毒：血液中 COHb 浓度在 10%～20%，患者出现剧烈头痛、头晕、心悸、四肢无力、恶心、呕吐、耳鸣、视物不清、感觉迟钝等，吸入新鲜空气后，症状很快消失。

（2）中度中毒：血液中 COHb 浓度在 30%～40%，上述症状加重，患者出现胸闷、气短、呼吸困难、幻觉、运动失调、意识模糊或浅昏迷。口唇黏膜可呈樱桃红色。吸入新鲜空气或氧疗后可很快苏醒而恢复，一般无并发症和后遗症。

（3）重度中毒：血液中 COHb 浓度在 50% 以上，患者迅速出现深昏迷或呈去大脑皮层状态，出现惊厥、呼吸困难以至呼吸衰竭。可并发脑水肿、肺水肿、心肌损害、心律失常、锥体系或锥体外系损害等。肝、肾及皮肤亦可受损，经抢救存活者，常有不同程度后遗症。

2. 急性中毒迟发性脑病　急性 CO 中毒患者在意识障碍恢复后，经过数日、数周甚至长达 2 个月的"清醒期"后，又出现一系列神经系统严重损害表现，称为神经精神后发症。常见以下几种类型：①精神意识障碍：呈现痴呆木僵、谵妄状态或去皮质状态；②锥体外系神经障碍：表情淡漠、四肢肌张力增强、静止性震颤、前冲步态；③锥体系神经损害：如偏瘫、病理反射阳性或大小便失禁等；④大脑皮质局灶性功能障碍：失语、失明、不能站立及继发性癫痫；⑤周围神经损害：皮肤感觉障碍或缺失、皮肤色素减退、水肿等，也可出现球后视神经炎或其他脑神经麻痹等症状。

（二）一氧化碳中毒检验

证实 CO 中毒的最重要的实验室检查是血液中 COHb 浓度的测定。目前临床上常用的 COHb 测定有以下几种方法：①血红蛋白仪测定法：可精确测定 COHb 的含量；②分光光度法：取患者血 0.2ml，加蒸馏水 10ml，用分光光度计检查，其吸收谱在 564～579nm、530～548nm 处小于正常血液标本，并可见特殊吸收带；③加碱法：取血 0.02ml，加入 3～4ml 蒸馏水中稀释，加 2 滴 10% NaOH，混匀，血液中 COHb 增多时，加碱后血液仍可保持淡红色不变，正常血液则呈绿色；④加甲醛溶液（福尔马林）法：取患者血 0.5ml，加甲醛溶液 1ml，呈桃红色凝块为阳性，正常血液为深褐色；⑤加漂白粉法：取 4% 漂白粉 3ml，加入患者血 2 滴混匀，呈粉红色至深红色，正常人呈草绿色或褐色。

（三）一氧化碳中毒鉴别诊断

CO 中毒的鉴别诊断包括可以引起患者精神状态改变的其他气体。任何可以引起窒息的气体，如二氧化碳、乙炔、氦都可引起暂时的意识障碍，但这些气体不会引起迟发性神经系统症状，而 CO 中毒可引起。刺激性气体，如甲醛、氨、二氧化氮等可引起黏膜和肺的刺激症状，但非刺激性的 CO 气体不会引起这些症状。急性 CO 中毒应与脑血管意外、脑震荡、脑膜炎、糖尿病酮症酸中毒以及其他中毒引起的昏迷相鉴别。根据吸入较高浓度 CO 的接触史，急性发生的中枢神经损害的症状和体征，结合即时血液 COHb 测定的结果，可作出急性 CO 中毒的诊断。职业性 CO 中毒多为意外事故，接触史比较明确。疑有生活性中毒者，应询问发病时的环境，如炉火有无通风不良或外漏现象，同室人有无相似症状等。血液 COHb 测定是 CO 中毒的有价值的诊断指标，但采取血标本要求在脱离中毒现场 8 小时以内尽早抽取静脉血。测定血中 COHb 含量，亦有助于判断中毒的程度及判断其预后。

预防 CO 中毒须加强卫生宣传，对取暖用的煤炉要装好烟筒管道，并保持烟囱结构严密和通风良好，防止漏烟、倒烟。认真执行安全生产制度和操作规程，产生 CO 的工作场地必须有良好的通风设备，并须加强对空气中 CO 的监测。加强个人防护，进入高浓度 CO 的环境工作时，要戴好特制的 CO 防毒面具。

知识点 27-4　CO 中毒的诊断

需高浓度 CO 的接触史，中枢神经损害的症状和体征，血液 COHb 的测定结果等。其中，COHb 的测定是诊断 CO 中毒最为重要的实验室检查项目。

二、氰化物中毒

凡分子结构中含有氰基团（CN）的化合物通称为氰类化合物。氰化物能经呼吸道、胃肠道及皮肤侵入体内，大多具有较强毒性。氰类化合物中最常见的是氢氰酸、乙腈和丙烯腈。氰化氢可经消化道及皮肤吸收，亦可经呼吸道侵入体内，且最易解离出氰基团，迅速发挥毒性，是所有氰化物中作用最快、毒性最强的物质。乙腈是重要的工业溶剂，主要用做有机合成的介质，也可用做脂肪酸萃取剂、乙醇变性剂等，生产和使用过程中可因接触其液体或蒸气而引起中毒。丙烯腈是重要的工业原料，用于生产合成树脂、合成橡胶、合成纤维等重要材料，可经呼吸道、胃肠道及完整皮肤吸收入人体。

（一）临床表现

职业性氰化物中毒，主要由呼吸道吸入氰化氢气体或氰化物盐类粉尘所致。生活性中毒以误服为主，有的经口腔黏膜即可被吸收。

1. 轻度中毒　头昏、头痛、恶心、胸闷或胸前区压迫感、无力及兴奋不安等症状。吸入中毒者，呼气中带有苦杏仁味。

2. 中度中毒　剧烈头痛、眩晕、耳鸣、胸部紧束感、心前区疼痛、口舌发麻、恶心、呕吐、乏力、恐惧不安、语言障碍、心率增快、呼吸深而快。及时脱离接触，以上症状可迅速缓解。

3. 重度中毒　意识丧失、呼吸极度困难、瞳孔散大、眼球突出、惊厥、脉弱，阵发性强直性抽搐、甚至角弓反张、血压骤降、尿便失禁，继之反射消失，呼吸及心跳先后停止，并导致死亡。

4. "闪电型"中毒 短时间内吸入高浓度的氰化氢（浓度 >200mg/m³）或口服 50～100mg 氰化钾（钠）后，几乎无任何先兆而突然晕倒、呼吸停止而死亡。

（二）氰化物中毒检验

氰化物中毒应及时进行实验室检查，中毒早期同时进行动脉血气和静脉血气分析，显示静脉血动脉化，静脉血氧分压明显增高，引起动、静脉血氧分压差减小（正常情况下约为 50mmHg），动、静脉血氧浓度差减小（<4%），当并发末梢循环衰竭或通气不良时，此特征不易见到。此外，可见血 pH 下降，血浆乳酸浓度常急速、明显升高。正常血浆乳酸浓度为 0.44～1.78mmol/L，大于 4mmol/L 时可诊断为乳酸性酸中毒，有条件者可进行血液、胃液等氰离子定性、定量检测。正常全血氰离子浓度小于 200μg/L，宜在中毒后 8 小时内检测。

尿中硫氰酸盐增高也可作为接触氰化物的依据，可采用吡啶 - 巴比妥酸分光光度法检测，尿中硫氰酸盐参考值不吸烟者为 0.015～0.11mmol/L，吸烟者 0.027～0.2mmol/L。尿中硫氰酸盐含量与氰化物中毒程度不完全呈平行关系，宜连续数日测定。

（三）氰化物中毒鉴别诊断

氰化物中毒一般有氰化物的吸入史或食入史。急骤发生者，常有意识障碍伴中枢神经抑制。患者口唇及指甲无发绀现象，皮肤黏膜呈鲜红色。呼气和口腔内有杏仁味。尿中硫氰酸盐含量显著增加。经呼吸道吸入的氰化物中毒者要与急性一氧化碳中毒、急性硫化氢中毒等窒息性气体中毒相鉴别。其他途径中毒者还需与急性有机磷农药中毒、乙型脑炎及其他器质性疾病相鉴别。对老年患者或既有糖尿病、尿毒症等疾病的患者，要注意排除脑血管意外、糖尿病昏迷、低血糖诱导的酸中毒和药物过敏的可能。氰化物接触反应为一过性反应，一般在脱离 24 小时内恢复，不诊断为"中毒"，对出现接触反应者应严密观察 24 小时，以便对病情变化进行及时处理。

知识点 27-5 氰化物中毒的诊断

需氰化物的吸入史或食入史。氰化物中毒的实验室检查包括动脉血气分析、静脉血气分析；血液、胃液的氰离子测定；尿液的硫氰酸盐测定等。

三、乙 醇 中 毒

乙醇别名酒精，能溶于水和大多数有机溶剂，广泛用于工业、医药和生活，是酒的主要成分，可由消化道、呼吸道和皮肤吸收。急性中毒多由一次性过量饮酒引起，俗称醉酒。也可因误服其他含有乙醇的日用品等而引起急性酒精中毒。长期酗酒可引起慢性酒精中毒。酒精中毒个体差异较大，成人一般为 75～80ml；致死量小儿为 6～30ml，成人为 250～500ml。

（一）临床表现

1. 急性中毒 急性乙醇中毒主要引起中枢神经系统先兴奋后抑制的临床表现，临床上分为三期。此外，重症患者可并发意外损伤，酸碱平衡失衡，水、电解质紊乱，低血糖症，肺炎，甚至出现急性肾衰竭。

（1）兴奋期：血乙醇浓度达到 11mmol/L 即感头痛、欣快、兴奋；超过 16mmol/L，表现为健谈、饶舌、情绪不稳定、自负、易怒，也可能沉默、孤僻。

（2）共济失调期：血乙醇浓度达到 33mmol/L，肌肉运动不协调，行动笨拙，言语模糊不清，眼球震颤，视力模糊，步态不稳，出现明显共济失调；达到 43mmol/L 时，出现恶心、呕吐、困倦。

（3）昏迷期：血乙醇浓度达到 54mmol/L 时，患者进入昏迷期，表现昏睡、瞳孔散大、体温降低；超过 87mmol/L 时，患者陷入深昏迷，心率快、血压下降，呼吸慢而有鼾音，可出现呼吸、循环麻痹而危及生命。

2. 慢性中毒 慢性酒精中毒是一种进行性的、潜在的可以致人死亡的疾病。其特征表现为对饮酒强烈渴望、耐受性增加、依耐性增强,能导致多种疾病,包括低血糖、肾脏疾病、脑和心脏损害、皮肤血管扩张、慢性胃炎和胰腺炎等。

(二)乙醇中毒检验

测定血液乙醇浓度最为可靠,此外,呼出气乙醇分析也有价值,因测量设备便于携带,故可用于紧急情况。目前呼出气乙醇分析仪一般都有较高的精密性和准确度,肺病、糖尿病、汽油、口腔气雾剂等均会干扰呼出气乙醇分析结果,临床诊断时需要注意甄别。患者清醒后样品测定常显示乙醇浓度上升,是因为患者配合程度较好,能够提供高质量样本。动脉血气分析可见轻度代谢性酸中毒。血清电解质浓度测定可见低血钾、低血镁和低血钙。血糖浓度测定可见低血糖症。慢性酒精中毒肝功能检查可见肝功能异常。

(三)乙醇中毒鉴别诊断

乙醇中毒的诊断需结合饮酒史与病人的临床表现,如急性酒精中毒常伴有中枢神经抑制症状,呼气酒味;慢性酒精中毒常伴有营养不良和中毒性脑病。本病需与引起意识障碍的其他疾病相鉴别,如镇静催眠药中毒、一氧化碳中毒、脑血管意外、糖尿病昏迷、颅脑外伤等。本病的酸中毒需与低血压等引起的代谢性酸中毒、糖尿病酮症酸中毒、其他醇类中毒所致乳酸性酸中毒等相鉴别。

饮酒过量所致中毒者,常在 5~6 小时内恢复,多数患者预后良好。若有心、肺、肝、肾病变者,昏迷长达 10 小时以上,或血中乙醇浓度大于 87mmol/L,预后较差。饮酒驾车或醉酒驾车易发生车祸可招致死亡。长期饮酒可导致中毒性脑、周围神经、肝、心肌等病变以及营养不良,预后与疾病的类型和程度有关。早期发现、早期治疗可以好转。预防乙醇中毒,避免过量饮酒是关键,有心、肺、肝、肾疾病及上消化道溃疡病者,应禁止饮酒。

知识点 27-6　乙醇中毒的诊断

需结合病人的饮酒史与临床表现,实验室检查主要包括血液乙醇浓度测定和呼出气乙醇浓度测定,其中血液乙醇浓度测定最为重要。

四、农　药　中　毒

农药是指用来杀灭害虫、啮齿动物、真菌和莠草等防治农业病虫害的药品。农药种类很多,目前常用的包括杀虫剂、灭鼠药和除草剂等。农药在生产、运输、分销、贮存和使用过程中不注意防护,摄入农药污染食物,故意服毒均可致农药中毒。本节将重点介绍有机磷农药中毒。

有机磷农药属于有机磷酸酯或硫化磷酸酯类化合物,大多为油状液体,呈淡黄色至棕色,稍有挥发性,有大蒜臭味,除美曲磷酯外,难溶于水,不易溶于多种有机溶剂,在酸性环境中稳定,在碱性环境中易分解失效。甲拌磷、三硫磷耐碱、美曲磷酯遇碱能变成毒性更强的敌敌畏。常用剂型有乳剂、油剂和粉剂等。

(一)临床表现

急性中毒发病时间和症状与毒物种类、剂量、侵入途径和机体状态密切相关。中毒后,可出现急性胆碱能危象。

1. 毒蕈碱样症状　又称 M 样症状,主要是副交感神经末梢过度兴奋,类似毒蕈碱样作用。平滑肌痉挛表现为瞳孔缩小、腹痛、腹泻;括约肌松弛表现为大小便失禁;腺体分泌增加表现为大汗、流泪和流涎;气道分泌物增多表现为气促、咳嗽、呼吸困难、双肺干性或湿性啰音,严重者发生肺水肿。

2. 烟碱样症状　又称 N 样症状,在横纹肌神经肌肉接头处乙酰胆碱(ACh)蓄积过多,出现肌纤维颤动、全身肌强直性痉挛,也可出现肌力减退或瘫痪,呼吸肌麻痹引起呼吸衰竭或停止。交感神经节节后纤维末梢释放儿茶酚胺,表现为血压增高和心律失常。

3. 中枢神经系统症状　血乙酰胆碱酯酶（AChE）浓度明显降低而脑 AChE 浓度>60%时，通常不出现中毒症状和体征，脑 AChE 浓度<60% 时，出现头晕、头痛、烦躁不安、谵妄、抽搐和昏迷，有的发生呼吸、循环衰竭死亡。

4. 局部损害　有些有机磷农药接触皮肤后发生过敏性皮炎、皮肤水疱或剥脱性皮炎；污染眼部时，出现结膜充血和瞳孔缩小。

（二）农药中毒检验

1. 血胆碱酯酶活力测定　血胆碱酯酶（AChE）活力是诊断有机磷农药中毒的特异性实验指标，对判断中毒程度、疗效和预后极为重要。常用方法有羟胺比色法、检压法、pH 法和溴麝香酚蓝法等。以正常人血 AChE 活力值作 100%，急性有机磷农药中毒时，AChE 活力值在 50%~70% 为轻度中毒；30%~50% 为中度中毒；30% 以下为重度中毒。对长期有机磷农药接触者，血 AChE 活力值可作为监测指标。单凭一次 AChE 测定尚不能提供充分有用的资料，因为"正常"其实是人群资料的参考范围。理想的是患者曾有 AChE 水平的本底值，可与中毒后的水平比较，但事实是，除非患者因工作关系定期检测，一般均无自己的 AChE 本底值。这样，诊断的关键就是治疗后红细胞 AChE 活性是否立即增加。

2. 尿中有机磷农药代谢物测定　在体内，对硫磷和甲基对硫磷氧化分解为对硝基酚，美曲磷酯代谢为三氯乙醇，尿中测出对硝基酚或三氯乙醇有助于有机磷农药中毒的诊断。

（三）农药中毒鉴别诊断

有机磷农药中毒应与急性肠胃炎、食物中毒、流行性乙型脑炎、中暑、感冒或其他种类农药中毒相鉴别。急性肠胃炎、食物中毒、流行性乙型脑炎和中暑等病，因出现头晕、头痛、无力、恶心、呕吐和腹泻等病状而易误诊为有机磷农药中毒。目前除广泛使用有机磷农药外，尚使用氨基甲酸酯类、拟除虫菊酯类和甲脒类等农药，这些农药中毒与有机磷农药中毒的主要鉴别点是农药接触史和临床表现不同，而且有机磷农药中毒者体表或呕吐物一般有蒜臭味，而其他类农药一般无蒜臭味表现。

对生产和使用有机磷农药的人员要进行相关知识宣传，普及防治中毒常识；在生产和加工有机磷农药的过程中，严格执行安全生产制度和操作规程；搬运和应用有机磷农药时要做好安全防护。对于慢性接触者，应定期体检和测定全血 AChE 的活力值。

知识点 27-7　有机磷农药中毒诊断

一般有农药接触史，实验室检查主要为血液 AChE 的活力测定，尿中有机磷农药的代谢产物测定也对诊断有一定的帮助。

五、药物中毒

药物中毒是指误服或服药过量以及药物滥用引起的中毒。常见的药物中毒有中枢神经系统药物中毒、自主神经系统药物中毒、心血管药物中毒、呼吸系统药物中毒、消化系统药物中毒、血液系统药物中毒及其他药物中毒。疾病因素、遗传因素、性别和年龄的差异均可对药物毒性的敏感性产生影响。本节将重点介绍中枢神经系统药物巴比妥类药物中毒。

巴比妥类药物主要为苯巴比妥、异戊巴比妥及司可巴比妥，是中枢神经系统抑制剂，按照剂量不同，可产生镇静、催眠、抗惊厥、抗癫痫及麻醉的作用。长期滥用巴比妥类药物可引起耐药性和依耐性而导致慢性中毒。突然停药或减量可引起戒断综合征。

（一）临床表现

1. 急性中毒　一次性服用大剂量巴比妥类药物，可引起中枢神经系统抑制，症状严重程度与剂量有关。

（1）轻度中毒：嗜睡、意识模糊、言语不清、呼吸慢、感觉迟钝、判断及定向障碍、瞳孔缩小。

（2）中度中毒：近似醉酒时的酩酊状态，昏睡、呼吸浅慢、发绀、轻度肺水肿，可有手指和眼球震颤，瞳孔缩小，对光反射迟钝。

（3）重度中毒：昏迷，呼吸系统首先被抑制，呼吸变慢或浅快，或呈潮式呼吸，早期四肢强直，对光反射及深部反射尚可存在一段时间，后期全身松弛、瞳孔散大，各种反射消失，血压下降，少尿或无尿，可因肾功能、呼吸和循环衰竭而死亡。

2. 慢性中毒 长期滥用巴比妥类药物的患者可发生慢性中毒，除有轻度中毒症状外，常伴有精神症状。患者可出现一时性躁动不安或意识蒙眬状态，言语兴奋、欣快、易疲乏，伴有震颤、咬字不清和步态不稳。记忆力、计算力和理解力均有明显下降，工作学习能力减退。患者丧失进取心，对家庭和社会失去责任感。

3. 戒断综合征 长期服用大剂量巴比妥类药物患者，突然停药或迅速减少药量时，可发生戒断综合征。主要表现为自主神经兴奋性增高和轻重度神经和精神异常。

（二）药物中毒检验

实验室检查应着重于排除其他能导致意识障碍的原因，包括代谢性和毒物性因素。需要检测血电解质、阴离子隙、血糖、血尿素氮、肌酐、动脉血气、氧饱和度，以及对可疑的药物进行定量分析。通过尿液检查可以定性检测巴比妥类，对尿检阳性者应进一步用定量方法确证，同时要考虑假阴性的可能。对于临床上怀疑巴比妥中毒者，定量检测有助于确诊或排除。总的来说，剂量越高中毒越严重。人体对不同巴比妥类药物的耐受有所差异。苯巴比妥治疗量的血药浓度为 $15\sim39mg/L$，中毒量为 $40\sim60mg/L$，致死量为 $100mg/L$；异戊巴比妥治疗量为 $1\sim5mg/L$，中毒量为 $10\sim30mg/L$，致死量为 $55mg/L$；司可巴比妥治疗量为 $0.1\sim1mg/L$，中毒量为 $7\sim10mg/L$，致死量为 $35mg/L$。

（三）药物中毒鉴别诊断

急性中毒者有服用大量巴比妥类药物史，出现意识障碍、呼吸抑制及血压下降。胃液、血液、尿液中可检出巴比妥类药物。慢性中毒者有长期滥用巴比妥类药物史，出现轻度共济失调和精神症状。戒断综合征者在长期滥用巴比妥类药物突然停药或急速减量后出现焦虑、失眠、谵妄和癫痫样发作。巴比妥类药物中毒与其他意识障碍病因鉴别，了解有无原发性高血压、癫痫、糖尿病、肝病、肾病等既往史，以及一氧化碳、酒精、有机溶剂等毒物接触史。检查有无头部外伤、发热、脑膜刺激征、偏瘫等。结合必要的实验室检查，可作出鉴别诊断。

巴比妥类药物中毒后遗症主要包括脑、肺、肾损害，故对严重中毒病例及早识别、预测和预防潜在的并发症非常重要。巴比妥类药物的处方、使用和保管应严加控制，特别是对情绪不稳定和精神不正常的人应慎重用药。要防止药物的依耐性。长期服用大量巴比妥类药物的人，不能突然停药，应逐渐减量后停药。

知识点 27-8 巴比妥类药物中毒

一般有大量服用或长期滥用巴比妥类药物史，实验室检查包括血电解质、阴离子隙、血糖、血尿素氮、肌酐、动脉血气和氧饱和度测定等。

六、毒性金属中毒

金属及类金属元素除金、银、铂等贵重金属外，都能与氧、氯及酸等化合，形成稳定的金属化合物或金属盐。其化学性质与金属元素完全不同。有些金属可形成有机化合物，具有特殊的化学性质和用途，也具有特殊的毒性，尤其是铅、汞、砷等金属元素。本节将重点介绍铅及其化合物中毒。

铅是一种灰白色重金属，加热至 400℃ 以上时即有大量的铅蒸气产生，并迅速在空气中氧化和凝聚形成铅灰尘，成为重要的空气污染源。金属铅不溶于水，但溶于稀盐酸、碳酸和有机酸。铅的氧化物除硝酸铅、氯化铅等,均易溶于水。铅及其化合物均有毒性,铅中毒后,可导致贫血、溶血、铅毒性脑病、周围神经病以及肾脏损害。

（一）临床表现

1. 急性中毒 其临床特点为剧烈腹绞痛、贫血、中毒性肝病、中毒性肾病、多发性周围神经病。表现头晕、全身无力、肌肉关节酸痛、不能进食、便秘或腹泻、肝脏肿大、肝区压痛、黄疸、血压升高。严重者发生铅麻痹,即垂腕、垂足症;铅毒性脑病,出现剧烈头痛、抽搐、惊厥、木僵甚至昏迷。个别患者可发生麻痹性肠梗阻。

2. 慢性中毒 职业性铅中毒多为慢性中毒,临床上有神经、消化、血液等系统综合症状。

（二）毒性金属中毒检验

1. 血铅检验 血铅是反映近期铅接触的敏感指标,血铅浓度与中毒程度密切相关。血铅的参考值$< 2.9\mu mol/L$（0.6mg/L）。

2. 尿铅检验 尿铅是反映近期铅接触的敏感指标之一,但测定方法、留尿时间以及污染等因素可直接影响测定结果。尿铅的参考值$< 0.58\mu mol/L$（0.12mg/L）。

3. 尿 δ- 氨基 -γ- 酮戊酸检验 尿 δ- 氨基 -γ- 酮戊酸（δ-ALA）的测定有较高特异性,其增加程度与血铅、尿铅成明显相关。尿 δ-ALA 的参考值$< 61.0\mu mol/L$（8mg/L）。

4. 血红细胞原卟啉和锌原卟啉检验 血红细胞原卟啉（EP）和锌原卟啉（ZPP）的增加可能反映铅诱导的亚铁血红蛋白合成抑制。EP 的参考值$< 3.56\mu mol/L$（2mg/L）,ZPP 的参考值$< 2.91\mu mol/L$（13.0μg/gHb）。

5. 点彩和网织红细胞检验 急性铅中毒时,点彩、网织红细胞阳性率均较高。

6. 其他检验 肝脏转氨酶升高,血中尿素、肌酐升高。

（三）毒性金属中毒鉴别诊断

铅中毒诊断需要有铅接触史、铅吸收和铅效应的实验室诊断和临床表现。职业性铅中毒较易诊断,非职业性铅接触有时不能立即确认,往往根据临床症状和检验结果考虑铅中毒的可能性。应该注意由消化道食入和意外情况大量吸入铅尘或铅烟的可能。铅中毒诊断可分三级。轻度中毒:血铅或尿铅升高,有神经衰弱综合征,可伴有腹胀便秘等症状,尿 δ-ALA、血 EP、血 ZPP 异常。中度中毒:在轻度铅中毒基础上,尚出现腹绞痛、贫血、轻度中毒性周围神经病、中毒性肝病、中毒性肾病其中一项。重度中毒:铅麻痹或铅中毒性脑病。

铅中毒呈现消化道症状时,应与急性肠胃炎、病毒性肝炎等鉴别;有腹绞痛时须与急腹症相鉴别;发生脑病征象时应和脑炎、结核性脑膜炎、脑肿瘤相鉴别;有末梢神经炎症状和体征时,须和脊髓灰质炎及白喉神经麻痹区别。

知识点 27-9　金属铅中毒诊断

一般有铅接触史,实验室检查包括血铅、尿铅、尿 δ-ALA、血红细胞 EP 和 ZPP 等,其中血铅检测是反映铅中毒的敏感指标,并与中毒程度密切相关。

七、蛇 毒 中 毒

世界上有三千多种蛇,其中毒蛇有 650 余种,我国已知的毒蛇约有 50 种,其中剧毒蛇约十余种,主要有眼镜蛇科、蝰蛇科和海蛇科。常见且危害较大的毒蛇主要有金环蛇、银环蛇、眼镜蛇和眼镜王蛇,主要分布在长江以南;蝰蛇、五步蛇、烙铁头、竹叶青和蝮蛇主要分布在长江流域和东南、西南各省;青环海蛇和长吻海蛇分布在我国东南沿海。人们在生产、生活或旅游时,闯入或误入毒蛇栖息处,易遭毒蛇攻击咬伤,多见于农村、山区和沿海一带,夏秋季发生者居多。

（一）临床表现

1. 血液毒 局部表现为严重肿胀,向近心端扩散,呈现皮肤瘀斑、水疱,有组织坏死和出血，伤口剧痛，可伴附近区域淋巴管炎、淋巴结炎、淋巴结肿痛。全身表现皮肤、黏膜出血，广泛皮肤血斑、鼻出血、牙龈出血等。内脏出血表现为咯血、呕血、便血或尿血等。也可发生溶血性黄疸及血红蛋白尿，以上因素可导致休克，可出现心律失常、心力衰竭、心电图异常，发生肾衰竭。

2. 神经毒　局部表现为轻度麻木感，无渗出液，不红不肿，无疼痛感。全身表现为脊髓前角细胞脂肪变，肌纤维变性，有细胞浸润和坏死，故骨骼肌呈弛缓性瘫痪，发生呼吸困难，甚至呼吸停止。中毒者头昏、嗜睡、恶心、呕吐、听力下降，甚至大小便失禁，严重者有四肢抽搐、疼痛等全身异常的感受，危重者呈昏迷表现。

3. 混合毒　局部呈红肿状态，有水疱或血疱，皮肤瘀斑，组织坏死，伤口剧痛。全身四肢肌肉无力、酸痛，牙关紧闭，呼吸困难，心律失常，循环衰竭，尿少或尿闭，意识障碍，甚至心跳、呼吸骤停。

（二）蛇毒中毒检验

1. 血常规检验　白细胞升高、血红蛋白减少、血小板减少。

2. 尿常规检验　尿少，尿素氮和肌酐升高，可见血红蛋白尿，也可检出蛇毒、纤维蛋白及纤维蛋白原降解产物。

3. 便常规检验　可有潜血阳性。

4. 血生化检验　可有血钾、谷丙转氨酶、谷草转氨酶、肌酸激酶、乳酸脱氢酶、尿素氮、肌酐、胆红素升高，部分患者胆固醇降低。

5. 溶血检验　凝血时间常超过 15 分钟，凝血因子、纤维蛋白和纤维蛋白原减少，其降解产物增多，D- 二聚体测定多呈阳性。

6. 其他检验　部分患者可呈肾上腺素、肾上腺皮质激素及脑垂体激素等内分泌激素降低。

（三）蛇毒中毒鉴别诊断

蛇毒中毒有被毒蛇咬伤后遗留的咬伤牙痕，毒蛇咬伤的伤口可见明显成对的毒牙痕，而无毒蛇咬伤仅见到一排整齐的牙痕。现场若有被抓住或打死的毒蛇，可有助于分析判断。毒蛇中毒有典型的局部反应及全身中毒表现，注意是否有胆红素、血钾、尿素氮、肌酐等升高情况，是否有弥散性血管内溶血。

蛇毒中毒属于意外伤害，重点应对蛇类活动活跃地区的居民进行蛇毒中毒的现场急救知识的宣传教育。相关从业人员需要根据情况穿戴防护手套和鞋靴，携带蛇药以备急需。地方卫生部门应根据属地蛇类分布特点配备相应的抗毒血清，并对各级卫生部门进行蛇毒中毒的救治培训，建立健全的蛇伤防治体系。

知识点 27-10　蛇毒中毒检验

主要为血液毒、神经毒和混合毒，实验室检查包括血常规、大小便常规、血生化及溶血检测等。

八、毒 品 中 毒

《中华人民共和国刑法》第 357 条规定，毒品（narcotics）是指鸦片、海洛因、甲基苯丙胺（冰毒）、吗啡、大麻、可卡因以及国家规定管制的其他能够使人形成瘾癖的麻醉药品和精神药品。大麻类、阿片类、可卡因类属于麻醉药；苯丙胺类、氯胺酮属于精神药。《2016 年世界毒品报告》世界吸毒人数约 2.5 亿，吸毒上瘾人数首次达到 2900 万。2014 年，全世界有20.7 万人由于使用毒品而死亡。中国国家禁毒委员会办公室发布的《2015 年中国毒品形势报告》显示，截至 2015 年年底，我国累计登记吸毒人员 234.5 万名（不含戒断 3 年未发现复吸人数、死亡人数和离境人数），估计实际人数超过 1400 万。

（一）大麻类药物中毒检验

大麻是一种广泛分布于世界各地的野生植物，是世界三大传统毒品之一，也是目前世界范围滥用人数最多、滥用历史最长的毒品。大麻所含主要有效化学成分为四氢大麻酚（THC）、大麻酚（CBN）和大麻二酚（CBD），其中四氢大麻酚为其主要有效成分。常见的大麻类毒品有大麻草、大麻树脂和大麻油。

大麻对机体具有兴奋和致幻作用。服用后，使机体产生一种异常的欣快感，并能形成非常强烈的心理依赖性，是否有生理依赖性尚有争议。大麻的致死量随机体、摄入方式、耐受性等不同，中毒表现也不同。急性中毒时，结膜充血，恶心，呕吐，呼吸减慢，血压变化，触觉、听觉、嗅觉及味觉亢进。精神上出现陶醉感、幸福感，处于兴奋状态，进一步发展为妄想、幻觉，吸毒者视物变形、色彩夸张、思想怪诞，知觉失去连续性和完整性，易失去控制并产生暴力倾向。同时伴随运动能力减退。慢性中毒的身体症状除具有急性中毒症状之外，还可见呼吸障碍、头痛、失眠等。精神状态不佳，表现为集中力、记忆力降低。而戒断症状则表现为失眠、性情急躁、呕吐等。

大麻类药物中毒多为滥用引起，特别是近年来，由于吸毒和贩毒者的猛增，使大麻类毒物中毒的人数也急剧上升。滥用方式包括口服、吸入（鼻吸、烟吸或烫吸）、注射（皮下、肌肉、静脉）或黏膜摩擦（口腔、鼻腔或直肠）。

大麻类药物中毒检验方法同下面的阿片类药物中毒检验。

（二）阿片类药物中毒检验

阿片，又称鸦片（opium），大烟，来自鸦片罂粟植物未成熟的果实中。阿片中含有25种以上的生物碱，约占阿片重量的25%。吗啡是含量最高的生物碱，约占10%，可待因约0.7%～3%。

临床上阿片类药物通过与中枢神经系统内阿片受体结合而发挥镇痛、止咳、止泻、麻醉、镇定和催眠等作用，应用广泛，滥用则易成瘾依赖，甚至急性中毒。阿片类药物可分为3大类：①天然阿片制剂，如阿片、吗啡、可待因等；②半合成阿片制剂，如海洛因、丁丙诺啡、埃托啡等；③人工合成阿片制剂，如美沙酮、哌替啶（杜冷丁）、芬太尼、阿法罗定等。

阿片类药物中毒轻者有头痛头晕、心跳加快、恶心呕吐、出现幻觉、精神兴奋或抑郁、多汗、便秘、血压下降、血糖升高、尿滞留等症状；重者有面色苍白、黏膜发绀，并有昏迷、针尖样瞳孔和呼吸的极度抑制"三联症"特点，晚期昏迷加深、发绀、肺水肿、可因呼吸中枢麻痹致死。

阿片类药物在体内吸收迅速、完全，吸收后可分布于身体各种组织，并可通过血 - 脑屏障和胎盘屏障，主要在肝脏代谢，故作用时间取决于肝脏代谢速度，约90%以无活性代谢物经尿排出，小部分以原形经尿排出或经胆汁、胃液随粪便排出。一次用药后，24小时绝大部分排出体外，48小时后尿中几乎检测不出。

根据患者的毒物接触史、中毒的临床表现，并结合实验室检测结果，可进行诊断。实验室检查的标本可为尿、血、胃内容物、头发等。检测方法有：

1. 胶体金法　为常用的筛查试验，标本多为尿液标本，检测简便迅速，3～5分钟可判断结果。目前有单独针对一种阿片类药物的试剂盒，如吗啡检测试剂盒、美沙酮检测试剂盒，也有多合一的检测试剂盒，如三合一试剂盒，可同时检测吗啡、甲基安非他明、安非他明；五合一检测试剂盒，可同时检测吗啡、甲基安非他明、氯胺酮、大麻、摇头丸。不同厂家也有不同的组合项目。由于此方法成本低廉，取样方便，操作简便、结果可靠，目前已广泛应用于侦查过程和法庭审判中。缺点在于，由于毒物会在体内代谢后经尿排出，检测有时间限制。

2. 色谱分析方法　如气相色谱 / 质谱分析法，液相色谱分析法等。血液、尿液、毛发等都可为标本来源，分析前需做样本处理，结果准确，可定量检测。常作为中毒确证试验。

3. 动脉血气分析　严重的中毒反应会导致低氧血症和呼吸性酸中毒。

4. 血液生化检验　血糖、电解质和肝肾功能检测可协助诊断中毒,如中毒者常表现为血糖下降,电解质紊乱,肝功和肾功遭到不同程度的损害。

（谢小兵　董素芳）

小　结

　　本章讲述了常见中毒的相关知识。近年来,吸毒、酒驾问题越来越引起社会的关注,虽然相对于心脑血管疾病、呼吸道疾病等而言,中毒的发病率较低,但一旦发生中毒,特别是中度、重度中毒,往往需要临床迅速诊断并快速治疗,延误哪怕是一分钟,都有可能造成不可挽回的后果,所以,对常见中毒的种类、临床症状、实验室检查等均需熟练掌握与运用。也因此,对于中毒的检测,一定是朝着更准确、更方便、更快速的方向努力。

第二十八章

治疗药物浓度监测

学习目标与要求

掌握 TDM 的定义、目的和意义；调整个体化给药方案程序；TDM 常用测定方法。

熟悉 TDM 在临床中的应用价值；临床中需要进行 TDM 的常见疾病和主要药物。

了解 TDM 的必要性和可行性；药物在体内的基本过程。

治疗药物浓度监测又称治疗药物监测（therapeutic drug monitoring，TDM），是临床化学和临床药理学的一个分支，它应用现代先进的体内药物分析技术，测定血液或其他体液中药物浓度，获取有关药动学参数，使临床给药方案个体化，以提高疗效、避免或减少毒副作用的一门应用性学科。近年来国外也有将 TDM 称为治疗药物管理（therapeutic drug management，TDM），将体液药物浓度测定作为一种治疗、缓解或预防疾病的药物治疗管理的辅助手段，使 TDM 的定义范畴更广。

TDM 工作的完成需要临床医生、临床药师、临床检验师和护士等的密切配合，是一个真正的多学科参与协作的过程。任何一个环节未能正确执行都可严重影响 TDM，在我国，医院分级管理要求三级医院须具备开展 TDM 能力。

知识点 28-1　TDM 的主要目的与意义

TDM 的目的与意义主要表现在：

1. TDM 可为临床制订合理的给药方案，对单一患者确定最佳的给药方式与治疗剂量，即实现给药方案个体化，这是 TDM 的最主要用途。

2. 出现药物过量或中毒可通过 TDM 明确诊断，筛选出中毒药物。TDM 可为判断中毒程度和制订治疗方案提供依据。

3. 确定患者是否按医嘱服药，提高用药的依从性。

第一节　药物在体内的基本过程与药效关系

药物具两重性，既能治病，也能致病。传统给药方法是参照药物说明书推荐的平均剂量给药，但因存在个体差异，实际不同个体需要的药物剂量是不同的。为使药物达到最佳疗效，减少毒副作用，必须根据不同个体对药物的反应调整给药剂量。临床治疗中，有些药物治疗窗口窄，有些药物缺乏直观简便的效应指标，还有些药物的剂量和疗效之间缺乏相关性等，临床医生很难通过传统方法确定合适的药物剂量，治疗中易导致药物中毒或无效治疗。对这类药物的使用，根据监测血药浓度来调整用药方案，可得到很好的疗效。

一、药物在体内的基本过程

药物进入体内过程包括吸收（血管内给药除外）、分布、生物转化和排泄四个过程。

（一）药物吸收

药物吸收（drug absorption）是指药物从给药部位进入体循环的过程。血管内给药不存在吸收。血管外注射给药时，药物主要通过毛细血管内皮细胞间隙，以滤过方式迅速入血。其吸收速度主要受注射部位血管丰富程度和药物分子大小的影响。口服药物的吸收大多通过胃、肠黏膜以被动扩散方式进行。口服药物的主要吸收部位在小肠。影响口服药物吸收的主要因素有药物理化性质、剂型及胃肠功能等。

某些口服药物通过胃肠黏膜与首次随肝门静脉血流经肝脏时，可有部分药物被肝细胞和胃肠黏膜中酶代谢失活，使进入体循环的药量减少，这一现象称"首过消除"（first pass elimination）。由于不同个体对同一药物代谢能力不同，首过消除强的药物对口服药吸收度产生明显影响。

（二）药物分布

药物分布（drug distribution）是指药物随血液循环至各器官、组织，并通过转运进入细胞间液、细胞与细胞器内的过程。药物在体内的分布可达到动态平衡，但往往并非均匀的。只有分布到靶器官、组织或细胞的药物，才能产生药理效应。而以被动转运方式分布的药物，其靶位浓度与血药浓度成比例。影响药物在体内分布的主要因素有药物的理化性质、药物与血浆蛋白的结合状态、特殊的膜屏障、体液 pH 差异及药物的主动转运等。

（三）药物生物转化

机体对药物进行的化学转化和代谢称药物生物转化（drug biotransformation）。药物的生物转化主要在肝细胞微粒体混合功能氧化酶的催化下进行。主要反应类型、酶系组成与催化过程，都与肝细胞对内源性物质的生物转化相同。药物的生物转化具有双向性。有些药物经生物转化失去药理活性，称药物灭活。有些药物须经生物转化才生成有药理活性的代谢物，称药物活化。药物经生物转化无论是灭活还是活化，总的效果是使药物极性升高，利于从肾和胆管排泄。

（四）药物排泄

药物排泄（drug excretion）是药物及其代谢物排出体外的过程。药物排泄的主要途径是经肾随尿排出。游离的原形药物和代谢物均通过肾小球毛细血管壁小孔隙滤入原尿中，也有少数弱酸、弱碱药可在近曲小管上皮细胞，以主动转运方式分泌入原尿中。

除经肾排泄外，部分药物及其经肝生物转化的代谢物，可经胆道排入十二指肠。进入肠腔药物及其代谢物可随粪便排出体外。亦有些药物及其葡糖醛酸或硫酸酯代谢物经肠菌水解后，重新被肠道吸收，形成肠肝循环。

此外，挥发性气体药可由肺排泄，而汗液也可排出少量药物。某些药物特别是弱碱性药，可有相当部分从乳汁排泄。

药物的生物转化和排泄，都可使原形药在体内减少，这两个过程统称为药物消除（drug elimination）。

二、血药浓度与药物效应的关系

药物进入体内经过上述吸收、分布、转化与排泄等过程，血药浓度随时间而不断变化，且和药物效应密切相关。从药物剂量到药物效应多个环节可受到许多因素影响（图28-1）。

知识点 28-2 剂量、血药浓度与药物效应的关系与其影响因素（图 28-1）

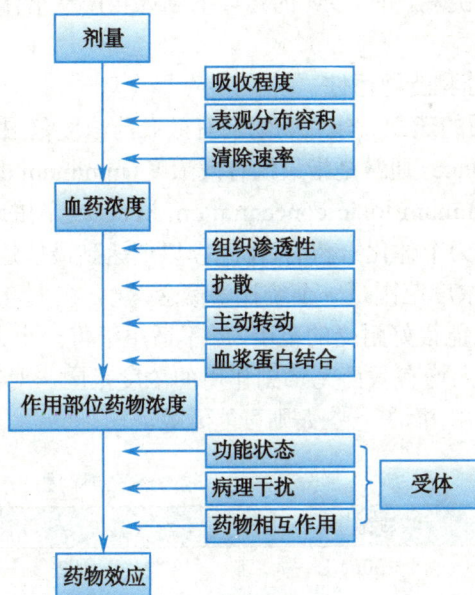

图 28-1 剂量、血药浓度与药物效应的关系与其影响因素

当药物被吸收入血后，通过血液循环到达作用部位或受体部位。血中药物一部分与血浆蛋白结合，另一部分则呈游离状。游离药物可通过扩散进入细胞外液，或扩散到胞内与受体结合产生药物效应。药物效应的大小，与药物和受体的结合程度相关。药物与受体结合属可逆的生理生化过程，服从质量作用定律，并处于动态平衡。靶部位的游离药物浓度越高，与受体结合量越大，药物效应则越强。靶部位的药物浓度很难直接测定，但靶部位的游离药物浓度与血药浓度（总浓度，包括游离的和结合的）保持着可逆的动态平衡，因此，血药浓度可间接地反映游离药物在受体部位的浓度，血药浓度可作为反映药理效应的间接指标。

大量的临床研究和药理学研究也表明，药物的血药浓度与药物的临床疗效、毒性作用相关。较之药物剂量，血药浓度与药理效应有着更好的相关性，相同的血药浓度甚至对不同种属的动物具有极为相似的药理效应，如保泰松的抗炎有效剂量在兔与人分别为 300mg/kg 及 10mg/kg，相差达 30 倍，但有效血浓度都在 100～150μg/ml，因此血药浓度测定在制订给药方案方面具有重要意义。

第二节 治疗药物浓度监测的依据

一、治疗药物浓度监测的必要性与可行性

（一）治疗药物浓度监测的必要性

药物是治疗疾病的主要手段之一。药物作用靶位浓度不足或过量，将导致药物治疗无效或产生新的不良作用，甚至危及生命。因此，如何根据每个病人的具体情况，制订有效而安全的个体化药物治疗方案，长期以来一直是困扰临床医生的一个难题。虽然试图通过按体重、体表面积、不同年龄等方法，计算调整用药剂量，但由于影响药物体内过程的因素众多，具体病人情况千差万别，因此仍未能很好地解决这一问题。近年来，世界卫生组织（WHO）及我国卫生部门药物不良反应监测中心的统计资料均显示，因用药不当而致死者远

远高于同期死于各种传染病的人数。而用药不当死亡者中,大多是剂量不当所致。可以说随着医疗技术整体水平的提高,在 TDM 的指导下制订和调整个体化的合理用药方案,是药物治疗学发展的必然趋势。

(二)治疗药物浓度监测的可行性

1. 有效血药浓度范围的建立　建立药物的有效血药浓度范围是 TDM 的前提。有效血药浓度范围(therapeutic range)通常是指最低有效浓度(minimum effect concentration,MEC)与最低毒副作用浓度(minimum toxic concentration,MTC)之间的血药浓度范围,也称治疗窗。临床上常将此范围作为个体化给药的目标值,以期达到最佳疗效和避免毒副反应。

必须指出,有效血药浓度范围是一个统计学概念,建立在大量临床观察的基础之上,是对大部分人而言的有效且能很好耐受的范围,并不适用于每一个人和每一种具体情况。事实上,不存在一个对所有人均有效而无毒副作用的浓度范围。对某些人而言,在此范围内可能出现较严重的毒副作用,而另一些人则可能无效。

表 28-1　部分药物的有效血药浓度范围

名称	浓度范围	名称	浓度范围
洋地黄毒苷	14~30μg/L	普鲁卡因胺	4~8mg/L
地高辛	0.9~2μg/L	普萘洛尔	20~50μg/L
苯妥英钠	10~20mg/L	地西泮	0.5~2.5μg/L
扑米酮	10~20mg/L	格鲁米特	0.2mg/L
苯巴比妥	10~20mg/L	甲丙氨酯	10mg/L
酰胺咪嗪	3~8mg/L	甲喹酮	5mg/L
乙琥胺	30~50mL/l	奎尼丁	2~5mg/L
利多卡因	1.5~4mg/L	磺胺嘧啶	80~150mg/L
去甲替林	50~140μg/L	磺胺异噁唑	90~100mg/L
茶碱	10~20mg/L	水杨酸盐	150~300mg/L
甲苯磺丁脲	53~96mg/L	丙咪嗪	50~160μg/L

2. 监测分析技术的发展　TDM 的兴起和发展是和分析技术的飞跃发展分不开的,20 世纪 60 年代,TDM 只能采用比色法和分光光度法,需要样本量大,检测时间长,只能在少数临床药理实验室进行研究性的工作,而不能成为临床化学的常规工作。70 年代后,高效液相色谱分析技术(HPLC)、气相色谱(GC)开始用于血药浓度检测,可以把标本中的多种理化性质相近的药物分离开来,同时进行定性和定量的分析。这一发展不仅促进了临床药理学的发展,并且把血药浓度测定从临床药理学的研究实验室逐渐过渡到临床化学实验室。几乎在同一时期,各种标记免疫分析技术和色谱法同时发展起来,放射免疫分析、酶免疫分析、荧光免疫分析、化学发光免疫分析等技术相继应用于 TDM 分析。进入 21 世纪,随着各类分析技术的日益完善成熟,TDM 实现了对检测和数据处理的高通量、自动化分析,加快了 TDM 为临床服务的速度。

二、调整个体化给药方案的有效性

TDM 最主要用途是为单一患者设计给药方案,以达到最佳的治疗效果和最小的副作用。

(一)需考虑进行 TDM 的药物

具有以下一项或多项药效学、药动学特点的药物需考虑进行 TDM。

1. 治疗指数低和安全范围窄及毒性作用强的药物　如地高辛、茶碱、环孢素 A、甲氨蝶呤等。

2．需长期治疗的药物　这类药物依从性差，患者常不按医嘱用药；或长期使用产生耐药性的药物。

3．血药浓度与临床反应存在密切相关性的药物。

4．药动学的个体内或个体间差异大的药物　同一剂量不同患者可出现有效、无效、中毒等不同反应，血药浓度相差很大。如苯妥英、三环类药物。

5．缺乏与治疗结果相关的生物标志物的药物　有些药物能影响药物代谢酶引起药效变化，但又缺乏及时、明显、易观察的治疗终点或能预知疗效的生物标志物，不易快速判断疗效。如茶碱、抗癫痫药、抗心律失常药等。

6．产生不良相互作用，影响药物疗效的合并用药。

7．具有非线性动力学特性的药物　当药物代谢酶或转运载体处于饱和时，剂量稍增，血药浓度便急骤上升，极易产生中毒。如苯妥英、茶碱等。

8．治疗浓度与中毒浓度很接近的药物　如地高辛可用于控制心律失常，但药物过量也可引起心律失常；苯妥英中毒引起的抽搐与癫痫发作不易区别。

9．常规剂量下出现毒性作用的药物　此时使用 TDM 可为用药过量中毒以及医疗事故提供法律依据等。

知识点 28-3　常考虑进行 TDM 的药物

表 28-2　常考虑进行 TDM 的药物

分类	药物
强心苷	地高辛、洋地黄毒苷
抗心律失常药	奎尼丁、利多卡因、普鲁卡因胺等
抗癫痫药	苯妥英、苯巴比妥、卡马西平、扑米酮、丙戊酸、乙琥胺
抗抑郁药	丙咪嗪、地昔帕明、阿米替林、多塞平等
抗躁狂症药	碳酸锂
免疫抑制剂	环孢素 A、他克莫司（FK506）、西罗莫司、麦考酚吗乙酯、FTY720
平喘药	茶碱
β 受体阻断剂	普萘洛尔、阿替洛尔、美托洛尔等
抗生素	氨基糖苷类、万古霉素、庆大霉素、氯霉素等
抗恶性肿瘤药	甲氨蝶呤、环磷酰胺、阿霉素等

（二）不必进行 TDM 的药物

并非所有药物都需开展 TDM。下列情况就不必进行 TDM：

1．有客观而简便的观察其作用指标的药物　根据患者临床表现和生化检测指标即可判断疗效的药物，如降压药、降糖药等，通过确定的临床信息如血压、血糖就可给出判断，则不必进行 TDM。总之，好的临床指标总是优于血药浓度监测。

2．有效血药浓度范围大和毒性小的药物　这些药物是不需要进行给药方案个体化的。

3．短期服用、局部使用或不易吸收进入体内的药物。

（三）给药方案个体化的实施

知识点 28-4　给药方案个体化的程序为：

1．患者已明确诊断，并确定所用的药物后，临床医师与实验室人员共同制订药物的试验剂量和给药时间间隔，即确定给药方案。

2．根据药动学参数计算程序要求，给药后按一定时间采集适当次数的血样本，测定血药浓度，求出有关的药动学参数，同时观察临床疗效。

3. 根据求得的个体药动学参数与临床观察情况进行用药剂量的调整,得到适合个体的用药剂量。给药个体化程序见图28-2。

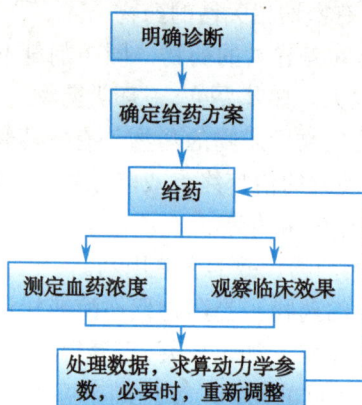

图 28-2 给药个体化程序图

初始给药方案的设计是试探性的,以平均剂量为依据。有时根据患者的某些生理、病理特征,按照简单经验公式估算剂量。如地高辛维持剂量的估算,需将患者的性别、年龄、体重、身高、血清肌酐清除率等代入公式计算剂量。这种初始方案不一定得到合适的血药浓度,也不可能保证获得最佳疗效,因此需在此基础上进行 TDM,根据个体药动学参数与患者实际情况,调整给药方案,最终达到较合适的个体化方案。个体化给药方案过程是"实践 - 认识 - 再实践"的过程,需实验室人员与临床医师密切配合,方可保证得到正确数据,做出正确的解释与判断,最终才能达到正确的调整。

第三节 临床常用治疗药物浓度监测

TDM 的主要临床应用是:①有效监测临床用药,制订合理给药方案,确定最佳治疗剂量,提高疗效和减少不良反应;②研究与确定常用剂量下,不产生疗效或出现意外毒性作用的原因;③确定患者是否按医嘱服药。

TDM 可检测的标本有血浆、血清、唾液、尿液和脑脊液等。下面介绍临床部分常见疾病中需要开展 TDM 的主要药物。

一、心脏病治疗药物

心脏病是心脏疾病的总称,包括先天性心脏病、风湿性心脏病、高血压性心脏病、冠心病、心肌炎等各种心脏病。心脏病常用的治疗药物有扩血管降压药物、正性肌力药物、抗心律失常药物、抗血小板抗凝和溶栓药、调脂和抗动脉粥样硬化药物等。其中正性肌力药物中的强心苷,抗心律失常药物中的奎尼丁、普鲁卡因胺、利多卡因、胺碘酮等是常见的 TDM 药物。

(一)强心苷

强心苷是一类由植物提取的糖苷类强心物质。目前在临床使用的主要有毒毛花苷 K、毛花苷丙、地高辛(Digoxin)和洋地黄毒苷。其中毒毛花苷 K 和毛花苷丙起效快、消除也较快,药效维持时间短,仅有注射剂型供急症短期用药,一般不需 TDM。洋地黄毒苷起效慢,消除也慢,临床少用。而地高辛起效与消除均居中。

地高辛治疗药物浓度范围窄,个体差异大,药效强,作用机制复杂,治疗剂量接近中毒剂量,其用量不足与剂量偏高的临床表现又很相似,是国内外公认的常规监测药物。故本类药仅介绍地高辛。

1. 药效学与有效血药浓度范围 地高辛为毛花洋地黄提纯的中效强心苷，可增强心肌收缩力，抑制心脏传导系统，减慢心率，增加每搏输出量和心排出量，改善肺循环和体循环，地高辛主要用于治疗各种伴有心力衰竭的心脏病，对有水肿的充血性心力衰竭、室上性心动过速、期前收缩与心房纤颤等更为有效。地高辛血清治疗浓度范围成人为 $0.8\sim2.0\mu g/L$，安全范围极小，当血药浓度超过 $1.5\mu g/L$ 便有部分患者出现毒性作用，而超过 $2.0\mu g/L$ 后，毒性作用的发生率呈指数式急剧增加。可导致新的心律失常，如交界性心动过速或完全性房室传导阻滞、食欲缺乏、恶心、呕吐、腹泻、下腹痛等，还可引起嗜睡、头痛、疲劳、不适、视力模糊、色视紊乱、精神抑郁或错乱、皮疹、荨麻疹等。

2. 药动学 地高辛以片剂和酊剂供口服，在胃肠道被动扩散吸收。片剂生物利用度约 $60\%\sim80\%$，酊剂可达 $80\%\sim100\%$。影响片剂生物利用度的主要因素是地高辛颗粒大小和溶出度。片剂生物利用度差异很大，长期服用时，最好用同厂家同批号产品。地高辛吸收后的分布属二房室模型，$8\sim12$ 小时转入消除相，只有在消除相，心肌与血药浓度比值才恒定，因此 TDM 取样时间应选在消除相。地高辛在体内代谢少，70% 以上药物以原形由肾排泄，仅 10% 在肝转化，肾功能不全患者服用地高辛易中毒。地高辛表观分布容积为 $6\sim10L/kg$，消除半衰期成人为 36 小时。血浆蛋白结合率低，为 $20\%\sim25\%$。长期口服给药后，$5\sim7$ 天达到稳态血药浓度。

3. 其他影响血药浓度的因素

（1）病理状态：肾功能受损患者，地高辛清除率下降，血药浓度升高；甲亢患者地高辛吸收减少，血药浓度降低；相反，甲低者出现血药浓度升高，并因心肌敏感性增高，极易中毒。

（2）药物相互作用：同时使用奎尼丁、钙拮抗剂、胺碘酮、普罗帕酮等心血管系统药，可致地高辛血药浓度升高。特别是奎尼丁可使 90% 以上患者地高辛血药浓度升高 1 倍以上，与两种药在肾小管排泌和组织结合上的竞争性抑制有关。而两者在治疗心房纤颤时常联合使用，这是极其危险的。此外，广谱抗生素、螺内酯和呋塞米等利尿药、环孢素 A 等亦可使地高辛血药浓度升高。而同时使用苯妥英等肝药酶诱导剂，可使地高辛血药浓度下降。

地高辛 TDM 样本一般用血清。其消除半衰期（$t_{1/2}$）平均约 36 小时，只有在消除相，心肌与血药浓度比值才恒定，地高辛多采用每日一剂给药法，故多在连续用药 10 日以上达稳态后某次用药前取样。若达稳态前已现毒性作用，则应立即采血。

（二）抗心律失常药

抗心律失常药可通过不同作用机制治疗各种心律失常。药物所致心肌电生理特性过度改变，将导致新的心律失常，这类药大多安全范围窄。因心肌血供丰富，该类药血药浓度较能反映靶位浓度，且大多与治疗作用和毒性作用，特别是心脏毒性相关。使用本类药物患者，往往存在心血管、肝、肾功能改变，影响该类药的体内过程。因此本类药物大多需进行TDM。本类药主要有奎尼丁（quinidine）、利多卡因、普鲁卡因胺、异丙吡胺等。以奎尼丁为例进行介绍。

1. 药效学与有效血药浓度范围 奎尼丁为典型的Ⅰa类抗心律失常药，可用于治疗各种快速性心律失常，为最常用的口服抗心律失常药物之一。奎尼丁用于长期预防室性和房性期前收缩以及房颤转为正常窦性节律后的维持治疗。

奎尼丁的血药浓度范围为 $3\sim6mg/L$，大于 $8mg/L$ 时会出现中毒，本药治疗指数低，约 1/3 患者发生不良反应。主要表现有：

（1）心血管系统：本品可致心律失常，如可出现心脏停搏、传导阻滞，多见于原有器质性心脏病患者，也可出现室性期前收缩、室性心动过速甚至心室颤动；可使血管扩张引起低血压等。

（2）消化系统：不良反应较常见，出现恶心、呕吐、腹泻、痛性痉挛等。

（3）金鸡纳反应：耳鸣、胃肠道障碍、心悸、惊厥、头痛、面红、视力障碍（如视物模糊、畏光、复视、色觉障碍等）、眩晕、震颤、兴奋、忧虑，甚至死亡，一般与剂量有关。

（4）特异质反应：头晕、恶心、呕吐、冷汗、休克、发绀、呼吸抑制或停止，与剂量无关。

（5）过敏反应：如多种皮疹，多见荨麻疹，也可出现发热、哮喘等。

2. 药动学 奎尼丁口服吸收快且完全，生物利用度在 45%～98%，个体差异大。蛋白结合率为 70%～80%，表观分布容积为 0.47L/kg。口服后 30 分钟起效，1～3 小时达最大作用，持续约 6 小时。成人半衰期 6～8 小时，小儿 2.5～6.7 小时，肝功能不全者延长。药物主要通过肝代谢消除，经肾排泄，其中以原形药形式排出约占总用药量的 10%～20%，尿液酸化利于药物排泄，尿液碱化排泄减少。

3. 其他影响血药浓度的因素 ①老年人、严重肝病患者对药物的肝脏清除率下降，应注意调整剂量；②药物相互作用：维拉帕米、胺碘酮可使本品血药浓度升高；西咪替丁可降低肝血流量，减少本品代谢而使血药浓度升高；尿碱化药，大量柠檬汁、抗酸药或碳酸氢盐等，可增加肾小管对本品的重吸收，导致在常用剂量即可出现毒性作用；苯巴比妥、苯妥英钠、利福平等可增加本品在肝内代谢，降低血药浓度，故应适当调整剂量。

二、癫痫病治疗药物

抗癫痫药是一类控制与预防癫痫发作的药物。1990 年前引入现仍使用的抗癫痫药物包括：卡马西平、苯妥英、苯巴比妥、扑米酮、氯硝西泮、地西泮、乙琥胺、磷苯妥英和丙戊酸。1990 年后引入现仍使用的抗癫痫药物包括：非尔氨酯、加巴喷丁、拉莫三嗪、左乙拉西坦、奥卡西平、普瑞巴林、噻加宾、托吡酯、唑尼沙胺和氨己烯酸。这类药物有效浓度范围窄，大多需进行 TDM。以本类药中最常用，也是最需进行 TDM 的苯妥英（phenytion）为例介绍。

（一）药效学与有效血药浓度范围

苯妥英是治疗癫痫大发作的首选药；对单纯或复杂部分性发作次之，无催眠作用。苯妥英可治疗外周神经痛，对三叉神经痛疗效较好，对坐骨神经痛也有一定疗效。苯妥英还可用于治疗强心苷中毒所致的心律失常，效果显著。

苯妥英的有效血药浓度范围为 10～20mg/L，90% 患者在此范围内可满意控制癫痫发作。中毒反应与癫痫发作有时难区别。

不良反应：20mg/L 以上眼球震颤；25～30mg/L 共济失调、步履困难；40mg/L 出现嗜睡、发音障碍；70mg/L 以上出现意识障碍；100mg/L 以上出现角弓反张。

（二）药动学

苯妥英口服后，在小肠被动扩散吸收，吸收缓慢，个体差异大，达峰时间为 3～12 小时，吸收过程可持续 48 小时。本药吸收后可迅速分布于全身，分布容积 V 平均为 0.7L/kg，与血浆蛋白结合率高，约为 88%～92%。脑组织药物浓度与血药浓度相近，脑脊液与唾液中的药物浓度约为血药浓度的 10%，相当于血中游离药物浓度。苯妥英主要在肝转化成无药理活性的代谢物，最终由尿排泄。苯妥英属非线性动力学药物，剂量与稳态血药浓度只在一定范围内成线性关系，低剂量时以一级动力学消除；当剂量超过肝药酶的代谢能力时，以零级动力学消除，此时只要增加很小剂量就可明显升高，出现中毒。苯妥英没有相对恒定清除率、半衰期与达稳态时间，这些参数存在很大的个体差异并随着血药浓度的变化而变化。在有效血药浓度范围内，苯妥英消除半衰期成人为 18～30 小时，达稳态时间 5～14 天。

（三）其他影响血药浓度的因素

苯妥英的动力学参数个体差异大，在调整给药过程中，要根据患者具体情况（如合并用药、肝功能 等）调整，有时甚至需作数次调整方能达到理想效果。需注意以下几点：

1. 药物的互相作用 服用苯妥英期间若同时服用苯巴比妥、卡马西平、利福平等肝药酶诱导剂，可致肝药酶活性增强，苯妥英代谢加快，血药浓度降低；相反，使用异烟肼、胺碘酮等肝药酶抑制剂，可使苯妥英血药浓度升高。

2. 血浆蛋白结合率的改变 苯妥英在血的游离药物浓度仅为10%，绝大部分与血浆蛋白结合，因此，游离药物浓度受血浆蛋白量以及血浆中与苯妥英竞争蛋白结合位点物质的影响。如肾衰竭、低蛋白血症等患者可致游离药物浓度升高；同时服用保泰松、水杨酸类、磺胺类等药物时，可使苯妥英蛋白结合率下降，游离药物浓度升高而总浓度无变化。

3. 肝功能状况 肝功能影响苯妥英的V_m，如肝炎、年龄增大，会导致V_m下降，血药浓度增高，因此，老年人的用药剂量往往比年轻人要低。

三、情感性精神障碍治疗药物

情感性精神障碍（affective disorders），既往又称为情感性精神病（affective psychoses），是指由各种原因引起的以显著而持久的情感或心境改变为主要特征的一组疾病。临床上主要表现为情感高涨或低落，伴有相应的认知和行为改变，可有幻觉或妄想等精神病性症状。临床上可分为抑郁发作，躁狂发作、双相障碍和持续性心境障碍4个类型。治疗主要包括药物治疗、心理治疗和物理治疗。其中药物治疗中的抗抑郁药，抗躁狂药大多需进行TDM。

（一）三环类抗抑郁药

三环类抗抑郁药是目前治疗抑郁症的主要药物，包括丙咪嗪、去甲丙咪嗪、去甲替林、阿米替林、多塞平等。

1. 药效学 该类药可通过抑制脑内突触前神经细胞膜对去甲肾上腺素和5-羟色胺的再摄取，增加突触间隙内上述单胺递质的浓度而发挥抗抑郁症作用。其治疗作用和毒性作用均与血药浓度密切相关。

2. 药动学与血药浓度范围 该类药物脂溶性高，口服吸收快而完全，但因首过消除强且差异大，故生物利用度不一。血中三环类抗抑郁药90%左右与血浆白蛋白、脂蛋白、α_1-酸性糖蛋白结合，游离药物能迅速分布至各组织。该类药绝大部分经肝转化后，由肾排泄。其中丙咪嗪、阿米替林、多塞平的去甲基化代谢物，都有和原药同样的药理活性，并且去甲丙咪嗪、去甲替林本身也为三环类抗抑郁药。在常用剂量下，该类药物消除均属一级动力学。但对代谢物仍有药理活性者，判断药效持续时间不能仅凭原形药的消除半衰期。

常用三环类抗抑郁药的药动学参数与血药浓度范围，参见表28-3。需要指出的是，本类药中多数血药浓度存在特殊的"治疗窗"（therapeutic window）现象，即低于"治疗窗"范围无效，而高出此范围，不但毒副作用增强，并且治疗作用反下降。

表28-3 常用三环类抗抑郁药药动学参数与有效血药浓度范围

	丙咪嗪	去甲丙咪嗪	去甲替林	阿米替林	多塞平
生物利用度（%）	26～68	33～68	46～56	56～70	17～37
血浆蛋白结合率（%）	89～94	90～93	93～96	82～96	>90
表观分布容积（L/kg）	9～21	26～42	14～22	6～10	12～28
原形药半衰期（h）	10～16	13～23	18～44	10～20	11～23
治疗血药浓度（μg/L）	150～300*	150～300	50～200	150～250*	30～150*
中毒血药浓度（μg/L）	>500*	>500	>500	>500*	>500*

*原形药和有活性的去甲基代谢物总浓度

（二）碳酸锂

1. 药效学与有效血药浓度范围 碳酸锂可抑制脑内去甲肾上腺素（noradrenaline，NA）

释放与促进其再摄取，降低突触间隙 NA 浓度；碳酸锂还可抑制 α_1-肾上腺素受体激动后的胞内信使物质生成，产生抗躁狂症作用。过量碳酸锂易产生肌颤、共济失调、抽搐、意识障碍和多种心律失常，严重者可致死。其毒性作用呈血 Li^+ 浓度依赖性。

TDM 中规定在达稳态后的某次用药后 12 小时取血测定血清 Li^+ 浓度，称 12 小时标准血清锂浓度（12 hour standard serum concentration of lithium，12h-stS Li^+）。治疗 12h-stS Li^+ 范围为 0.8～1.2mmol/L，最小 12h-stS Li^+ 中毒范围为 1.3mmol/L。

2. 药动学　口服吸收完全。Li^+ 不与血浆蛋白结合，呈二室分布模型，V 约 0.79L/kg 体重。Li^+ 几乎都从肾分泌排泄，消除动力学呈二相，首先为半衰期约 24 小时的快消除相，继之出现半衰期 48～72 小时的慢消除相。

3. 其他影响血药浓度因素

（1）肾功能：肾功能损伤时血 Li^+ 浓度明显升高。

（2）合并用药：同时使用噻嗪类、呋塞米等中强效利尿药，可升高血 Li^+。而螺内酯等保钾利尿药、茶碱、碳酸氢钠和大剂量各种含钠药物，均促进 Li^+ 肾排泄，降低血 Li^+ 浓度。

一般都在达稳态后末次服药后 12 小时的次晨采血，检测 12h-stS Li^+。由于 Li^+ 以主动转运方式入唾液，唾液 Li^+ 浓度约为血的 2～3 倍，但对同一个体比值相当恒定。故在确定监测对象二者比值后，亦可考虑用唾液作样本。

四、恶性肿瘤治疗药物

恶性肿瘤是严重威胁人类健康的常见病、多发病，是导致人类死亡的重要原因。临床使用的抗肿瘤化学治疗药物均有不同程度的毒副作用，它们在杀伤肿瘤细胞的同时，又杀伤正常组织的细胞，尤其是人体免疫系统组织、细胞被化学药物严重杀伤后，可使肿瘤细胞迅速发展，造成严重后果。因此有必要对化疗药物进行 TDM。

（一）甲氨蝶呤

1. 药效学与血药浓度范围　甲氨蝶呤（Methotrexate，MTX）为叶酸代谢拮抗剂，通过抑制细胞中的二氢叶酸还原酶，特异性抑制 DNA 的合成，从而发挥抗肿瘤作用。广泛用于急性白血病、绒毛膜上皮细胞癌、恶性葡萄胎及某些实体瘤。在大剂量 MTX 治疗肿瘤性疾病时，为减少 MTX 对正常细胞的毒性，补充四氢叶酸或脱氧胸腺嘧啶核苷的剂量和频次的依据是 MTX 血药浓度，因此必须监测 MTX 血药浓度。此外，长期口服、肌注和鞘内注射 MTX 期间，出现中到重度的毒性作用；治疗效果不理想，需调整 MTX 剂量；或改变用药方式，如由口服改为肌注等，都需要监测 MTX 血药浓度。

MTX 有效血药浓度范围为 0.01～0.10μmol/L，MTX 大剂量静脉输注（约 5g/m²）6 小时后，给予小剂量四氢叶酸救援疗法，出现中毒概率较高的浓度：24 小时内≥5μmol/L，48 小时内≥0.5μmol/L，72 小时内≥0.05μmol/L。

不良反应包括口腔炎、胃炎、便血、骨髓抑制、肾功能损害及药物性肝炎。

2. 药动学　口服易吸收，达峰时间为 1～5 小时，其吸收程度与剂量有关，且存有饱和现象。主要分布于肝、肾和骨骼。脑脊液、唾液及乳汁较少，可透过胎盘。鞘内注射消失缓慢，脑脊液中的浓度可维持 6 天左右。70%～90% 以原形从肾脏排出。MTX 及其毒性代谢产物主要经肾脏排泄，当肾功能正常时，肾清除率 24～30 小时内可达 80%～95%。

3. 其他影响血药浓度因素

（1）疾病：肾功能不良者，肾清除率降低；低蛋白血症患者 MTX 游离浓度升高。

（2）药物相互作用：丙磺舒能竞争性抑制 MTX 肾小管分泌，延缓排泄，使其达到中毒浓度。苯妥英或其他肝酶诱导剂，使药物清除率升高。阿司匹林、保泰松或磺胺类可使游离浓度增高，因此疗效与毒性均增加。头孢菌素及可的松可减低人体细胞对 MTX 的摄取，从而降低了 MTX 的细胞内浓度，使血药浓度升高；长春新碱阻止 MTX 向细胞外转运，从而降低血药浓度。二药合用，可使脑脊液 MTX 浓度升高 2～3 倍。氨基糖苷类抗生素可影响 a 相，使 MTX 血药浓度消除下降，产生明显肾毒性。

（3）饮食：静注前后，必须大量补给水分并使尿液碱化，同时还应避免摄入含酸性成分饮食。在应用大剂量治疗期间及停药后的一段时间内，摄入含酸性成分的饮食会引起肾中毒。

（4）其他：乙醇可增加 MTX 的肝脏毒性，诱发肝硬化，并抑制中枢神经系统，易致昏迷。其机制可能为两者联用时干扰了胆碱的合成。

（二）多柔比星

1. 药效学与有效血药浓度范围 阿霉素（adriamycin, ADM）又称多柔比星（doxorubicin），是由链霉菌属（*Streptomyces peucetium varcaesius*）产生的一种蒽环类抗肿瘤抗生素。本品能直接作用于 DNA，使 DNA 的双螺旋链解开，干扰转录过程，阻止 mRNA 的形成，起到抗肿瘤作用。它既抑制 DNA 合成又抑制 RNA 的合成，对细胞周期各阶段均有作用，为细胞周期非特异性药物，具有广谱的抗肿瘤作用。

ADM 的有效血药浓度范围为 0.1～300μg/L。不良反应主要表现为心脏毒性，可引起心肌炎、心律失常、室上性心动过速、充血性心力衰竭等，用药累积量达 550mg/m² 时，可出现不可逆的心脏毒害。此外还有骨髓抑制，胃肠道反应、皮肤色沉、脱发等不良反应。

2. 药动学 ADM 静脉给药后，药动学呈三室模型特征，$t_{1/2\alpha}$ 为 8～25 分钟，$t_{1/2\beta}$ 为 1.5～10 小时，$t_{1/2\gamma}$ 为 24～48 小时。与血浆蛋白结合率低，迅速分布于心、肝、脾、肺、肾中，不能透过血 - 脑屏障，但能透过胎盘，主要在肝脏代谢，大约 50% 从胆汁排泄，尿中排泄约 5%，大多数以多柔比星原形和阿霉素醇排出。

3. 其他影响血药浓度因素

（1）疾病：对肝肾功能不良者，由于多柔比星主要在肝脏代谢，使血药浓度升高，应慎用，并进行血药浓度监测。多柔比星 50% 由胆汁排泄，对于阻塞性黄疸患者，由于排泄障碍会使血药浓度升高，易引起中毒，故禁用。

（2）药物相互作用：本品与巴比妥类药物同用，可增加本品在肝脏内的代谢，血药浓度降低而影响疗效。连佐星可延长本品 $t_{1/2}$，同时应用时应减量。

五、其他疾病治疗药物

（一）感染性疾病治疗药物

感染性疾病是指由致病微生物（包括病毒、衣原体、支原体、立克次体、细菌、螺旋体、真菌、寄生虫等）通过不同方式感染人体并出现临床症状的疾病。治疗药物涉及抗菌药物、抗病毒药物及抗真菌原虫药物等。这里以氨基糖苷类抗生素、万古霉素为例介绍常见的需要 TDM 的抗感染药物。

1. 氨基糖苷类抗生素 由于有耳毒性和肾毒性的风险，临床不作为常规用药。但是该类药物在治疗某些耐药菌感染方面具有一定优势，临床上不能完全避免该类药物的使用。氨基糖苷类抗生素为结构中含多个氨基糖的强极性糖苷类抗生素，包括链霉素，庆大霉素、妥布霉素等。其药效学与药动学具共同性，故一并介绍。

（1）药效学与有效血药浓度范围：该类药通过抑制敏感病原蛋白质合成，以及改变菌膜通透性，发挥杀菌作用。主要用于各种需氧革兰阴性杆菌、部分阳性球菌、结核杆菌感染的治疗。但可产生第八对脑神经损和肾损害以及神经 - 肌肉接点阻断毒性作用。其治疗作用和毒性作用均与血药浓度密切相关。

治疗血清稳态谷浓度范围：庆大霉素、妥布霉素为 0.5～2.0mg/L，阿米卡星为 4.0～8.0mg/L。最小中毒稳态谷浓度：庆大霉素、妥布霉素为 2.0mg/L，阿米卡星为 8.0mg/L。

（2）药动学：该类药口服不吸收，肌内注射吸收迅速完全，t_p约1小时。因极性强，与血浆蛋白结合率低，多在10%内，主要分布在细胞外液，V多在0.3L/kg左右，儿童可增大。其消除几乎全部以原形从肾排泄，消除半衰期2～3小时。

（3）其他影响血药浓度因素：心力衰竭、肾功能损害是影响血药浓度的主要因素。肾功能减少10%即可显著延长该类药消除半衰期，肾衰竭者则为正常的数十倍，而该类药物又有肾毒性，将加重肾衰竭，形成恶性循环。该类药主要分布在细胞外液中，任何生理性或病理性细胞外液量变化，都会发生血药浓度改变。血透析可降低该类药血药浓度。

2. 万古霉素

（1）药效学与有效血药浓度范围：万古霉素（vancomycin）是20世纪50年代开发出来的具有杀菌作用的糖肽类抗生素。万古霉素主要通过抑制细菌细胞壁的合成来杀灭细菌。临床上主要用于严重的革兰阳性菌感染，特别是耐甲氧西林金葡菌（MRSA）、耐甲氧西林表皮葡萄球菌（MRSE）和肠球菌所致的感染。万古霉素和其他抗生素之间不会发生交叉耐药性。传统上，万古霉素被用作"最后一线药物"，用来治疗所有抗生素均无效的严重感染。

万古霉素推荐的有效血药浓度范围为10～40mg/L，当C_{max}超过50mg/L，有潜在中毒的危险。若血药浓度超过80mg/L，持续数日即会出现听力损伤。

（2）药动学：口服吸收差，肾功能正常者单次静脉滴注万古霉素0.5g后，有效血药浓度可维持6小时左右。用药后万古霉素能广泛分布于各种体液中，在胸腔液、心包液、腹膜液、滑囊液、尿液等体液中可达到一定杀菌浓度。万古霉素难以透过脑膜，但脑膜炎症时，药物的渗透增加，脑脊液中的药物浓度可达治疗水平。以二室模型计算，成人V为0.2～1.5L/kg，儿童为0.54～0.96L/kg，新生儿为0.71L/kg左右，其血浆蛋白结合率约为55%。

万古霉素主要以原形经肾小球过滤消除，少量药物经胆汁排泄。个体差异大，肾功能正常的成人$t_{1/2}$为3～9小时，儿童2.2～4.1小时，老年人总清除率及肾清除率有所降低，$t_{1/2}$延长。肝功能障碍对半衰期影响不大，肾功能不全者$t_{1/2}$明显延长，易导致严重毒性作用。

（3）其他影响血药浓度因素：①年龄：老年人随着年龄的增长，肾小球滤过功能减退，体内药物消除减慢，$t_{1/2}$延长；②疾病：肾功能不全患者，因肾小球滤过速率降低，使药物在体内蓄积，血药浓度升高，药物$t_{1/2}$延长，引起药物不良反应；③药物相互作用：万古霉素主要经肾脏排泄，当合用其他经肾脏排泄的药物时，可能会造成竞争性抑制，从而影响血药浓度。与考来酰胺同时服用，因阴离子交换树脂能与其结合，可使药效灭活。

（二）免疫性疾病治疗药物

免疫抑制剂常用于治疗各种自身免疫性疾病，在器官移植中免疫抑制治疗主要用于预防和治疗术后移植物排斥反应和移植物抗宿主病。免疫抑制在诱导移植受者产生特异性耐受过程中也发挥重要作用。根据其作用机制，免疫抑制剂可分为：①细胞因子合成抑制剂：如CsA类、他克莫司（FK506）；②细胞因子作用抑制剂：西罗莫司，leflunomide；③DNA或RNA合成抑制剂：咪唑立宾、麦考酚吗乙酯（mycophenolate mofetil，MMF）；④细胞成熟抑制剂：脱氧精瓜素；⑤非特异性抑制细胞生长诱导剂：SKF105685。现以环孢素A为例介绍。

1. 药效学与有效血药浓度范围 环孢素A（cyclosporin A，CsA）是常用的免疫抑制剂，是环孢菌培养基中提取的高脂溶性肽类大分子药，它可通过对免疫应答过程多环节作用，选择性抑制辅助性T淋巴细胞（TH）的增殖与功能，用于器官移植后的抗排斥反应和多种自身免疫性疾病的治疗。该药虽较其他免疫抑制剂毒性作用少，但仍存在肝肾损害、震颤、高血压等毒性作用。环孢素A的治疗作用、毒性作用与血药浓度关系密切，安全范围窄。本药又大多作长期预防性用药，而肾、肝毒性在肾、肝移植时，难以与排斥反应区别。鉴于上述原因，环孢素A需进行TDM。

免疫法测得环孢素A的全血治疗浓度为0.1～0.4mg/L，最小中毒浓度0.6mg/L。

2. 药动学　环孢素 A 的药动学有独特之处，并随移植物的种类与功能恢复而变化。口服与肌内注射均吸收慢、不完全并且不规则，约 4 小时达峰浓度，剂量与血药浓度间无可靠相关性。t_p 约 5 小时，生物利用度随移植物不同而有差异，大多为 30% 左右。该药在血中 95% 以上和血细胞（主要为红细胞）与血浆蛋白结合。其分布呈多室模型，易分布至细胞内。表观分布容积个体差异大，平均约 4L/kg 体重。消除需先经代谢转化为 30 余种代谢物，再由肾、胆排泄。其消除呈双相，首先是半衰期约 5 小时的快消除相，继之出现半衰期约 16 小时的慢消除相。

3. 其他影响血药浓度因素　①药物相互作用：同时使用大环内酯类、氨基糖苷类、磺胺、两性霉素、酮康唑等化疗药，可干扰环孢素 A 消除，升高血药浓度，而苯妥英、利福平等肝药酶诱导剂则降低环孢素 A 的血药浓度；②肝、肾、心脏功能状况：肝、肾、心移植前，移植后不同功能恢复期，以及长期用药中影响体内过程的任一环节发生改变，都将导致血药浓度变化。

小　结

TDM 是临床制订个体化治疗方案，确保药物治疗的有效性和安全性的不可或缺的重要手段。药物进入体内经过吸收、分布、转化和排泄四个过程。从药物剂量到药物效应的多个环节可受到许多因素影响。药物的血药浓度与药物的临床疗效、毒性作用相关，因此血药浓度测定在制订给药方案方面具有重要意义。

药物有效血药浓度范围的建立和分析技术的飞跃发展使 TDM 成为可能。TDM 过程包括血药浓度测定，动力学参数的计算、给药方案的调整与临床应用三方面。

TDM 的主要临床应用为有效监测临床用药，制订合理给药方案，确定最佳治疗剂量，提高疗效和减少不良反应；研究与确定常用剂量下，不产生疗效或出现意外毒性作用的原因；确定患者是否按医嘱服药。

临床上进行 TDM 的常见疾病有：心脏病、癫痫病、情感性精神障碍、恶性肿瘤、感染性疾病及免疫性疾病等。涉及监测的药物有强心苷类、抗心律失常药、抗癫痫药、抗情感性精神障碍药、抗肿瘤药物、氨基糖苷类抗生素和免疫抑制剂等。每类药物均按药效学与有效血药浓度范围、药动学、其他影响血药浓度的因素以及检测方法进行了介绍。

需要指出的是，目前 TDM 在临床应用中尚有一定局限性，但近年来，其在药物分析技术，药物活性代谢物和手性新药的监测以及群体药动学等诸多方面现均取得了较好的研究进展。

（刘新光　董青生）

参考文献

1. 郑铁生，鄢盛恺．临床生物化学检验．第3版．北京：中国医药科技出版社，2015
2. 葛均波．内科学．第8版．北京：人民卫生出版社，2013
3. 尹一兵，倪培华．临床生物化学检验技术．第6版．北京：人民卫生出版社，2015
4. 高德禄，张世俊．临床实验室诊断学．北京：人民军医出版社，2012
5. （美）拉波萨塔（Laposata. M），著．高德禄，张世俊，译．临床实验室诊断学．北京：人民军医出版社，2012
6. 王前．临床检验医学．北京：人民卫生出版社，2015
7. 欧阳钦．临床诊断学．北京：人民卫生出版社，2010
8. 王鸿利．实验诊断学．北京：人民卫生出版社，2010
9. 王治国．临床检验生物学变异与参考区间．北京：人民卫生出版社，2012
10. 尚红．全国临床检验操作规程．北京：人民卫生出版社，2014
11. 熊立凡．临床检验基础．北京：人民卫生出版社，2007
12. 申子瑜，李萍．临床实验室管理学．第2版．北京：人民卫生出版社，2007
13. 丛玉隆，王前．临床实验室管理．北京：中国医药科技出版社，2010
14. 李萍．临床实验室管理学．北京：高等教育出版社，2006
15. 王治国．临床检验方法确认与性能验证．北京：人民卫生出版社，2008
16. 李艳，李山．临床实验室管理学．第3版．北京：人民卫生出版社，2015
17. 王兰兰．医学检验项目选择与临床应用．北京：人民卫生出版社，2010
18. 许文荣，林东红．临床基础检验学技术．北京：人民卫生出版社，2015
19. 尚红，王毓三．全国临床检验操作规程．第4版．北京：人民卫生出版社，2015
20. 许文荣，王建中．临床血液学检验．第5版．北京：人民卫生出版社，2012
21. 夏薇，陈婷梅．临床血液学检验技术．第1版．北京：人民卫生出版社，2015
22. 王振义，李家增．血栓与止血基础理论与临床．第3版．上海：上海科学技术出版社，2004：397-426
23. 中华医学会血液学分会血栓与止血学组．易栓症诊断中国专家共识．中华血液学杂志，2012，33（11）：982
24. 王辰，王建安．内科学．第3版．北京：人民卫生出版社，2015
25. 府伟灵，徐克前．临床生物化学检验．第5版．北京：人民卫生出版社，2013
26. 中华医学会糖尿病学分会．中国1型糖尿病诊治指南．北京：人民卫生出版社，2013
27. 中华医学会糖尿病学分会．中国2型糖尿病防治指南（2013版）．北京：北京大学医学出版社，2014
28. 中华医学会糖尿病学分会．中国1型糖尿病胰岛素治疗指南．中华糖尿病杂志，2016，8（10）：591-597
29. 诸骏仁，高润霖．中国成人血脂异常防治指南（2016年修订版）．中国循环杂志，2016：937-953
30. 向伟，杜军保．儿童青少年血脂异常防治专家共识．中华儿科杂志，2009，47：637-639
31. 万学红，卢雪峰．诊断学．北京：人民卫生出版社，2013
32. 陶志华，张奕雄．泌尿系统疾病的检验诊断．北京：人民卫生出版社，2007
33. 黎磊石，刘志红．中国肾脏病学．北京：人民军医出版社，2008
34. 中华医学会糖尿病学分会微血管并发症学组．最新糖尿病肾病防治专家共识（2014版）
35. 颜卫华，张奕荣主编．泌尿系统疾病的检验诊断．第2版．北京：人民卫生出版社，2015
36. 程虹．小动脉性肾硬化症．西藏医药，2005，26（1）：23-25

37. 郑法雷. 肾小管酸中毒的诊断与治疗. 医师进修, 2003, 26（5）: 1-3

38. 周光宇, 边晓惠, 王艳秋. 间质性肾炎. 中国实用乡村医生, 2015, 22（14）: 22

39. 尹广, 黎磊石. 间质性肾炎的研究进展. 临床内科, 1994, 11（1）: 15-17

40. 萧树东, 许国铭. 中华胃肠病学. 北京: 人民卫生出版社, 2008

41. 陈家伦. 临床内分泌学. 上海: 上海科学技术出版社, 2016

42. 王兰兰. 医学检验项目选择与临床应用路径手册. 北京: 人民卫生出版社, 2013

43. 龚非力. 医学免疫学. 第3版. 北京: 科学出版社, 2012

44. 何维. 医学免疫学（八年制教材）. 北京: 人民卫生出版社, 2005

45. 金伯泉. 细胞和分子免疫学. 第2版. 北京: 科学出版社, 2001

46. 王兰兰, 许化溪. 临床免疫学检验. 第5版. 北京: 人民卫生出版社, 2012

47. 夏穗生. 中华器官移植学. 南京: 江苏科学技术出版社, 2011

48. 李幼平. 移植免疫生物学. 北京: 高等教育出版社, 2006

49. 钱叶勇, 袁铭. 肾移植实用全书. 北京: 人民军医出版社, 2012

50. 付涌水. 临床输血. 第3版. 北京: 人民卫生出版社, 2013

51. 夏琳, 姜傥. 临床输血医学检验. 武汉: 华中科技大学出版社, 2014

52. 李兰娟, 任红. 传染病学. 第8版. 北京: 人民卫生出版社, 2013

53. 陆志檬, 诸葛传德. 感染疾病诊断学. 上海: 上海科学技术出版社, 2007

54. Gary S. Firestein, Ralph C. Budd, 著. 施桂英, 栗占国, 译. 凯利风湿病学. 第9版. 北京: 北京大学医学出版社, 2015

55. 王建中, 康熙雄. 实验诊断学. 第3版. 北京: 北京大学医学出版社, 2013

56. 栗占国, 张奉春, 鲍春德. 类风湿关节炎. 北京: 人民卫生出版社, 2009

57. 汪年松, 薛勤. 强直性脊柱炎. 第2版. 上海: 上海交通大学出版社, 2015

58. 吴东海, 王国春. 临床风湿病学. 北京: 人民卫生出版社, 2008

59. 王鸿利, 丛玉隆. 实用检验医学. 北京: 人民卫生出版社, 2013

60. 马凯, 郎筠渊. 自身免疫性疾病实验诊断学. 北京: 人民军医出版社, 2014

61. 韩荣, 田慧中. 强直性脊柱炎综合治疗学. 北京: 人民卫生出版社, 2013

62. 齐俊英, 田德英. 感染性疾病诊疗指南. 第3版. 北京: 科学出版社, 2013

63. 张学军. 皮肤性病学. 第8版. 北京: 人民卫生出版社, 2013

64. 诸欣平, 苏川. 人体寄生虫学. 第8版. 北京: 人民卫生出版社, 2013

65. 汪世平. 医学寄生虫学. 第3版. 北京: 高等教育出版社, 2014

66. 李大年. 现代神经内科学. 济南: 山东科学技术出版社, 2009

67. 安得仲. 神经系统疾病鉴别诊断学. 北京: 人民卫生出版社, 2000

68. 李金明, 刘辉. 临床免疫学检验技术. 北京: 人民卫生出版社, 2015: 340-349

69. 谢幸, 苟文丽. 妇产科学. 北京: 人民卫生出版社, 2013

70. WS331—2011, 妊娠期糖尿病诊断 [S]

71. WS322, 胎儿常见染色体异常与开放性神经管缺陷的产前筛查与诊断标准 [S]

72. 中华人民共和国国家卫生和计划生育委员会. 孕妇外周血胎儿游离DNA产前筛查与诊断技术规范, 2016

73. 中华医学会妇产科学分会妊娠期高血压疾病学组. 妊娠期高血压疾病诊治指南（2015）. 中华妇产科杂志, 2015, 50（10）: 721-728

74. 王晓峰, 朱积川. 中国男科疾病诊断治疗指南. 北京: 人民卫生出版社, 2013

75. 金龙金, 唐少华. 出生缺陷与遗传性疾病的检验诊断. 北京: 人民卫生出版社, 2015

76. 王霄霞, 俞康. 血液系统疾病的检验诊断. 第2版. 北京: 人民卫生出版社, 2015

77. 中华医学会血液学分会血栓与止血学组, 中国血友病协作组. 血友病诊断与治疗中国专家共识（2013版）. 中华血液学杂志, 2013, 34: 461-463

78. 陈同辛, 王莹. 原发性免疫缺陷病诊断标准. 实用儿科临床杂志, 2006, 21（9）: 573-575

79. 赫捷. 临床肿瘤学. 北京: 人民卫生出版社, 2016

80. 贺龙,刘文超.临床肿瘤学.西安:第四军医出版社,2016

81. 李春海.肿瘤标志学基础与临床.北京:军事医学科学出版社,2007

82. 王书奎.精准检测之肿瘤标志物研究进展.标记免疫分析与临床,2016,23(10):1113-1118

83. 凌文华,孙志伟.预防医学.第3版.北京:人民卫生出版社,2015

84. 邬堂春,牛侨.职业卫生与职业医学.第7版.北京:人民卫生出版社,2013

85. 廖林川,王玉瑾.法医毒物分析.北京:人民卫生出版社,2013

86. 涂植光.临床检验生物化学.北京:高等教育出版社,2006

87. 高仲阳,徐彦贵.治疗药物监测技术.北京:化学工业出版社,2007

88. 邵志高.治疗药物监测与给药方案设计.南京:东南大学出版社,2010

89. 中华医学会儿科学分会临床药理学组.儿童治疗性药物监测专家共识.中华儿科杂志,2015,53(9):650-659

90. Daniel A. Arber,Attilio Orazi,Robert Hasserjian,et al,The 2016 revision to the World Health Organization classification of myeloid neoplasms and acute leukemia. BLOOD,2016,127(20):2391

91. Burtis CA,Ashwood ER,Bruns DE. Tietz text book of clinical chemistry and molecular diagnostics. 5th ed. Philadelphia:W.B. Saunders Company,2012

92. Stone NJ,Robinson JG,Lichtenstein AH,et al. 2013 ACC/AHA Guideline on the Treatment of Blood Cholesterol to Reduce Atherosclerotic Cardiovascular Risk in Adults. A Report of the American College of Cardiology/ American Heart Association Task Force on Practice Guidelines,2014,129:S1-S45

93. ASRM. Diagnostic evaluation of the infertile female: a committee opinion. Fertil Steril,2015,103(6):e44-50

（高　菲）

附　录

附录1　临床检验医学参考区间

一、中国成年人群血细胞分析参考区间

（原卫生部2012年作为行业标准发布的血细胞分析参考区间）

项目	单位	性别	参考区间
白细胞计数（WBC）	×10^9/L	男/女	3.5～9.5
中性粒细胞百分数（Neu%）	%	男/女	40～75
淋巴细胞百分数（Lymph%）	%	男/女	20～50
嗜酸性粒细胞百分数（Eos%）	%	男/女	0.4～8.0
嗜碱性粒细胞百分数（Baso%）	%	男/女	0～1
单核细胞百分数（Mono%）	%	男/女	3～10
红细胞计数（RBC）	×10^{12}/L	男	4.3～5.8
		女	3.8～5.1
血红蛋白（Hb）	g/L	男	130～175
		女	115～150
血细胞比容（Hct）	L/L	男	0.4-0.5
		女	0.35～0.45
平均红细胞容积（MCV）	fl	男/女	82～100
平均红细胞血红蛋白量（MCH）	pg	男/女	27～34
平均红细胞血红蛋白溶度（MCHC）	g/L	男/女	316～354
血小板计数（PLT）	×10^9/L	男/女	125～350

注：此参考区间适用于静脉血的仪器检测方法

二、临床常用生化检验项目参考区间

（国家卫计委2015年作为行业标准发布的部分生化检验项目的参考区间）

项目	单位	分组	参考区间
血清丙氨酸氨基转移酶（ALT）	U/L	男	9～60
（试剂中含有5'磷酸吡哆醛）		女	7～45
血清天门冬氨酸氨基转移酶（AST）	U/L	男	15～45
（试剂中含有5'磷酸吡哆醛）		女	13～40
血清碱性磷酸酶（ALP）	U/L	男	45～125
		女（20～49岁）	35～100
		女（50～79岁）	50～135

续表

项目	单位	分组	参考区间
血清 γ- 谷氨酰基转移酶（GGT）	U/L	男	10～60
		女	7～45
血清总蛋白（TP）	g/L	男 / 女	65～85
血清白蛋白（ALB）	g/L	男 / 女	40～55
血清钾（K）	mmol/L	男 / 女	3.5～5.3
血清钠（Na）	mmol/L	男 / 女	137～147
血清氯（Cl）	mmol/L	男 / 女	99～110
血清尿素（Urea）	mmol/L	男（20～59 岁）	3.1～8.0
		男（60～79 岁）	3.6～9.5
		女（20～59 岁）	2.6～7.5
		女（60～79 岁）	3.1～8.8
血清肌酐（Crea）	μmol/L	男（20～59 岁）	57～97
		男（60～79 岁）	57～111
		女（20～59 岁）	41～73
		女（60～79 岁）	41～81
血清总钙（Ca）	mmol/L	男 / 女	2.11～2.52
血清乳酸脱氢酶（LD）	U/L	男 / 女	120～250
血清肌酸激酶（CK）	U/L	男	50～310
		女	40～200
血清淀粉酶（AMY）	U/L	男 / 女	35～135

（高　菲）

附录 2　常用检验指标的医学决定水平和危急值报告项目

一、常用检验指标的医学决定水平（Xc）

检验项目（单位）	Xc①	Xc②	Xc③	Xc④
白细胞计数（10^9/L）	0.5	3.0	11.0	30
血红蛋白（g/L）	45	95	180（男性）	230
			170（女性）	
血小板（10^9/L）	10	50	100	600
红细胞比积（%）	14	33	56（男性）	70
			53（女性）	
凝血酶原时间（s）	14.5	16	30	
白陶土凝血活酶时间（s）	35	45	90	
纤维蛋白原（g/L）	0.3	1.0	5.0	
血清钾（mmol/L）	3.0	5.8	7.5	
血清钠（mmol/L）	115	135	150	
血清尿素（mmol/L）	2	10	18	
血清肌酐（umol/L）	50	140	530	

检验项目（单位）	Xc[①]	Xc[②]	Xc[③]	Xc[④]
血清尿酸（mmol/L）	0.12	0.47	0.63	
血清葡萄糖（mmol/L）	2.48	6.6	10.0	
血清总胆红素（μmol/L）	25	40	350	
血清白蛋白（g/L）	20	35	52	
血清总蛋白（g/L）	45	60	80	
血清丙氨酸氨基转移酶（U/L）	20	60	300	
血清天门冬氨酸氨基转移酶（U/L）	20	60	300	
血清肌酸激酶（U/L）	60	200	1500	
血清乳酸脱氢酶（U/L）	200	450	800	
血清淀粉酶（U/L）	90	225	370	
血清 γ- 谷氨酰基转移酶（U/L）	15	45	150	

二、常用危急值报告项目

	单位	上限	下限		单位	上限	下限
pH	/	7.2	7.6	部分活化凝血活酶时间	s		78
PCO_2	kPa	2.7	9.3	纤维蛋白酶	μmol/L	1.00	
PO_2	kPa	5.3		血红蛋白	g/L	70	200
新生儿胆红素	μmol/L		256.5	红细胞比容	/	0.20	0.60
总钙	mmol/L	1.5	3.25	血小板	$\times 10^9$/L	40	999
二氧化碳	mmol/L	10	40	凝血酶原时间	s		30
肌酐	μmol/L		442	白细胞	$\times 10^9$/L	2.0	30.0
葡萄糖	mmol/L	2.2	24.75	血培养		阳性	
镁	mmol/L	0.41	1.91	脑脊液培养		阳性	
磷	mmol/L	0.32		耐酸芽孢杆菌涂片培养		阳性	
钾	mmol/L	2.8	6.2	无菌体液革兰染色		阳性	
钠	mmol/L	120	160	粪便培养		首次检出（沙门菌、志贺菌、空肠弯曲菌、鼠疫杆菌）	
尿酸	mmol/L		28.6	细胞抗原筛选		阳性	

（胡正军　邹炳德）

附录3　常规项目的生物学变异

项目名称	个体内生物学变异 CV_I	个体间生物学变异 CV_G	项目名称	个体内生物学变异 CV_I	个体间生物学变异 CV_G
淀粉酶	9.5	29.8	总蛋白	5.5	12.9
丙氨酸氨基转移酶	24.3	41.6	糖	4.9	7.7
白蛋白	3.1	4.2	血细胞容积	2.8	6.4
碱性磷酸酶	6.4	24.8	血红蛋白	2.8	6.6
载脂蛋白 A1	6.5	13.4	HDL-C	7.1	19.7
载脂蛋白 B	6.9	22.8	同型半胱氨酸	7.7	29.9

续表

项目名称	个体内生物学变异 CV_I	个体间生物学变异 CV_G	项目名称	个体内生物学变异 CV_I	个体间生物学变异 CV_G
天冬氨酸氨基转移酶	11.9	17.9	乳酸脱氢酶	6.6	14.7
β_2-微球蛋白	5.9	15.5	白细胞计数	10.9	19.6
总胆红素	25.6	30.5	LDL-C	8.3	25.7
结合胆红素	36.8	43.2	脂蛋白（a）	8.5	85.8
钙	1.9	2.8	肌红蛋白	13.9	29.6
氯	1.2	1.5	渗透压	1.3	1.2
胆固醇	6	15.2	PCO_2	4.8	5.3
胆碱酯酶	7	10.4	pH	3.5	2
补体C3	5.2	15.6	钾	4.8	5.6
补体C4	8.9	33.4	血小板计数	9.1	21.9
C-反应蛋白	52.6	84.4	总蛋白	2.7	4
肌酸激酶	22.8	40	凝血酶原时间	4	6.8
CK-MB	6.9	42.8	类风湿因子	8.5	24.5
CK-MB，活性	19.7	24.3	钠	0.7	1
肌酐	4.3	12.9	转铁蛋白	3	4.3
红细胞计数	3.2	6.1	尿酸	8.6	17.2
γ-谷氨酰基转移酶	13.8	41	尿素	12.3	18.3

（胡正军　邹炳德）

D

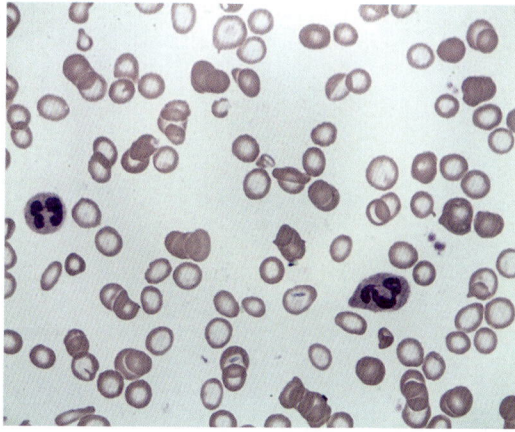

图 4-5　IDA 外周血象（瑞特染色，×1000 倍）

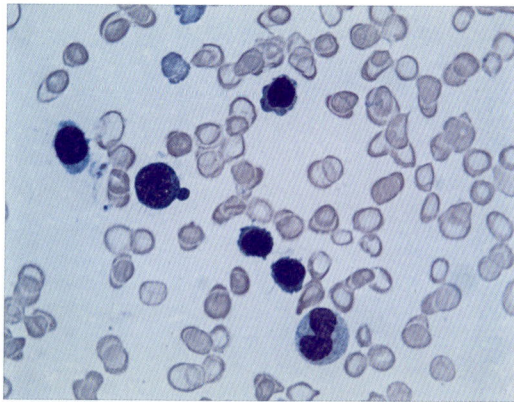

图 4-6　IDA 骨髓象（瑞特染色，×1000 倍）

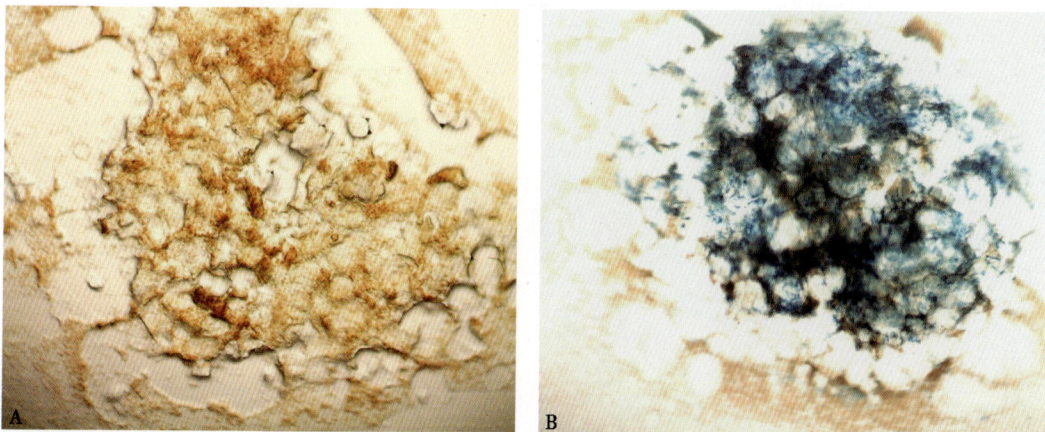

图 4-7　细胞外铁染色（×1000 倍）

A. IDA 细胞外铁染色阴性；B. 细胞外铁染色阳性对照

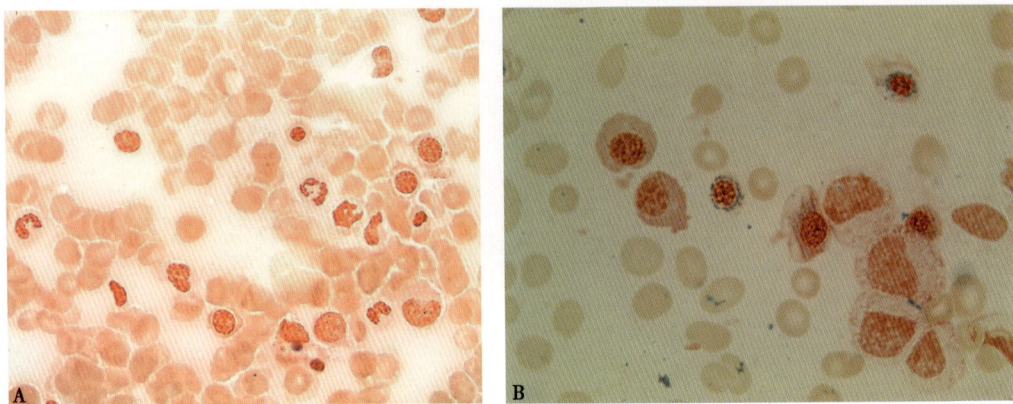

图 4-8　细胞内铁染色（×1000 倍）

A. IDA 细胞内铁染色阴性；B. 细胞内铁染色阳性对照（环形铁粒幼细胞）

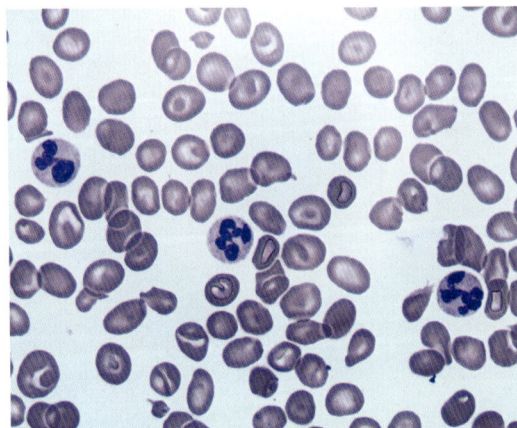

图 4-9　MA 外周血象（瑞特染色，×1000 倍）

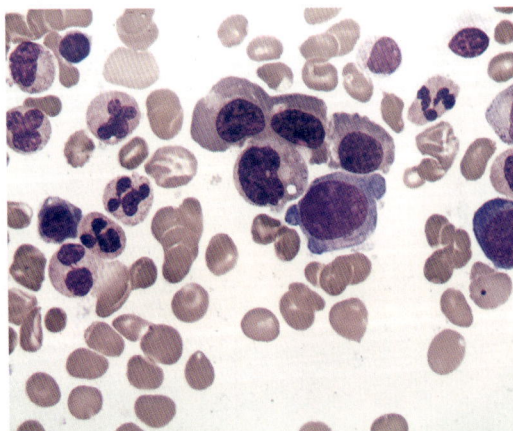

图 4-10　MA 骨髓象（瑞特染色，×1000 倍）

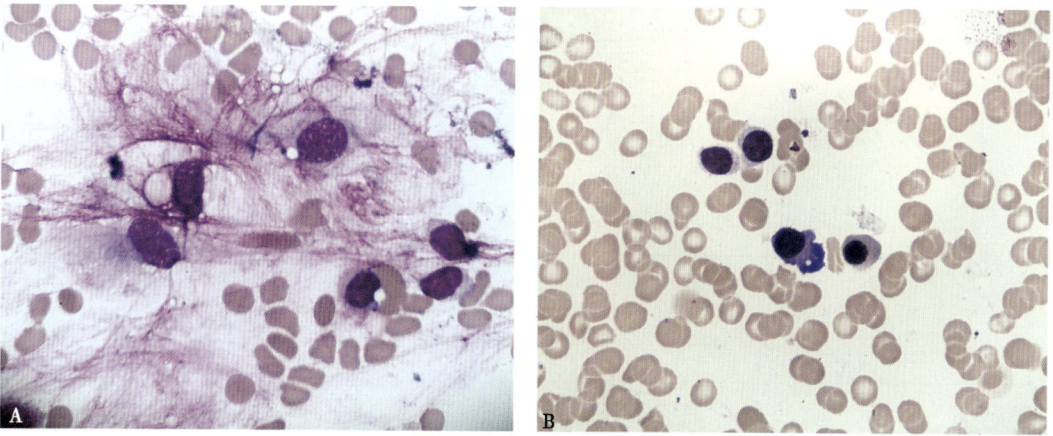

图 4-11　AA 骨髓象（瑞特染色，×1000 倍）

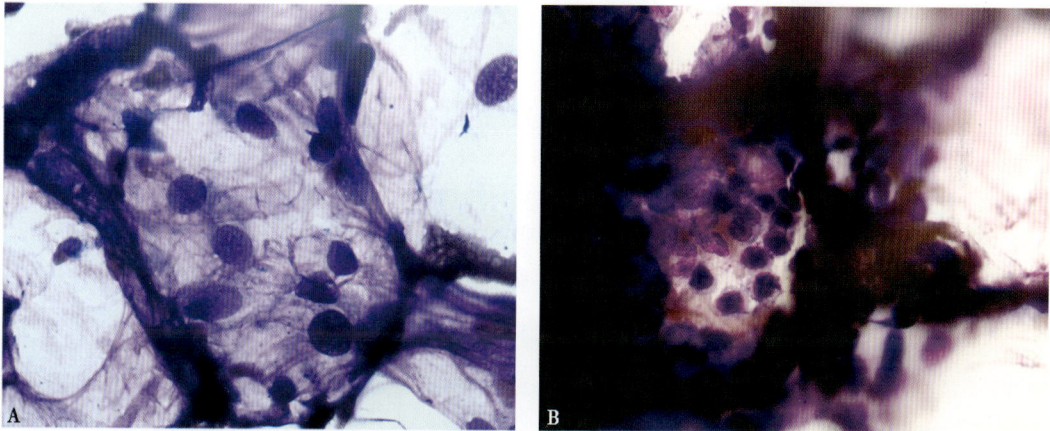

图 4-12　骨髓小粒（瑞特染色，×1000 倍）
A. AA 骨髓小粒；B. 正常骨髓小粒

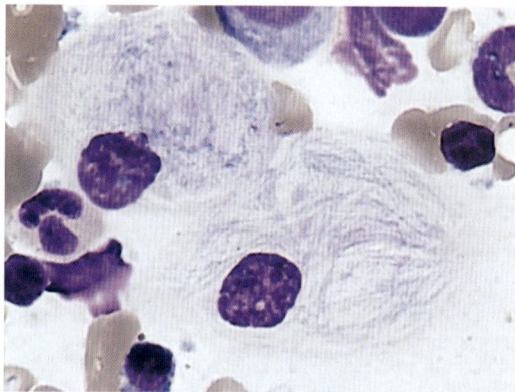

图 5-3　戈谢细胞（瑞特染色×1000）

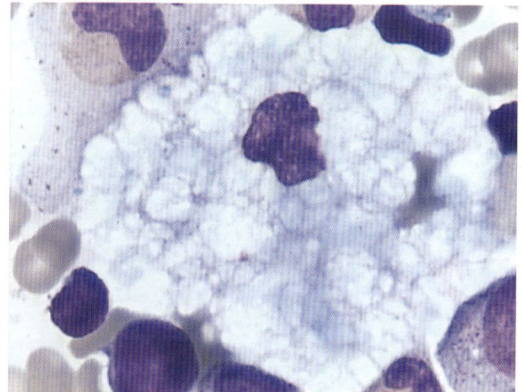

图 5-4　尼曼匹克细胞（瑞特染色×1000）

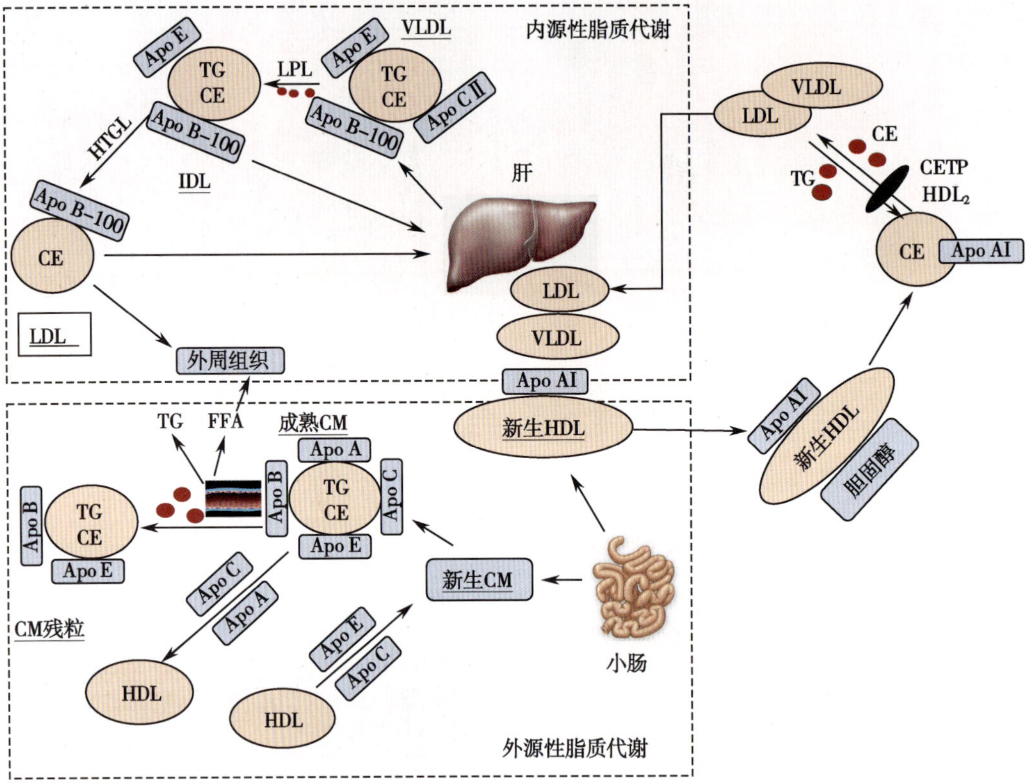

图 8-1　脂蛋白代谢图

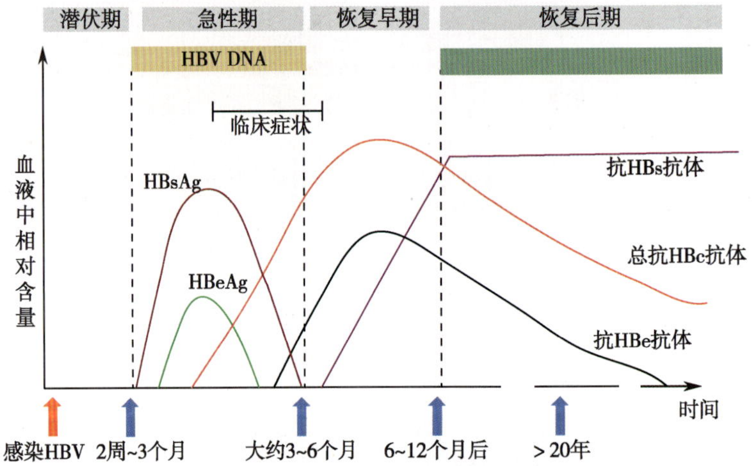

图 10-3　急性乙型肝炎病毒标志物的变化情况

28检